Kardiologie
Hypertonie

Dritte, neubearbeitete Auflage

Bandherausgeber D. Klaus

Unter Mitarbeit von
D. H. Antoni W. Hahn D. Klaus H. Lydtin
P. Trenkwalder E. Zeh

Mit 63 Abbildungen

Springer-Verlag
Berlin Heidelberg New York Tokyo

CIP-Kurztitelaufnahme der Deutschen Bibliothek.
Kardiologie, Hypertonie / Bd.-Hrsg.: D. Klaus. Von D. Antoni ... - 3., neubearb. Aufl. -
Berlin ; Heidelberg ; New York ; Tokyo : Springer, 1986.
(Taschenbücher Allgemeinmedizin)
ISBN-13: 978-3-540-16301-5 e-ISBN-13: 978-3-642-82736-5
DOI: 10.1007/ 978-3-642-82736-5
NE: Klaus, Dieter [Hrsg.]; Antoni, D. [Mitverf.]

Das Werk ist urheberrechtlich geschützt. Die dadurch begründeten Rechte, insbesondere die der Übersetzung, des Nachdruckes, der Entnahme von Abbildungen, der Funksendung, der Wiedergabe auf photomechanischem oder ähnlichem Wege und der Speicherung in Datenverarbeitungsanlagen bleiben, auch bei nur auszugsweiser Verwertung, vorbehalten. Bei Vervielfältigungen für gewerbliche Zwecke ist gemäß § 54 UrhG eine Vergütung an den Verlag zu zahlen, deren Höhe mit dem Verlag zu vereinbaren ist.

© Springer-Verlag Berlin, Heidelberg 1974, 1979, 1986

Die Wiedergabe von Gebrauchsnamen, Handelsnamen, Warenbezeichnungen usw. in diesem Werk berechtigt auch ohne besondere Kennzeichnung nicht zu der Annahme, daß solche Namen im Sinne der Warenzeichen- und Markenschutz-Gesetzgebung als frei zu betrachten wären und daher von jedermann benutzt werden dürften.
Produkthaftung: Für Angaben über Dosierungsanweisungen und Applikationsformen kann vom Verlag keine Gewähr übernommen werden. Derartige Angaben müssen vom jeweiligen Anwender im Einzelfall anhand anderer Literaturstellen auf ihre Richtigkeit überprüft werden.

Satz- : Appl, Wemding
2121/3145-543210

Vorwort zur dritten Auflage

Die 3., weitgehend neu bearbeitete Auflage spiegelt das rasche Wachsen von Erfahrung und Kenntnis auf dem Gebiet von Kardiologie und Hypertonie in den letzten 6 Jahren wider. Neue Erkenntnisse betreffen vor allem die koronare Herzkrankheit, die Herzrhythmusstörungen und den Hochdruck. Der Herausgeber dankt den Herren F. Anschütz und U. Gaissmaier für die frühere Mitarbeit, die ihnen aus zeitlichen Gründen nicht mehr möglich war. Die Herren D. Antoni und P. Trenkwalder konnten als neue Autoren gewonnen werden. Besonderer Dank gilt allen Kollegen, die durch Kritik und Anregungen zu Verbesserungen beigetragen haben. Die Autoren hoffen, daß auch die 3. Auflage des Bandes „Kardiologie-Hypertonie" dem Arzt für Allgemeinmedizin eine Hilfe in der Praxis ist.

Dortmund, im Frühjahr 1986   Dieter Klaus

Vorwort zur zweiten Auflage

Die 2. Auflage des vorliegenden Bändchens berücksichtigt soweit wie möglich die Anregungen, die uns aus dem Kreis der Leser und Rezensenten zugegangen sind und für die ich mich, auch im Namen der Mitautoren, bedanken möchte. Folgende Krankheitsbilder und therapeutische Maßnahmen wurden ausführlicher dargestellt: Mitralklappenprolaps, Kardiomyopathien, kranker Sinusknoten-Syndrom, Indikationen zur Schrittmachertherapie, Schrittmacherkontrollen, Einsatz von Antiarrhythmika. Berücksichtigt wurde ferner die von den meisten Sachkennern empfohlene niedrige Dosierung der Herzglykoside.

Neu aufgenommen wurden von speziellen kardiologischen Untersuchungsmethoden die Echokardiographie, elektrographische Verfahren (His-Bündel-EKG, Vorhofstimulation) und die Bewertung von Bestimmungen der Digitalisglykoside im Blut. Über den Nutzen einer Kurzdarstellung dieser Methoden kann man geteilter Meinung sein, wie dies auch für die Besprechung des Herzkatheterismus gilt. Wir haben uns von dem Gedanken leiten lassen, daß der in der Praxis tätige Arzt an den Fortschritten der Medizin teilhaben und ihm die Möglichkeit gegeben werden muß, sich anhand weiterführender Literatur im Detail zu orientieren.

Bewußt beibehalten wurde die Nennung von Fertigarzneimitteln, mit denen die Autoren eigene Erfahrungen gewonnen haben. Die Anführung der Freinamen und dazu - gerechterweise - sämtliche im Handel befindlicher Präparatenamen hätten den Rahmen der Darstellung gesprengt. Bewußt beibehalten wurden auch Wiederholungen von therapeutischen Maßnahmen in verschiedenen Abschnitten des Buches, um unnötiges Suchen zu ersparen, da das Bändchen für den Gebrauch in der Praxis gedacht ist.

Die Autoren betrauern den Tod von Herrn Professor Dr. Josef Schmidt, Münster, dessen reiche ärztliche Erfahrung wir für die Neuauflage schmerzlich vermißt haben. Wir hoffen, daß auch die 2. Auflage des kleinen Bändchens dem Arzt für Allgemeinmedizin den derzeitigen Wissens- und Erfahrungsstand auf dem Gebiet der Kardiologie und des Hochdrucks widerspiegelt, soweit er für die Praxis von Bedeutung ist.

Dortmund, im Winter 1978   Dieter Klaus

Vorwort zur ersten Auflage

Dieses Buch ist ein erster Versuch, dem Arzt für Allgemeinmedizin kardiologische Erkrankungen in praxisnaher Form zu vermitteln. Bei der Darstellung wurde, soweit möglich, von *Leitsymptomen* oder Symptomenkomplexen ausgegangen, wenn auch in vielen Abschnitten die übliche Form der Einteilung nach Krankheitsdiagnosen nicht zu umgehen war. *Untersuchungsprogramme* sollen der Tatsache Rechnung tragen, daß sich das diagnostische Vorgehen in der Praxis nach der Akuität der Erkrankung richtet und von der Notwendigkeit bestimmt wird, als erstes lebensbedrohende Krankheiten abzuwenden. Von den diagnostischen Methoden wurden diejenigen in den Vordergrund gestellt, die der Allgemeinarzt selbst durchführen kann. Der praktischen Handhabung sollen die *Tabellen* über *Diagnostik* und *Therapie* dienen, die den Text in komprimierter Form widerspiegeln und einen kurzen Blick auch während der Sprechstunde ermöglichen. Diese Zielsetzung beinhaltet, daß eine Beschränkung des Gebietes auf die in der Praxis häufigen Erkrankungen notwendig ist. Seltene Erkrankungen wurden überhaupt nicht erwähnt oder nur gestreift. Bei unklaren Erkrankungen wird der Arzt für Allgemeinmedizin gern den Rat eines Internisten oder eines kardiologischen Zentrums einholen. In den therapeutischen Vorschlägen wurde nur eine sehr begrenzte Zahl von Präparaten genannt, mit denen die Autoren persönliche Erfahrungen besitzen. Auf die Angabe von Präparaten mit gleichem Wirkstoffgehalt, die alternativ ebensogut verwendet werden können, wurde aus Gründen der Übersichtlichkeit verzichtet.

Das Ziel der Buchreihe, zu einer echten Praxishilfe zu werden, wird nur dann erreicht, wenn Kritik und Vorschläge von denjenigen kommen, denen dieses Bändchen gewidmet ist. Die Autoren erhoffen sich deshalb viele Anregungen aus dem Kreise der Ärzte für Allgemeinmedizin.

Marburg, im Winter 1973   Dieter Klaus

Inhaltsverzeichnis

Kardiologische Notfallsituationen 1
Dieter Klaus

1	**Bedrohliche Herzrhythmusstörungen**	2
1.1	Definition	2
1.2	Ursachen	2
1.3	Erste diagnostische Maßnahmen in der Praxis	3
1.4	Erste therapeutische Maßnahmen in der Praxis	3
2	**Plötzlicher Herzstillstand**	5
2.1	Definition	5
2.2	Ursachen	5
2.3	Diagnose	5
2.4	Erste Sofortmaßnahmen bei Herzstillstand	7
2.4.1	Präkordialer Schlag	8
2.4.2	Extrathorakale Herzmassage	9
2.4.3	Wirksame Beatmung	9
2.4.4	Venöser Zugang	9
2.4.5	Phase II (Stabilisierung des Kreislaufs)	10
2.4.6	Dauer der Reanimationsmaßnahmen und Phase III der Reanimation	11
3	**Schock**	11
3.1	Definition	11
3.2	Ursachen	13
3.3	Diagnose	14
3.4	Erste therapeutische Maßnahmen in der Praxis	14
4	**Synkopale Anfälle**	16
4.1	Definition	16

4.2	Ursachen	16
4.3	Diagnose	17
4.4	Therapie	18
5	**Akute Atemnot**	18
5.1	Ursachen	18
5.2	Diagnose	19
5.3	Therapeutische Maßnahmen	19
6	**Akuter Thoraxschmerz**	21
	Weiterführende Literatur	22

Kardiologische Untersuchungen in der Allgemeinpraxis ... 23
Dieter Klaus

1	**Anamnese**	23
2	**Allgemeine körperliche Untersuchung**	25
3	**Physikalische Untersuchung des Herzens**	26
3.1	Inspektion	26
3.2	Palpation	27
3.3	Perkussion	28
3.4	Auskultation	28
3.4.1	Herztöne	29
3.4.2	Systolische Geräusche	31
3.4.3	Diastolische Geräusche	31
3.4.4	Kontinuierliche Geräusche	33
3.4.5	Perikardgeräusche	33
4	**Elektrokardiogramm**	33
5	**Röntgenuntersuchung des Thorax**	34
5.1	Herzschatten	34
5.2.	Vergrößerung des Herzens nach rechts	34
5.3	Vergrößerung des Herzens nach links	35
5.4	Ausfüllung der Herztaille	35

5.5	Vergrößerte Hili	35
6	**Untersuchungen im Blut und Harn**	**35**
6.1	Untersuchungen im Blut	35
6.2	Harnuntersuchung	38
6.3	Blutkulturen	38
6.4	Kontrolle	38

Spezielle kardiologische Untersuchungsmethoden ... 39

7	**Phonokardiogramm, Apexkardiogramm, Mechanokardiogramm**	**40**
8	**Diagnostische Ergometrie (Belastungselektrokardiogramm)**	**41**
9	**Arterienpulsschreibung**	**43**
10	**Indikatorverdünnungskurven**	**43**
11	**Echokardiographie**	**45**
12	**Intrakardiale Elektrographie, His-Bündel-Elektrogramm, programmierte Stimulation**	**46**
13	**Langzeitelektrokardiogramm**	**47**
14	**Myokardszintigraphie und Herzbinnenraumszintigraphie**	**47**
15	**Untersuchungen des Herzens mittels Einschwemmkatheterisierung**	**50**
16	**Herzkatheteruntersuchung**	**51**
17	**Ventrikulographie, Koronarangiographie**	**52**
	Weiterführende Literatur	54

Elektrokardiogramm 55
Wilhelm Hahn

1	Anfertigung des EKG	55
2	Ableitungssysteme	57
3	Lesen des EKG	57
4	Beurteilung des EKG	58
5	Normales EKG	59
6	Rhythmusstörungen	59
7	**Vorhofteil**	60
7.1	P dextrocardiale	60
7.2	P sinistrocardiale	61
7.3	Weitere Veränderungen des Vorhofteils	61
7.4	Intraaurikuläre Leitungsstörung	61
7.5	PQ-Dauer	63
8	**Kammerteil**	63
8.1	Gemeinsame Veränderungen des Kammerkomplexes	63
8.2	Kammeranfangsschwankung	64
8.2.1	Q-Zacke	64
8.2.2	Lagetypen	65
8.2.3	Pathologische Lagetypen	66
8.2.4	Hypertrophieformen	67
8.2.5	Rechtshypertrophie (RVH)	68
8.2.6	Linkshypertrophie (LVH)	68
8.2.7	Tawara-Schenkelblock	70
9	**Kammerendteil (ST-Strecke und T-Zacke)**	74
10	**Myokardinfarkt**	78
11	**Funktionsprüfungen**	79

| 12 | EKG in der Hand des Arztes für Allgemeinmedizin | 80 |

Weiterführende Literatur 80

Herzinsuffizienz 81
Dieter Klaus

1	Definition und Einteilung	81
2	Ursachen und Pathophysiologie	82
2.1	Druckbelastung	85
2.2	Volumenbelastung	85
2.3	Behinderung oder Abnahme des venösen Zuflusses	85
2.4	Herzmuskelerkrankungen	85
2.5	Rhythmus- oder Überleitungsstörungen	86
3	**Krankheitsbild und Verlauf der Herzinsuffizienz**	86
3.1	Globalinsuffizienz	86
3.2	Linksherzinsuffizienz	86
3.3	Rechtsherzinsuffizienz	87
3.4	Komplikationen	87
4	**Diagnose und Differentialdiagnose**	88
4.1	Linksherzinsuffizienz	88
4.2	Rechtsherzinsuffizienz	90
4.3	Zyanose	91
4.4	Tachykardie	91
4.5	Stauungsleber	91
4.6	Ödeme	92
4.7	Dilatation des Herzens	92
4.8	Belastungsherzinsuffizienz	92
4.9	Therapierefraktäre Herzinsuffizienz	93
5	**Allgemeine Gesichtspunkte zur Therapie der Herzinsuffizienz**	93
5.1	Kausale Therapie	93
5.2	Symptomatische Therapie	94
5.3	Prinzipien	95
6	**Therapie der akuten Herzinsuffizienz**	96
6.1	Akute Globalinsuffizienz	97

6.2	Akute Linksherzinsuffizienz (Lungenödem)	98
6.3	Akute Rechtsherzinsuffizienz	98
7	**Therapie der chronischen Herzinsuffizienz**	**98**
7.1	Herzglykoside. Indikationen und Kontraindikationen	99
7.1.1	Glykosidbehandlung bei chronischer Herzinsuffizienz	101
7.1.2	Glykosidbedarf	102
7.1.3	Erfolg der Glykosidtherapie	105
7.1.4	Kriterien der Glykosidwirkung	105
7.1.5	Glykosidbehandlung bei speziellen Krankheitsbildern	106
7.1.6	Wechsel des Glykosides	107
7.2	Diuretika	107
7.3	Vasodilatatoren bei schwerer Herzinsuffizienz	109
7.4	Weitere therapeutische Maßnahmen bei Herzinsuffizienz	111
7.4.1	Pleuraergüsse	111
7.4.2	Kochsalzarme Kost	111
7.4.3	Flüssigkeitsbeschränkung	111
7.4.4	Sedierung	111
7.4.5	Lagerung	112
7.4.6	Sauerstoff	112
7.4.7	Bettruhe	112
7.4.8	Aderlässe	112
7.4.9	Schrittmacherimplantation bei Bradykardie	112
7.4.10	Neue inotrope Pharmaka	113
7.4.11	Herztransplantation	113
7.5	Ergänzende Maßnahmen bei chronischer Herzinsuffizienz	113
7.5.1	Thromboseprophylaxe	113
7.5.2	Bewegungsübungen	113
7.5.3	Schonende Atemübungen	114
7.5.4	Stuhlgangsregulierung	114
7.5.5	Kaffee- und Teekonsum	114
7.6	Kontrollen bei der Langzeittherapie der chronischen Herzinsuffizienz, Beurteilung des Therapieerfolges	114
7.7	Komplikationen bei der Therapie der chronischen Herzinsuffizienz	114
	Weiterführende Literatur	115

Die erworbenen Herzklappenfehler 117
Erich Zeh

1 Definition, Ursachen und Häufigkeit 117

2 Allgemeine diagnostische Hinweise für erworbene Herzklappenfehler 119
2.1 Herzbeschwerden 119
2.2 Herzinsuffizienz 119
2.3 Erhöhte Körpertemperatur 119
2.4 Akuter Gefäßverschluß 120
2.5 Untersuchungsmethoden 120

3 Richtlinien für die Behandlung erworbener Herzklappenfehler 120
3.1 Körperliche Schonung 120
3.2 Digitalis, Diuretika 121
3.3 Antikoagulanzien 121
3.4 Antirheumatische Therapie und Prophylaxe 121
3.5 Antibiotika 121
3.6 Operative Behandlung der Herzfehler 122
3.7 Künstliche Herzklappen 122

4 Nachbehandlung von Kranken mit operierten Herzklappenfehlern 123
4.1 Allgemeine Gesichtspunkte 123
4.2 Thromboseprophylaxe 124
4.3 Überwachung einer eventuellen Hämolyse 124
4.4 Digitalisierung 124
4.5 Rheumatismusprophylaxe mit Penizillin 125
4.6 Sozialmedizinische Betreuung 125

5 Mitralklappenstenose 125
5.1 Definition und Hämodynamik 125
5.2 Diagnose 126
5.3 Krankheitsbild und Verlauf 127
5.4 „Relative" Mitralstenose 127
5.5 Differentialdiagnose 128

6 Mitralklappeninsuffizienz 128
6.1 Definition und Hämodynamik 128

6.2	Diagnose	129
6.3	Krankheitsbild und Verlauf	129
6.4	„Relative" Mitralinsuffizienz	130
6.5	Differentialdiagnose	130
7	**Kombiniertes Mitralklappenvitium**	**131**
8	**Mitralklappenprolaps**	**132**
8.1	Definition und Hämodynamik	132
8.2	Ursache und Vorkommen	132
8.3	Diagnose	132
8.4	Differentialdiagnose	134
8.5	Krankheitsbild und Verlauf	135
8.6	Therapie	135
9	**Aortenklappenstenose**	**135**
9.1	Definition und Hämodynamik	135
9.2	Diagnose	136
9.3	Krankheitsbild und Verlauf	137
9.4	„Relative" Aortenstenose	137
9.5	Differentialdiagnose	137
10	**Aortenklappeninsuffizienz**	**138**
10.1	Definition und Hämodynamik	138
10.2	Diagnose	138
10.3	Krankheitsbild und Verlauf	139
10.4	„Relative" Aorteninsuffizienz	139
10.5	Differentialdiagnose	140
11	**Kombiniertes Aortenklappenvitium**	**140**
12	**Trikuspidalklappeninsuffizienz**	**140**
12.1	Definition und Hämodynamik	140
12.2	Diagnose	141
12.3	Krankheitsbild und Verlauf	142
12.4	„Relative" Trikuspidalinsuffizienz	143
12.5	Differentialdiagnose	143
13	**Trikuspidalklappenstenose**	**143**
13.1	Definition und Hämodynamik	143
13.2	Diagnose	144
13.3	Krankheitsbild und Verlauf	144

13.4	„Relative" Trikuspidalstenose	145
13.5	Differentialdiagnose	145
14	**Kombinierte Trikuspidalklappenfehler**	145
15	**Trikuspidalklappenprolaps**	146
	Weiterführende Literatur	146

Die wichtigsten angeborenen Herzfehler beim Erwachsenen ... 147
Erich Zeh

1	**Definition, Ursache und Häufigkeit**	147
2	**Bedeutung des Nachweises angeborener Vitien**	148
3	**Aortenisthmusstenose**	148
3.1	Definition und Hämodynamik	148
3.2	Diagnose	149
3.3	Krankheitsbild und Verlauf	149
3.4	Therapie	149
4	**Offener Ductus arteriosus Botalli**	150
4.1	Definition und Hämodynamik	150
4.2	Diagnose	150
4.3	Krankheitsbild und Verlauf	151
4.4	Therapie	151
5	**Vorhofseptumdefekt**	151
5.1	Definition und Hämodynamik	151
5.2	Diagnose	151
5.3	Krankheitsbild und Verlauf	152
5.4	Therapie	152
6	**Ventrikelseptumdefekt**	153
6.1	Definition und Hämodynamik	153
6.2	Diagnose	153
6.3	Krankheitsbild und Verlauf	153
6.4	Therapie	154

7	**Pulmonalklappenstenose**	154
7.1	Definition und Hämodynamik	154
7.2	Diagnose	154
7.3	Krankheitsbild und Verlauf	155
7.4	Therapie	155
7.5	Infundibulumstenose	155
8	**Angeborene Aortenklappenstenose**	156
9	**Angeborene Vitien mit Zyanose**	156
9.1	Hinweise zur Diagnose	156
9.2	Häufigkeit	157
	Weiterführende Literatur	157

Erkrankungen des Endo-, Myo- und Perikards 159
Dieter Klaus

1	**Diagnostisches Vorgehen in der Praxis**	159
2	**Endokarditis**	161
2.1	Definition	161
2.2	Rheumatische Endokarditis – Rheumatische Karditis	161
2.2.1	Definition und Häufigkeit	161
2.2.2	Klinisches Bild des rheumatischen Fiebers	162
2.2.3	Rheumatische Karditis	162
2.2.4	Diagnose und Differentialdiagnose	162
2.2.5	Verlauf des rheumatischen Fiebers und der rheumatischen Karditis	165
2.2.6	Therapie der rheumatischen Karditis	166
2.3	Bakterielle Endokarditis	167
2.3.1	Definition	167
2.3.2	Klinik	168
2.3.3	Diagnose und Differentialdiagnose	170
2.3.4	Therapie der akuten und subakuten bakteriellen Endokarditis	172
2.4	Besondere Endokarditisformen	174
2.4.1	Endokardfibrosen	175
2.4.2	Endokarditis Libman-Sacks	175

2.4.3	Endokardbeteiligung beim Karzinoid des Dünndarms	175
2.4.4	Herzklappenfehler bei Spondylarthritis ankylopoetica (Morbus Bechterew)	176
2.4.5	Herzbeteiligung bei rheumatischer Arthritis (primär chronische Polyarthritis)	176

3	**Erkrankungen des Myokards**	**176**
3.1	Entzündliche Herzmuskelerkrankungen	176
3.1.1	Definition	176
3.1.2	Allgemeine Hinweise zur Diagnose und zum Verlauf einer Myokarditis	177
3.1.3	Virusmyokarditis	178
3.1.4	Myokarditis bei rheumatischer und bakterieller Infektion, Toxoplasmose und Sarkoidose	179
3.1.5	Allergische Myokarditis	181
3.1.6	Therapie der Myokarditiden	181
3.2	Primäre und sekundäre Kardiomyopathien	182
3.2.1	Definition	182
3.2.2	Dilatative (kongestive) Kardiomyopathie (CCM)	183
3.2.3	Hypertrophische obstruktive Kardiomyopathie (HOCM)	184
3.2.4	Hypertrophische Kardiomyopathie ohne Obstruktion (HNCM)	185
3.2.5	Restriktive (obliterative) Kardiomyopathien	186
3.2.6	Sekundäre Kardiomyopathien	186

4	**Erkrankungen des Perikards**	**190**
4.1	Definition	190
4.2	Klinisches Bild	190
4.3	Akute Perikarditis	190
4.3.1	Virus-Perikarditis	191
4.3.2	Idiopathische Perikarditis	191
4.3.3	Eitrige Perikarditis	192
4.3.4	Rheumatische Perikarditis	192
4.3.5	Perikarditis bei Myokardinfarkt	192
4.3.6	Urämische Perikarditis	192
4.3.7	Perikarditis durch Tumorbefall, Strahlenperikarditis	192
4.3.8	Therapie der akuten Perikarditis	193
4.4	Pericarditis constrictiva	193
4.4.1	Definition	193
4.4.2	Klinisches Bild und Verlauf	193
	Weiterführende Literatur	194

Koronare Herzkrankheit ... 195
Dieter Klaus

1	**Definition**	195
2	**Häufigkeit**	195
3	**Pathologische Anatomie – Pathophysiologie**	196
3.1	Lokalisation	196
3.2	Koronardurchblutung	197
3.3	Risikofaktoren der Arteriosklerose	198
4	**Klinik, Diagnostik und Therapie der koronaren Herzkrankheit**	199
4.1	Plötzlicher Herztod	199
4.2	Myokardinfarkt	199
4.2.1	Häufigkeit	199
4.2.2	Ursachen und Komplikationen	200
4.2.3	Auslösende Faktoren	200
4.2.4	Klinik	201
4.2.5	Diagnose	202
4.2.6	Differentialdiagnose	204
4.2.7	Vorgehen bei Verdacht auf Myokardinfarkt in der Praxis	205
4.3	Verlauf und Therapie des akuten Myokardinfarktes in der Klinik	207
4.4	Nachbehandlung des akuten Myokardinfarktes	210
4.4.1	Allgemeinmaßnahmen	210
4.4.2	Medikamentöse Therapie nach Myokardinfarkt	212
4.4.3	Sekundärprävention eines Reinfarktes	213
4.4.4	Weiterführende Diagnostik – chirurgische Maßnahmen nach akutem Myokardinfarkt	215
4.4.5	High-risk-Patienten	215
4.4.6	Erwerbsfähigkeit	216
4.4.7	Langzeitprognose des Myokardinfarktes	216
4.5	Angina pectoris	217
4.5.1	Definition und Einteilung	217
4.5.2	Stabile Angina pectoris	218
4.5.3	Instabile Angina pectoris	218
4.5.4	Prinzmetal-Angina	219
4.5.5	Differentialdiagnose der Angina pectoris	220
4.5.6	Diagnose	221
4.5.7	Therapie der Angina pectoris	223

5	**Herzinsuffizienz und Herzrhythmusstörungen durch koronare Herzkrankheit**	230
5.1	Herzinsuffizienz	230
5.2	Herzrhythmusstörungen	231
6	**Prävention der koronaren Herzkrankheit**	231
	Weiterführende Literatur	232

Rhythmus- und Erregungsleitungsstörungen des Herzens . 233
Diethmar H. Antoni und Dieter Klaus

1	**Definition und Häufigkeit**	233
2	**Untersuchungsmethoden**	234
3	**Einteilung und Untersuchungsprogramm für die Praxis**	235
4	**Herzrhythmusstörungen mit regelmäßiger Kammeraktion**	236
4.1	Die Tachykardien	237
4.1.1	Sinustachykardie	238
4.1.2	Vorhoftachykardien mit AV-Blockierung	240
4.1.3	Vorhofflattern mit regelmäßiger Kammertachykardie	241
4.1.4	Paroxysmale supraventrikuläre Tachykardie	242
4.1.5	Kammertachykardie	245
4.1.6	Kammerflattern – Kammerflimmern	247
4.2	Bradykardien	248
4.2.1	Sinusbradykardien	248
4.2.2	Ersatzrhythmus (Knotenrhythmus)	251
4.2.3	Bradykardie durch Leitungsstörung (AV-Block)	252
5	**Herzrhythmusstörungen mit unregelmäßiger Kammeraktion**	252
5.1	Sinusarrhythmie	252
5.2	Wandernder Schrittmacher	253
5.3	Absolute Kammerarrhythmie bei Vorhofflimmern	254
5.4	Extrasystolen	256
5.4.1	Supraventrikuläre Extrasystolen	256
5.4.2	Ventrikuläre Extrasystolen	258

5.4.3	Therapie der ventrikulären und supraventrikulären Extrasystolie	260
5.5	Wettstreit zweier Automatiezentren	264
6	**Erregungsleitungsstörungen**	**264**
6.1	Atrioventrikulärer Block (AV-Block)	265
6.1.1	AV-Block 1. Grades	268
6.1.2	Partieller AV-Block (AV-Block 2. Grades)	268
6.1.3	Totaler AV-Block (AV-Block 3. Grades)	269
6.2	Sinuaurikulärer Block (SA-Block)	270
6.3	Sinusknotensyndrom (Syndrom des kranken Sinusknotens, SSS-Syndrom)	271
6.4	Karotissinussyndrom	271
6.5	Behandlung der Erregungsleitungsstörungen	272
	Weiterführende Literatur	278

Funktionelle kardiovaskuläre Syndrome 279
Helmut Lydtin und P. Trenkwalder

1	**Definition und Häufigkeit**	**279**
2	**Einteilung**	**282**
2.1	Hyperkinetisches Herzsyndrom	283
2.2	Hypotone und hypodyname Formen	284
2.3	Herzschmerz	284
3	**Diagnose und Befund bei hyperdynamen funktionellen Störungen**	**284**
3.1	Anamnese	284
3.2	Befunde beim hyperkinetischen Herzsyndrom	285
3.3	Differentialdiagnose	287
3.4	Spezielle Untersuchungsmethoden	288
4	**Diagnose und Befunde bei hypotonen (hypodynamen) kardiovaskulären Störungen**	**289**
4.1	Hypotonie	289
4.2	Vagovasale Synkope	289
4.3	Differentialdiagnose	289
5	**Therapie der funktionellen kardiovaskulären Syndrome**	**292**
5.1	Körperliche Übungsbehandlung	292

5.2	Pharmakotherapie	293
5.2.1	Hyperdyname kardiovaskuläre Störungen	293
5.2.2	Hypotone Regulationsstörung	295
5.3	Psychopharmaka, Psychotherapie	296
5.3.1	Psychopharmaka	296
5.3.2	Psychotherapie	296
	Weiterführende Literatur	297

Chronisch-arterielle Hypertonie ... 299
Dieter Klaus

1	**Definition, Ursache und Pathogenese**	299
2	**Einteilung**	300
3	**Essentielle Hypertonie**	302
3.1	Definition	302
3.2	Krankheitsbild	303
3.2.1	Klinischer Befund und Verlaufsformen	303
3.2.2	Hochdruckfolgen	304
3.2.3	Prognose	307
3.3	Diagnose	307
4	**Renoparenchymale Hypertonie**	309
4.1	Definition	309
4.2	Krankheitsbild	309
4.3	Diagnose	311
5	**Renovaskuläre Hypertonie**	312
5.1	Definition	312
5.2	Krankheitsbild	312
5.3	Diagnose	313
6	**Endokrine Hypertonien**	313
6.1	Definition	313
6.2	Primärer Aldosteronismus (Conn-Syndrom)	314
6.3	Cushing-Syndrom	315
6.4	Phäochromozytom	315
7	**Kardiovaskulärer Hochdruck**	316
7.1	Definition	316

7.2	Aortenisthmusstenose	317
7.3	Systolische Altershypertonie (Elastizitätshochdruck)	317
8	**Hochdruck in der Schwangerschaft, im Kindesalter, durch Ovulationshemmer und durch Alkohol**	**318**
8.1	Definition des Hochdrucks in der Schwangerschaft	318
8.2	Transitorische Schwangerschaftshypertonie	318
8.3	Genuine (essentielle) Gestose (EPH-Gestose)	319
8.4	Pfropfgestose	319
8.5	Hypertonie durch Ovulationshemmer	320
8.6	Hypertonie bei chronischem Alkoholismus	320
8.7	Hoher Blutdruck im Kindesalter	320
9	**Diagnose und Differentialdiagnose der chronischen arteriellen Hypertonie**	**321**
9.1	Zur Technik der Blutdruckmessung	321
9.2	Normalwerte	322
9.3	Basis- und Stufendiagnostik des Hochdrucks	324
9.4	Untersuchungen	325
10	**Therapie des Hochdrucks**	**328**
10.1	Kausale Therapie des Hochdrucks	328
10.1.1	Endokrine Hochdruckformen	328
10.1.2	Nierenarterienstenose	329
10.1.3	Einseitige Nierenerkrankung	330
10.1.4	Aortenisthmusstenose	330
10.2	Konservative Behandlung des Hochdrucks	330
10.2.1	Indikationen und Kontraindikationen	330
10.2.2	Allgemeinbehandlung	333
10.2.3	Pharmakotherapie der chronischen arteriellen Hypertonie	336
10.2.4	Praktische Durchführung der Pharmakotherapie des Hochdrucks	345
10.2.5	Hochdrucktherapie bei renaler Hypertonie	351
10.2.6	Hochdrucktherapie in der Schwangerschaft, bei Gestosen, Schwangerschaftshypertonie und Ovulationshemmern	351
10.2.7	Therapie der isolierten systolischen Hypertonie	353
10.2.8	Therapieresistente Hypertonie	353
10.2.9	Hochdrucktherapie bei kardiovaskulären Komplikationen (Myokardinfarkt, Hirninfarkt) und Zweiterkrankungen	353
10.2.10	Hochdrucktherapie bei Linkshypertrophie des Herzens	356
10.2.11	Therapie hypertensiver Notfälle	357
	Weiterführende Literatur	358

Pulmonale Hypertonie
Akutes und chronisches Cor pulmonale ... 359
Dieter Klaus

1	Definition und Häufigkeit	359
2	Einteilung des chronischen Cor pulmonale	360
3	Pulmonale Hypertonie bei Herzerkrankungen	361
4	Krankheitsbild und Verlauf des chronischen Cor pulmonale	362
5	Diagnose des chronischen Cor pulmonale	363
6	Therapie des chronischen Cor pulmonale	365
7	Akutes Cor pulmonale durch Lungenembolie	366
7.1	Definition und Häufigkeit	366
7.2	Krankheitsbild und Verlauf	367
7.3	Diagnose	368
7.4	Therapie	370
	Weiterführende Literatur	370

Risikofaktoren, Vorsorge und Früherkennung kardiovaskulärer Erkrankungen ... 371
Dieter Klaus

1	Risikofaktoren	371
2	Koronare Herzkrankheit	374
2.1	Epidemiologische Aspekte	374
2.2	Ursachen	375
2.3	Bedeutung des Cholesterins	376
2.4	Zigarettenkonsum	379

2.5	Hochdruck	380
2.6	Diabetes mellitus	381
2.7	Gewichtszunahme	381
2.8	Bedeutung der Triglyzeride	382
2.9	Genetische Anlage	382
2.10	Andere Faktoren	383
2.11	Primäre und sekundäre Prävention	384
3	**Hochdruck**	385
4	**Präventive Ernährung, präventive Lebensführung**	387
4.1	Leichtes Untergewicht	387
4.2	Kalorienbedarf	388
4.3	Kochsalzverbrauch	388
4.4	Genußmittel	389
4.5	Körperliches Training	389
4.6	Sozialhygienische Forderungen	390
5	**Früherkennung kardiovaskulärer Erkrankungen**	390
	Weiterführende Literatur	391

Merkblätter für Patienten nach überstandenem Myokardinfarkt, mit Herzschrittmachern und mit künstlichen Herzklappen ... 393
Dieter Klaus

Sachverzeichnis ... 403

Verzeichnis der Mitarbeiter

Dr. D. H. Antoni
Oberarzt der Medizinischen Klinik
Städt. Krankenhaus
8000 München-Bogenhausen

Dr. W. Hahn
Arzt für Innere Medizin
Liststraße 39
7310 Plochingen

Prof. Dr. D. Klaus
Direktor der Medizinischen Klinik
der Städtischen Kliniken
Beurhausstraße 40
4600 Dortmund

Prof. Dr. H. Lydtin
Chefarzt der Inneren Abteilung
des Kreiskrankenhauses
8130 Starnberg

Dr. P. Trenkwalder
Oberarzt der Inneren Abteilung
Kreiskrankenhaus
8130 Starnberg

Prof. Dr. E. Zeh
ehemaliger Direktor der II. Medizinischen Klinik der Städtischen
Krankenanstalten
Moltkestraße 18
7500 Karlsruhe

Zeichenerklärung

▷ Diagnostische Angaben
☐ Therapieangaben
○ Laborangaben

Kardiologische Notfallsituationen

Dieter Klaus

Um eine schnelle Orientierung in Notfallsituationen zu ermöglichen, ist dieser Abschnitt kurz gehalten. Diagnostische und therapeutische Möglichkeiten der Klinik werden nicht erwähnt. Es wird nur aufgeführt, was der Arzt beim Hausbesuch mit Stethoskop, Blutdruckapparat und Notfallkoffer (Tabelle 1) durchführen kann. Besprochen werden folgende Notfälle: Bedrohliche Rhythmusstörungen, Herzstillstand, Schock, Synkopen, akute Atemnot und akuter Thoraxschmerz.
In allen diesen Situationen ist schnelle Klinikeinweisung erforderlich.

Tabelle 1. Ausrüstung für den kardiologischen Notfall außerhalb der Klinik

Medikamente	Geräte
Adalat-Kapseln á 10 mg	Kornzange
Akrinor-Amp. á 2 ml (= 10 mg)	Oropharyngealtuben
Alupent-Amp. á 1 ml (= 0,5 mg)	Beatmungsbeutel mit Maske und
Arterenol-Amp. á 1 ml (= 1 mg)	Sauerstoffleitungsschlauch
Atropin-Amp. á 1 ml (= 0,5 mg)	Absaugkatheter
Beloc-Amp. á 5 ml (= 5 mg)	Sauerstoff
Catapresan-Tbl. á 0,15 mg	EKG mit Dreipunktelektrode
Catapressan-Amp. á 1 ml (= 0,15 µg)	Intubationsbesteck
Digimerck-Amp. á 1 ml (= 0,25 mg)	Endotrachealtuben
Dopamin-Amp. á 10 ml (= 50 mg)	Defibrillator
Isoptin-Amp. á 2 ml (= 5 mg)	
Laevulose 5% 500 ml	
Lasix-Amp. á 2 ml (= 20 mg)	
Macrodex 6% (500 ml)	
Morphin-hydrochloricum-Amp. á 1 ml (= 10 mg)	
Natriumhydrogenkarbonat 8,4% 100 ml	
Nitrolingual-Kaps. á 0,8 mg	
Novalgin-Amp. á 5 ml (= 2,5 g)	
Novodigal-Amp. á 2 ml (= 0,4 mg)	
Rheomacrodex 10% 500 ml	
Suprarenin-Amp. á 1 ml (= 1 mg)	
Valium-Amp. á 2 ml (= 10 mg)	
Xylocain-Amp. á 5 ml 2% (= 100 mg)	

1 Bedrohliche Herzrhythmusstörungen

1.1 Definition

Als bedrohlich ist eine Herzrhythmusstörung dann anzusehen, wenn sie bei dem Patienten **zum erstenmal** auftritt (im Unterschied zu wiederholten und dem Patienten bekannten paroxysmalen Tachykardien, s. S. 237 ff.), Zeichen des **Schocks** vorhanden sind oder sich entwickeln (kalte, blasse, feuchte Haut, Bewußtseinstrübung, Blutdruckabfall systolisch unter 100 mmHg).

1.2 Ursachen

Von den in Tabelle 2 aufgeführten Herzrhythmusstörungen sind die potentiell besonders bedrohlichen umrandet: *Kammertachykardie, Vorhofflattern* sowie *totaler AV-Block*.

Tabelle 2. Untersuchungsprogramm zur Klärung von Herzrhythmusstörungen (bedrohliche eingerahmt) nach Art und Ursache

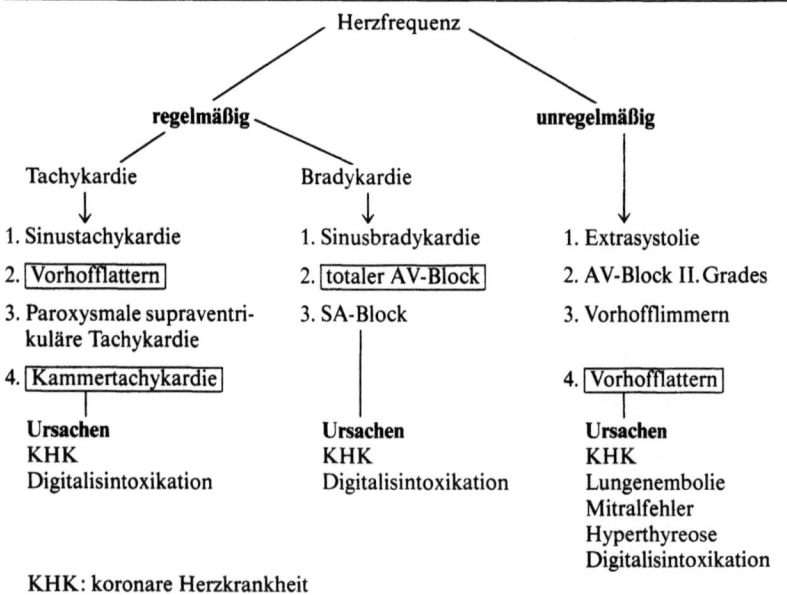

KHK: koronare Herzkrankheit

1.3 Erste diagnostische Maßnahmen in der Praxis (Tabelle 2)

Bei *akut* auftretenden Herzrhythmusstörungen ist zunächst die *Art der Störung* festzustellen. Bei plötzlicher **Bradykardie** (regelmäßige oder unregelmäßige Herzaktion unter 40 Schläge/min) ist zuerst an einen totalen oder höhergradigen AV-Block oder an einen SA-Block zu denken.

Bei **Tachykardien** ist zunächst festzustellen, ob der Rhythmus regelmäßig oder unregelmäßig ist.

Für eine **akute unregelmäßige Tachykardie** (Tachyarrhythmie) ist meist Vorhofflimmern oder Vorhofflattern die Ursache.

Bei Vorliegen einer **regelmäßigen Tachykardie** ist zu differenzieren zwischen paroxysmaler supraventrikulärer Tachykardie (Herz- und Pulsfrequenz regelmäßig und gleichmäßig) und Kammertachykardie (Herzfrequenz regelmäßig, Puls ungleichmäßig = quasi „unregelmäßig", wechselnde Lautstärke des 1. Herztons).

Die zweite Frage betrifft die *Ursache* der plötzlichen Herzrhythmusstörung, die in Tabelle 2 den entsprechenden Störungen zugeordnet werden: Koronare Herzkrankheit, insbesondere Myokardinfarkt, Lungenembolie, Mitralfehler, Hyperthyreose, Digitalisintoxikation. Durch ein EKG kann die Natur der Herzrhythmusstörung meist sicher geklärt werden (s. Abb. 1), ausgenommen die manchmal schwierige Unterscheidung zwischen Kammertachykardie und supraventrikulärer Tachykardie mit „Ermüdungsschenkelblock" (s. S. 243).

Ist die Situation bedrohlich (Bewußtseinstrübung, Schock, Kreislaufstillstand, Atemstillstand), dann ist es richtiger, vor dem Schreiben des EKG erste therapeutische Maßnahmen einzuleiten (s. 1.4).

1.4 Erste therapeutische Maßnahmen in der Praxis
(Tabelle 3)

Bei plötzlicher **Bradykardie** (Myokardinfarkt?) unter 40 Schläge/min mit Adams-Stokes-Anfällen gibt man zunächst *Atropin* 1-2 Amp. (1 Amp. = 0,5 mg) i.v. Wenn Atropin in den nächsten 3-5 min zu keiner Frequenzanhebung führt, ist Alupent angezeigt: *Alupent* 1 Amp. (= 0,5 mg) i.v., anschließend für den Transport in das Krankenhaus als Infusion 10 Amp. Alupent (= 5 mg) in 500 ml 5%iger Laevulose. Infusionsgeschwindigkeit biologisch titrieren: 10-60 Tropfen/min, je nach Anspre-

Tabelle 3. Erste therapeutische Maßnahmen bei akuter bedrohlicher Rhythmusstörung

1. Notarztwagen bestellen

☐ 2. *Bradykardie* < 40/'	Atropin 1 Amp. (=0,5 mg) i.v. Alupent 1 Amp. (=0,5 mg) i.v. ggf. Alupent-Infusion (10 Amp. = 5 mg/500 ml 5% Laevulose, 10-60 Tropf./min)
☐ 3. *Tachyarrhythmie* *mit Pulsdefizit*	Digimerck 2-3 Amp. (0,5-0,75 mg) i.v.
4. Regelmäßige *Tachykardie* ☐ *Kammertachykardie* ☐ *Supraventr. Tachykardie*	 Xylocain (2%) 2,5-5 ml i.v. (=50-100 mg) Isoptin 1 Amp. (5 mg) langsam i.v. Karotissinusdruck

chen. Die Herzfrequenz soll nicht über 60/min ansteigen. Durch rhythmische „Präkordialschläge" (kräftige schnelle Schläge mit dem Kleinfingerballen der geschlossenen Faust aus 20-30 cm Höhe auf das Präcordium links parasternal im 4. ICR) kann eine effektive manuelle extrathorakale Stimulation des Herzens mit einer Frequenz von 60-90 Schlägen/min bis zu 6 min und mehr durchgeführt werden.

Bei plötzlicher **regelmäßiger Tachykardie** von 120-140/min bis 200/min ist bei einem älteren Patienten (jenseits des 40. Lebensjahres) zunächst an eine **Kammertachykardie** zu denken, besonders wenn der Puls ungleichmäßig gefüllt ist oder auftretender Retrosternalschmerz auf einen Myokardinfarkt hinweist. Therapie der Wahl bei Kammertachykardie ist Lidocain (2,5-5 ml Xylocain 2%ig langsam innerhalb von 5 min i.v.).

Bei **paroxysmaler supraventrikulärer Tachykardie** (junger Patient, wenig beeinträchtigter Zustand, gleichmäßiger Puls) versucht man die Unterbrechung des Anfalls durch einseitigen Karotissinusdruck für 5-8 s. Bei Erfolglosigkeit gibt man Isoptin, 1-2 Amp. (5-10 mg) langsam i.v.

Bei **unregelmäßiger Tachykardie** durch Vorhofflimmern oder Vorhofflattern (Tabelle 1) ist Digitoxin das Mittel der Wahl (2-3 Amp. Digimerck. = 0,5-0,75 mg i.v.).

Bei allen akut aufgetretenen Rhythmusstörungen wird man die **Klinikeinweisung** veranlassen, wenn der Allgemeinzustand beeinträchtigt ist (Bewußtseinslage) und Schocksymptome vorliegen.

Bei Herz-Kreislauf- oder Atemstillstand sind sofort Reanimationsmaßnahmen notwendig (s. unten).

Ausnahme einer Klinikeinweisung: Bei dem Patienten ist schon jahrelang eine paroxysmale Rhythmusstörung und deren schnelle therapeutische Beeinflußbarkeit bekannt.

2 Plötzlicher Herzstillstand

2.1 Definition

Herzstillstand führt zu Kreislaufstillstand (Pulslosigkeit), Atemstillstand, Bewußtlosigkeit und weiten reaktionslosen Pupillen. Elektrophysiologisch liegen dem Herzstillstand meist Kammerflimmern, Asystolie oder elektromechanische Entkopplung zugrunde.

2.2 Ursachen

Ursache eines plötzlichen unerwarteten Herzstillstands ist in 60–80%, auch bei jüngeren Menschen, die koronare Herzkrankheit.

Weitere Ursachen von plötzlichem Herzstillstand sind Erkrankungen der Herzklappen oder des Herzmuskels (Aortenstenose, Myokarditis, Reizleitungs- oder Reizbildungsstörungen oder eine massive Lungenembolie).

Ein akuter Herz-Kreislauf-Stillstand tritt weiterhin infolge massivem Blutverlust, Verlegung der Atemwege durch Aspiration, zerebralen Prozesse (Hirndruck, Hirnmassenblutung) Vergiftungen, Unterkühlungen oder anaphylaktischem Schock auf (Tabelle 4). Ein akuter Herzstillstand kann auch durch einen vagovasalen Reflex oder einen Karotissinusreflex mit Sinusarrest bedingt sein.

2.3 Diagnose

Pulslosigkeit an A. carotis feststellen. Weitere Zeichen (zeitliche Reihenfolge s. Tabelle 5): **Bewußtlosigkeit, Atemstillstand,** blaßgraue Haut. Die **weiten reaktionslosen Pupillen** zeigen die beginnende zerebrale Schädigung an. Keine Zeit mit dem Suchen nach Herztönen verlieren! Atem- und Kreislaufstillstand bedeuten den klinischen Tod. Bei Überschreiten

Tabelle 4. Ursachen des akuten Herz-Kreislauf-Stillstandes

Koronare Herzkrankheit:
Akuter Myokardinfarkt
Plötzlicher Herztod
Instabile Angina pectoris
Kammertachykardie, Kammerflimmern
Totaler AV- oder SA-Block, Sinusarrest

Massive Lungenembolie
Elektrounfall
Unterkühlung

Verlegung der Atemwege (Aspiration, Ertrinken)
Massive Blutung
Anaphylaktischer Schock

Hirndruck (Hirntumoren)
Hirnmassenblutung
Fulminante Meningitis
Vergiftungen

Vagovasaler Reflex u. Karotissinusreflex mit Sinusarrest

Tabelle 5. Zeichen des Herz-Kreislauf-Stillstandes

▷ 0 s	Pulslosigkeit (A. carotis)
▷ 6–12 s	Bewußtlosigkeit
▷ 15–30 s	Atemstillstand
▷ 45–90 s	Weite reaktionslose Pupillen

Tolerable cerebrale Ischämiezeit: 3–4 min

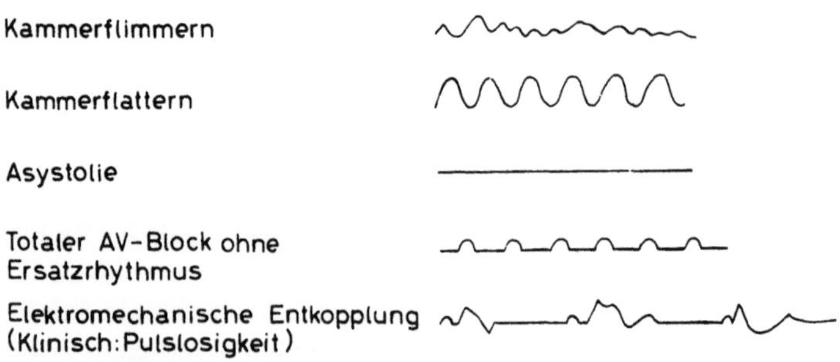

Kammerflimmern

Kammerflattern

Asystolie

Totaler AV-Block ohne
Ersatzrhythmus

Elektromechanische Entkopplung
(Klinisch: Pulslosigkeit)

Abb. 1. EKG bei plötzlichem Herzstillstand

der *tolerablen Ischämiezeit* von 3-4 min kommt es häufig zu hypoxischbedingten zerebralen Schäden (Coma vigile u.a.), die auch nach Behebung des Herz- oder Kreislaufstillstandes bestehen bleiben.

Der *biologische Tod* tritt 1 h nach einem Kreislaufstillstand durch Nekrosen im zentralen Nervensystem auf. Für den Erfolg einer kardiopulmonalen Reanimation ist die Zeitdauer zwischen Beginn des Kreislaufstillstandes und Beginn der Reanimation entscheidend. Der Erfolg hängt aber auch von der Vorschädigung von Herz und Gehirn ab.

Dem Herzstillstand kann entweder eine **Asystolie** oder ein **Kammerflimmern** zugrunde liegen, dessen Unterscheidung nur mittels des EKG möglich ist (Abb. 1).

2.4 Erste Sofortmaßnahmen bei Herzstillstand (Tabelle 6)

Kardiopulmonale Reanimation: Allgemeines Vorgehen nach dem Schema ABC.

A: *A*temwege freimachen, B: *B*eatmung, C: Zirkulation aufrechterhalten.

Tabelle 6. Soforttherapie des Herz-Kreislauf-Stillstandes (Phase I)

☐ 1. Extrathorakale *Herzmassage*
  2-3 kräftige *Faustschläge* links parasternal IV. ICR
  Patient auf *harte Unterlage* legen, Beine hochlagern
  Rhythmischer Druck auf das Sternum
  60-70/min, 4 cm tief

☐ 2. *Atemwege*
  Reinigung von Mund und Rachen
  Vorziehen des Unterkiefers
  Überstreckung des Kopfes in den Nacken
  Doppeltubus nach Safar oder Guedel-Tubus

☐ 3. *Beatmung*
  Atembeutel (100% O_2)
  Herzmassage - Beatmung 5:1 (2-Helfer-Methode)
  Herzmassage - Beatmung 10:2 (1-Mann-Methode)
  (Beobachten, ob sich Thorax hebt)

☐ 4. *Prüfung der Effektivität der Reanimationsmaßnahmen*
  Tastbarer Karotispuls
  Engerwerden der Pupillen
  Rosige Hautfarbe

Phase I (Basic live support) dient der Aufrichtung eines Minimalkreislaufs durch extrathorakale Herzmassage und Beatmung. Bei der extrathorakalen Herzmassage werden etwa 30 bis maximal 60% des Ruheherzzeitvolumens erreicht. Phase II der Reanimation dient durch medikamentöse und elektrotherapeutische Verfahren der Wiederherstellung einer ausreichenden Zirkulation und der Beseitigung der Ursache des Herz-Kreislauf-Stillstands.

Erlebt man als „Bystander" den plötzlichen Zusammenbruch eines Kranken und stellt Pulslosigkeit fest, so sollte statt des ABC-Schemas sofort die externe Herzmassage vorgenommen werden. Initial können 1-2 präkordiale Faustschläge versucht werden.

2.4.1 Präkordialer Schlag

Die Anwendung des präkordialen Schlages (kräftiger Faustschlag auf den Thorax links parasternal im IV. ICR) soll auf Patienten beschränkt werden, die in der Klinik unter Monitorkontrolle bei erhaltenem Bewußtsein einen Kreislaufstillstand durch Asystolie oder AV-Block erleiden. Auf Kammerflimmern oder -flattern bleibt der präkordiale Schlag ohne Effekt.

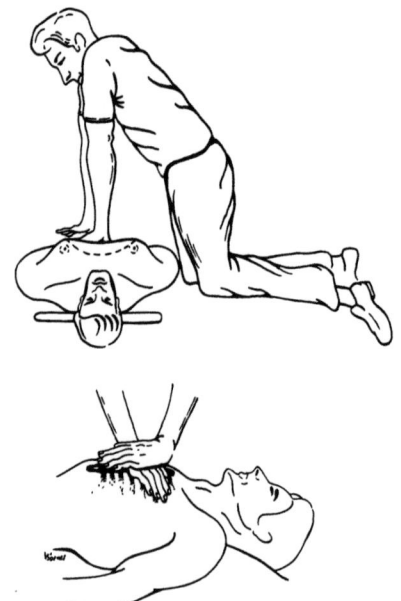

Abb. 2. Extrathorakale Herzmassage. Eindrücken des Sternums um 4 cm (gestrichelte Linie)

2.4.2 Extrathorakale Herzmassage

Für die extrathorakale Herzmassage wird der Kranke auf eine harte Unterlage (Fußboden) gelagert, die Beine werden um 30° angehoben (Verbesserung des venösen Rückflusses).

Die Herzmassage wird dann mit den Handballen der übereinandergelegten Hände im Bereich des unteren Drittels des Sternums durchgeführt (Abb. 2). Der Druck erfolgt unter Einsatz des Körpergewichts senkrecht von oben und muß so stark sein, daß das Sternum der Wirbelsäule 4 cm genähert wird. Kompressions- und Entlastungsphase sollen bei der extrathorakalen Herzmassage die gleiche Zeitdauer aufweisen (Kompressions-Plateau mit Verlängerung der Systole). Frequenz 60-70 min. Kriterien der effektiven Herzmassage: fühlbarer Karotispuls, Engerwerden der Pupillen, rosige Hautfarbe.

2.4.3 Wirksame Beatmung

Für eine wirksame Beatmung ist Reinigung der Atemwege (Auswischen der Mundhöhle, Absaugen), Überstreckung des Kopfes im Nacken und Einführung eines Doppeltubus nach Safar, Guedel- oder Oro-Tubus Voraussetzung. Die Atemspende erfolgt als Mund-zu-Mund-Beatmung oder mit Atembeutel. Frequenz 10-12 Insufflationen/min. Der Erfolg muß am Heben des Thorax kontrolliert werden. Wenn irgendmöglich, soll die Beatmung über Atembeutel mit 100% Sauerstoff erfolgen. Später ist eine Intubation anzustreben.

Ist der *Ersthelfer allein,* dann werden nach initial 2 Insufflationen 10 Herzmassagen durchgeführt und danach zwischen je 2 Insufflationen und 10 Herzmassagen gewechselt.

Kann der Arzt *einen Helfer* hinzuziehen, dann wird pro 5 Herzmassagen 1 Insufflation durchgeführt.

2.4.4 Venöser Zugang

Die nächste Maßnahme ist das Aufsuchen eines periphervenösen Zugangs. Eine Subklavia- oder Jugularispunktion kommt unter Notfallbedingungen außerhalb der Klinik nicht in Betracht.

2.4.5 Phase II (Stabilisierung des Kreislaufs)

Phase I dient der Aufrechterhaltung eines Minimalkreislaufs durch externe Herzmassage und Beatmung. Dabei ist die zerebrale Perfusion ungenügend und mit mechanischen Maßnahmen allein kann nur in seltenen Fällen die spontane Zirkulation wieder in Gang gesetzt werden. Deshalb dienen in Phase II der Reanimation medikamentöse und elektrotherapeutische Verfahren der Wiederherstellung einer ausreichenden Zirkulation und der Beseitigung der Ursache des Kreislaufstillstands (s. Tabelle 7).

Bei *Kammerflimmern* wird bei Sicherung der Diagnose durch EKG sobald wie möglich die elektrische Defibrillation mit 300–400 Ws vorgenommen und – bei zwischenzeitlich weitergeführter externer Herzmassage und Beatmung – alle 1–2 min wiederholt.

Sobald als möglich werden 0,5–1 mg Adrenalin i. v. unverdünnt injiziert. Eine Repetition von Adrenalin kann alle 3–5 min erfolgen. Orciprenalin (Alupent) wird bei Herz- und Kreislaufstillstand nicht mehr angewandt. Ebenso ist die intrakardiale Injektion von Alupent oder Adrenalin heute obsolet.

Nach der Adrenalingabe werden bei unbekannter Zeitdauer des Kreislaufstillstands Natriumhydrogenkarbonat 1 mval/kg Körpergewicht in 15 min. i. v. verabfolgt (1 ml der 8,4%igen Lösung = 1 mval). Höhere Dosen von Natriumhydrogenkarbonat beinhalten die Gefahr einer Hypernatriämie oder einer Alkalose.

Kommt es zu erneutem Kammerflimmern, so wird Xylocain, 100 mg i. v. gegeben und danach erneut die elektrische Defibrillation versucht.

Bei *Asystolie* wird nach Beginn der Reanimation 0,5–1 mg Adrenalin i. v. injiziert. Diese Dosis kann bei Erfolglosigkeit 2- bis 5mal wiederholt

---

Tabelle 7. Therapie in Phase II der Reanimation (Stabilisierung der Zirkulation, Ursachenbeseitigung)

1. Kammerflimmern

    ☐ Defibrillation (400 Ws), evtl. alle 2–3 min wiederholen
    ☐ Adrenalin 1 mg unverdünnt i. v., evtl. alle 3–5 min wiederholen
    ☐ Natriumhydrogenkarbonat 1 mval/kg innerhalb von 15 min i. v.

    Falls Defibrillation erfolglos:
    ☐ Xylocain 100 mg i. v.
    ☐ Anschließend Defibrillation wiederholen

2. Asystolie oder elektromechanische Entkopplung

    ☐ Adrenalin 1 mg unverdünnt i. v., alle 2–5 min wiederholen
    ☐ Natriumhydrogenkarbonat 1 mval/kg innerhalb von 15 min i. v.

werden. Da es sich bei Asystolie auch um degeneriertes Kammerflimmern handeln kann, ist auch hierbei eine elektrische Defibrillation berechtigt.

Bei *elektromechanischer Entkopplung* soll ebenfalls Adrenalin versucht werden. Die intravenöse Gabe von Kalzium ist wegen der Gefahr einer Kalziumüberladung der Herzmuskelzelle verlassen worden.

2.4.6 Dauer der Reanimationsmaßnahmen und Phase III der Reanimation

Hat man mit Reanimationsmaßnahmen begonnen, so stellt sich die Frage, **wie lange** man diese mit Aussicht auf Erfolg durchführen soll. Mit einer auf Dauer erfolgreichen Reanimation kann man i. allg. nur rechnen, wenn diese in den ersten 5 min nach Eintritt des Kreislaufstillstandes beginnt und nach spätestens 20-30 min eine ausreichende Hautdurchblutung und ein Engerwerden der Pupillen nachweisbar werden.

Tritt nach 30 min Reanimation mit externer Herzmassage und Beatmung keine spontane Herztätigkeit auf, bleiben die Pupillen weit und lichtstarr, so sollte die Reanimation beendet werden.

Verlauf und Maßnahmen der Phase III der Reanimation werden vom Ausmaß entstandener hypoxischer Hirnschäden mit Funktionspsychosen (Durchgangssyndrom) und Hirnstammsyndromen bestimmt. Sie gehören der Hospitalphase an und können hier nicht besprochen werden.

3 Schock

3.1 Definition

Beim Kreislaufschock handelt es sich um eine akut auftretende und anhaltende kardiozirkulatorische Insuffizienz mit kritischer Verminderung der kapillären Gewebsperfusion, Gewebshypoxie und nachfolgenden Funktionsstörungen lebenswichtiger Organe (Niere, Lunge, Leber). Die Folgen der beim Schock auftretenden Störungen der Mikrozirkulation sind zunächst funktionell und reversibel, später kommt es in den Organen zu strukturellen und z. T. irreversiblen Veränderungen (Schocklunge, Schockniere). Der Schock verläuft in 3 Stadien. Im Stadium I, der Kompensationsphase, liegt eine Kreislaufzentralisation durch generalisierte Engstellung der Arteriolen vor. Die zirkulierende Restblutmenge wird kompensatorisch zugunsten zentraler Teilkreisläufe (Herz, ZNS) umverteilt, der Blutdruck bleibt noch normal. Im Stadium II, der Dekompensation, erfolgt durch die sich in ausgeschalteten Teilkreisläufen entwickelnde Azidose und Hypoxie eine generelle Gefäßparalyse mit Weitstellung der Präkapillaren und Blutdruckabfall.

Das *Stadium III, der therapierefraktäre Schock,* ist durch schwere hypoxische Parenchymschäden und teilweise durch das Auftreten einer disseminierten intravasalen Gerinnung mit Verbrauchskoagulopathie charakterisiert.

Der Begriff *Kollaps* soll nicht mehr synonym mit Schock verwandt werden. Unter Kollaps versteht man das plötzliche Zusammenbrechen eines Patienten infolge einer Kreislaufstörung, die sich durch ihre Kurzfristigkeit vom Schock abgrenzt und nicht zu sauerstoffmangelbedingten Organschäden führt (psychogene Ohnmacht, orthostatischer Kollaps bei langem Stehen).

Eine passagere kritische Herabsetzung der Gehirndurchblutung mit gleichzeitiger Bewußtlosigkeit wird als *Synkope* bezeichnet, die in der Regel nicht mit einer Kreislaufinsuffizienz verknüpft ist.

Tabelle 8. Ursachen des Schocks

1. *Hypovolämie*	a) Hämorrhagisch (z. B. gastrointestinale Blutung, Ruptur einer Tubargravidität)
	b) Dehydratation (Erbrechen, Durchfall)
	c) Trauma
	d) Verbrennung
	e) Endokrin (Morbus Addison, Diabetes insipidus)
2. *Kardiogen*	Myokardinfarkt
	Herzinsuffizienz
	Extreme tachykarde oder bradykarde Rhythmusstörung
	Herztamponade
	Massive Lungenembolie
3. *Sepsis*	Endotoxinschock (gramnegative Keime)
4. *Anaphylaxie*	Röntgenkontrastmittel
	Artfremdes Eiweiß (Tetanusantitoxin)
	Penizillin
	Infusionslösungen (Dextran)
	Insektenstiche
5. *Neurogener Schock*	Apoplexie
	Hirntrauma
	Meningitis
	Intoxikation (Sedativa, Narkotika)

3.2 Ursachen

Ein Schock kann primär kardial durch einen kritischen Abfall des Herzzeitvolumens oder primär durch verminderten venösen Rückfluß (Hypovolämie) oder eine starke Abnahme des peripheren Gefäßtonus (Sepsis, Anaphylaxie) bedingt sein (Tabelle 8).
Von den in Tabelle 8 und Abb. 3 aufgeführten Ursachen des Schocks sind für die Praxis die wichtigsten der **kardiogene Schock** und der Schock durch **Volumenmangel**.
Die schnelle Erkennung eines *anaphylaktischen Schocks, z.B.* als Zwischenfall nach parenteraler Injektion ist notwendig, weil eine Chance nur bei sofortigem Handeln besteht.

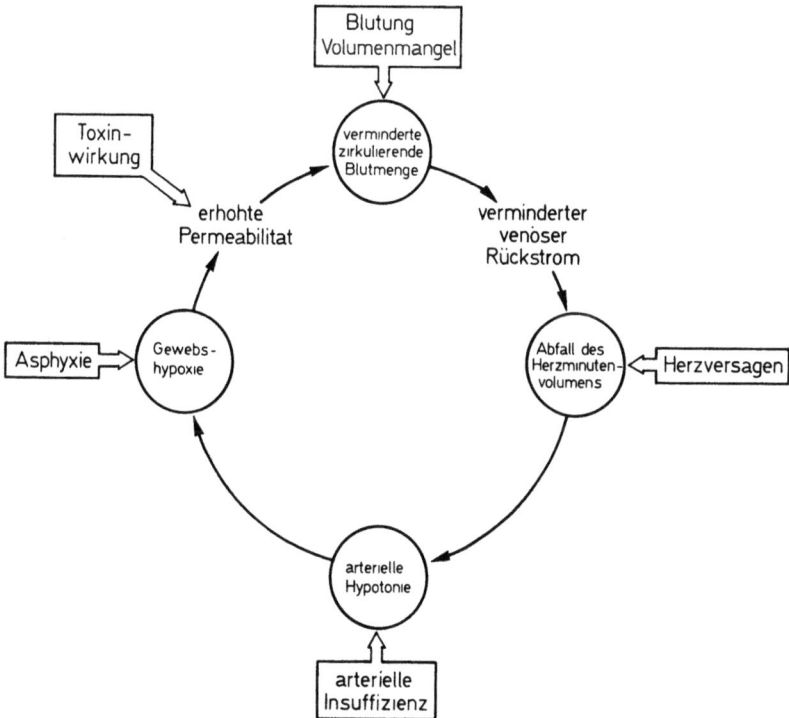

Abb. 3. Ursachen und pathogenetische Faktoren des Schocks

Tabelle 9. Leitsymptome des Schocks

▷ Haut:	Kalt und blaß (warm beim septischen Schock) Schweiß Fleckförmige Zyanose
▷ Vegetative Zeichen:	Schweißausbruch Übelkeit
▷ Bewußtsein:	getrübt Bewußtlosigkeit
▷ Puls:	Kaum fühlbar Blutdruck systolisch < 80 mmHg oder nicht meßbar (initial evtl. noch normal) Tachykardie, selten Bradykardie

3.3 Diagnose (Tabelle 9)

Leitsymptome des Schocks sind der **kaum fühlbare Puls** und die **kalte, blasse, feuchte Haut,** besonders der Akren. Beim septischen Schock ist die Haut dagegen warm (periphere Widerstandsabnahme). Der Blutdruck ist nicht mehr auskultatorisch, sondern nur palpatorisch meßbar und liegt unter 80 mmHg. Bei vorbestehendem Hochdruck weist ein starker Blutdruckabfall auf den Beginn eines Schocks hin, auch wenn der systolische Blutdruck noch 100 mmHg oder mehr beträgt. Die Hautvenen sind leer, das Nagelbett livide. Initial kann beim Schock eine Bradykardie und ein relativ gut gefüllter Puls vorhanden sein. **Trübung des Bewutßseins** weist auf die Schwere des Schocks hin. Weitere Symptome sind Tachypnoe und Tachykardie, sofern keine kardial bedingte Bradykardie besteht.

3.4 Erste therapeutische Maßnahmen in der Praxis
(Tabelle 10)

Der Patient wird flach gelagert und die Beine werden um 10-20° angehoben. Beim kardiogenen Schock mit Lungenödem ist dagegen ein Anheben des Oberkörpers um 30° zu empfehlen.

Nach Anlegen eines venösen Zugangs wird bei **hypovolämischem Schock** eine intravenöse Infusion mit kolloidalen Plasmaersatzmitteln begonnen (Macrodex 6%, Plasmasteril 6% oder Haemacel 3,5%).

Tabelle 10. Erste therapeutische Maßnahmen beim Schock

1. Notarztwagen bestellen
2. Waagerechte *Lagerung:*
   Beine 10-20° anheben, Kopf tieflagern
   Bei kardiogenem Schock mit Lungenödem:
   Oberkörper um 30° anheben
3. *Intravenöse Infusion:*
   Macrodex 6%, 1000 ml so *schnell* wie möglich bei Blutungen und Flüssigkeitsverlusten und anaphylaktischem Schock
   Langsamer (250 ml/15 min) bei neurogenem Schock.
   Bei *kardiogenem Schock* langsam in 30 min 250 ml *Rheomacrodex* (10%)
5. Sauerstoff über Nasensonde (2 l/min) oder Maske (5-6 l/min)
6. *Dopamin* (50 mg in 500 ml 0,9%iger NaCl-Lösung, Tropfgeschwindigkeit 40-80 Tropf./min).
   Ausnahme: nicht bei septischem Schock.
7. *Natriumhydrogenkarbonat* (8,4%) 100 ml i.v.
8. *Spezielle Maßnahmen* nach Ursache:
   Anaphylaxie: a) 0,5-1 mg Suprarenin (0,5-1 Amp.) langsam i.v.
   b) Volon A solubile 200 mg i.v.
   Kardiogener Schock: Herzrhythmusstörungen behandeln. Nitroglyzerin bei Lungenödem.
   Sepsis: Solu-Decortin 1 g i.v.
   Antibiotika erst in der Klinik.
   Zur Blutdrucksteigerung Arterenol (kein Dopamin).
   Hypoglykämie: 40-60 ml 20% Glukose i.v.
9. Bei *persistierender Hypotonie* (RR systolisch unter 80 mmHg):
   Bei Nichtansprechen von Dopamin zusätzlich:
   Arterenol 4 Amp. (= 4 mg)/500 ml 5%ige Laevulose, Tropfgeschwindigkeit 10-20 Tropf./min.
   RR soll systolisch nicht über 90 mmHg ansteigen.

Besteht eine Blutung, so muß der Volumenersatz mit mindestens 1000 ml schnell erfolgen (Blutdruckmanschette um Plastikampulle aufblasen).

Bei **kardiogenem Schock** werden versuchsweise 250 ml Rheomacrodex 10% in 30 min infundiert. Kontrolle von Herzfrequenz und Atmung während Flüssigkeitszufuhr (Gefahr des Lungenödems bei zu schneller Zufuhr großer Flüssigkeitsmengen).

Weitere Maßnahmen sind: Sauerstoffzufuhr über Nasensonde, Blindpufferung mit 100 ml 8,4% Natriumhydrogenkarbonat (größere Mengen können über eine Alkalose zu Atemdepression führen) sowie zur Kreislaufstabilisierung Infusion von Dopamin (s. Tabelle 10).

Bei **septischem Schock** soll statt Dopamin, wenn nötig, nur Noradrenalin verwandt werden. Die Tropfgeschwindigkeit der Noradrenalininfusion richtet sich nach dem Ansprechen des Blutdrucks (biologische Titration). Die Infusionsgeschwindigkeit wird verlangsamt, wenn der Blutdruck über 90 mmHg ansteigt (Tabelle 10).

Spezielle Maßnahmen sind erforderlich, wenn es sich um einen **hypoglykämischen Schock** nach Insulinüberdosierung handelt. Nach Depotinsulin verläuft ein hypoglykämischer Schock protrahiert. Häufig sind dann in Abständen von 30-60 min wiederholte i.v. Glukosegaben erforderlich.

Beim **anaphylaktischen Schock,** der sofort oder bis zu 60 min nach der Injektion von Röntgenkontrastmitteln, Plasmaersatzlösungen, artfremdem Eiweiß, Penizillin, Insektenstiche u.a. auftreten kann, darf bei Pulslosigkeit mit der i.v. Applikation von Suprarenin (½ Amp. entsprechend 0,5 mg, sehr langsam i.v.) und der schnellen Infusion von 500 ml Macrodex 6% nicht gezögert werden. Anschließend werden i.v. Prednisonderivate (Volon A solubile 200 mg i.v.) oder Dexamethason (1 Fortecortin Mono-Amp. à 100 mg i.v.) gegeben.

4 Synkopale Anfälle

4.1 Definition

Unter Synkopen versteht man kurzfristige Bewußtseinsstörungen, die primär kardial, vaskulär, zerebral oder metabolisch bedingt sein können. Sie dauern Sekunden bis Minuten (selten bis zu einer halben Stunde). Bei den kardialen Synkopen ist die Bewußtlosigkeit durch eine passagere kritische Herabsetzung der Gehirndurchblutung bedingt (Herzrhythmusstörungen, Aortenstenose), bei den vaskulären durch Blutdruckabfall (vagovasale Reaktion, vertebrobasiläre Insuffizienz, Nebenwirkungen von Antihypertonika).

4.2 Ursachen

Ursachen von synkopalen Anfällen sind in Tabelle 11 zusammengestellt.
a) Ursachen von **kardialen** Synkopen: Herzrhythmusstörungen (Adams-Stokes-Morgagni-Syndrom), Aortenstenose. b) **Vaskuläre** Synkopen: or-

Tabelle 11. Ursachen von synkopalen Anfällen

Kardiale Synkopen:	Herzrhythmusstörungen Aortenstenose
Vaskuläre Synkopen:	Orthostatische Synkope (Kollaps) Banale Ohnmacht Karotissinussyndrom Miktionssynkope Hustensynkope Vertebrobasiläre Insuffizienz
Zerebrale Synkopen:	Epilepsie Absence Intoxikationen Alkohol Hyperventilation Psychomotorische Anfälle
Metabolische Synkopen:	Urämie Hepatische Enzephalopathie Elektrolytstörungen Hypoglykämie

thostatische Synkope (Antihypertonika), banale Ohnmacht (vagovasale Reaktion), Karotissinussyndrom, Miktionssynkope, Hustensynkope, Synkope bei Hyperventilation, Vertebrobasiläre Insuffizienz (drop attacks). c) Ursache von **zerebralen** Synkopen: Epilepsie, Absence, entzündliche und vaskuläre Hirnerkrankungen, Intoxikation, Alkohol, Hyperventilation, psychomotorische Anfälle. d) **Metabolische Ursachen** einer Synkope: urämische Enzephalopathie, hepatische Enzephalopathie, Elektrolytstörungen, Hypoglykämie.

4.3 Diagnose

Ist der Arzt bei einem synkopalen Anfall zugegen, so kann er aus der klinischen Symptomatik (Bradykardie, kurzfristiger vorübergehender Herzstillstand, Tachykardie, epileptiforme Krämpfe, starkes Schwitzen) Hinweise auf eine kardiale, vagovasale, zerebrale oder metabolische Genese gewinnen. In den meisten Fällen stellt der synkopale Anfall wegen seiner Flüchtigkeit und Selbstterminierung keine Notfallsituation, sondern ein anamnestisches Beschwerdebild dar, das der weiteren Klärung mittels Elektrokardiogramm, Langzeitelektrokardiogramm, EEG u.a. bedarf.

4.4 Therapie

Bei einer orthostatischen Synkope (banale Ohnmacht) hilft waagerechte Lagerung mit vertikalem Anheben der Beine in Taschenmesserposition sofort. Über die Behandlung von kardialen Synkopen durch Rhythmusstörungen s. S. 4. Bei zerebralen Synkopen mit Krämpfen sind als Initialtherapie 10-20 mg Valium in 2-4 min i.v. und anschließend eine Dauerinfusion mit 50 mg Valium in 500 ml 0,9% NaCl über 6 h angezeigt.

5 Akute Atemnot

5.1 Ursachen

In Tabelle 12 sind die wichtigsten Ursachen einer plötzlichen Atemnot angeführt: *Lungenödem bzw. Asthma cardiale, Asthma bronchiale, massive Lungenembolie, Spontanpneumothorax, innere Blutung, Azidose.* Nicht

Tabelle 12. Ursachen von akuter Atemnot

1. *Respiratorisch*	Spontanpneumothorax Asthma bronchiale Stenose in den oberen Luftwegen Pneumonie Pleuraerguß Exazerbation einer chronisch-respiratorischen Insuffizienz
2. *Kardial*	Tachyarrhythmie mit Pulsdefizit Kammertachykardie Akute Linksinsuffizienz bei Koronarer Herzkrankheit, Kardiomyopathien oder Herzklappenfehlern Blutdruckkrise Lungenembolie
3. *Schock*	Innere oder äußere Blutung Vergiftung Sepsis
4. *Azidose*	Coma diabeticum Coma uraemicum
5. *Überwässerung*	Interstitielles Lungenödem bei akutem oder chronischem Nierenversagen

aufgeführt wurden die Ursachen einer chronischen respiratorischen Insuffizienz (obstruktives Emphysem, Lungenfibrose usw.).

5.2 Diagnose

Durch Perkussion und Auskultation der Lungen kann ein Spontanpneumothorax, eine Pneumonie, ein Pleuraerguß und ein Asthma bronchiale schnell nachgewiesen oder ausgeschlossen werden. Eine Stenose im Bereich der oberen Luftwege ist durch inspiratorischen Stridor gekennzeichnet. Bei einem alveolären Lungenödem mit zahlreichen feinblasigen Rasselgeräuschen über allen Lungenpartien kommen als Ursache in erster Linie eine akute Linksherzinsuffizienz durch die koronare Herzkrankheit (Myokardinfarkt), bedrohliche Rhythmusstörungen (Vorhofflimmern, Kammertachykardie), Herzklappenfehler, Herzmuskelerkrankungen oder Kardiomyopathien in Betracht. Weiterhin ist ursächlich eine Blutdruckkrise bei Hochdruck und die massive Lungenembolie zu nennen. Bei starker Atemnot ohne auskultatorischem oder perkutorischem Befund kann ein interstitielles Lungenödem infolge Überwässerung bei akutem oder terminalem Nierenversagen vorliegen.

Ist bei Zuständen von Atemnot der Blutdruck erniedrigt, so ist insbesondere an *akuten Myokardinfarkt, Lungenembolie* oder innere *Blutung* zu denken.

5.3 Therapeutische Maßnahmen

Erste therapeutische Maßnahmen in der Praxis sind in Tabelle 13 und 14 aufgeführt.

Beim *Lungenödem* soll der Patient in eine sitzende Position gebracht werden, Beine herabhängen lassen. Anschließend Sauerstoffzufuhr über Nasensonde und Sedierung mit 5 mg Valium i.v. Medikamentös wird zunächst Nitroglyzerin (je 2 Nitrolingualkapseln rot, kann nach 5-10 min wiederholt werden) gegeben, anschließend 2 Amp. Lasix á 40 mg i.v.

Besteht bei einem *Lungenödem* eine *Schocksymptomatik,* so ergibt sich vor allem Verdacht auf einen ausgedehnten *Myokardinfarkt* oder eine schwere *Herzinsuffizienz.* In diesen prognostisch sehr ungünstigen Fällen kann in der Klinik bei Kontrolle der hämodynamischen Parameter (Herzzeitvolumen, Pulmonalarteriendruck) manchmal ein Erfolg durch speziel-

Tabelle 13. Erste therapeutische Maßnahmen bei kardial bedingter akuter Atemnot und Asthma bronchiale

1. *Allgemeinmaßnahmen*	Sitzende Position, Beine herabhängenlassen. Sauerstoff über Nasensonde, für Frischluft sorgen. Sedierung: 5 mg Valium i.v. oder 5-10 mg Morphinum i.v.
2. *Zusätzliche Maßnahmen*	
a) Lungenödem mit Normotonie	Nitrolingual rot (2 Kapseln (s.l.), kann 2mal wiederholt werden Lasix 2 Amp. á 40 mg i.v.
b) Lungenödem mit Schock	Dopamininfusion (s. Tab. 14)
c) Lungenödem mit Blutdruckkrise (RR > 200 mmHg)	Adalat 1-2 Kapsel á 10 mg sublingual
d) Lungenödem mit Tachyarrhythmia absoluta und Pulsdefizit	Digimerck 3 Amp. (= 0,75 mg) i.v.
e) Lungenödem mit Kammertachykardie	Xylocain (2%) 2,5-5 ml (= 50-100 mg) i.v.
f) Massive Lungenembolie	Dopamininfusion Heparin 10000 IE i.v. Schnelle Klinikeinweisung zur Einleitung einer Fibrinolysetherapie
3. *Status asthmaticus*	Euphyllin 0,24 g i.v. Decortin 250 mg i.v.

le Verfahren (Ultrafiltration) erzielt werden. In der Praxis kommen für diese Patienten zunächst nur die Gabe von Sauerstoff, die entsprechende Körperlagerung und - wegen der Schocksymptomatik - Dopamininfusionen in Betracht.

Besteht ein Lungenödem mit *erhöhtem Blutdruck* (hypertensive Krise mit systolischem Blutdruck über 200 mmHg) so werden 2 Kapseln Adalat á 10 mg sublingual verabfolgt. Bei ungenügender Blutdrucksenkung kommt Catapresan 150 µg i.v. in Betracht.

Liegen dem Lungenödem *Rhythmusstörungen* zugrunde, so wird zusätzlich bei Tachyarrhythmia absoluta Digimerck (3 Amp. á 0,25 mg) i.v. verabfolgt, bei Kammertachykardie Xylocain (2%) 5 ml (= 100 mg) i.v.

Besteht begründeter Verdacht auf eine *massive Lungenembolie* als Ursache der akuten Atemnot, dann liegt auch meist ein kardiogener Schock vor, der mit Dopamininfusion behandelt wird. Schnellste Krankenhauseinweisung ist notwendig, um durch Streptokinase oder Urokinase eine Lyse zu versuchen.

Tabelle 14. Erste therapeutische Maßnahmen bei akutem Myokardinfarkt

1. 1-2 Kaps. Nitrolingual rot sublingual
2. Wenn keine Besserung, dann wie Myokardinfarkt behandeln
3. *Sedierung:* 5-10 mg Valium i.v.
4. Für frische Luft sorgen
5. *Analgesie:*   Novalgin 5 ml i.v. oder bei anhaltendem Schmerz Morphinum hydrochl. ½ Amp. (=10 mg) langsam i.v.
6. Krankenwagen oder Notarztwagen bestellen, Patient evtl. in Klinik begleiten
7. *Extrasystolie*   Xylocain (2%) 5 ml i.v.
8. Bei *Lungenödem*   Lasix 1-2 Amp. i.v.
9. Bei Herzfrequenz über 130/min *ohne* Herzinsuffizienz   Dociton 1 mg i.v.
   Bei Herzfrequenz über 130/min *mit* Herzinsuffizienz   Novodigal 1 Amp. (=0,4 mg) i.v.
10. Bei Herzfrequenz unter 60/min   Atropin 1 Amp. (0,5 mg) i.v.
11. Bei kardiogenem Schock   Dopamin 50 mg in 500 ml 0,9%iger NaCl-Lösung (40-80 Tropf./min)
12. Kein *Heparin,* wird vom Krankenhaus entschieden
13. Keine i.m. Injektionen wegen evtl. Lysetherapie
14. *Digitalis* in der Regel nicht, sondern nur bei Vorliegen einer Herzinsuffizienz (Lungenödem)

Bei akuter Atemnot infolge *Asthma bronchiale* sind Euphyllin (1 Amp. á 0,24 g) langsam i.v. und Solu-Decortin H 100 mg-250 mg i.v. das Mittel der Wahl.

6 Akuter Thoraxschmerz

Bei plötzlichem heftigen retrosternalem Thoraxschmerz mit Enge- und Vernichtungsgefühl ist immer zunächst an einen Myokardinfarkt zu denken. Für die Differentialdiagnose (Tabelle 15) kommen die stabile oder instabile Angina pectoris durch Koronarinsuffizienz oder ein Lungeninfarkt bzw. eine Lungenembolie in Betracht. Weitere kardiale Ursachen von Thoraxschmerzen sind Perikarditis (Atemabhängigkeit der Schmerzen), hypertrophe obstruktive Kardiomyopathie, Aortenstenose und funktio-

Tabelle 15. Plötzliche intensive Thoraxschmerzen

1. *Kardiale Ursachen* („Herzschmerz"):
   Akuter Myokardinfarkt
   Instabile Angina pectoris (Status anginosus)
   Stabile Angina pectoris
   Perikarditis
   Aortenstenose
   Hypertrophe obstruktive Kardiomyopathie
   Funktionelle Herzbeschwerden (Herzneurose)

2. *Extrakardiale Schmerzursachen*
   Akutes disseziierendes Aortenaneurysma
   Lungenembolie/Lungeninfarkt
   Pneumothorax
   Pleuritis
   Tietze-Syndrom
   HWS-/BWS-Syndrom
   Hiatushernie/Refluxösophagitis
   Mediastinitis
   Akute Pankreatitis

nelle Herzbeschwerden. Von extrakardialen Thoraxschmerzen ist v. a. die akute Dissektion der thorakalen Aorta zu nennen, die mit heftigsten opiatrefraktären Schmerzen im Thorax einhergeht, die zum Rücken und später in den Bauch ausstrahlen. Gleichzeitig kommt es zu Folgen der Dissektion mit neurologischen Symptomen, Amaurose, Synkopen und akuter Aorteninsuffizienz. Thoraxschmerzen infolge Pleuritis, Pleurodynie, Spontanpneumothorax, Kardiospasmus u. a. lassen sich meist aufgrund ihres weniger konstanten Charakters, ihres nicht perakuten Auftretens und des Verlaufes schon durch Anamnese und physikalische Untersuchung ausschließen.

Weiterführende Literatur

Grosser KD (1985) Kardiologische Erkrankungen. Urban & Schwarzenberg, München
Halhuber C, Bungeroth KA, Landauer B (1984) Kardiologische Notfälle. Urban & Schwarzenberg, München
Kettler D (Hrsg) (1984) Kardiopulmonale und zerebrale Reanimation. Bibliomed, Melsungen
Schölmerich P, Schuster HP, Schönborn H, Baum PP (1980) Interne Intensivmedizin. Thieme, Stuttgart

Kardiologische Untersuchungen in der Allgemeinpraxis

Dieter Klaus

Zu den kardiologischen Untersuchungen in der Allgemeinpraxis (Tabelle 1) zählen wir auch EKG und (fakultativ) die Röntgenaufnahme des Thorax. Die Einbeziehung dieser Untersuchungen ist, auch wenn sie vom Arzt für Allgemeinmedizin nicht selbst durchgeführt werden, für die Beurteilung des Herzens unentbehrlich.

1 Anamnese

Unter den **Beschwerden** der Patienten, die wegen einer Herzerkrankung den Arzt aufsuchen, stehen Herzklopfen, Herzstolpern, Herzschmerzen und Atemnot an erster Stelle (Tabelle 2). Bei der Angabe von *Herzklopfen*

Tabelle 1. Kardiologische Basisuntersuchung

▷ 1. *Anamnese*

▷ 2. *Allgemeinbefunde*
  Dyspnoe (Belastung, Ruhe)
  Zyanose
  Jugularispuls (im Sitzen)
  Karotispuls
  Trommelschlegelfinger
  Uhrglasnägel
  Lebergröße
  Ödeme

▷ 3. *Physikalische Untersuchung des Herzens* (Größe, Rhythmus, Töne, Geräusche)

▷ 4. *Harn:* Eiweiß, Ubg

▷ 5. *Blut:* BSG (CK/CK-MB/GOT)

▷ 6. *EKG*

▷ (7. *Thoraxaufnahme*)

Tabelle 2. Anamnestische Angaben

▷ 1. *Herzklopfen, Herzstolpern*	Rhythmusstörung?
Wie häufig:	ständig – gelegentlich – paroxysmal
Rhythmus:	gleichmäßig (Sinustachykardie) ungleichmäßig (Vorhofflimmern, Extrasystolie)
▷ 2. *Herzschmerzen*	Koronarinsuffizienz oder funktionell?
Wo:	retrosternal (organisch) – Herzspitze (funktionell)
Wann:	bei körperlicher Belastung, bei Erregung, nach dem Essen, in der Nacht, bei Einwirkung von Kälte (organisch) in Ruhe, Verschwinden nach Belastung (funktionell)
Dauer, Stärke:	minutenlang, heftig (organisch) stundenlang, lästig (funktionell)
▷ 3. *Atemnot*	Herzinsuffizienz? Lungen- oder Bronchialerkrankung? Anämie? in Ruhe oder bei Belastung Zahl der Kopfkissen in der Nacht
▷ 4. *Nykturie*	Wie häufig Miktion in der Nacht – Harnmenge
▷ 5. *Ödeme*	Anschwellen der Knöchel oder Unterschenkel am Abend, Rückbildung am Morgen?
▷ 6. *Vorgeschichte*	Tonsillitiden/Rheumatisches Fieber
▷ 7. *Risikofaktoren*	für Koronarsklerose Zigarettenrauchen/Hypercholesterinämie/Hochdruck/familiäre Belastung/Diabetes/Übergewicht
▷ 8. *Verlauf*	wie lange bestehen die Beschwerden (Tage – Wochen – Monate) Zunahme der Beschwerden in welcher Zeit

und Herzstolpern muß man analysieren, ob es sich um eine *regelmäßige,* eine *unregelmäßige* und/oder eine beschleunigte Herzaktion handelt (Extrasystolie, Tachykardie oder Tachyarrhythmie). Die beschleunigte Herzaktion kann ständig vorhanden sein (Herzinsuffizienz, Hyperthyreose, funktionelle Sinustachykardie), anfallsweise (paroxysmale Tachykardie) oder nur gelegentlich (Extrasystolie) auftreten. Häufig liegt dem Herzklopfen nur eine subjektiv stark empfundene Herzaktion im Rahmen funktioneller Herzbeschwerden zugrunde, die Herzfrequenz ist normal.

Präkordiale Schmerzen: Bei *organischer* Verursachung (Koronarinsuffizienz) werden die Schmerzen *hinter das Brustbein* mit Ausstrahlung in den linken oder rechten Arm, den Hals, die Unterkiefer oder in den Rücken lokalisiert. Die in der Praxis so häufigen *funktionellen* (nervösen) Herzbeschwerden werden mehr im Bereich der Herzspitze angegeben, auch sie strahlen z.T. in den linken Arm aus. Angina-pectoris-Anfälle bei Koronarinsuffizienz (stabile Angina pectoris) treten vorwiegend bei körperlicher Belastung, bei Aufregungen, nach dem Essen, in der Nacht oder bei plötzlicher Kälteeinwirkung auf. Funktionell-nervöse Herzbeschwerden werden häufiger in Ruhe angegeben und verschwinden bei körperlicher Belastung. Heftige, länger anhaltende retrosternale Schmerzen, die unvermutet spontan auftreten, kennzeichnen das Bild der instabilen Angina pectoris.

Atemnot kann schon in Ruhe *(Ruheherzinsuffizienz)* vorhanden sein oder nur bei Belastung *(Belastungsherzinsuffizienz)* auftreten.

Ohnmachts- und Schwindelanfälle sind zwar seltener kardial als neurogen, orthostatisch oder vertebrobasilär bedingt, man muß aber ursächlich an einen partiellen oder totalen AV-Block oder einen SA-Block denken. Auch bei extremer *Sinusbradykardie* (<40/min) und bei schweren *Aortenstenosen* kann es zu Schwindelerscheinungen und synkopalen Anfällen kommen.

Bei der Erhebung der *Vorgeschichte* ist auf folgende Erkrankungen besonders zu achten: Gehäufte fieberhafte, eitrige Mandelentzündungen, akutes rheumatisches Fieber, Chorea minor, Scharlach, venerische Erkrankungen. Wichtig ist die Frage nach dem Nikotinverbrauch (inhalatives Zigarettenrauchen?). Nicht vergessen werden darf die Frage nach den Medikamenten, die bisher verwandt wurden und welchen Erfolg sie hatten.

Risikofaktoren für die Koronarsklerose sind: Hypercholesterinämie, Zigarettenrauchen, Hochdruck, familiäre Belastung, Diabetes und Übergewicht.

In der Familienanamnese sind bei Verdacht auf Koronarerkrankungen wichtig: Myokardinfarkt, plötzlicher Tod im jüngeren Lebensalter, Schlaganfall, Diabetes.

2 Allgemeine körperliche Untersuchung

Man beachte, ob *Atemnot* bereits in Ruhe oder bei geringer körperlicher Belastung (Aus- und Anziehen) besteht. Eine *periphere Zyanose* durch verlangsamte Zirkulation in den Hautkapillaren und damit erhöhter a.-v. Sauerstoffdifferenz bei Rechtsinsuffizienz des Herzens ist an Lippen, Wangen und Akren lokalisiert. Bei *zentraler Zyanose,* die durch eine arterielle Sauerstoffuntersättigung gekennzeichnet ist und bei angeborenen Herzfehlern mit Rechts-Links-Shunt (Mischungszyanose) oder chronischen Lungenerkrankungen durch Sauerstoffdiffusionsstörung (pulmonale Zyanose) vorkommt, finden sich häufig auch eine Zyanose der Schleimhäute sowie *Trommelschlegelfinger* oder *Uhrglasnägel.*

Am Hals fällt eine *verstärkte Pulsation* der *Karotis* bei Aorteninsuffizienz oder Tachykardie durch Hyperthyreose, Anämie und hyperkinetisches Herzsyndrom auf. Bei fast jedem Menschen ist im Liegen der (dreigipflige) *Jugularispuls* zu sehen. Im Sitzen ist eine sichtbare Venenpulsation am Hals, die beim Herzgesunden nicht nachweisbar ist, das Zeichen einer Rechtsherzinsuffizienz. Vom Venenpuls zu unterscheiden ist eine *Einflußstauung* durch Struma oder Mediastinaltumoren, bei der die Venen am Hals im Sitzen ebenfalls stark hervortreten, aber nicht pulsieren. Im Abdomen ist die *Vergrößerung* der *Leber* Zeichen einer Rechtsinsuffizienz. Ein Aszites ist nur bei sehr schwerer Herzinsuffizienz oder Pericarditis constrictiva vorhanden. Findet man als klinischen Hauptbefund einen Aszites, so ist in erster Linie an eine Leberzirrhose oder Peritonealkarzinose zu denken. Die perkutorische Bestimmung der *Lebergröße* erfolgt in der Medioklavikularlinie (normal 9 cm). Diese Untersuchung ist für die Abgrenzung eines Tiefstandes der Leber bei schwerem Lungenemphysem wichtig. Nach einem *Milztumor* muß bei Verdacht auf bakterielle Endokarditis gefahndet werden.

Kardiale *Ödeme* sind zunächst an den Unterschenkeln und im Bereich der Knöchel vorhanden und immer seitengleich ausgebildet. Sie können später als *Anasarka* auf Oberschenkel, Rücken und Bauchwand übergreifen.

3 Physikalische Untersuchung des Herzens

3.1 Inspektion

Bei der Inspektion achte man auf Thoraxdeformitäten (Kyphoskoliose, Trichterbrust) und einen ggf. sichtbaren Herzspitzenstoß (Tabelle 3) sowie das Verhalten der Halsvenen im Sitzen.

Tabelle 3. Physikalische Untersuchung des Herzens

▷ *Inspektion/Palpation*	Spitzenstoß (linke Kammer)
	Hebung im Epigastrium oder über der absoluten Herzdämpfung (rechte Kammer)
▷ *Auskultation*	im Liegen
	in Linksseitenlage
	im Sitzen
Rhythmus der Herzaktion	
Töne	Paukender 1. Herzton
	Spaltung des 2. Tones
	Extratöne
Geräusche	Punctum maximum
	Lautstärke (Skala 1-6)
	Zeitliche Zuordnung
	Ausbreitung
	Fortleitung

3.2 Palpation

Die Palpation der Thoraxwand im Bereich des Herzens beginnt mit dem Herzspitzenstoß: Verlagerung nach links und nach unten außerhalb der Medioclavicularlinie bedeutet eine *Dilatation* des *linken Ventrikels*. Bei alleiniger Vergrößerung des rechten Ventrikels kann der Spitzenstoß ebenfalls nach links verlagert sein. Ist der Spitzenstoß hebend und verbreitert (mehr als 1 Querfinger breit), so besteht Verdacht auf eine *Linkshypertrophie*. Laute, rauhe systolische und diastolische Geräusche kann man gelegentlich bereits bei der Palpation wahrnehmen *(Schwirren)* und sie durch Vergleich mit der Aktion des Spitzenstoßes (weniger gut des Karotispulses oder des Radialispulses) den Phasen der Herzaktion zuordnen. Eine Hypertrophie der *rechten Kammer* erkennt man durch Heben der Thoraxwand links parasternal im Bereich der absoluten Herzdämpfung sowie im Epigastrium im Winkel zwischen Schwertfortsatz und linkem Rippenbogen (Abgrenzung gegenüber Pulsationen der Aorta notwendig, die sich weiter nach kaudal verfolgen läßt).

3.3 Perkussion

Die Perkussion der Herzgrenzen hat durch die röntgenologische Bestimmung der Herzgröße viel von ihrer Bedeutung verloren. Die linke Herzgrenze wird durch den Spitzenstoß bestimmt, der allerdings beim Herzgesunden nur bei einem Viertel der Untersuchten nachweisbar ist.

3.4 Auskultation

Für die Auskultation des Herzens hat sich ein Schlauchstethoskop mit Membran (für hohe Frequenzen) und Trichter (tiefe Frequenzen) am besten bewährt. Man achte zunächst auf den *Rhythmus* des Herzens: regelmäßige Aktion *(Tachykardie, Bradykardie)*, gelegentlich oder regelmäßig einfallende Extraschläge *(Extrasystolie), regellose Arrhythmie* (Vorhofflimmern, gehäufte Extrasystolie, partieller Block).

Die Auskultation an den geläufigen Punkten der vorderen Thoraxwand (Abb. 1 a) genügt bei Verdacht auf einen Herzfehler nicht. Neben dem **Punctum maximum** eines **Geräusches** oder eines zusätzlichen Herztones interessiert auch seine **Ausbreitung** und **Fortleitung** (Abb. 1 a, b): Aortenstenosegeräusche werden in die Karotis, eine Aorteninsuffizienz zur Trikuspidalisregion und zur Spitze, eine Mitralinsuffizienz in die linke Axilla fortgeleitet. Bei Verdacht auf Mitralklappenfehler ist die *Auskultation in Linksseitenlage* erforderlich, da manche Mitralstenose und Mitralinsuffizienz nur dann eindeutig hörbar ist. Das diastolische Geräusch einer Aorteninsuffizienz kann sich im Sitzen verstärken.

Funktionelle Strömungsgeräusche (Anämie, Hyperthyreose, Hypertonie) oder akzidentelle Geräusche (ohne jede Ursache) weisen eine **Lageabhängigkeit** auf. Sie sind immer in der Systole gelegen und vor allem über der Herzbasis zu hören. Die Diagnose von akzidentellen Geräuschen, die gelegentlich einen musikalischen Charakter aufweisen, ist nur per exclusionem (Ausschluß von organischen und funktionellen Geräuschen) zu stellen.

Die Auskultation der *Interkostalräume* (besonders am Rücken) ist bei Verdacht auf Aortenisthmusstenose notwendig (systolisches Schwirren).

Das kontinuierliche systolisch-diastolische Geräusch des offenen Ductus arteriosus Botalli ist am besten unter der Mitte der linken Klavikula zu hören. Es darf nicht mit *Nonnensausen* verwechselt werden, einem systolisch-diastolischen Venengeräusch in der V. jugularis, das eine Abhängigkeit von der Drehung des Halses und der Körperlage aufweist.

Abb. 1 a. Auskultationsbezirke für Mitralis*(LV)*-, Trikuspidalis*(RV)*-, Aorten*(AO)*- und Pulmonal*(PA)*-Klappe. **b** Ausbreitung von Geräuschen, die an der Mitral*(M)*-, Trikuspidal*(T)*-, Aorten*(A)*- und Pulmonal*(P)*-Klappe entstehen.
DB = Auskultationsbezirk für den Ductus arteriosus apertus Botalli

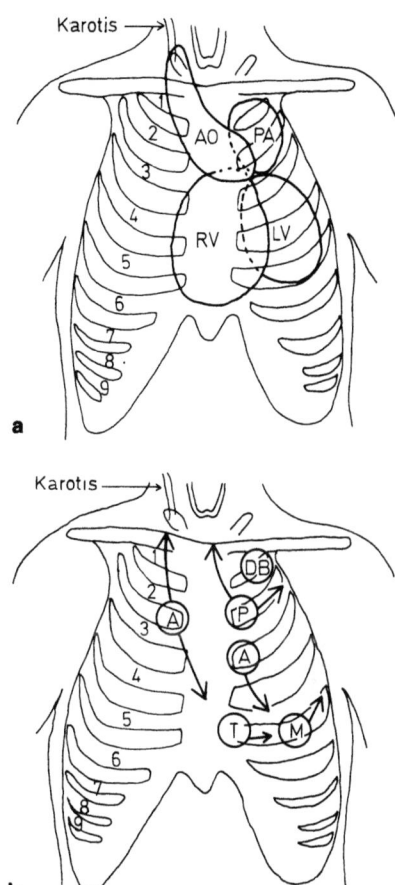

3.4.1 Herztöne

Der *1. Herzton* ist am besten über der Herzspitze, der *2. Herzton* am besten über der Basis zu hören (Abb. 2). Die atemabhängige *Spaltung* des 2. Herztons (Spaltung im Inspirium, keine Spaltung im Exspirium) ist physiologisch. Eine konstante, im In- und Exspirium vorhandene Spaltung des 2. Herztons ist bei Vorhofseptumdefekt vorhanden. Unter den pathologischen Herztönen ist der *3. Herzton* zu nennen, der 0,13 s nach dem 2. Herzton als dumpfer Ton bei schneller Füllung eines erweiterten Ventrikels einfällt und je nach seinem Entstehungsort besser über der Herzspitze (linke Kammer) oder links parasternal (rechte Herzkammer) zu hören ist. Besonders häufig ist er bei schwerer Mitralinsuffizienz und bei Rechtsherzinsuf-

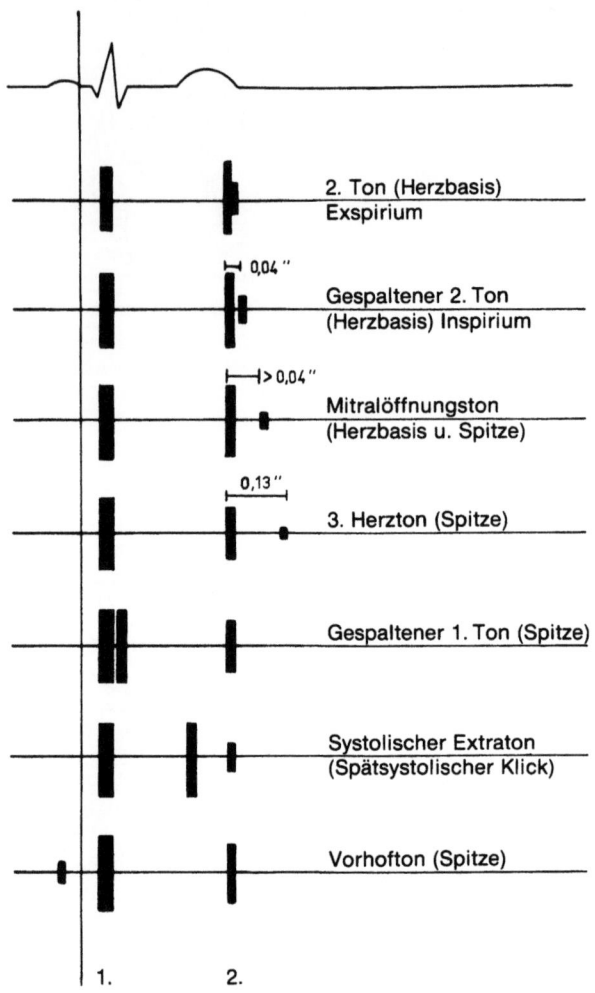

Abb. 2. Normale und pathologische Herztöne. In Klammern Angabe des Punctum maximum

fizienz. Bei Jugendlichen bis zum 20. Lebensjahr und bei beschleunigter Blutzirkulation (Anämie) ist der 3. Herzton physiologisch.

Der hochfrequente *Mitralöffnungston* folgt dem 2. Herzton in kürzerem Abstand als der 3. Herzton, er ist sowohl über der Herzspitze als auch über der Herzbasis zu hören. Je kürzer das Intervall zwischen Mitralöffnungston und 2. Herzton, desto schwerer ist die Mitralstenose. Seltener ist ein *4. Herzton* nachweisbar (Vorhofton bei Linksinsuffizienz).

Der *perikardiale Extraton* fällt zum Zeitpunkt des 3. Herztons bei Pericarditis constrictiva ein. Alle genannten pathologischen Extratöne liegen in der Diastole. Die systolischen Extratöne sind für die Praxis weniger wichtig, der meso- oder spätsystolische *Klick* (Abb. 2) wird wegen seiner hohen Frequenz häufig überhört (Hinweis auf Mitralklappenprolaps, s. S. 132).

3.4.2 Systolische Geräusche

Bei den systolischen Geräuschen (Abb. 3) ist auf den Nachweis oder das Fehlen des 1. oder 2. Herztons zu achten. Die Beurteilung erfolgt nach der zeitlichen Lage des Geräuschs (frühsystolisch, spätsystolisch, pansystolisch, mesosystolisch), dem Punctum maximum (P. m.) und der Fortleitung und der Lautstärke. Nach der Skala von Freeman und Lewin erfolgt eine Einteilung in die Grade 1-6: 1/6 sehr leise, gerade noch wahrnehmbar, 2/6 leise, 3/6 mittellaut, durch die aufgelegte Hand auskultierbar, 4/6 laut, noch proximal des Handrückens auskultierbar, 5/6 sehr laut, von der aufgelegten Hand bis zum Unterarm auskultierbar und 6/6 Distanzgeräusch, ohne Stethoskop zu hören.

Systolische Geräusche mit P. m. über der **Herzspitze**: Mitralinsuffizienz (bei schwerer Mitralinsuffizienz mit 3. Herzton, Fehlen des 1. und 2. Herztons und Fortleitung in die linke Axilla), Aortenstenose, Ventrikelseptumdefekt. Meso- oder spätsystolisches Crescendogeräusch bei Mitralklappenprolaps (s. S. 132). Systolische Geräusche mit P. m. über der **Herzbasis**: Aortenstenose (Fortleitung in die Karotis), Pulmonalstenose (Fortleitung in das Jugulum und zur linken Thoraxwand), Vorhofseptumdefekt, hypertrophe obstruktive Kardiomyopathie (ohne Fortleitung in die Karotis).

Systolische Geräusche am **linken unteren Sternalrand**: Trikuspidalinsuffizienz (gelegentlich Verstärkung dieser Geräusche im Inspirium), Ventrikelseptumdefekt.

Systolische Geräusche über der Basis sind häufig *funktionelle Strömungsgeräusche* bei Jugendlichen und bei Tachykardie, ferner bei hyperkinetischem Herzsyndrom, Hyperthyreose, Anämie, Hochdruck, Trichterbrust oder Schwangerschaft.

3.4.3 Diastolische Geräusche

Herzspitze: Mitralstenose (niederfrequentes rauhes Geräusch, das in Linksseitenlage verstärkt wird, präsystolische Verstärkung nur, wenn ein Sinusrhythmus vorhanden ist, der paukende 1. Herzton wird häufig zu-

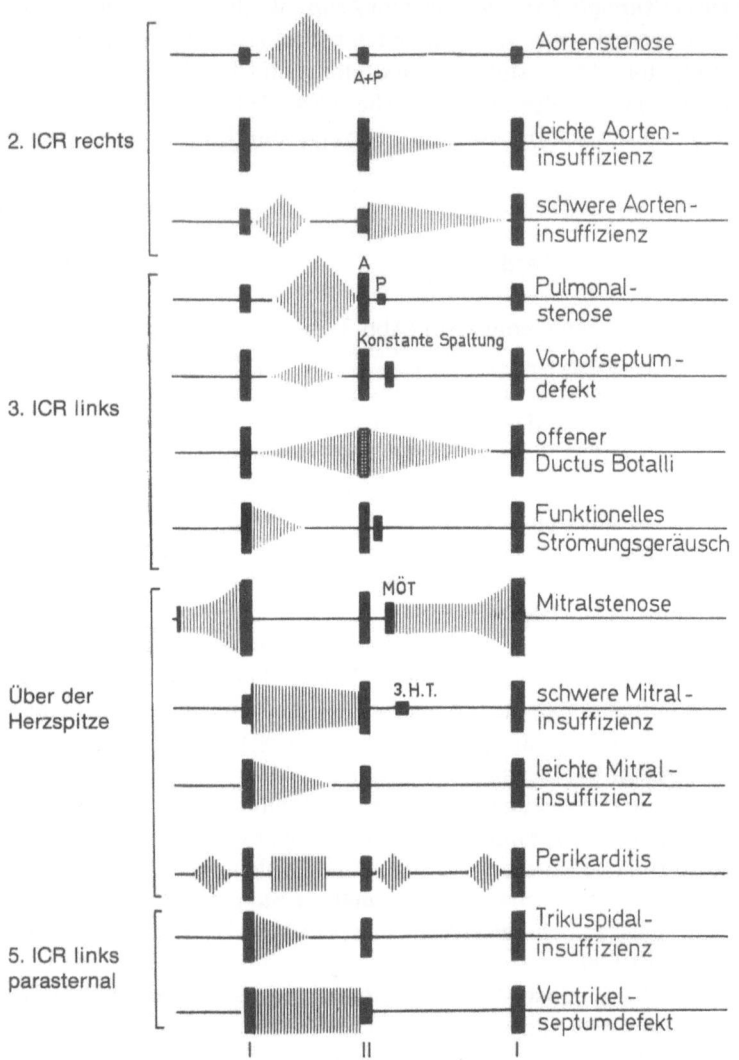

Abb. 3. Systolische und diastolische Geräusche über dem Herzen, nach dem Punctum maximum geordnet. *MÖT* Mitralöffnungston. *A* Aortenklappenschlußton. *P* Pulmonalklappenschlußton

nächst als 2. Herzton verkannt), Aorteninsuffizienz (gießendes hochfrequentes Geräusch). Diastolische Geräusche über der **Herzbasis**: Aorteninsuffizienz (Fortleitung zur Spitze und zum unteren Sternalrand links), selten Pulmonalinsuffizienz (bei schwerem pulmonalem Hochdruck).

3.4.4 Kontinuierliche Geräusche

Offener Ductus arteriosus Botalli (P. m. links infraklavikulär), kombiniertes Aortenvitium (Aortenstenose und Aorteninsuffizienz).

3.4.5 Perikardgeräusche

Systolisch und diastolisch oder nur systolisch, inkonstant, nur zeitweilig nachweisbar, ohrnah. Geräusche durch Druck des Stethoskops zu verstärken.

4 Elektrokardiogramm

Die Anfertigung eines Ruheelektrokardiogramms ist zur Klärung von Rhythmusstörungen und für die Beurteilung von Herzerkrankungen unerläßlich. Es sollen nicht nur die Extremitäten-, sondern auch die Brustwandableitungen geschrieben werden (unipolare Ableitungen fakultativ). Neben der sicheren Diagnose von Herzrhythmusstörungen erlaubt das Ruhe-EKG die Erkennung und die Lokalisation des Myokardinfarkts sowie der Links- und (eingeschränkt) der Rechtshypertrophie. Für den Nachweis oder Ausschluß von koronaren Durchblutungsstörungen ist das Ruhe-EKG nicht ausreichend. Hierfür ist die diagnostische Ergometrie erforderlich (s. S. 41). Veränderungen der Erregungsrückbildung im EKG ermöglichen keine Aussage über die Art der zugrundeliegenden Schädigung, die organischer oder funktioneller Natur sein kann (s. S. 74). Für die Erkennung dieser und anderer Herzerkrankungen sind zusätzliche Untersuchungen notwendig.

5 Röntgenuntersuchung des Thorax

5.1 Herzschatten

Der Herzschatten wird bei p.-a.-Strahlengang (Abb. 4 a) rechts vom rechten Vorhof und links vom linken Ventrikel begrenzt. Die rechte Kammer liegt direkt hinter dem Sternum im Bereich der absoluten Herzdämpfung. An der Herzbasis sind randbildend: links der Truncus pulmonalis und darüber am linken Mediastinalrand der Aortenbogen, rechts die V. cava superior (cranialis). Für eine Beurteilung von Herzfehlern ist eine *seitliche Aufnahme* (linke Thoraxseite plattenanliegend) mit Darstellung des Ösophagus erforderlich: Einengung des Retrosternalraums durch Vergrößerung der rechten Kammer, Einengung des Retrokardialraumes im oberen Anteil mit Verdrängung des Ösophagus durch den linken Vorhof, im unteren Anteil über dem Zwerchfell durch den linken Ventrikel (Abb. 4 b).

5.2 Vergrößerung des Herzens nach rechts

Rechtsherzinsuffizienz mit Erweiterung des *rechten Vorhofs,* Perikarderguß.

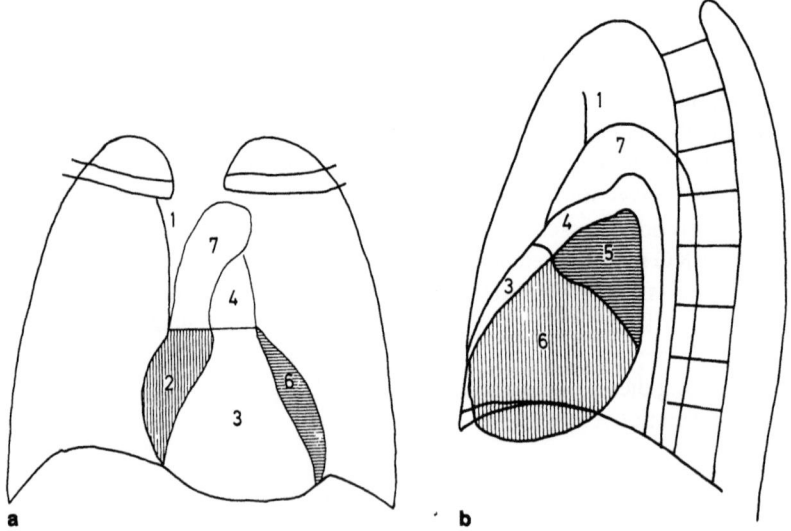

Abb. 4 a, b. Zuordnung der einzelnen Herzabschnitte zum röntgenologischen Herz- und Gefäßschatten. **a** bei p.-a., **b** bei frontalem Strahlengang. *1* V. cava sup., *2* rechter Vorhof, *3* rechte Kammer, *4* Truncus pulmonalis, *5* linker Vorhof, *6* linke Kammer, *7* Aorta

5.3 Vergrößerung des Herzens nach links

Dilatation der *linken Kammer* (Aortenfehler, Mitralinsuffizienz, arterielle Hypertonie, Kardiomyopathien). Bei schwerer Rechtsbelastung (Mitralstenose) kann die dilatierte *rechte Kammer* links randbildend werden und zu einer Vergrößerung des Herzens nach links führen.

5.4 Ausfüllung der Herztaille

Ausfüllung der Herztaille mit Erweiterung des *Truncus pulmonalis:* Pulmonaler Hochdruck durch Mitralstenose, Mitralinsuffizienz, chronische Lungen- oder Bronchialerkrankungen, Aortenklappenfehler in fortgeschrittenen Stadien.

5.5 Vergrößerte Hili

Für die Beurteilung vergrößerter Hili durch Erweiterung der beiden Pulmonalarterienäste ist eine zusätzliche *Thoraxdurchleuchtung* notwendig: Starke Pulsation der Pulmonalarterienäste (Tanzen der Hili) bei Links-Rechts-Shunt (Vorhofseptumdefekt, Vetrikelseptumdefekt, offener Ductus arteriosus Botalli). Eine Verbreiterung der zentralen Pulmonalisäste über 15 mm bei engen (nicht sichtbaren) peripheren Pulmonalisgefäßen ist für den pulmonalen Hochdruck typisch. Zentral und peripher erweiterte Pulmonalisäste ohne Pulsieren finden sich bei Linksinsuffizienz.

6 Untersuchungen im Blut und Harn (Tabelle 4)

6.1 Untersuchungen im Blut

Die *Blutkörperchensenkungsgeschwindigkeit* ist stark erhöht bei rheumatischer und bakterieller Endokarditis, gering oder nicht erhöht bei Myokarditis. Eine mäßige Erhöhung bei chronischer Herzinsuffizienz ist möglich.
Erhöhte Werte des *Antistreptolysintiters* (Grenzwert 400 E/ml) werden bei akuter rheumatischer Endomyoperikarditis gefunden. Stark erhöhte

Tabelle 4. Laboruntersuchungen bei Herzerkrankungen

Laboruntersuchungen	Bei Verdacht auf	Kontrolle nach
BSG	Endomyoperikarditis	1–2 Wochen
Serumenzyme CK, CK-MB, GOT, LDH	Myokardinfarkt Myokarditis	1–2 Tage
„Rheumaserologie"	LE, Myokarditis	Monaten
Kalium	Herzinsuffizienz	Tage bis Wochen
Kreatinin	Herzinsuffizienz Hochdruck	Wochen
Serumcholesterin HDL-Cholesterin	Koronare Herzkrankheit	Monate
Harn (Protein, Ubg, Sediment)	Endokarditis, Herzinsuffizienz, Hochdruck	Tage bis Wochen

Werte können gelegentlich auch bei Herzgesunden nach lange zurückliegender eitriger Angina gefunden werden.

Der Antistreptolysintiter kann falsch positiv erhöht sein bei dekompensierter Rechtsherzinsuffizienz, Hepatitis, Hyperlipidämie und nephrotischem Syndrom.

Serologische Untersuchungen. Ein positiver Rheumafaktor (Antikörper gegen Immunglobulin IgG) ist bei Autoimmunerkrankungen (Lupus erythematodes) und häufig auch bei Panarteritis nodosa nachweisbar. Spezifischer für die Diagnose eines LE, der zu Endokard- und Perikardbeteiligung führen kann, sind Doppelstrang-DNS-Antikörper und Antikörper gegen Zellkernantigene (ANA). Antikörper gegen Herzmuskulatur lassen sich bei rheumatischen Erkrankungen, Virusperimyokarditis, nach Herzoperationen und Myokardinfarkt (Postmyokardinfarktsyndrom, Dressler-Syndrom) und bei Kardiomyopathien nachweisen.

Seroreaktionen auf *Lues* sind notwendig bei Verdacht auf Mesaortitis luica und bei Aorteninsuffizienz (TPHA-Test, FTA-Test, Kontrolle des Behandlungserfolges mit dem Cardiolipintest).

Bei Verdacht auf Virusmyokarditis ist vor allem die Untersuchung auf Antikörper gegen Coxsackie B angezeigt.

Serumenzyme. Eine Erhöhung von CK und CK-MB ist bei akutem Myokardinfarkt 3–6 h nach Beginn nachweisbar. Der Anteil der herzmuskelspezifischen CK-MB liegt beim akuten Myokardinfarkt über 10% der CK-Aktivität. Die CK kann – im Gegensatz zur CK-MB – auch nach Muskeltraumen, intramuskulären Injektionen, bei Vergiftungen und zerebralen Erkrankungen erhöht sein. Einen Tag später steigen beim akuten

Tabelle 5. Therapeutische Plasmaspiegel von Kardiaka und Antiarrhythmika

	Therapeutischer Spiegel	Toxisch oberhalb
1. Antiarrhythmika		
Ajmalin	0,2–1,0 µg/ml	
Amiodaron	1,0–2,5 µg/ml	
Aprindin	1,0–2,0 µg/ml	
Chinidin	2,0–5,0 µg/ml	10 µg/ml
Diphenylhydantoin	10–20 µg/ml	
Disopyramid	2,0–5,0 µg/ml	7 µg/ml
Flecainid	0,2–1,0 µg/ml	
Lidocain	1,5–5,0 µg/ml	8 µg/ml
Metoprolol	50–190 ng/ml	
Mexiletin	0,5–2,0 µg/ml	3 µg/ml
Propafenon	0,1–1,0 µg/ml	
Propranolol	40–200 ng/ml	
Verapamil	50–350 ng/ml	
2. Kardiaka		
Digitoxin	15–30 ng/ml	
Digoxin	0,7–2,0 ng/ml	
3. Theophyllin	8–20 µg/ml	

Myokardinfarkt auch SGOT und LDH an. Die LDH bleibt beim akuten Myokardinfarkt am längsten (bis zu 14 Tagen) erhöht. Eine Zunahme der SGPT findet sich zusätzlich bei schwerer akuter Leberstauung. CK, CK-MB und SGOT können auch bei akuter Myokarditis ansteigen.

Kalium im Serum muß bei Gaben von Schleifendiuretika in kurzen Abständen, aber auch bei Langzeitgabe von Thiaziden wegen der Gefahr einer Hypokaliämie kontrolliert werden. Bei gleichzeitiger Verabfolgung von Spironolacton oder Triamteren, v.a. bei leichter Niereninsuffizienz, sind auch Hyperkaliämien möglich. Bei älteren Menschen mit Herzinsuffizienz muß *Kreatinin* bestimmt werden, das bei schwerer Herzinsuffizienz oder Hochdruck erhöht sein kann (Verminderung der Digoxindosis notwendig).

Die Bestimmung von *Gesamtcholesterin, LDL-Cholesterin* und *HDL-Cholesterin* ist zur Beurteilung des Risikoprofils, v.a. bei koronarer Herzkrankheit und Hochdruck, notwendig.

Eine zunehmende Bedeutung erlangt in der Klinik das *Drugmonitoring,* das sich in der Praxis bereits für Digitoxin und Digoxin sowie Theophyllin durchgesetzt hat (Tabelle 5). Zahlreiche Antiarrhythmia können heute daraufhin geprüft werden, ob mit der gewählten Dosis ein therapeutischer Spiegel erreicht wird. Gleichzeitig kann damit auch die Compliance des Patienten geprüft werden. Der Zeitpunkt der Blutentnahme spielt eine große Rolle für die Beurteilung der Werte (Blutentnahme zum Zeitpunkt der maximalen Serumkonzentration oder – unmittelbar vor Verabreichung der nächsten Dosis – zum Zeitpunkt der minimalen Serumkonzentration). Für den Nachweis von Digitoxin und Digoxin soll die Blutentnahme 8–24 h *nach* der letzten Einnahme erfolgen.

6.2 Harnuntersuchung

Eine leichte *Proteinurie* von 1–2‰ findet sich bei schwerer Rechtsinsuffizienz. Proteinurie, verbunden mit *Erythrozyturie* und Ausscheidung von granulierten *Zylindern* weist bei einer Endokarditis auf deren bakterielle Genese (Löhlein-Herdnephritis) oder einen Lupus erythematodes visceralis hin.

6.3 Blutkulturen

Bei Verdacht auf bakterielle Endokarditis venöses Blut im Fieberanstieg, aber auch im fieberfreien Intervall, mehrfach und *vor* Antibiotikatherapie entnehmen (bei begründetem Verdacht auf diese Erkrankungen sofortige Krankenhauseinweisung, keine Anbibiotikatherapie vor Abnahme einer Blutkultur).

6.4 Kontrolle

Kontrollen der genannten Untersuchungen tragen zur Unterstützung der Diagnose und zur Verlaufsbeurteilung bei. Die Abstände solcher Kontrollen müssen in Abhängigkeit von der Akuität der Erkrankung und der Beeinflußbarkeit der untersuchten Werte gewählt werden (s. Tabelle 4).

Spezielle kardiologische Untersuchungsmethoden

Von speziellen kardiologischen Untersuchungsmethoden werden in der internistischen Praxis im allgemeinen nur die Phonokardiographie, die Ergometrie und das Langzeit-EKG (evtl. auch Echokardiographie) durchgeführt. Die für Diagnostik und Operationsindikation von Herzfehlern und Koronarerkrankungen erforderlichen speziellen Untersuchungen (Tabelle 6) werden in apparativ entsprechend ausgerüsteten kardiologischen Praxen und Abteilungen größerer Kliniken vorgenommen. Der Arzt für Allgemeinmedizin überweist daher solche Kranke am besten direkt an diese Einrichtungen. Die kurze Beschreibung der Methoden soll lediglich eine Orientierung über ihre Aussagekraft ermöglichen.

Tabelle 6. Spezielle kardiologische Untersuchungen

A. Ergänzende kardiologische Untersuchungen als Vorfeldmethoden für spezielle Untersuchungen

Zur Beurteilung von

▷ *Phonokardiographie*	Herzfehlern
▷ *Apexkardiogramm*	Herzfehler, Kardiomyopathien
▷ *Karotispulskurve*	Aortenfehler
▷ *Ergometrie-EKG*	Koronare Herzkrankheit; Belastbarkeit
▷ *Langzeit-EKG*	Leitungs- und Rhythmusstörungen
▷ *Echokardiographie*	Herzfehler, Kardiomyopathien, KHK, Pericarderguß
▷ *Indikationsverdünnungskurve*	Herzfehler mit Shunt
▷ *Einschwemmkatheter*	Herzfehler, KHK, Lungen- u. Bronchialerkrankungen

B. Untersuchungen in kardiologischen Abteilungen

Zur Beurteilung von

▷ *Vorhofstimulation*	Sinusbradykardie, Sinusknotensyndrom
▷ *His-Bündel-EKG*	AV-Leitungsstörungen
▷ *Programmierte Ventrikelstimulation*	Höhergradige ventrikuläre Rhythmusstörungen
▷ *Herzkatheterisierung*	Herzfehler, KHK, Kardiomyopathien
▷ *Ventrikulographie*	KHK, Kardiomyopathien
▷ *Koronarangiographie*	Koronargefäße

7 Phonokardiogramm, Apexkardiogramm, Mechanokardiogramm

Im *Phonokardiogramm* ist nur das zu sehen, was auskultiert werden kann. Leise diastolische Geräusche werden mit dem Ohr häufig besser als mit graphischer Registrierung erfaßt. Überlegen ist die Phonokardiographie der Auskultation, wenn infolge einer *Tachykardie* die Zuordnung eines Geräusches oder Extratons zu Diastole oder Systole schwierig ist. Überlegen ist die Phonokardiographie ferner für den Nachweis des spindelförmigen Charakters eines (mesosystolischen) *Austreibungsgeräusches* über der Herzbasis bei Aortenstenose oder Pulmonalstenose zur Abgrenzung gegenüber anderen systolischen Geräuschen.

Die Registrierung des Herzspitzenstoßes *(Apexkardiogramm)* ist bei Verdacht auf obstruktive hypertrophe Kardiomyopathie angezeigt. Bei der *Mechanokardiographie* werden gleichzeitig EKG, Phonokardiogramm und Karotispulskurve abgeleitet (Abb. 5). Daraus können die **systolischen Zeitintervalle** Präejektionszeit (PEP) und linksventrikuläre Austreibungs-

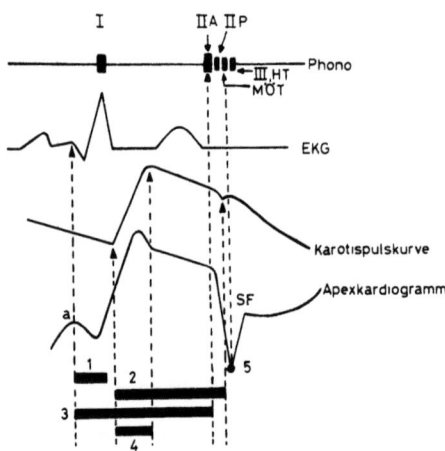

1 Prä-Ejektionsperiode (Anspannungszeit)
2 Austreibungszeit
3 Elektromechanische Systole QS2
4 Pulskurvenanstiegszeit
5 Öffnung der Mitralklappe
a: Vorhofkontraktionswelle
SF: Schnelle Füllungswelle

Abb. 5. Mechanokardiogramm mit synchroner Darstellung von Herzschall, EKG, Karotispulskurve und Apexkardiogramm

zeit (LVET) sowie der Quotient PEP/LVET (Weissler-Index) bestimmt werden, der mit Einschränkung einen Parameter der Kontraktilität der linken Herzkammer darstellt. Der Weissler-Index wird heute häufig für die Verlaufskontrolle der Kardiotoxizität von Zytostatika (Adriamycin) verwandt (Normalwerte 0,43 ± 0,05). Eine Zunahme des Weissler-Index weist auf eine kardiotoxische Wirkung des Zytostatikums hin.

8 Diagnostische Ergometrie (Belastungselektrokardiogramm)

Zur Prüfung der muskulären und koronaren Reserve des Herzens und seines Trainingszustandes wird eine dosierte, stufenweise gesteigerte, ergometrische Belastung durchgeführt. Hauptindikation des Belastungs-EKG ist der Verdacht auf eine koronare Herzkrankheit (Tabelle 7). **Kontraindikationen** sind: Verdacht auf frischen Myokardinfarkt, Herzwandaneurysma, Angina pectoris in Ruhe, Ruheinsuffizienz des Herzens, Fieber, schwerer Hochdruck (RR > 200 mmHg) und Anämie (Tabelle 8).

Der Zweistufentest nach Master (Besteigen von 2 je 24 cm hohen Stufen in einer bestimmten Frequenz, die von Alter, Geschlecht und Gewicht abhängt) erfordert zwar wenig Aufwand, stellt aber eine nur sehr kurze Belastung von 1,5 min (beim doppelten Master-Test von 3 min) dar, heute nicht mehr zu empfehlen.

Tabelle 7. Indikationen zum Belastungselektrokardiogramm

Verdacht auf koronare Herzkrankheit
Beurteilung der Belastbarkeit nach Myokardinfarkt und Herzoperationen
Beurteilung von Rhythmusstörungen
Belastungshypertonie

Tabelle 8. Kontraindikationen des Belastungselektrokardiogramms

Akuter Myokardinfarkt
Instabile Angina pectoris
Manifeste Herzinsuffizienz
Maligne Herzrhythmusstörungen
Hochgradige Aortenstenose
Schwerer Hochdruck (RR systolisch über 200 mm Hg)
Fieberhafte Infekte
Anämie

Bei Belastung durch *dynamische Tretarbeit auf dem Fahrrad* können höhere Wattstufen über längere Zeit erreicht werden.

Bei Belastung im Sitzen (vorzuziehen) werden jeweils um 25 W höhere Werte als im Liegen erreicht. Bei Überweisung zu diesen Untersuchungen ist zu beachten, daß Digitalispräparate 2-3 Wochen vorher abgesetzt werden müssen. Ist dies aus medizinischen Gründen nicht vertretbar, kann das Belastungs-EKG nur bedingt beurteilt werden. Auch Nitrate, β-Blokker oder Kalziumantagonisten müssen am Untersuchungstag abgesetzt werden. Die Belastung wird unter standardisierten Bedingungen individuell dosiert. Bei Verdacht auf eine Koronarinsuffizienz beginnt man mit einer Belastung von 25 W und steigert alle 1 oder 2 min auf 50, 75, 100 W und mehr. Ein Abbruch der Untersuchung erfolgt, wenn eine signifikante ST-Senkung (über 0,15 mV in den Brustwandableitungen) auftritt, der Patient über Angina-pectoris-Beschwerden klagt, erschöpft ist, der Blutdruck systolisch über 240 mm Hg ansteigt oder Rhythmusstörungen auftreten (Tabelle 9).

Beweisend für eine *Koronarinsuffizienz* sind gestreckt oder deszendierend verlaufende ST-Streckensenkungen (s. Abb. 4, S. 221), die am besten in den Brustwandableitungen V_4-V_6 erfaßt werden. Sie treten bei einer Koronarinsuffizienz in Abhängigkeit vom Schweregrad der Koronarsklerose (Ein- oder Mehrgefäßerkrankung) bereits bei geringen Belastungsstufen von 25-75 W auf. Zwei- oder Dreigefäßerkrankungen zeigen meist ein pathologisches Belastungs-EKG, Eingefäßerkrankungen nur in 70-80%. Der Gesunde kann 125 Watt und mehr leisten und es sind keine oder nur aszendierende ST-Streckensenkungen zu beobachten. Zur Prüfung der *Leistungsfähigkeit* des Herzens oder zum weitgehenden Ausschluß einer Belastungskoronarinsuffizienz muß eine maximale Belastung des Herzens (Ausbelastung) erzielt werden, die im Erreichen einer altersabhängigen Herzfrequenz besteht (=220 minus Lebensalter). Häufig wird in der Praxis nur eine submaximale Belastung durchgeführt (85% der maximalen

Tabelle 9. Abbruchkriterien für das Belastungselektrokardiogramm

---

ST-Senkung über 0,15 mV in den Brustwandableitungen
Gehäufte Extrasystolen oder Tachykardie
AV- oder SA-Leitungsstörungen
Überhöhter Blutdruckanstieg (systolisch über 240 mm Hg)
Blutdruckabfall
Fehlender Blutdruckanstieg
Auftreten von Angina pectoris
Erschöpfung des Patienten
Atemnot
Blässe, Schwitzen

Herzfrequenz). Die *submaximale Belastungs-Herzfrequenz* (=85% der Ausbelastungsherzfrequenz) beträgt:

bei 20-jährigen 170 pro Minute
bei 30-jährigen 160 pro Minute
bei 40-jährigen 150 pro Minute
bei 50-jährigen 140 pro Minute
bei 60-jährigen 135 pro Minute
bei 70-jährigen 130 pro Minute

Bei mangelndem Trainingszustand, hyperkinetischem Herzsyndrom und hypertoner Regulationsstörung finden sich im Vergleich zur geleisteten Wattstufe inadäquate Erhöhungen von Herzfrequenz und/oder Blutdruck. Die Ergometrie ist nicht durchführbar, wenn der Patient durch Arthrose, Verletzungen u. a. keine Tretarbeit ausführen kann oder aus anderen Gründen (s. Tabelle 8) nicht belastbar ist.

Weitere Ergometrieverfahren sind Laufband (EKG und Blutdruck während der Belastung schlecht zu registrieren) und Kletterstufe (gute Belastbarkeit, EKG- und Blutdruckkontrolle während der Belastung aber schlecht durchführbar).

9 Arterienpulsschreibung

Die Registrierung des Karotispulses dient dem Nachweis einer (schwereren) Aortenstenose (Hahnenkammkurve, verzögerte Pulskurvenanstiegszeit) und einer hypertrophen obstruktiven Kardiomyopathie (normale Pulskurvenanstiegszeit, Doppelgipfel).

10 Indikatorverdünnungskurven

Diese Methode dient als Vorfelduntersuchung zum Nachweis oder Ausschluß eines Links-Rechts- bzw. eines Rechts-Links-Shunts. Nach Injektion des Farbstoffes (Cardiogreen) in eine periphere Vene wird der Verlauf der Farbstoffkonzentrationskurve im großen Kreislauf (an Stirn oder Ohr) registriert. Hämodynamisch unbedeutende Kurzschlußverbindungen (unter 10% des Herzzeitvolumens) werden mit diesem Verfahren nicht erfaßt. Aus der Indikator-Verdünnungskurve kann das Herzzeitvolumen berechnet werden. Als Indikator wird gekühlte Kochsalzlösung verwandt (Bestimmung des Herzzeitvolumens durch Thermodilution).

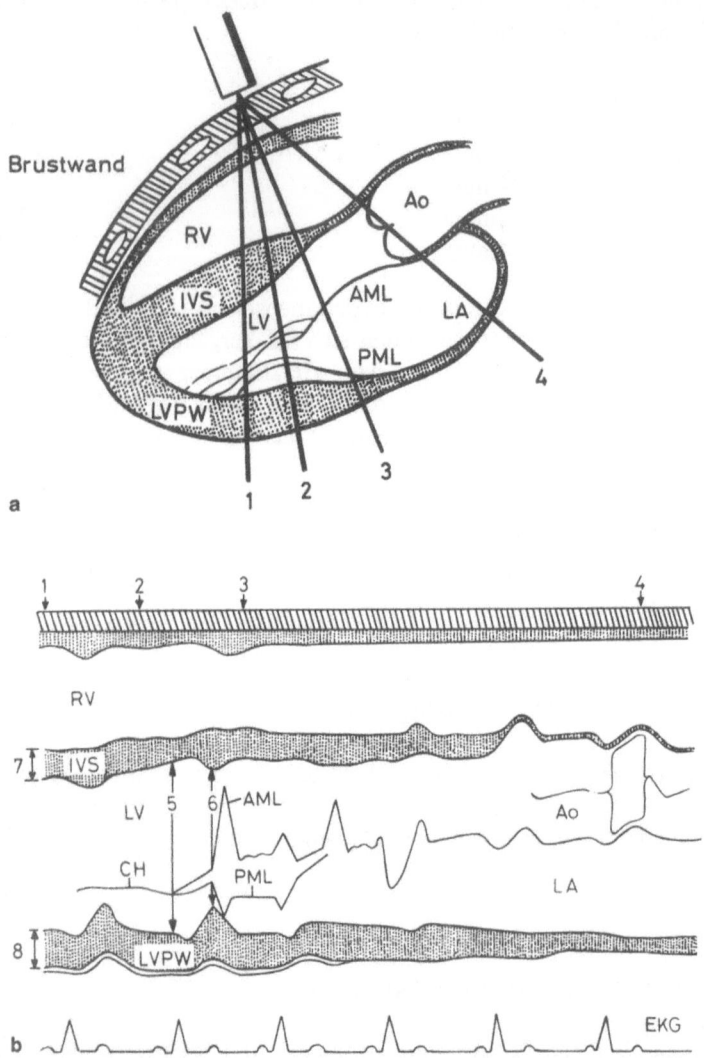

Abb. 6 a,b. Schematische Darstellung eines Echokardiogramms **a** bei verschiedenen Richtungen des Schallkopfes: *1, 2* Darstellung des linken Ventrikels *(LV)* mit Hinterwand *(LVPW)* und intraventrikulärem Septum *(IVS)* sowie Chordae tendineae *(CH)* und rechtem Ventrikel *(RV)*; *3* Darstellung des vorderen *(AML)* und hinteren *(PML)* Mitralklappensegels; *4* Darstellung von Aortenwurzel *(AO)*, Aortenklappensegeln und linkem Vorhof *(LA)*; **b** M-Mode-Darstellung der verschiedenen Ebenen 1-4 aus **a**: *5* LVEDD; *6* LVESD; *7* IVSd; *8* LVPWd (Abkürzungen s. Tabelle 10)

11 Echokardiographie

Mit dieser Methode hat die nichtinvasive kardiologische Diagnostik eine wesentliche Bereicherung erfahren. Mittels eines gerichteten Ultraschallstrahlenbündels und Aufzeichnung der reflektierten Wellen gelingt es, die Strukturen des Herzens und ihre Beweglichkeit darzustellen. Durch Bewegung des Ultraschallkopfes (Transducer) werden bei dem M-Mode-Verfahren (eindimensionales Echokardiogramm) in verschiedenen Strahlengängen linker Vorhof und Aorta mit den Aortenklappen (*Ebene 4* in Abb. 6) sowie linke und rechte Herzkammer mit Septum und Hinterwand (*Ebene 1, 2* in Abb. 6) sowie vorderes und hinteres Mitralklappensegel (*Ebene 3* in Abb. 6) erfaßt. Mit dem Verfahren ist die Diagnose einer Mitralstenose, von Aortenklappenfehlern, Tumoren im linken Vorhof sowie die Bestimmung der Größe des linken Vorhofs und der rechten und linken Herzkammer möglich. Besondere Bedeutung hat die Echokardiographie für den Nachweis eines Mitralklappenprolapses (s. S. 132) und der hypertrophen obstruktiven Kardiomyopathie erlangt. Für die Diagnose eines Perikardergusses ist die Echokardiographie unentbehrlich.

Tabelle 10. Echokardiographische Normalwerte beim Erwachsenen

Durchmesser des linken Ventrikels in Enddiastole (LVEDD)	35–57 mm
Durchmesser des linken Ventrikels in Endsystole (LVESD)	27–37 mm
Systolische Verkürzungsfraktion (FS)	25–42%
Enddiastolische Dicke der Hinterwand (LVPWd)	7–10 mm
Enddiastolische Dicke des Ventrikelseptums (IVSd)	6–11 mm
Enddiastolischer Durchmesser des rechten Ventrikels	9–26 mm
Durchmesser des linken Vorhofs	19–40 mm
Separation der Aortenklappen	15–26 mm
Schließungsgeschwindigkeit des vorderen Mitralsegels (EF-Slope)	>70 mm/s

Tabelle 11. Indikationen zur Echokardiographie

Angeborene und erworbene Herzfehler
Kardiomyopathien
Endokarditis
Perikarditis
Herzwandaneurysma
Vorhoftumoren
Hochdruck mit Linkshypertrophie
Verdacht auf Mitralklappenprolaps

Aus den Volumina und den Durchmessern der linken Kammer in Systole und Diastole kann auch die Funktion des Herzens in Ruhe beurteilt werden (fraktionale systolische Verkürzung, mittlere Geschwindigkeit der Umfangsverkürzung). Regionale Wandbewegungsstörungen (Hypokinesie, Akinesie, Dyskinesie) bei Koronarstenosen oder nach Myokardinfarkt sind mit der M-Mode-Technik, besser mit der zweidimensionalen Echokardiographie zu erfassen. Die Echokardiographie wird ferner zur Prüfung der Funktionstüchtigkeit von Kunstklappen eingesetzt. Bei 10% der Untersuchten, besonders bei Älteren mit Emphysem und bei Adipösen muß man damit rechnen, daß keine gut beurteilbaren Bilder erhalten werden, weil kein „Echofenster" im Bereich der absoluten Herzdämpfung vorhanden ist. Über Normalwerte und Indikation der Echokardiographie orientieren Tabellen 10 und 11. *Doppler- und Farbechokardiographie* stellen eine Erweiterung der nichtinvasiven diagnostischen Möglichkeiten, vor allem für die Analyse von Klappenfehlern und angeborenen Herzfehlern dar.

12 Intrakardiale Elektrographie, His-Bündel-Elektrogramm, programmierte Stimulation

Durch die intrakardiale Elektrographie und diagnostische Stimulation können Reizleitung- und Erregungsbildung des Herzens direkt untersucht werden. Zur Registrierung des His-Bündel-Elektrogramms wird ein mehrpoliger Elektrodenkatheter in den rechten Ventrikel eingeführt, über den die Potentiale des rechten Vorhofes, des His-Bündels und des elektrodennahen Ventrikelseptums erfaßt werden. Es dient der Lokalisierung von AV-Überleitungsstörungen oberhalb oder unterhalb des His-Bündels. Von größerer praktischer Bedeutung ist die durch Vorhofstimulation mögliche Prüfung der Impulsbildung im Sinusknoten durch Bestimmung der Sinusknotenerholungszeit, die für die Diagnostik des Sinusknotensyndroms wichtig ist (s. S. 250 u. 271). Mit der programmierten Vorhof- oder Ventrikelstimulation werden Einzel- oder Serienimpulse an Normalschläge angekoppelt. Dadurch können bei Patienten mit tachykarden Rhythmusstörungen Anfälle ausgelöst und hinsichtlich ihrer therapeutischen Beeinflußbarkeit oder Prophylaxe untersucht werden.

13 Langzeitelektrokardiogramm

Für die diagnostische Abklärung intermittierender Herzrhythmusstörungen hat die 12- bis 24stündige kontinuierliche Aufzeichnung des EKG mittels kleiner tragbarer Bandspeicherkasetten wesentliche Bedeutung erlangt und wird bei Patienten mit Rhythmusstörungen für deren qualitative und quantitative Analyse und bei Patienten mit flüchtigen synkopalen Erscheinungen eingesetzt, um eine rhythmogene Ursache solcher Störungen (SA- oder AV-Blockierungen, Asystolien, Kammertachykardien) nachzuweisen oder auszuschließen. Durch Computeranalyse werden die Rhythmus- und Erregungsleitungsstörungen qualitativ aufgegliedert und quantitativ erfaßt. Nur solche Geräte sind zu empfehlen, bei denen das 24-h-Elektrokardiogramm kontinuierlich in miniaturisierter Form aufgeschrieben und die erfaßten Rhythmusstörungen durch Beispiele belegt werden (Abb. 7). Dadurch ist es möglich, die therapeutische Wirkung einer antiarrhythmischen Behandlung zu quantifizieren. Zu beachten ist, daß die Spontanvariabilität von ventrikulären Extrasystolen sehr groß ist und daß auch beim Herzgesunden einfache, ja sogar komplexe höhergradige ventrikuläre Rhythmusstörungen (Lown-Klassen IV und V) beobachtet werden können, wenn auch nur in kleinem Umfang. Dies gilt auch für Erregungsleitungsstörungen, die besonders bei Vagotonikern und in der Nacht als intermittierender SA-Block oder Sinusbradykardie mit Herzfrequenzen bis unter 40/min auftreten können.

14 Myokardszintigraphie und Herzbinnenraumszintigraphie

Die *Myokardszintigraphie* wird überwiegend mit Thallium-201 durchgeführt, das sich nach intravenöser Injektion im vitalen Myokard wie Kalium anreichert. Avitale Myokardbezirke (Myokardinfarkt) nehmen Thallium nicht auf und werden als Speicherdefekte sichtbar. In der Klinik wird eine Myokardszintigraphie in Ruhe in Ausnahmefällen dann durchgeführt, wenn eine Lokalisation des Myokardinfarkts mittels Elektrokardiogramm oder Echokardiogramm nicht möglich ist. Falsch negative Befunde sind bei kleinen Myokardinfarkten unter 0,5 cm Durchmesser zu erwarten. Auch Herzerkrankungen nichtkoronarer Genese wie primäre Kardiomyopathien, Sarkoidose oder Myokardtumoren können Speicherdefekte hervorrufen. Größere Bedeutung hat die Myokardszintigraphie *unter Belastung* erlangt. Damit lassen sich nach Injektion von Thallium-

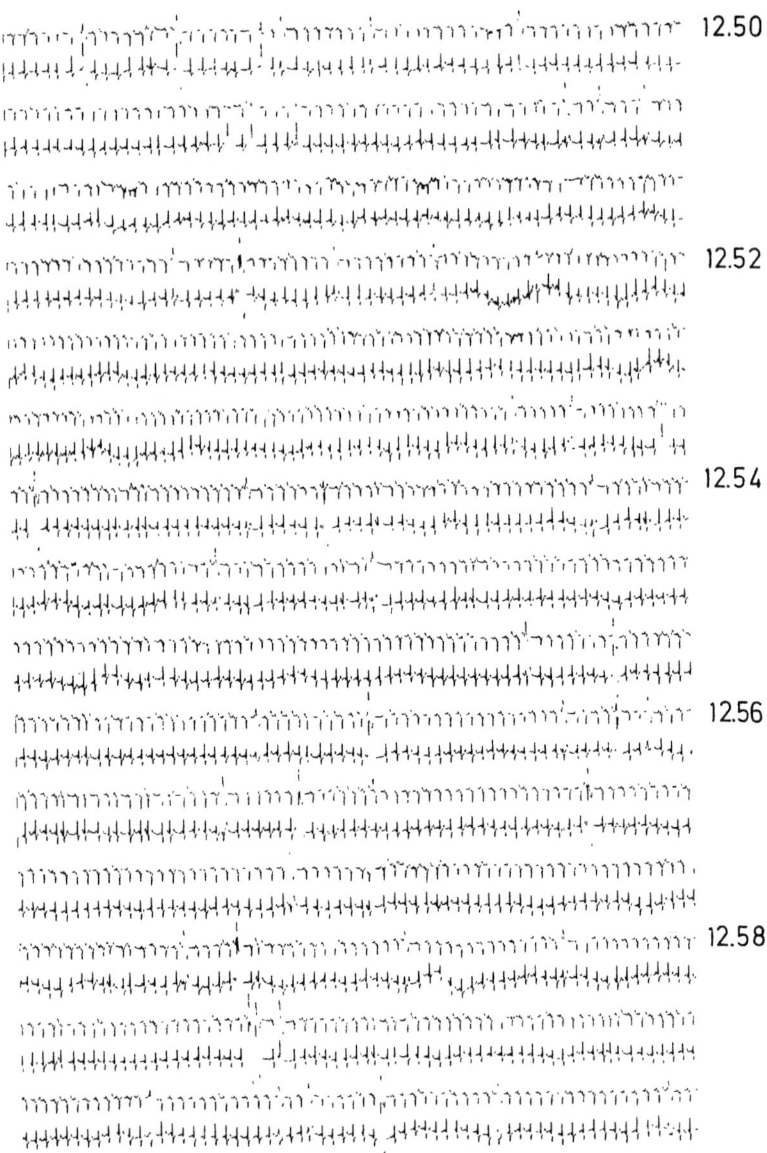

Abb. 7. a Kontinuierliche Aufzeichnung eines Langzeitelektrokardiogramms mit supraventrikulären und ventrikulären Extrasystolen und ventrikulären Zweiersalven (Lown-Klasse IV a). **b** Großausschrift von EKG-Sequenzen aus einem miniaturisiert aufgezeichneten Langzeit-EKG. *1* Ventrikuläre ES, *2* Ventrikuläre Zweiersalve (Couplet), *3* SA-Block 2:1

Abb. 7b

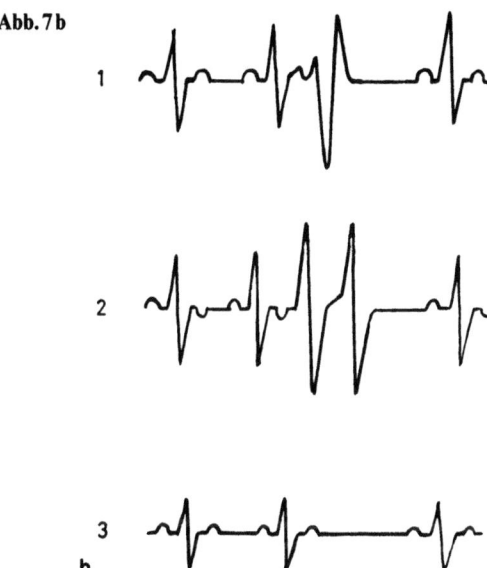

201 unter Belastung minderdurchblutete Myokardbezirke als Speicherdefekte darstellen, die 2 h später in Ruhe wieder Thallium aufnehmen (reversible Speicherdefekte). Die Methode ist vor allem bei Verdacht auf koronare Eingefäßerkrankungen indiziert, weil bei diesen die Sensitivität des Belastungselektrokardiogramms relativ gering ist. Nach durchgeführter aortokoronarer Venenbypassoperation kann ein neuauftretender reversibler Speicherdefekt unter Belastung auf einen Bypassverschluß hinweisen. Die Thalliummyokardszintigraphie ist teuer und aufwendig und sollte nur bei speziellen Fragestellungen eingesetzt werden. Als Routinemethode zur Diagnostik der koronaren Herzkrankheit oder deren Ausschluß ist sie nicht geeignet.

Die *Herzbinnenraumszintigraphie* (Radionuklidangiographie) wird mit 99m-Technetium durchgeführt. Die Aktivitätskurven mehrerer Zyklen über dem linken Ventrikel werden zu einem repräsentativen Zyklus aufaddiert, aus dem die Ejektionsfraktion der linken Herzkammer berechnet wird. Die Bedeutung dieser nuklearmedizinischen Methode liegt vor allem darin, daß die Auswurffraktion in Ruhe und unter Belastung bestimmt werden kann. Auch eine Darstellung von regionalen Wandbewegungsstörungen ist möglich. Die kardiale Transitzeit (Passagezeit des Radionuklids zwischen rechtem Vorhof und Aortenwurzel) beträgt normalerweise 7-9 s und ist bei bereits geringer Einschränkung der Pumpfunktion des Herzens verlängert. Eine Verlängerung findet sich jedoch auch bei Klappeninsuffizienzen, so daß beispielsweise eine Differenzierung zwischen Mitralinsuffizienz und myokardialer Schädigung nicht möglich ist.

15 Untersuchungen des Herzens mittels Einschwemmkatheterisierung

Bei diesem Verfahren, das ohne Röntgenkontrolle ambulant in der kardiologischen Praxis oder in kardiologischen Abteilungen durchgeführt werden kann, werden durch eine periphere Vene am Arm dünne (0,5 mm Durchmesser) Polyvinylkatheter, die z. T. endständig einen kleinen aufblasbaren Gummiballon tragen, mit dem Blutstrom über die V. cava cranialis in den rechten Vorhof, den rechten Ventrikel und den Truncus pulmonalis eingeschwemmt. Durch den Katheter können die Drücke registriert und auch Farbstoffverdünnungskurven angefertigt werden. Die Methode erlaubt die Bestimmung des Drucks im Truncus pulmonalis zur Diagnose eines pulmonalen Hochdrucks bei Lungen- oder Herzerkrankungen. Mit der Messung des „PC"-Druckes (PC = „Pulmonalkapillare", der Katheter okkludiert einen peripheren Pulmonalarterienast) wird der Füllungsdruck des linken Ventrikels bestimmt, der dem linken Vorhofdruck entspricht. Auch die Bestimmung des Herzzeitvolumens (HZV) mittels Farbstoff- oder Kälteverdünnungsmethoden ist möglich (Normalwerte des HZV 6-7,5 l/min). Besser vergleichbar ist der auf die Körperoberfläche bezogene Herzindex (normal 3,5-4,3 l/min · m^2). Die Beurteilung von Druckwerten wird verbessert, wenn die Messung in Ruhe und unter ergometrischer Belastung erfolgt. Der Pulmonalkapillardruck (PC) oder der enddiastolische Pulmonalisdruck entsprechen dem Druck im linken Vorhof und damit dem Füllungsdruck des linken Ventrikels (Normalwerte in Ruhe 7-10 mmHg).

Unter Belastung steigt der Pulmonalkapillardruck normalerweise von 7-10 mmHg auf 10-15 mmHg und der Mitteldruck in der Pulmonalarterie von 10-15 mmHg auf 20-30 mmHg an. Als pathologisch ist bei Belastung mit 50 W ein Druckanstieg in der Pulmonalkapillare über 20 mmHg und in der Pulmonalarterie (Mitteldruck) über 30 mmHg anzusehen. Bei einem Belastungsdruckanstieg in der Pulmonalarterie über 40 mmHg Mitteldruck liegt eine schwere linksventrikuläre Dysfunktion vor. Ein überhöhter Druckanstieg unter Belastung kann durch Mitralklappenfehler eine koronare Herzkrankheit oder eine primäre oder sekundäre Kardiomyopathie bedingt sein.

Komplikationen: Gelegentlich entwickelt sich nach dieser Untersuchung eine lokale Venenthrombosierung am Arm.

16 Herzkatheteruntersuchung

Von einer peripheren Vene aus (V. cubitalis, meist V. femoralis) werden unter Röntgenkontrolle mittels Teflon- oder Nylonkathetern rechtes Herz und die Aa. pulmonales katheterisiert. Die Normalwerte für Druck- und Sauerstoffsättigung in diesen Abschnitten sind in Tabelle 12 zusammengestellt.

Mittels *Rechtsherzkatheter* können Trikuspidalis- und Pulmonalisklappenfehler, Vorhof- und Ventrikelseptumdefekt nachgewiesen werden. Die Analyse der PC-Kurve erlaubt die Diagnose einer Mitralstenose und/oder Mitralinsuffizienz. Für die Beurteilung von Aortenklappenfehlern und einer Mitralinsuffizienz ist die *Linksherzkatheterisierung* erforderlich, die retrograd von der A. femoralis aus oder ggf. über die transseptale Katheterisierung des linken Vorhofs durchgeführt wird. Für diese Untersuchung ist i. allg. ein 1–2tägiger stationärer Aufenthalt erforderlich. Nach perkutaner Sondierung der A. oder V. femoralis kann mehrere Tage ein größeres Hämatom im Bereich der Punktionsstelle vorhanden sein (über weitere Risiken dieser Untersuchung s. S. 52).

Tabelle 12. Normalwerte für Drucke und Sauerstoffsättigung im rechten und linken Herzen

	syst./diast./ enddiast. Druck mmHg	Mitteldruck mmHg	O_2-Sättigung in %
V. cava cranialis	3/0	1–2	70–80
Rechter Vorhof	3/0	1–2	70–80
Rechte Kammer	30/0/3		70–80
A. pulmonalis	30/10	15	70–80
Pulmonalkapillare (PC)	10/5	7	
Linker Vorhof	5/0	3	96
Linke Kammer	120/0/5		96
Aorta/A. femoralis	120/80	93	96

17 Ventrikulographie, Koronarangiographie

Die Darstellung der Herzkammern (Ventrikulographie) und der Herzkranzgefäße mittels Kontrastmittel erfolgt im allg. im Rahmen einer Herzkatheterisierung. Sie ist für die Diagnostik angeborener Herzfehler unerläßlich und bei erworbenen Herzfehlern (Mitral- und Aortenklappenfehler) notwendig, um das Ausmaß des regurgitierten Volumens und die Größe und Pumpfunktion des linken Ventrikels zu bestimmen.

Durch Planimetrie kann das Volumen der linken Herzkammer in Systole und Diastole und daraus die *Auswurffraktion* (Ejektionsfraktion) berechnet werden, die ein Maß für die Pumpfunktion des Herzens ist, aber nicht nur von der Kontraktilität, sondern auch von der Vor- und Nachlast des Herzens abhängt (s. S. 82). Normalerweise liegt die Auswurffraktion des linken Ventrikels zwischen 65 und 75% und steigt unter Belastung an. Die Analyse der Wandbewegung des linken Ventrikels während der Ventrikulographie läßt Wandbewegungsstörungen im Sinne einer allgemeinen oder regionalen Hypokinesie, einer Akinesie oder einer Dyskinesie (paradoxe Auswärtsbewegung in der Systole, Aneurysma) erkennen (Abb. 8).

Die Indikation zur *Koronarangiographie* wird heute zunehmend großzügiger gestellt. Sie ist v. a. bei Patienten mit therapierefraktärer stabiler Angina pectoris, instabiler Angina pectoris, bei Patienten nach Myokardinfarkt und bei Verdacht auf Herzwandaneurysma angezeigt. Sie wird zusätzlich zum Linksherz-Katheter bei älteren Patienten mit Herzklappenfehlern durchgeführt, auch wenn keine Hinweise für eine koronare Herzkrankheit bestehen, um das Operationsrisiko und die Notwendigkeit evtl. zusätzlicher Eingriffe zu beurteilen. Die Untersuchung wird entweder vom rechten Arm aus (Sones-Technik) mit Freilegung von Arterie und Vene oder (häufiger) von der Leiste aus (Judkins-Technik) durch Punktion von A. und V. femoralis vorgenommen. Das Risiko einer tödlichen Komplikation liegt in der Hand des Erfahrenen bei 0,5‰ und betrifft vor allem Kranke mit schwerer koronarer Herzkrankheit (Hauptstammstenose) oder schlechter Ventrikelfunktion. An weiteren Komplikationen sind vor allem Rhythmusstörungen (Kammertachykardie, Kammerflimmern), bakterielle Endokarditis (bei vorbestehendem Klappenfehler oder Kunstklappen), arterielle Embolien und lokale Blutungen oder Thrombosen an Punktions- bzw. Gefäßinzisionsstellen zu nennen. Mit dem Auftreten eines Herzinfarktes muß in 0,1% der Untersuchungen gerechnet werden.

Beim Eingriff selbst werden rechte und linke Koronararterie durch einen oder verschiedene Katheter selektiv sondiert und mit Kontrastmittel gefüllt. Jede Koronararterie wird in verschiedenen Ebenen gefilmt und die gewonnenen Bilder später im Detail analysiert. Die gefundenen Verände-

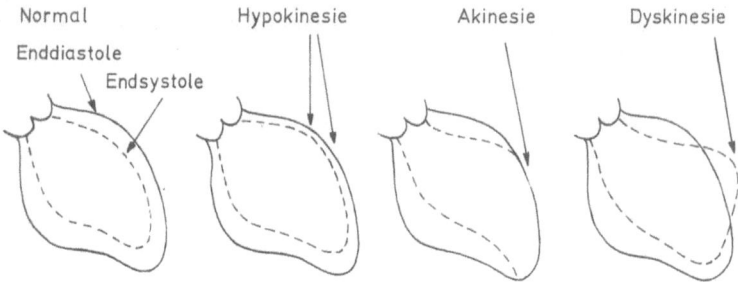

Abb. 8. Kontraktionsstörungen des linken Ventrikels

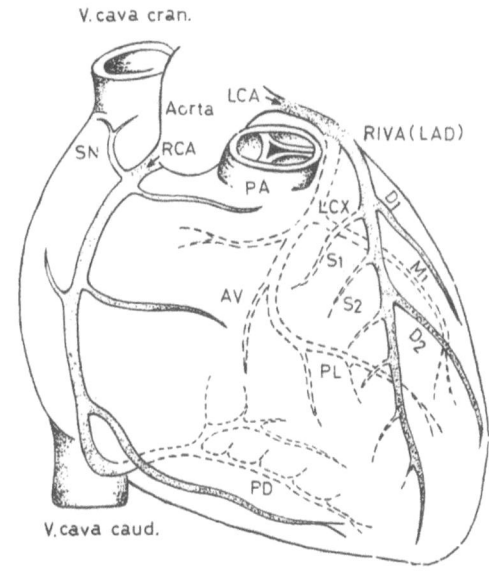

Abb. 9. Anatomie der Koronararterien bei ausgeglichenem Versorgungstyp (Abkürzungen s. Text)

rungen werden in ein Koronargefäß-Schema eingezeichnet (Abb. 9). Wichtige Koronargefäße sind Hauptstamm der linken Koronararterie (LC), Ramus interventricularis anterior (RIVA oder LAD) der linken Koronararterie, 1. und 2. Diagonalast des RIVA (D 1, D 2), Ramus circumflexus (LCX), Marginalast (M 1) und Posterolateraläste (PL) des R. circumflexus sowie rechte Koronararterie (RCA). Beim ausgeglichenen Versorgungstyp wird die Hinterwand sowohl von rechter Koronararterie wie von der LCX versorgt. Beim Linksversorgungstyp wird der größere Teil der

Hinterwand von der LCX versorgt, beim Rechtsversorgungstyp von der RCA. Beurteilung von Stenosegraden s. S. 222. Der Begriff einer Dreigefäßerkrankung gründet sich darauf, daß Ramus interventricularis anterior (RIVA oder LAD) und Ramus circumflexus (LCX) der linken Kranzarterie sowie auch rechte Koronararterie (RCA) als eigenständige Gefäße angesehen werden (Abb. 9).

Für die Durchführung der Koronarangiographie ist ein 3tägiger stationärer Aufenthalt notwendig. Nach dem Eingriff muß der Patient 24 h Bettruhe einhalten.

Weiterführende Literatur

Ardjah H (1985) Kompaktwissen praktischer Kardiologie. Perimed, Erlangen
Riecker G (1982) Klinische Kardiologie, 2. Aufl. Springer, Berlin Heidelberg New York

Elektrokardiogramm

Wilhelm Hahn

1 Anfertigung des EKG

Sie beginnt mit der **Wahl der Ableitungen**: Heute werden i. allg. immer die 12 sog. konventionellen Ableitungen I, II, III, aVR, aVL, aVF und V 1 bis V 6 geschrieben und bei sichtbaren Rhythmusstörungen ein Rhythmusstreifen mit der Papiergeschwindigkeit von 25 mm/s angeschlossen. Bei Verdacht auf Myokardinfarkt werden zusätzlich die Ableitungen nach Nehb angefertigt. Die orthogonalen Ableitungen nach Frank haben sich in der Praxis nicht durchgesetzt.

Die Beurteilung des EKG wird erleichtert, wenn **technische Fehlerquellen** ausgeschaltet werden:

Ein fester Sitz der Gliedmaßenelektroden wird durch Anlage in Hand- und Fußgelenknähe, möglichst auf den Knochen (Radius, Ulna, Tibia), gewährleistet. Er verhindert Störungen des Kurvenbildes durch *Muskelzittern*. Gelegentlich verursacht der *Herzspitzenstoß* eine wellenförmige Hebung von ST oder T in der Brustwandableitung V_4, was man in Kauf nehmen muß, da die Brustwandelektroden ihre unverrückbaren Anlagestellen haben.

Schwankungen der (isoelektrischen) *Nullinie* durch *Atmung* lassen sich vermeiden, wenn der Patient den Atem nicht in extremer Ein- oder Ausatmung, sondern in Mittellage anhält. Je weiter die Kabel von Steckdosen, elektrischen Leitungen oder Geräten entfernt sind, um so geringer sind *Wechselstromstörungen* – auch bei ausgeschalteten Apparaten.

Unmotivierte Zacken im Kurvenbild sind meist auf *Kabeldefekte* zurückzuführen und erfordern ein Auswechseln.

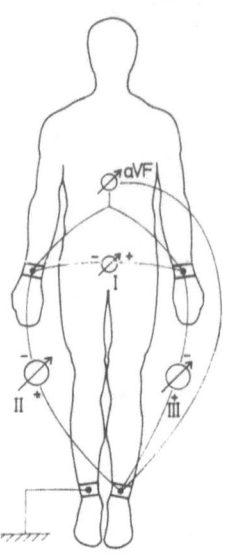

Abb. 1. Gliedmaßenelektroden. Rechter Arm = rote Elektrode, linker Arm = gelbe Elektrode, linkes Bein = grüne Elektrode, rechtes Bein = schwarze Elektrode (Erde)

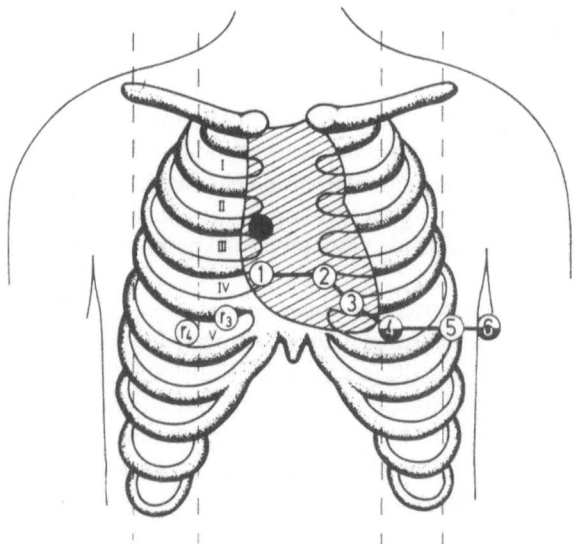

Abb. 2. Brustwandelektroden **a** Nach Wilson *(weiße Kreise);* **b** nach Nehb *(schwarze Kreise);* rechts vom Sternum = rote Elektrode, *Punkt 6* = gelbe Elektrode, *Punkt 4* = grüne Elektrode

2 Ableitungssysteme

Die **bipolaren Gliedmaßenableitungen** (I, II, III) erfassen zusammen mit den **unipolaren** (aVR, aVL, aVF) die Herzaktionsströme in der Frontalebene (Abb. 1). Der diagnostische Wert der **bipolaren Brustwandableitungen** nach *Nehb* (D, A, J) beschränkt sich vor allem auf die exaktere Erkennung des Hinterwandinfarkts, da mit Abl. D auch die Sagittalebene erfaßt wird. Sie werden nur noch selten angewandt.

Mit den unipolaren **Brustwandableitungen** nach Wilson (V_1-V_6) und ihren Erweiterungen nach rechts (V_3r, V_4r) und nach links (V_7, V_8) registriert man nicht nur die Frontal- und Teile der Sagittalebene, die Herznähe der Elektroden macht auch viele Veränderungen deutlich sichtbar, und die Lokalisation von Infarkten, Schenkelblockbildern oder Extrasystolen wird präzisiert (Abb. 2). Die Brustwandableitungen für die nach Frank modifizierten **orthogonalen Ableitungen** (x = horizontal, y = vertikal, z = sagittal) können in alle neuen Mehrfachschreibgeräte eingebaut werden.

Dem Kardiologen stehen heute anstelle der früheren Ösophaguselektroden intrakardiale, vor allem *intraaurikuläre Ableitungen* zur Differenzierung von Rhythmus- und Überleitungsstörungen (His-Bündel-EKG) zur Verfügung.

3 Lesen des EKG

Zuerst überzeugt man sich, ob jedem Kammerkomplex (QRS-T) eine P-Zacke vorausgeht (Abb. 3). Dann wird man - am besten mit einer EKG-Schablone - die *Frequenz* bestimmen. Regelmäßigkeit oder Unregelmäßigkeit des *Rhythmus* lassen sich am besten mit einem Zirkel nachweisen. Ebenfalls mit dem Zirkel legt man die *Dauer* von P, der AV-Zeit (PQ-Strecke), der Anfangsschwankung (QRS) und von QT fest. Die ST-Abweichungen von der Nullinie nach oben oder unten sind am sichersten nachzuweisen, wenn man ein Lineal vom Anfang von P zum Anfang des nächsten P legt, denn alle anderen Punkte des Kurvenbildes sind gegenüber der isoelektrischen mehr variabel. Erst zuletzt befaßt man sich mit den *Formabweichungen* der einzelnen Zacken und Strecken (Abb. 3).

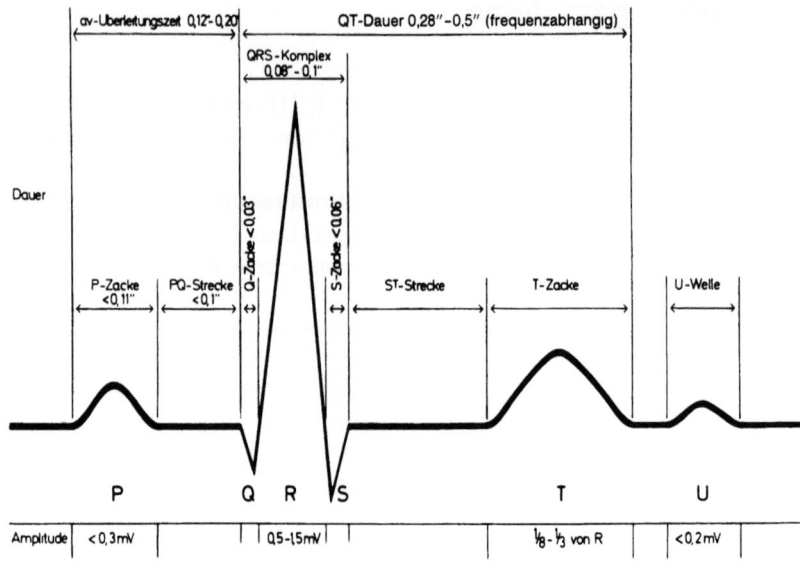

Abb. 3 Grenzwerte für das normale EKG

4 Beurteilung des EKG

Nur verhältnismäßig wenige EKG-Diagnosen (= charakteristische EKG-Veränderungen), wie beispielsweise Myokardinfarkt oder Hypertrophiekurve, decken sich mit einer definierten Erkrankung oder Zustandsbild des Herzens. Manche EKG-Diagnosen beruhen zwar auf einem eindeutig charakterisierten EKG-Bild (Rhythmusstörungen, Schenkelblockformen usw.) sagen aber nichts über Genese und das klinische Bild der Herzerkrankung aus:

Vorhofflimmern kann durch eine reversible toxische Schädigung bei Hyperthyreose, eine Vorhofdilatation bei Mitralstenose oder eine koronarsklerotische Dauerschädigung bedingt sein.

Hinter einem *Tawara-Schenkelblock* kann sich ein frischer Herzinfarkt verbergen; es kann sich aber auch um einen abgeschlossenen Narbenzustand nach Infarkt oder eine frische oder abgelaufene Myokarditis, oder um ein progredientes Geschehen bei Koronarsklerose handeln.

Darüber hinaus gibt es eine Vielzahl von Veränderungen einzelner Abschnitte oder Zacken des EKG, wie „muldenförmige ST-Senkung" oder „Abflachung von T", die einzeln beschrieben werden müssen. Sie werden besonders häufig bei der einen oder anderen Herzmuskelschädigung beobachtet, müssen jedoch nicht ausschließlich nur durch diese verursacht werden. Die Bezeichnungen „Digitaliseffekt", „Koronarinsuffizienz", „vegetativ-nervöse Störung" bilden demnach nur Verdachts- oder spekulative EKG-Diagnosen.

5 Normales EKG

Um sich an einen einheitlichen Bildtyp zu gewöhnen, sollte man sich – von seltenen Einzelfällen abgesehen – daran halten, die *Eichung* auf 1 mV = 10 mm und die *Papiergeschwindigkeit* auf 50 mm/s einzustellen.

Ein in allen Einzelheiten normales EKG wird man in der freien Praxis unter 5000 Kurven nur einmal finden. Lebensalter, Körperbau und manche andere extrakardiale Faktoren verursachen mehr oder weniger starke Variationen im Kurvenbild.

Die Höhe der einzelnen *Zacken* (Abb. 3) ist teils von der Wanddicke des Herzens, teils von den zwischen Herz und Elektroden liegenden Medien abhängig. Die *Dauer* von P und QRS ist weitgehend konstant, die Überschreitung des Höchstwertes ist pathologisch. Die AV-Zeit (PQ-Strecke) darf die Normgrenzen weder über- noch unterschreiten. Die QT-Dauer ist frequenzabhängig; für eine Pulszahl von 60/min liegt sie zwischen 0,34 und 0,43 s.

Kleinkinder und Astheniker zeigen mehr eine rechtstypische, ältere Menschen und Pykniker mehr eine linkstypische Form der Anfangsschwankungen (QRS). Bei einer EKG-Beurteilung sollten alle Abweichungen von den in Abb. 3 festgelegten Normalwerten erwähnt werden. Ihre Bewertung und Deutung hängt dann von der Erfahrung des einzelnen Arztes ab, sie setzt aber in jedem Fall die Kenntnis des klinischen Bildes voraus.

6 Rhythmusstörungen

Die Reizbildungs- und Überleitungsstörungen, die in der Anfangszeit die Domäne der EKG-Diagnosen ausmachten, werden gesondert besprochen (s. S. 233 ff.).

7 Vorhofteil

Infolge der geringen Wandstärke der Vorhofmuskulatur stellt sich der Vorhofteil des EKG in den 12 konventionellen Ableitungen nur als kleine plumpe P-Zacke dar. Die Spezialelektrode im Ösophagus macht aus diesem P ein schlankes hohes QRSa(uriculare). Sie läßt auch ein Ta(uriculare) erkennen, das mit der S-Zacke des Kammerteils zusammenfällt, und sich in den konventionellen Ableitungen gelegentlich als Knotung von S darstellt. Eine diagnostische Ergänzung sind für den Kardiologen die intrakardialen Ableitungen, die mit einem über eine Vene eingeführten Elektrodenkatheter gewonnen werden. Man kann damit Potentiale vom Vorhof (A-Zacke), His-Bündel (H-Zacke) und Kammerseptum (V-Zacke) ableiten.

Da die Erregung des rechten Vorhofs früher eintritt als die des linken, kann man eine Differenzierung einseitiger Veränderungen treffen. Diese läßt sich am besten in Abl. V_1 oder V_2 vornehmen, wo der initiale positive (nach oben gerichtete) Abschnitt von P dem rechten, der folgende normalerweise negative Abschnitt dem linken Vorhof entspricht.

Belastungen und damit *Hypertrophie* des *rechten Vorhofs* führen deshalb zu einer Erhöhung der P-Zacken, Belastungen des *linken* zu einer gleichzeitigen Verbreiterung (s. Tabelle 3).

7.1 P dextrocardiale

Das P dextrocardiale ist gekennzeichnet durch eine hohe spitze Form in den Abl. II, III und aVF und eine größere Amplitude des positiven Anfangsteils von P in Abl. V_1. Ursachen des P dextrocardiale s. Tabelle 1.

Tabelle 1. Ursachen des P dextrocardiale

1. Akutes Cor pulmonale (Lungenembolie, Lobärpneumonie)
2. Chronisches Cor pulmonale (obstruktives Emphysem, Bronchialasthma, Pneumokoniosen, Sarkoidose mit Lungenfibrose, zirrhotische Lungentuberkulose, ausgedehnte Pleuraschwarte)
3. Pulmonalstenose
4. Trikuspidalfehler

Tabelle 2. Ursachen des P sinistrocardiale

1. Mitralfehler (u. U. einziges EKG-Zeichen bei Mitralstenose)
2. fortgeschrittene Aortenfehler
3. mittelschwere u. schwere Hypertonie
4. Myokardfibrose durch Koronarsklerose
5. Kardiomyopathien

7.2 P sinistrocardiale

Von einem P sinistrocardiale spricht man bei einer über 0,10 s verbreiterten doppelgipfeligen oder diphasischen P-Zacke in Abl. I und II. In Abl. V_1 verbreitert und vertieft sich die terminale Negativität von P. In Abl. V_4 findet sich nicht selten ein terminal höherer Gipfel von P. Ursachen des P sinistrocardiale s. Tabelle 2.

7.3 Weitere Veränderungen des Vorhofteils

Die Tabelle 3 gibt eine Übersicht über die wichtigsten Veränderungen der P-Zacke.

Die gleichzeitige Überlastung beider Vorhöfe führt zu einer Kombination von P dextro- und P sinistrocardiale, dem **P cardiale,** mit hohen und mehrgipfeligen P-Zacken (bei dekompensierten Mitral- und Aortenfehlern, einigen angeborenen Herzfehlern).

Bei *Tachykardie* und *Sympathikotonie* findet man eine leichte Erhöhung von P, bei *Bradykardie* und *Vagotonie* eine Abflachung der P-Zacken. Eine negative P-Zacke in Abl. I mit einer gleichsinnigen Richtungsänderung des Kammerteils beobachtet man beim *Situs inversus.*

Negative P-Zacken vor allem in Abl. II und III zeigen eine rückläufige Vorhoferregung vom AV-Knoten an *(Knotenrhythmus).*

7.4 Intraaurikuläre Leitungsstörung

Je flacher die P-Zacken sind, desto eher kann man leichte *Aufsplitterungen* als harmlos ansehen, vorausgesetzt die Dauer von P liegt unter 0,10 s. Andernfalls liegt eine intraaurikuläre Leistungsstörung vor. Diese kann ein

Tabelle 3. Veränderungen der P-Zacke

Dauer von		Formveränderungen von P		EKG-Diagnose
P	PQ			
< 0,10 s	< 0,20 s	Flach in I	Hoher positiver 1. Anteil in V_1	P dextrocardiale
> 0,10 s	= 0,20 s	Doppelgipfelig in I	Breiter negativer 2. Anteil in V_1	P sinistrocardiale
> 0,11 s	≧ 0,20 s	Mehrgipfelig oder biphasisch in I-III		Intraaurikuläre Leitungsstörung
< 0,10 s	< 0,20 s	Negativ in I	positiv in II u. III	wenn auch QRS und T in Abl. I negativ: Situs inversus
< 0,10 s	< 0,15 s	höher als 0,25 mV in II u. III		Sympathikotonie (flache T-Zacken)
< 0,10 s	< 0,10 s	Keine		LGL-Syndrom
< 0,10 s	< 0,10 s	PR-Intervall, Übergang in Deltawelle		WPW-Syndrom
< 0,10 s	≧ 0,20 s	Sehr flach		Vagotonie (hohe T-Zacken)
< 0,10 s	< 0,15 s	Negativ in II u. III		Oberer AV-Knotenrhythmus
P hinter QRS		Positiv oder negativ in I-III		Unterer AV-Knotenrhythmus
–	–	Keine P-Zacken zu erkennen		Mittlerer AV-Knotenrhythmus oder AV-Block (P im vorausgehenden T) oder Vorhofflimmern ohne erkennbare P-Wellen (Kammerkomplexe unregelmäßig!)

Initialsynptom verschiedener Erkrankungen des Herzens sein. Bei Koronarsklerose gehen solche Veränderungen einem anfangs intermittierenden, später dauernden Vorhofflimmern voraus.

7.5 PQ-Dauer

Die normale PQ-Dauer liegt zwischen 0,12 und 0,2 s. Eine Verlängerung über 0,2 s (bis 0,5 s) trifft man u. U. schon bei einem erhöhten Vagotonus an. Ist sie Folge einer Überdigitalisierung, erfordert sie Herabsetzung der Digitalisdosis. Sie kann aber auch das erste Zeichen einer (rheumatischen) Myokarditis oder beginnenden koronaren Durchblutungsstörung sein. Die Verkürzung der PQ-Dauer unter 0,1 s ist harmlos bei gesteigertem Sympathikotonus oder Hyperthyreose. Eine sog. isolierte Verkürzung der PQ-Dauer (in den konventionellen Ableitungen) kann aber auch einem LGL-(Lown-Ganong-Levine)-Syndrom entsprechen. Dieses geht wie das WPW-Syndrom mit Anfällen von paroxysmaler Tachykardie einher.

8 Kammerteil

Der Kammerkomplex ist eine physiologische Ganzheit. Er besteht aus der Anfangsschwankung (QRS), die der Erregungsausbreitung im Herzmuskel entspricht und dem Endteil (ST und T), der Phase der Erregungsrückbildung (Repolarisation). Neben gemeinsamen Veränderungen treten auch solche auf, die vorwiegend die Anfangsschwankung oder den Endteil allein treffen. Für die Beurteilung der Richtungsänderungen von QRS sind in erster Linie die Gliedmaßenableitungen ausschlaggebend.

Veränderungen der ST-Strecke oder der T-Zacke lassen sich in den Ableitungen mit der höchsten R-Zacke am deutlichsten erkennen. Besser und charakteristischer ausgeprägt sind sie aber oft – wegen der Herznähe der Elektroden – in den Brustwandableitungen.

8.1 Gemeinsame Veränderungen des Kammerkomplexes

Von einer **Niederspannung** (low voltage) spricht man, wenn das höchste R aller Gliedmaßenableitungen die Höhe von 0,5 mV nicht erreicht. Die häufigste Ursache ist eine extrakardial bedingte Erhöhung des Leitungswiderstandes zwischen Herz und Elektroden (Fettsucht, Ödeme, Lungenemphysem, Pleuraprozesse, Hypothyreose). Kardiale Ursachen sind Potentialausfälle durch schwere entzündliche und degenerative Myokarderkrankungen oder Perikarderguß; hierbei sind auch die Ausschläge in den Brustwandableitungen abnorm niedrig. Abnorm *hohe Amplituden* aller Zacken, für die man sich noch auf keinen Index geeinigt hat, findet man bei Jugendlichen, hochgradiger Asthenie und doppelseitiger Herzmuskelhypertrophie. Wenn bei regelmäßigem Rhythmus die Amplituden des Kammerteils sich mit jedem 2. Schlag ändern, spricht man von einem *elektrischen Alternans*. Er deutet eine Ermüdung oder beginnende Schädigung des Myokards an.

Eine **Verkürzung** *der QT-Dauer,* also des Kammerkomplexes unter die frequenzabhängige Normgrenze (Diagramm von Hegglin und Holzmann), beobachtet man bei Hypoxie des Herzmuskels, Überdigitalisierung, Hyperkalziämie und Vagotonie, eine **Verlängerung** der QT-Dauer bei Chinidin, Hypokalziämie, Myokardinfarkt und entzündlichen Prozessen.

8.2 Kammeranfangsschwankung

Für die Anfangsschwankung wurde eine Schreibweise entwickelt, die der Amplitude und Zahl der einzelnen Zacken entspricht (Abb. 4).

Die Anfangsschwankung ist die Phase der *Erregungsausbreitung* in den Kammern. Sie verläuft von der Herzbasis zur Spitze (Herzachse). Eine Störung dieser Erregungsausbreitung durch krankhafte Vorgänge, Narben oder mechanische Einflüsse (Dilatation) führt zur *Verlängerung* der Dauer von *QRS* (über 0,1 s). Eine Richtungsänderung der Herzachse durch Lage oder einseitige Belastung einer Herzkammer ändert die *Richtung* von *QRS* in den Gliedmaßenableitungen.

8.2.1 Q-Zacke

Eine spezielle diagnostische Bedeutung kommt dem Verhalten der Q-Zacke besonders für die Diagnose des Myokardinfarktes und der Lungenembolie zu (Tabelle 4). Ihr völliges Fehlen in den Abl. I und V_4 bis V_6 ist manchmal das einzige Merkmal eines inkompletten Linksschenkelblocks. Bei Querlage des Herzens trifft man u. U. eine deutliche Q-Zacke in Abl. III, in Dauer (unter 0,04 s) und Amplitude (unter ¼ des höchsten R) jedoch im Bereich der Norm. Diese wird signifikant überschritten beim Infarkt-Q (Tabelle 4).

Abb. 4. Die Schreibweise der Anfangsschwankung

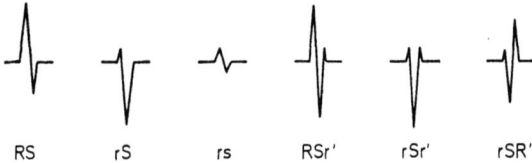

Tabelle 4. Die Lokalisation des pathologischen Q

(Q breiter als 0,04 und tiefer als ¼ der nachfolgenden R-Zacke)								Klinische Diagnose
I	II	III	avR	aVL	aVF	V_1-V_3	V_4-V_6	
+	(+)			(+)		+	+	Vorderwandinfarkt
(+)				+			+	Lateralinfarkt
						+		Anteroseptalinfarkt
	(+)	+			+			Hinterwandinfarkt
	+	+			+			Akutes Cor pulmonale und Lungenembolie

8.2.2 Lagetypen

Reine *Lage- oder Positionstypen* sind auf eine alleinige Drehung der (elektrischen) Herzachse zurückzuführen. Ihr Zustandekommen wird durch das Einthoven Dreieck (Höhe und Richtung der Anfangsschwankung in Abl. I bis III = Projektion der angenommenen Herzachse auf die Seiten einer gleichseitigen Dreiecks) oder den heute gebräuchlichen Cabrera-Kreis (höchster Ausschlag der Anfangsschwankung in dem „Ableitungspunkt", auf den die Erregung – Herzachse – zuläuft) erklärt (Abb. 5).

Danach hat der **Indifferenztyp** (= Mitteltyp = Normallagetyp) einen Winkel α von +30° bis +60°. Unter +30° spricht man von einem **Linkspositionstyp**. Beim **Steil- und Rechtspositionstyp** beträgt der Winkel α zwischen +60° und +90°.

Indifferenz, Steil-, Rechts- und Linkstyp stellen *physiologische Lagetypen* dar, deren Altersabhängigkeit und Abhängigkeit von extrakardialen Ursachen beachtet werden muß: Rechtspositionstyp bei Säugling und Kleinkind, Asthenie, untrainiertem schmalem Herz, Lungenemphysem. Linkspositionstyp ab dem 40. Lebensjahr, bei Pyknikern, Adipositas und Zwerchfellhochstand. In Einzelfällen sind die Lagetypen allerdings auch als erste Folgeerscheinungen einer einseitigen Herzüberlastung anzusehen. Ein Steiltyp bei einem älteren Menschen mit Übergewicht, bei dem man einen Linkstyp erwarten würde, weist auf eine Rechtsbelastung hin.

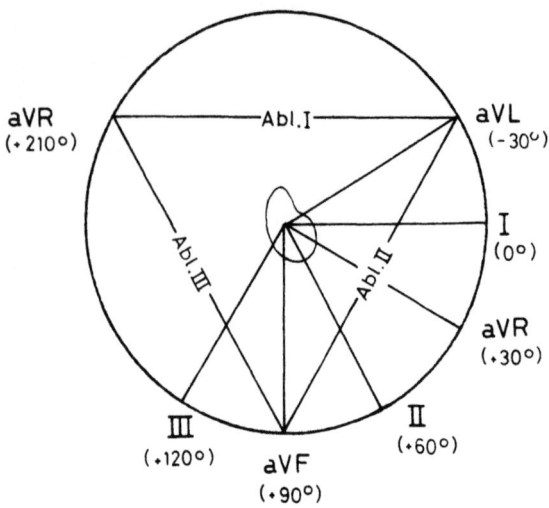

Abb. 5 Die Beziehungen zwischen Einthoven-Dreieck und Cabrera-Kreis

Überdrehter Linkstyp und überdrehter Rechtstyp sowie Sagittaltyp sind dagegen pathologische Lagetypen (s. unten).

Der Endteil des Kammerkomplexes, insbesondere die T-Zacke ändert beim Lagetyp seine Amplitude, wenn auch geringer, so doch gleichsinnig mit der Anfangsschwankung.

8.2.3 Pathologische Lagetypen

Der **überdrehte Linkstyp** (Abb. 6) ist durch eine intraventrikuläre Reizleitungsstörung bedingt mit Verzögerung oder Blockierung der Leitung im linksanterioren Ast des linken Tawara-Schenkels (linksanteriorer Hemiblock = LAH). Der **überdrehte Rechtstyp** ist die Folge einer Blockierung des posterioren Astes des linken Tawara-Schenkels (linksposteriorer Hemiblock = LPH).

Als weiterer pathologischer Lagetyp ist der **Sagittaltyp** zu nennen, bei dem man ein tiefes S in allen 3 Ableitungen findet und der durch Drehung des Herzens um die Transversalachse mit Ablenkung der Herzspitze nach hinten bedingt ist. Er wird bei chronischem Cor pulmonale, Emphysem und Trichterbrust beobachtet.

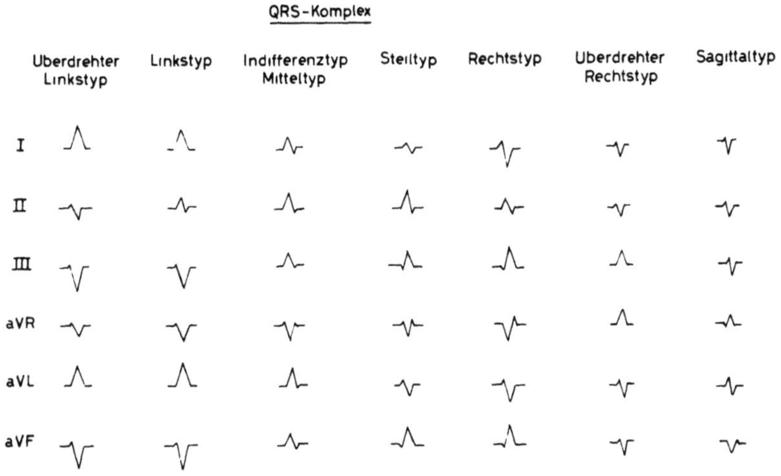

QRS-Komplex						
Überdrehter Linkstyp	Linkstyp	Indifferenztyp Mitteltyp	Steiltyp	Rechtstyp	Überdrehter Rechtstyp	Sagittaltyp

Abb. 6. EKG-Lagetypen

Tabelle 5. Zeichen der Druckhypertrophie

1. Überhöhtes R
2. QRS nicht verbreitert
3. ST nach oben konvex
4. T (diskordant zu R) negativ

Tabelle 6. Zeichen der Volumenhypertrophie

1. Überhöhtes R
2. QRS verbreitert bis 0,12
3. T (konkordant zu R) meist positiv

8.2.4 Hypertrophieformen

Die Mehrbelastung einer Herzkammer führt bei noch anpassungsfähigem gesunden Muskel zur Hypertrophie (Tabellen 5 und 6, Abb. 7). Man unterscheidet – auch im EKG – die reine *Druckhypertrophie* (z. B. Aortenstenose) von der *Volumenhypertrophie* (z. B. Aorteninsuffizienz). Beide haben ihr eigenes EKG-Bild, an dem sich – im Gegensatz zu den einfachen Typenformen – auch die Brustwandableitungen beteiligen. Man unterscheidet Volt- und Nichtvoltkriterien. Sind Voltkriterien (positiver Sokolow-Lyon-Index, s. unten) vorhanden und finden sich zusätzlich Nichtvoltkriterien mit konvexbogiger ST-Senkung und T-Negativierung, so handelt es sich

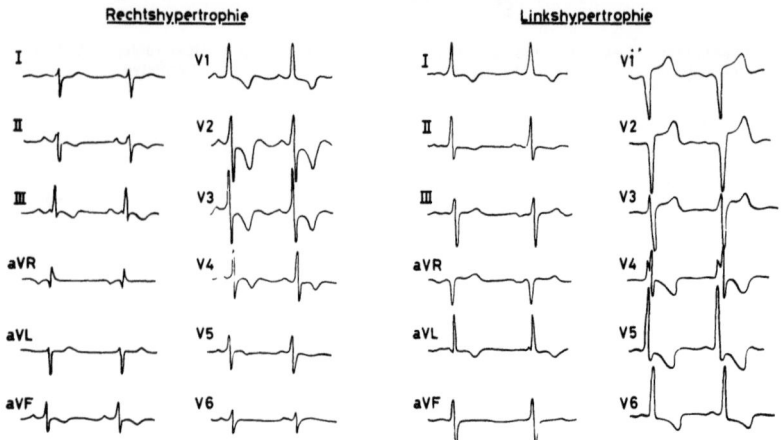

Abb. 7. Rechtshypertrophie und Linkshypertrophie im EKG

um eine schwere (definitive) Hypertrophie. Liegen allein Voltkriterien ohne Veränderung der Endschwankung vor, so besteht eine leichte (wahrscheinliche) Hypertrophie. Die Veränderungen der Erregungsrückbildung (ST-Senkung, T-Negativierung) verlieren nicht selten ihre charakteristische Form durch Kombination mit hypoxischer Schädigung oder Digitaliseinwirkung.

8.2.5 Rechtshypertrophie (RVH)

In den Gliedmaßenableitungen findet man ein niedriges RI und tiefes SI bei hohem R in Abl. III und aVF. QRS ist nur selten bis 0,11 s verbreitert (Volumenhypertrophie).

In den Brustwandableitungen zeigt Abl. V_1 ein hohes R (über 0,7 mV). Die S-Zacken in V_1 und V_6 sind tief. Die Summe von R in V_1 und S in V_6 liegt über 1,05 mV (positiver Sokolow-Index für die Rechtshypertrophie). Die charakteristischen Veränderungen für ST und T finden sich in V_1 und V_2 (Abb. 7). Ursachen einer Rechtshypertrophie sind in Tabelle 7 zusammengestellt.

8.2.6 Linkshypertrophie (LVH)

Die Gliedmaßenableitungen zeigen einen Linkstyp mit überhöhtem RI. QRS ist bei der Volumenhypertrophie bis 0,12 s verbreitert.

Tabelle 7. Ursachen der Rechtshypertrophie

1. Obstruktives Lungenemphysen (chronische Emphysembronchitis)
2. Pneumokoniosen
3. Lungenfibrose (Tuberkulose, Sarkoidose)
4. Ausgedehnte Pleuraschwarte
5. Kyphoskoliose
6. angeborene Herzfehler (Pulmonalstenose, Fallot-Tri- und Tetralogie
7. schwere Mitralstenose

Tabelle 8. Ursachen der Linkshypertrophie

1. Aortenstenose (Druckhypertrophie)
2. Aorteninsuffizienz (Volumenhypertrophie)
3. Primäre u. sekundäre Kardiomyopathien
4. Hypertonie (primäre oder sekundäre)
5. Aortenisthmusstenose
6. Mitralinsuffizienz,

Differentialdiagnose: Überhöhte R-Amplituden bei Jugendlichen mit hohem R in V_1 und V_2

Die Anfangsschwankung ist in den rechtspräkordialen Brustwandableitungen (V_1, V_2) und in den linkspräkordialen (V_4-V_6) sehr hoch. Dadurch wird der Sokolow-Index für die Linkshypertrophie (Summe von tiefstem S in V_1 oder V_2 und höchstem R in V_5 oder V_6) positiv = über 3,5 mV. Oft sind die Veränderungen von ST und T in V_5 und V_6 deutlicher und charakteristischer als in Abl. I und aVL. Tabelle 8 zeigt klinische Ursachen einer Linkshypertrophie.

Jährliche *EKG-Kontrollen* vermitteln einen Einblick in den Verlauf der die Hypertrophie verursachenden Krankheiten, vor allem wenn bei Zunahme der Kammerdilatation oder vermehrtem Druck auf die Innenschichten des Myokards eine direkte Störung des Reizleitungssystems (Tawara-Schenkel) hinzukommt. Es entwickelt sich dann über eine Verspätungskurve *(inkompletter Schenkelblock)* ein echtes *Schenkelblockbild*. Für den Nachweis einer Linkshypertrophie (LVH) ist das EKG wesentlich weniger sensitiv als das Echokardiogramm. Bei etwa 25% aller Hochdruckkranken ist eine LVH im EKG nachweisbar, mit Hilfe der Echokardiographie (Verdickung von Septum und Hinterwand über 11 mm Durchmesser) dagegen bei 50-60% der Patienten.

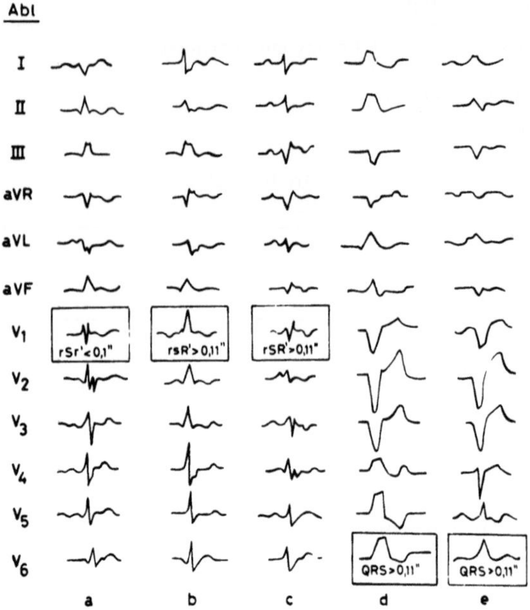

Abb. 8 a–e. Schenkelblocktypen **a** inkompletter Rechtsschenkelblock, **b** kompletter Rechtsschenkelblock (klassischer Typ), **c** kompletter Rechtsschenkelblock (Wilson-Typ), **d** kompletter Linksschenkelblock, **e** Verzweigungsblock

8.2.7 Tawara-Schenkelblock

Beim Schenkelblock ist der rechte oder linke Schenkel des Reizleitungssystems in den Herzkammern oder einer der beiden Äste des linken (vorderer bzw. hinterer linker Hemiblock) durch Dehnung oder Läsion vorübergehend oder dauernd unterbrochen. Der betroffene Kammerteil wird dann transmural von dem intakten Gebiet aus verspätet erregt. Durch die geänderte Erregungsausbreitung verbreitert sich der QRS-Komplex in allen Ableitungen.

Für die Lokalisierung entscheidend ist die Verspätung der „intrinsic deflection" (der endgültigen Negativitätsbewegung der Anfangsschwankung in den Brustwandableitungen) über der betroffenen Kammer. Die parallel laufende Störung der Erregungsrückbildung führt meist zu einer Diskordanz der Vektorenrichtung von ST und T zu QRS (Abb. 8).

Tabelle 9. Ursachen des kompletten Rechtsschenkelblocks

1. Rechtsbelastung bei chronischem Cor pulmonale
2. Rechtshypertrophie bei angeborenen oder erworbenen Herzfehlern
3. Myokardinfarkt (Beginn und/oder Narbenzustand)
4. Myokardfibrose bei Koronarsklerose
5. Myokarditis (frisch oder Narbenzustand)
6. Kardiomyopathien

Tabelle 10. Ursachen des inkompletten Rechtsschenkelblocks

1. Physiologisch
2. Vorhofseptumdefekt
3. akute oder chronische Rechtsbelastung (s. kompletter Rechtsschenkelblock)

8.2.7.1 Kompletter Rechtsschenkelblock (RSB)

Das Bild des „klassischen" kompletten Rechtsschenkelblocks (rechtstypisches QRS mit Knotungen und einer Verbreiterung über 0,12 s und meist diskordantem T in den Gliedmaßenableitungen) ist selten.

Man beobachtet weit häufiger eine Unterform des Rechtsschenkelblocks, den **Wilson-Schenkelblock**: die Anfangsschwankung erscheint schlank, ist in den Standardableitungen gelegentlich sogar linkstypisch. Kennzeichnend ist ein in allen Gliedmaßenableitungen geknotetes, sehr breites S, wodurch die Dauer von QRS über 0,12 s liegt. In den Brustwandableitungen V_1 und V_2 ist die Anfangsschwankung M-förmig aufgesplittert (rsR-Typ). Dies ergibt das Charakteristikum für alle Rechtsschenkelblockkurven: die intrinsic deflection („oberer Umschlagspunkt", „Eintritt der endgültigen Negativitätsbewegung") ist in Abl. V_1 und V_2 über 0,03 s verspätet, die S-Zacken in V_5 und V_6 sind tief (Abb. 8).

Klinische Ursachen des Rechtsschenkelblocks s. Tabelle 9.

8.2.7.2 Inkompletter Rechtsschenkelblock

Der inkomplette Rechtsschenkelblock (Dauer von QRS 0,01–0,11 s) ist praktisch nur an der M-Form der Anfangsschwankung in V_1 zu erkennen, die einem rSR'- oder rSr'-Typ (Abb. 4 und 8) aufweisen kann. Oft handelt es sich um völlig Herzgesunde, bei denen der inkomplette Rechtsschenkelblock (meist rSr'-Typ) gefunden wird. Bei einer Druck- oder Volumenbelastung der rechten Kammer findet sich dagegen mehr der rSR'-Typ. Klinische Ursachen s. Tabelle 10.

Tabelle 11. Ursachen des kompletten Linksschenkelblocks

1. Linkshypertrophie (s. dort)
2. selten bei Myokardinfarkt (Septumbeteiligung)
3. Myokardfibrose bei Coronarsklerose
4. angeboren
5. Myokarditis (frisch oder Narbenzustand)
6. Kardiomyopathien

8.2.7.3 Kompletter Linksschenkelblock (LSB)

Beim **kompletten** Linksschenkelblock ist in den Gliedmaßenableitungen das linkstypische QRS verplumpt (geknotet) und über 0,12 s verbreitert. ST und T sind meist der Anfangsschwankung entgegengerichtet (diskordant). Rechtspräkordial (V_1 und V_2) finden sich kleine R- und tiefe S-Zakken. Linkspräkordial (V_5 und V_6) ist die Intrinsic deflection der Anfangsschwankung verzögert, sie tritt später als 0,055 s ein (Abb. 8).

Der relativ seltene **inkomplette Linksschenkelblock** ist ein nur kurzfristig bestehender Übergang zum kompletten Block. Die Dauer von QRS liegt zwischen 0,10 und 0,12 s. Die Verspätung der Intrinsic deflection in V_5 und V_6 ist weniger markant als das völlige Fehlen der Q-Zacke in Abl. I, V_5 und V_6. Über die Ursachen eines Linksschenkelblocks orientiert die Tabelle 11.

8.2.7.4 Die Hemiblöcke

Nicht selten betrifft die Läsion nur einen der beiden Äste des linken Tawara-Schenkels. Der linksanteriore Hemiblock (LAH) zeigt im EKG einen überdrehten Linkstyp mit hohem R in Abl. I und aVL, sowie tiefem S in den Abl. II, III und V_4 (s. Abb. 6). Wegen der gemeinsamen koronaren Versorgung kommt es häufig zur Kombination des linksanterioren Hemiblocks mit einem kompletten Rechtsschenkelblock *(bifaszikulärer Block)*.

Der linksposteriore Hemiblock (LPH) ist selten und prognostisch ungünstig (dicker Ast des linken Schenkels). Im EKG findet sich ein überdrehter Rechtstyp mit hohem R in Abl. III und aVF, sowie tiefem S in den Abl. I, II aVL und V_4. Prognostisch ungünstig ist die Kombination eines bifaszikulären Tawara-Blocks mit einem AV-Block 1. Grades. Bei dieser Kombination wird der Übergang in einen AV-Block 3. Grades besonders häufig beobachtet.

8.2.7.5 Doppelseitiger Schenkelblock

Meist geht dem doppelseitigen Schenkelblock ein einseitiger voraus. Liegt die Unterbrechung der beiden Tawara-Schenkel sehr hoch, nahe dem His-Bündel, zeigt das EKG einen totalen AV-Block, oft mit normalem Kammerteil.

8.2.7.6 Präexzitationssyndrome (WPW-Syndrom, LGL-Syndrom)

Das Syndrom von **Wolff, Parkinson und White** wird verursacht durch eine angeborene, aber auch erworbene (entzündlich oder traumatisch) verkürzte Reizleitung vom linken oder rechten Vorhof zur linken oder rechten Kammer (Abb. 9). Es handelt sich dabei um ein akzessorisches Kent'sch-Bündel. Die Überleitungszeit ist auf unter 0,12 s verkürzt (Abb. 10). Die Anfangsschwankung ist leicht (bis 0,11 s) verbreitert. Der Anstieg zur R-Zacke ist in seinem Anfangsteil träger (δ-Welle). Beim Typ A ist die δ-Welle in V1 positiv (sternalpositiver Typ). Die Praeexcitation erfolgt über ein linkes Bündel zwischen linkem Vorhof und linker Kammer. Beim Typ B ist die Delta-Welle in V1 negativ (sternalnegativer Typ). Das Kent'sche Bündel verbindet beim B-Typ rechten Vorhof und rechte Kammer.

Das WPW-Syndrom kann kontinuierlich oder mit Normalschlägen intermittierend auftreten (abortive Formen). Das WPW-Syndrom ist häufig mit der Neigung zu anfallsweisen Tachykardien (paroxysmale supraventrikuläre Tachykardie, Vorhofflimmern oder Kammertachykardie) verbunden.

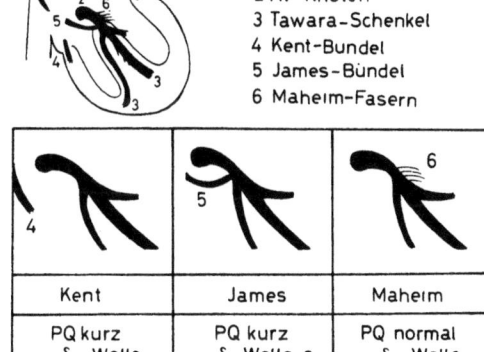

Abb. 9. Akzessorische Leitungsbahnen zwischen Vorhof und Kammer, die zu Präexzitationssyndrom führen können

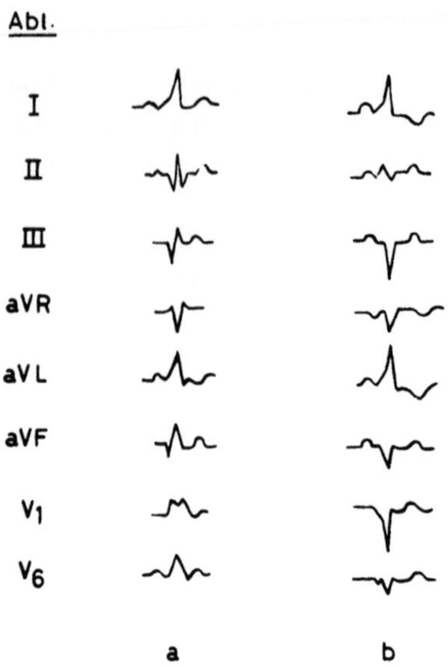

Abb. 10 a, b. WPW-Syndrom: **a** Typ A (sternalpositive δ-Welle) **b** Typ B (sternalnegative δ-Welle)

Beim LGL-Syndrom durch ein James-Bündel (Abb. 9) findet sich eine kurze PQ-Zeit ohne δ-Welle. Eine δ-Welle mit normaler PQ-Zeit wird auf Maheim-Fasern (Abb. 9) zurückgeführt, die vom His-Bündel direkt – unter Umgehung der Tawara-Schenkel – in das Myokard der Kammern führen.

9 Kammerendteil (ST-Strecke und T-Zacke)

Während für die Veränderungen von QRS in erster Linie strukturelle Einflüsse verantwortlich sind, unterliegen die Erregungsform und -rückbildung (ST und T) neben strukturellen (Myokardinfarkt, Kardiomyopathien, Myokarditis) auch metabolischen Störungen. Sie können kurz- oder langfristig reversibel, aber auch konstant sein. Der Schweregrad einer solchen Form des „Herzmuskelschadens" geht meist der Intensität der Veränderungen von ST und/oder T parallel.

Die **ST-Strecke** kann gehoben oder gesenkt sein. Der Form nach unterscheidet man bei den ST-Senkungen muldenförmige, horizontale, ansteigende (aszendierende), absteigende (deszendierende) und nach oben konvexbogige.

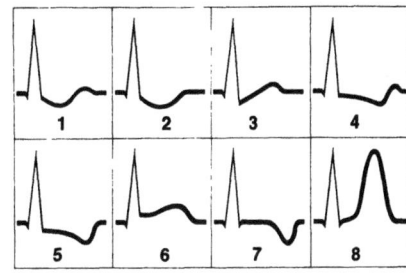

Abb. 11. Die häufigsten Veränderungen von ST und T. *Oberste Reihe:* *1* muldenförmig gesenktes ST, *2* muldenförmig gesenktes ST und isoelektrisches T, *3* vertieft ansetzendes (ansteigendes) ST, *4* auffallend gesenktes ST (deszendierende ST-Senkung) und wechselsinniges T. *Untere Reihe:* *5* nach oben konvexes, gesenktes ST und negatives T (ungleichschenklig), *6* gehobenes ST, *7* gleichschenklig negatives T, *8* überhöhtes T

Die Formveränderungen der **T-Zacke** bestehen in einem überhöhten, abgeflachten, diphasisch präterminal oder terminal negativen T (Abb. 11).

Diese Veränderungen von ST und T treten am deutlichsten in den Ableitungen mit der höchsten R-Zacke oder den linkspräkordialen Brustwandableitungen auf.

Es gibt keine Gesetzmäßigkeit für die Priorität des Auftretens der Veränderungen von ST und T im Verlauf eines Krankheitsgeschehens.

Die Einwirkung einzelner Krankheiten, Noxen und funktioneller Störungen auf den Endteil des EKG zeigt die Abb. 12. Keinem dieser Faktoren kommt eine sichere Spezifität zu der einen oder anderen Formveränderung zu. Man ist deshalb nur zu sog. *spekulativen Diagnosen* berechtigt (Tabelle 12). Aber jeder Arzt sollte wissen, welches Risiko er dabei eingeht:

1. eine bestimmte Veränderung von ST und T (muldenförmige ST-Senkung) wird häufig bei einem bestimmten Krankheitsbild (akute Koronarinsuffizienz) angetroffen (spekulative Diagnose);
2. das gleiche Krankheitsbild (akute Koronarinsuffizienz) kann auch eine andere Veränderung von ST oder T (deszendierende ST-Senkung) verursachen;
3. die gleiche Veränderung von ST oder T (muldenförmige ST-Senkung) charakterisiert auch einen Digitaliseinfluß;
4. die (für akute Koronarinsuffizienz) typische Veränderung von ST und T (muldenförmige ST-Senkung) kann durch eine andere Schädigung (ST-Hebung bei Perikarditis) maskiert werden.

Liegen Verlaufs-EKG vor, so kann die Änderung des EKG-Bildes auf den Wegfall oder das Hinzutreten einer solchen Einzelschädigung hinwei-

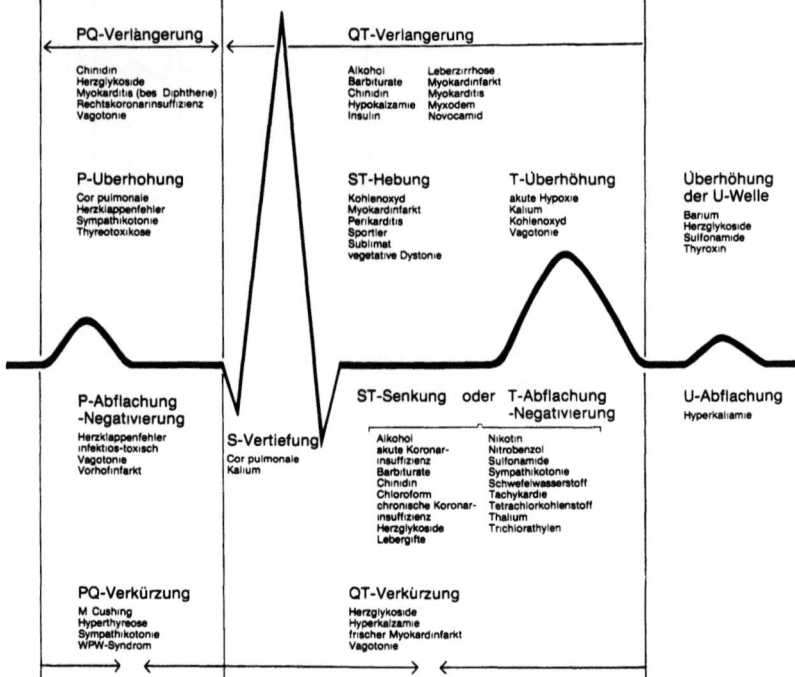

Abb. 12. Die wichtigsten das EKG beeinflussenden Schädigungen

sen. Bei der Beurteilung von ST und T sind aber die Kenntnis und Berücksichtigung des klinischen Bildes mehr als bei allen anderen EKG-Veränderungen erforderlich (Tabelle 12).

Faustregeln für die Praxis. Bei *ausgeprägten* Veränderungen der Endschwankung (ST-Senkung, T-Abflachung oder T-Negativierung in einigen oder allen Ableitungen) ist in erster Linie an eine Koronarinsuffizienz oder eine frische oder alte (Peri)Myokarditis zu denken.

Bei *muldenförmiger* ST-Senkung kommt immer als erstes der Einfluß von Digitalis in Betracht.

Elektrolytstörungen führen zu typischen Veränderungen der Erregungsrückbildung: Bei einer Hypokalziämie sind die ST-Strecken und damit auch die QT-Dauer verlängert, bei einer Hyperkalziämie sind die ST-Strecken und damit auch die QT-Abschnitte verkürzt.

Bei schwerer **Hypokaliämie** findet man regelhaft eine deutliche ST-Senkung, Abflachung der T-Zacken, deutlich positive U-Wellen, die mit der T-Zacke verschmelzen (TU-Verschmelzungswellen). Bei *Hyperkaliämie* sind die T-Zacken hoch, spitz und schmalbasig, vor allem in den

Tabelle 12. Spekulative EKG-Diagnosen

ST	Veränderungen von T	QT-Dauer	Sonstige EKG-Veränderungen	Diagnose
Muldenförmig gesenkt	Abgeflacht, (negativ)	Verkürzt	Verlängerte PQ-Zeit	Herzglykoside (Digitalis)
Gesenkt, abfallend oder ansteigend	Abgeflacht, negativ	(Verlängert)	Verlängerte AV-Zeit evtl. Schenkelblock	Endomyokarditis
In Abl. I–III gehoben	Flach, (negativ)	=	Niederspannung bei Erguß	Perikarditis
Muldenförmig gesenkt	Abgeflacht, negativ	Verkürzt	Verlängerte PQ-Zeit	Akute Koronarinsuffizienz
Muldenförmig oder abfallend gesenkt	Abgeflacht, wechselsinnig, negativ	(Verlängert)	Evtl. Vorhofflimmern	Chronische Koronarinsuffizienz
Wenig gesenkt	Sehr flach	Verlängert	Niederspannung	Myxödem
Selten gehoben	Sehr hoch	Verkürzt	Verlängerte PQ-Zeit	Vagotonie
ST II ansteigend ST III abfallend gesenkt	T II flach T III wechselsinnig	–	Tachykardie, kurze PQ-Zeit	Sympathikotonie, Hyperthyreose
Nach oben konvex bogig gesenkt	Negativ	–	Hypertrophieform von QRS	Hypertrophie des Herzmuskels

Brustwandableitungen (häufiger finden sich solche überhöhten T-Zacken aber bei vegetativ-labilen Herzgesunden). Wenn mehrere Elektrolytveränderungen auf den Herzmuskel einwirken, können sich die Einflüsse gegenseitig aufheben und im EKG fehlen die genannten Veränderungen. Für alle Elektrolytstoffwechselstörungen gilt, daß ein normales EKG beispielsweise eine leichte Hypokaliämie nicht ausschließt. Für die Praxis ist es aber wichtig festzustellen, daß bei schwerer Hypokaliämie diese EKG-Veränderungen meist vorhanden sind und so zu einer Untersuchung des Serumkaliums Veranlassung geben.

10 Myokardinfarkt

Die Häufigkeit und praktische Bedeutung dieser hypoxischen Erkrankung des Herzens rechtfertigen trotz der speziellen Darstellung (s. S. 202) eine Erwähnung im EKG-Abschnitt.

Elektrokardiographisch bedeutsam sind:

1. *Vorboten* eines Myokardinfarkts können die EKG-Bilder der manifesten Koronarinsuffizienz sein. Andererseits ist – insbesondere beim jungen Menschen – trotz Angina pectoris das Ruhe-EKG häufig normal. Hier deckt das Belastungs-EKG durch die Fahrradergometrie (s. S. 221) eine Belastungskoronarinsuffizienz auf.
2. Die *Früherkennung* wird nicht selten dadurch verzögert, daß das EKG einige Stunden „stumm" sein kann; d. h. keinen Potentialverlust von R und keine Hebung von ST erkennen läßt. Dies macht bei anhaltenden Beschwerden u. U. tägliche EKG-Kontrollen notwendig. *20–30% der akuten Myokardinfarkte bleiben elektrokardiographisch „stumm" und werden nur enzymatisch erfaßt.*
3. Je nach *Lokalisation* des Infarkts (Abb. 13) zeigen nur wenige Ableitungen das typische Bild. Darum müssen alle 12 konventionellen Ableitungen geschrieben werden, die auch die genaue Lokalisation zulassen.
4. Ein frischer Infarkt kann sich in einem *Schenkelblockbild* (s. S. 202) verbergen. Hier müssen Serumenzyme und klinisches Bild weiterhelfen.
5. Der *Ablauf* eines Myokardinfarktes erfolgt im EKG mit relativer Konstanz hinsichtlich der formalen Veränderung und ihrer Abhängigkeit vom Stadium des Infarktes.

    a) Den **frischen** Infarkt erkennt man an dem Potentialverlust von R und der Hebung von ST über dem infarzierten Gebiet.
    T ist noch positiv (1.–4. Tag) bzw. mit ST verschmolzen.

    b) In den folgenden 4–10 Tagen (**reaktives Folgestadium**) wird T negativ. Es entwickelt sich ein tiefes Q. ST geht auf die Nullinie zurück. Bleibt ST über Wochen gehoben, ist an die Entwicklung eines Herzwandaneurysmas zu denken.

    c) Der QS-Typ ist der Ausdruck der Infarktnarbe (**Endstadium**). Das gleichschenklig negative T kann aber verschwinden, so daß manchmal als Rest eines Infarktes nur ein breites, tiefes (mehr als ¼ von R) Q zurückbleibt.

6. *Infarkte,* die große Teile des Kammerseptums einbeziehen, zeigen frühzeitig ein Schenkelblockbild.

	I	II	III	aVR	aVL	aVF	V₁	V₂	V₃	V₄	V₅	V₆
Vorderwand-spitzeninfarkt	●	○		●				●	●	●		
anteroseptaler Infarkt							●	●	○			
anterolateraler Infarkt	○	○		●					○	●	●	
posterolateraler Infarkt	○	●		○	●						●	●
Hinterwand-infarkt	○	●			●							

Abb. 13. Lokalisation der häufigsten Infarkttypen. Punkte obligat, Kreise fakultativ

7. Entwickelt sich neben den Veränderungen von ST und T keine tiefe Q-Zacke und fehlt der R-Verlust, so handelt es sich um einen **rudimentären** oder **intramuralen Infarkt**. Seine Prognose ist nicht günstiger als die des transmuralen.
8. Geringe differentialdiagnostische Schwierigkeiten bereitet die *akute Perikarditis* mit ihrer Hebung von ST: diese findet sich – im Gegensatz zum Infarkt – in allen 3 Standardableitungen.
9. Problematischer ist das QIII des *Hinterwandinfarkts:* von der Querlage der elektrischen Herzachse unterscheidet es sich meist durch seine Tiefe und Breite, außerdem durch die Beteiligung von Q in aVF und die Amplitudenkonstanz bei der Atmung.
Letzteres gilt auch für die Abgrenzung gegenüber dem gelegentlich breiten QS des Linkstyps.
10. Das QIII des *akuten Cor pulmonale* weist zusätzlich ein SI, das Bild des inkompletten Rechtsschenkelblocks sowie ein negatives T in V_1 und V_2 auf.

11 Funktionsprüfungen

Das *Belastungs-EKG* ist – auch in der Allgemeinpraxis – dann angezeigt, wenn der Verdacht auf eine koronare Herzkrankheit besteht (s. S. 41).

12 EKG in der Hand des Arztes für Allgemeinmedizin

Der praktische Arzt soll seine kardiologische Diagnose aufgrund klinischer Befunde stellen. Er kann sie dann im Verein mit röntgenologischen und Laborergebnissen durch das EKG bestätigen oder erweitern. Bei Unklarheiten und in Spezialfällen sollte er auf eine rechtzeitige (vor Digitalisanbehandlung!) Zusammenarbeit mit einem Internisten oder Kardiologen nicht verzichten. Akute Krankheiten (hochfieberhafte, infektöse, toxische oder hypoxische) erfordern u. U. EKG-Kontrollen in Abständen von 3-14 Tagen. Chronische Erkrankungen (Hochdruck, Herzfehler, Lungenemphysem) sollten, auch wenn sie das Herz primär nicht betreffen (Diabetes), jährlich einmal elektrokardiographisch kontrolliert werden. Bei unklaren EKG-Veränderungen sollte sich der praktische Arzt die Vorteile der technischen Entwicklung in der kardiologischen Praxis oder kardiologischen Kliniken für die Entscheidung über Schrittmacherimplantationen, Herzoperationen oder initiale Infarktbehandlung zunutze machen. Damit entscheidet das EKG in seiner Hand über die Grenzen seiner diagnostischen und therapeutischen Möglichkeiten.

Weiterführende Literatur

Becker HJ Kober G, Kaltenbach M (1979) EKG-Repetitorium, 2. Aufl. Deutscher Ärzteverlag, München
Heinecker R (1985) EKG in Klinik und Praxis, 12. Aufl. Thieme, Stuttgart
Nusser E, Trieb G, Weidner A (1981) Differentialdiagnostik des EKG. Schattauer, Stuttgart
So CS (1980) Praktische Elektrokardiographie, 2. Aufl. Urban & Schwarzenberg, München

Herzinsuffizienz

Dieter Klaus

1 Definition und Einteilung

Eine *Herzinsuffizienz* liegt vor, wenn das Herz nicht mehr in der Lage ist, die Kreislaufperipherie mit einer den Bedürfnissen der Organe entsprechenden Blutmenge zu versorgen. Beim Versagen des Herzens als Pumpe ist das *Herzzeitvolumen* absolut oder relativ (in bezug auf die Bedürfnisse) vermindert (forward failure). In den venösen Kreislaufabschnitten vor dem Herzen kommt es zur *Stauung* des Blutes (backward failure). Eine Herzinsuffizienz entwickelt sich erst, wenn die adaptativen Regulationsvorgänge versagen und – bei der chronischen Herzinsuffizienz – die kompensatorische Herzhypertrophie eine bestimmte Grenze überschreitet.

Zu den Kompensationsmechanismen *(Herzreserve)* zählen: Steigerung der Herzfrequenz, Steigerung des Füllungsvolumens des Herzens, Erhöhung des Blutvolumens, Polyglobulie, Erhöhung der arteriovenösen Sauerstoffdifferenz und Hypertrophie des Herzens. Zu einer Herzinsuffizienz kommt es, wenn das kritische Herzgewicht von 500 g (bei Koronarsklerose weniger) überschritten wird.

Die *Einteilung* der Herzinsuffizienz erfolgt nach Lokalisation, Verlauf, Schwere und Ursache (Tabelle 1). **Rechtsherzinsuffizienz, Linksherzinsuffizienz** und **Globalinsuffizienz** (biventrikuläre Herzinsuffizienz) bezeichnen den oder die versagenden Herzabschnitte.

Tabelle 1. Einteilung der Herzinsuffizienz

1. nach der *Schwere:*
    Belastungsherzinsuffizienz —— Ruheherzinsuffizienz
2. nach dem *Verlauf:*
    akute Herzinsuffizienz —— chronische Herzinsuffizienz
3. nach der *Lokalisation:*
    Linksherzinsuffizienz —— Rechtsherzinsuffizienz —— Globalinsuffizienz

Tabelle 2. Schweregrad einer Herzerkrankung (NYHA-Einteilung)

Grad I	Keine Einschränkung der Leistungsfähigkeit, auch nicht bei starker Belastung
Grad II	Leistungseinschränkung und Atemnot bei **starker** körperlicher Belastung
Grad III	Keine Beschwerden in Ruhe, Leistungseinschränkung und Atemnot schon bei **normaler** körperlicher Belastung
Grad IV	Atemnot in Ruhe, keine körperliche Belastung möglich

Nach dem *Verlauf* der Herzinsuffizienz werden unterschieden: akute Herzinsuffizienz (z. B. bei Myokardinfarkt, Lungenembolie) und chronische Herzinsuffizienz. Bei chronischer Herzinsuffizienz trennen wir nach dem Vorhandensein von Symptomen nur bei Belastung oder schon in Ruhe die **Belastungsherzinsuffizienz** (latente Herzinsuffizienz) von der sich später aus ihr entwickelnden **Ruheherzinsuffizienz** (manifeste Herzinsuffizienz) des Herzens. Um den *Schweregrad* einer Herzerkrankung zu charakterisieren, wird vielfach die Einteilung der New York Heart Association (NYHA) benutzt, die sich vorwiegend auf die subjektiven Angaben des Kranken stützt (Tabelle 2).

2 Ursachen und Pathophysiologie

Die kardiale Förderleistung (gemessen als Schlagvolumen, Herzzeitvolumen oder Schlagarbeit) wird durch die folgenden 4 Größen bestimmt (Abb. 1):
1. Vorlast,
2. Kontraktilität des Herzmuskels,
3. Nachlast und
4. Herzfrequenz.

Die Vorlast wird durch den enddiastolischen Ventrikeldruck determiniert, der wiederum von venösem Zufluß, Blutvolumen und Vorhoftätigkeit abhängt. Die Vorlast reguliert über die Vordehnung des Herzens nach dem Frank-Starling-Mechanismus die Förderleistung des Herzens. Die Kontraktilität des Herzmuskels wird durch sympathische Impulse über eine Stimulation der β1-Rezeptoren gesteigert. Sie wird durch Sauerstoffmangel, Azidose und Hyperkapnie vermindert. Die Nachlast wird durch

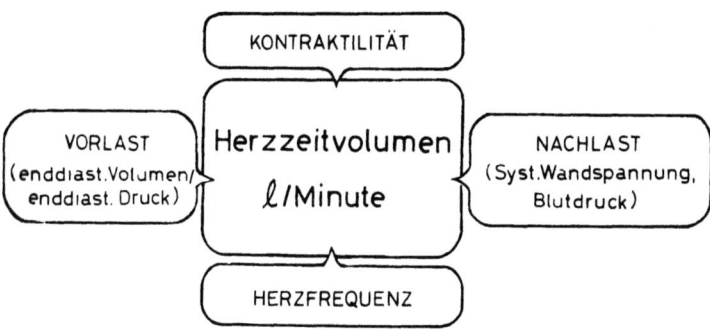

Abb. 1. Kardiale und extrakardiale Faktoren, die die Größe des Herzzeitvolumens bestimmen

die endsystolische Wandspannung des linken Ventrikels repräsentiert, die sich als Produkt aus intrakavitärem systolischen Druck und Kammerradius im Verhältnis zur Wanddicke errechnet. Bei Herzdilatation, Erhöhung des peripheren Widerstandes, Zunahme des intraarteriellen Blutvolumens und/oder Zunahme der Blutviskosität nimmt die Nachlast zu. Je stärker die Nachlast ansteigt, desto niedriger wird die Auswurffraktion der Herzkammern. Eine Herzinsuffizienz (Tabelle 3) kann durch 1. eine primäre Störung der Kontraktilität (primäre oder sekundäre Kardiomyopathie), 2. eine mechanische Behinderung der diastolischen Füllung des Herzens (Mitralstenose, konstriktive Perikarditis) oder 3. eine mechanische systolische oder diastolische Überlastung durch überhöhten Druck oder Volumen bei primär gesundem Herzmuskel infolge Hochdruck, Klappeninsuffizienzen, Klappenstenosen oder Shuntvitien entstehen. Eine Herzinsuffizienz entwickelt sich dann, wenn die Kompensationsmechanismen des Herzens ausgeschöpft sind. Es entwickelt sich dann ein Circulus vitiosus: die Abnahme der Auswurffraktion des Herzens führt zu einem Anstieg des linksventrikulären Füllungsdrucks, der aber nicht mehr von einer Zunahme der Förderleistung, sondern von einer Herzdilatation gefolgt ist, die wiederum eine Erhöhung von Wandspannung und Nachlast und damit eine weitere Abnahme der Auswurfleistung der Herzkammern nach sich zieht.

Als Kompensationsmechanismen einer Herzinsuffizienz sind zu nennen: 1. Der Frank-Starling-Mechanismus (Zunahme des enddiastolischen Volumens führt über eine Vergrößerung der Faserlänge zur Erhöhung der Auswurfleistung des Herzens), 2. die Stimulierung der Katecholaminsekretion und 3. die Entwicklung einer Herzhypertrophie. Die Faktoren, die zu einer Überlastung des Herzens führen, können im Einzelfall kombi-

Tabelle 3. Ursachen einer Herzinsuffizienz

1. *Primäre Störungen der Kontraktilität*
   Primäre Kardiomyopathien
   Sekundäre Kardiomyopathien

2. *Mechanische Behinderung der diastolischen Füllung*
   Mitralstenose
   Konstriktive Perikarditis

3. *Mechanische Überlastung*
   Systolisch: chronische arterielle Hypertonie, pulmonale Hypertonie, Aortenstenose, Pulmonalstenose
   Diastolisch: Mitralinsuffizienz, Aorteninsuffizienz, Shuntvitien

4. *Rhythmusstörungen*
   Vorhofflimmern
   Totaler AV-Block

Tabelle 4. Erkrankungen und Faktoren, die den Verlauf einer Herzinsuffizienz ungünstig beeinflussen

Lungenembolie
Myokardinfarkt
Bakterielle Endokarditis
Hypertonie
Infektionen
Thyreotoxikose
Anämie
übermäßige Kochsalz- u. Flüssigkeitszufuhr
Schwangerschaft

niert sein. Beispielsweise kann die Volumenbelastung des Herzens infolge einer Mitralinsuffizienz im späteren Lebensalter durch eine zusätzliche koronare Herzkrankheit mit sekundärer Kardiomyopathie verstärkt werden. Ebenso wird die verminderte Füllung des linken Ventrikels bei Mitralstenose durch das Auftreten von tachykarden Rhythmusstörungen weiter verschlechtert.

Begünstigende Faktoren für Entwicklung und Verschlechterung einer Herzinsuffizienz sind in Tabelle 4 zusammengestellt.

2.1 Druckbelastung

Hämodynamisch handelt es sich bei der Druckbelastung des Herzens um eine Erhöhung der Nachlast (afterload).
Herzinsuffizienz durch *Druckbelastung des linken Ventrikels:* Chronische arterielle Hypertonie, Aortenstenose. - Herzinsuffizienz durch *Druckbelastung des rechten Ventrikels:* pulmonale Hypertonie bei Lungenerkrankungen, Pulmonalstenose.

2.2 Volumenbelastung

Hämodynamisch handelt es sich bei der Volumenbelastung des Herzens um eine Erhöhung der Vorlast (preload).
Herzinsuffizienz durch Volumenbelastung: Aorteninsuffizienz, Mitralinsuffizienz, Trikuspidalinsuffizienz, angeborene Herzfehler mit Links-Rechts Shunt. Herzinsuffizienz durch erhöhten venösen Zufluß infolge gesteigertem Herzzeitvolumen: Hyperthyreose, AV-Fisteln, Leberzirrhose, Anämie.

2.3 Behinderung oder Abnahme des venösen Zuflusses

Herzinsuffizienz durch Behinderung des venösen Zuflusses: Mitralstenose, Trikuspidalstenose, Pericarditis constrictiva.
Verminderung des venösen Angebotes: Systemische Vasodilatation (beispielsweise im Fieber), Hypovolämie.

2.4 Herzmuskelerkrankungen

Herzinsuffizienz durch umschriebene regionale (Myokardinfarkt) oder diffuse Herzmuskelerkrankungen (primäre und sekundäre Kardiomyopathien, toxische Herzmuskelschädigungen, selten entzündliche Herzmuskelerkrankungen) oder die Einwirkung negativ-inotroper Pharmaka.

2.5 Rhythmus- oder Überleitungsstörungen

Herzinsuffizienz durch Rhythmus- oder Überleitungsstörungen: Gehäufte Extrasystolie, langanhaltende supraventrikuläre oder ventrikuläre Tachykardie, totaler AV-Block.

3 Krankheitsbild und Verlauf der Herzinsuffizienz

3.1 Globalinsuffizienz

Bei einer Globalinsuffizienz (biventrikuläre Herzinsuffizienz) findet sich ein Symptomenkomplex mit Dyspnoe oder Orthopnoe, Zyanose, Tachykardie, beidseitiger Herzdilatation, gestauten Halsvenen, Lebervergrößerung, beidseitigen Unterschenkelödemen und Oligurie (Tabelle 5). Bei lange bestehender chronischer Herzinsuffizienz kann sich eine kardiale Kachexie entwickeln.

Ausnahmen: Die Zyanose fehlt bei schwerer Anämie. Bei totalem AV-Block ist keine Tachykardie nachweisbar, bei einer Pericarditis constrictiva ist das Herz klein.

3.2 Linksherzinsuffizienz

Symptome einer Linksherzinsuffizienz (Tabelle 5): Atemnot bei Belastung oder schon in Ruhe, Schlafen mit erhöhtem Oberkörper, Tachykardie, linksseitige Herzvergrößerung, Galopprhythmus mit 3. oder 4. Herzton

Tabelle 5. Symptome der Herzinsuffizienz

Linksherzinsuffizienz	Rechtsherzinsuffizienz
▷ Dyspnoe	▷ Dyspnoe
▷ Linksdilatation	▷ Rechtsdilatation
▷ Zyanose	▷ Zyanose
▷ Galopprhythmus	▷ sichtbarer Jugularvenenpuls im Sitzen
▷ Stauungsbronchitis	▷ Stauungsleber
	▷ Ödeme
	▷ Proteinurie
	▷ Stauungsgastritis
	▷ Pleuratranssudate
	▷ Nykturie

über der Spitze (kann vom Geräuschbefund eines Herzfehlers überdeckt sein), Stauungsbronchitis mit rostfarbenem Auswurf, nächtliche Anfälle von Atemnot (Asthma cardiale). Bei *akuter* oder schwerer *Linksherzinsuffizienz* Entwicklung eines alveolären Lungenödems mit klein- bis mittelblasigen RGs über beiden Lungen (beim interstitiellen Lungenödem ist der Auskultationsbefund über den Lungen stumm).

3.3 Rechtsherzinsuffizienz

Symptome einer Rechtsherzinsuffizienz (Tabelle 5): Die für die Linksherzinsuffizienz genannten Symptome Zyanose, Dyspnoe, Tachykardie sind auch bei der Rechtsherzinsuffizienz vorhanden. Spezielle Symptome der Rechtsherzinsuffizienz sind Erhöhung des zentralen und peripheren Venendrucks, Vergrößerung des Herzens nach rechts durch Dilatation des rechten Vorhofes (bei isolierter Dilatation des rechten Ventrikels Vergrößerung des Herzens nach links), Lebervergrößerung (derbe Konsistenz der Leber), Nykturie, prätibiale Ödeme, Stauungsproteinurie, Stauungsgastritis (Inappetenz und Erbrechen), Pleuratranssudate (besonders rechts), Anasarka, Aszites (selten).

Bei *akuter Rechtsherzinsuffizienz* kann es durch die plötzliche Leberstauung zu heftigen rechtsseitigen Oberbauchbeschwerden kommen, die manchmal zunächst im Vordergrund des klinischen Bildes stehen.

Bei lange bestehender Linksherzinsuffizienz entwickelt sich später häufig eine zusätzliche Rechtsherzinsuffizienz. Bei einer so entstandenen *Globalinsuffizienz* werden durch die Rechtsherzinsuffizienz die Symptome der Linksherzinsuffizienz gelegentlich gebessert (Besserung der Atemnot bei Mitralinsuffizienz, wenn sich eine Stauungsleber und Ödeme entwickeln). Nicht selten tritt die Rechtsherzinsuffizienz *gleichzeitig* mit der Linksherzinsuffizienz auf, auch wenn primär nur eine linksseitige Herzbelastung vorliegt, dann nämlich, wenn bei plötzlichem Anstieg des Pulmonalisdruckes dem rechten Ventrikel keine Zeit zur Entwicklung einer Hypertrophie bleibt.

3.4 Komplikationen

Im Verlauf einer Herzinsuffizienz ist auf die folgenden Komplikationen zu achten: Periphere Phlebothrombose (Beine, Becken), Thrombenbildung im dilatierten rechten Vorhof (Lungeninfarkt, Lungenembolie), Thromben im linken Vorhof oder Ventrikel (arterielle Embolie), bakteriel-

Tabelle 6. Komplikationen bei chronischer Herzinsuffizienz

Phlebothrombosen
Lungenembolie
Arterielle Embolie
Bakterielle Endokarditis
Niereninsuffizienz
Digitalisintoxikation
Saluretikanebenwirkungen

le Endokarditis, Niereninsuffizienz. Als iatrogene Komplikationen, die das Bild der Herzinsuffizienz verschlechtern können, sind Glykosidintoxikation und Saluretikanebenwirkungen zu nennen (Tabelle 6).

4 Diagnose und Differentialdiagnose

Keines der vorgenannten Symptome ist für die Herzinsuffizienz pathognomonisch. Die Diagnose der Herzinsuffizienz ist um so sicherer, je mehr Zeichen einer Linksherz- oder Rechtsherzinsuffizienz nachgewiesen werden können.

4.1 Linksherzinsuffizienz

Das wichtigste Zeichen für die Diagnose einer Linksherzinsuffizienz ist die **Dyspnoe**. *Differentialdiagnose* der Dyspnoe: Respiratorische oder ventilatorische Insuffizienz bei Lungenerkrankungen (Emphysem, obstruktive Atemwegserkrankungen, Lungenfibrosen, Spontanpneumothorax, entzündliche Pleuraergüsse), Tachypnoe bei Anämie, azidotische Atmung (Niereninsuffizienz), Adipositas, Atemneurose.

Für die Differentialdiagnose zwischen einer Atemnot durch *respiratorische* bzw. *ventilatorische* oder *kardiale* Insuffizienz ist zunächst der Nachweis oder Ausschluß einer bronchopulmonalen Erkrankung entscheidend, der mit einfachen physikalischen Methoden gelingt (Spontanpneumothorax, Pleuraerguß, Asthma bronchiale, inspiratorischer Stridor durch Struma, Tracheastenose oder doppelseitige Recurrensparese).

Bei der rein respiratorischen oder ventilatorischen Insuffizienz ist der Venendruck (Halsvenen im Sitzen beobachten) nicht erhöht, sofern es sich

Tabelle 7. Diagnostisches Vorgehen bei chronischer Herzinsuffizienz

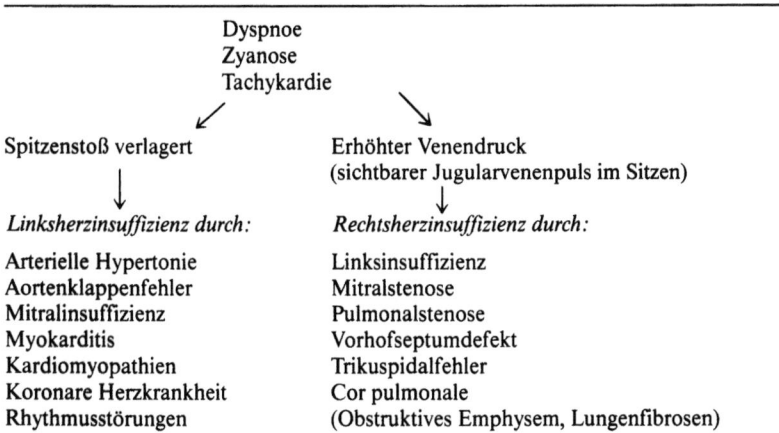

Linksherzinsuffizienz durch:	Rechtsherzinsuffizienz durch:
Arterielle Hypertonie	Linksinsuffizienz
Aortenklappenfehler	Mitralstenose
Mitralinsuffizienz	Pulmonalstenose
Myokarditis	Vorhofseptumdefekt
Kardiomyopathien	Trikuspidalfehler
Koronare Herzkrankheit	Cor pulmonale
Rhythmusstörungen	(Obstruktives Emphysem, Lungenfibrosen)

nicht um Erkrankungen handelt, die zur Belastung des rechten Herzens führen (akutes oder chronisches Cor pulmonale bei Lungenembolie oder obstruktivem Lungenemphysem).

In der Praxis stellt sich häufig die Frage nach der Ursache einer Belastungsdyspnoe. In diesen Fällen muß u. U. zum Ausschluß oder Nachweis einer kardialen- oder bronchopulmonalen Erkrankung das ganze Spektrum der heute möglichen kardiologischen und pulmonologischen Untersuchungsmethoden eingesetzt werden.

Über häufigere Ursachen einer Links- u. Rechtsherzinsuffizienz orientiert Tabelle 7.

Nicht selten wird von jungen Menschen mit organisch gesundem Herzen Atemnot im Rahmen vegetativer Störungen angegeben *(Atemneurose)*. Abzugrenzen davon ist Atemnot bei *starker* körperlicher Belastung oder erstrebter Leistung infolge *Trainingsmangels*.

Bei einer weiteren Gruppe sind Atemnot und mangelnde körperliche Leistungsfähigkeit bei durchschnittlicher Beanspruchung des täglichen Lebens durch ein *Hyperkinetisches Herzsyndrom* verursacht, das durch eine Ruhetachykardie und überhöhten Frequenzanstieg unter Belastung charakterisiert ist (s. S. 283).

4.2 Rechtsherzinsuffizienz

Für die Diagnose einer Rechtsherzinsuffizienz hat sich die Schätzung des zentralen **Venendrucks** bewährt, da Lebervergrößerung und Ödeme auch durch extrakardiale Erkrankungen bedingt sein können. Beim Menschen sind normalerweise im Liegen die gefüllten pulsierenden Jugularisvenen sichtbar. Bei Aufrichten des Oberkörpers auf 90° verschwindet dieser sichtbare Jugularispuls hinter der Klavikula, wenn der zentrale Venendruck normal ist. Sieht man in dieser Stellung pulsierende Jugularvenen, so entspricht die Distanz zwischen Angulus Ludovici und Spitze der pulsierenden Jugularisvenen am Hals dem zentralen Venendruck (Abb. 2). Bei normalem zentralem Venendruck und Fehlen einer Rechtsinsuffizienz ist beim Sitzenden in der Supraklavikulargrube und am Hals keine Venenpulsation zu sehen. Abzugrenzen sind die prallgefüllten, aber nicht pulsierenden Halsvenen bei Einflußstauung durch Struma oder Mediastinaltumoren.

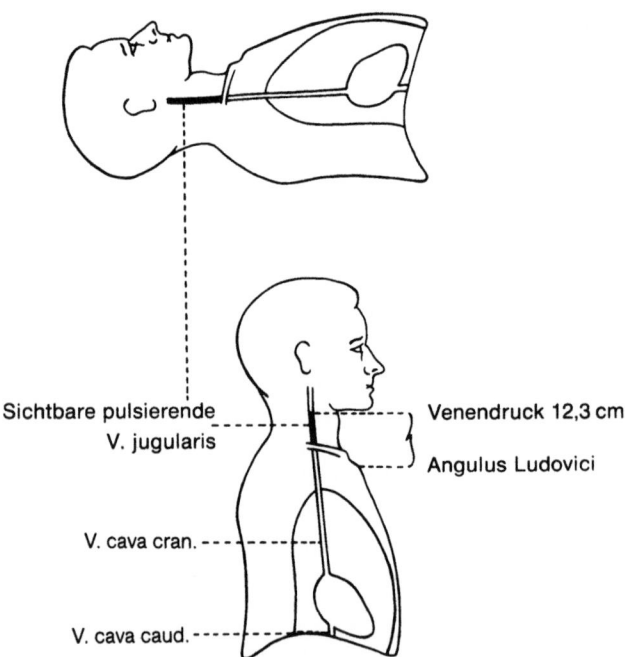

Abb. 2. Jugularispulsation, beim Gesunden im Liegen am Hals sichtbar. Eine sichtbare Jugularispulsation im Sitzen bedeutet einen pathologisch erhöhten Venendruck, der aus dem Abstand zwischen rechtem Vorhof und Spitze der pulsierenden Vene approximativ geschätzt werden kann

4.3 Zyanose

Bei der Differentialdiagnose der Zyanose ist an Polyzythämie bzw. Polyglobulie, Methämoglobinämie, arterielle Hypoxie durch Lungenerkrankungen sowie lokale Akrozyanose zu denken. Polyzythämie bzw. Polyglobulie sind leicht durch Bestimmung von Hb, Erythrozytenzahl und/oder Hämatokrit nachweisbar. Bei schwerer Globalinsuffizienz und bei dekompensiertem Cor pulmonale ist die Zyanose z. T. durch die symptomatische Polyglobulie bedingt (bei einer Polyzytämie sind zusätzlich Leukozyten und Thrombozyten erhöht). Für den Nachweis einer *Methämoglobinämie* muß Zitrablut an ein medizinisch-diagnostisches Laboratorium eingesandt werden (bestimmte Formen der Methämoglobinämie bilden sich vorübergehend nach i. v. Injektion von Ascorbinsäure zurück).

Die Diagnose einer Zyanose durch *arterielle Hypoxie* bei Lungenerkrankungen macht eine Blutgasbestimmung und Ermittlung der arteriellen Sauerstoffspannung (Normalwerte altersabhängig 80-100 Torr) erforderlich (Bestimmung aus kapillärem oder arteriellem Blut sofort nach Blutentnahme notwendig).

Häufig ist bei Adipositas eine leichte Lippenzyanose vorhanden, die nicht durch eine Herzinsuffizienz, sondern *lokale venöse Stase* bedingt ist.

4.4 Tachykardie

Eine Tachykardie kann auch bei anderen Erkrankungen als bei der Herzinsuffizienz vorkommen: Anämie, Hyperthyreose, Urämie, Hypovolämie, Fieber.

4.5 Stauungsleber

Die Differentialdiagnose der Stauungsleber umfaßt alle Formen der Hepatomegalie, insbesondere Fettleber, chronische Hepatitis und Leberzirrhose.

4.6 Ödeme

Doppelseitige prätibiale Ödeme können auch durch Nieren- oder Lebererkrankungen, eine beidseitige primäre oder sekundäre Varikosis (chronisch-venöse Insuffizienz), Lymphödem, Hypokaliämie oder medikamentös (Indometazin, Diclofenac u. a.) bedingt sein. Bei jungen Frauen ist ein idiopathisches Ödem nicht selten. Ödeme entstehen auch durch Mißbrauch von Diuretika oder Abführmitteln, die einen sekundären Hyperaldosteronismus induzieren.

4.7 Dilatation des Herzens

Bei der Mehrzahl der Patienten mit chronischer Herzinsuffizienz ist eine Dilatation des Herzens mit Vergrößerung des rechten (Seitenaufnahme!) oder linken Ventrikels nachweisbar. Eine Ausnahme bilden die Pericarditis constrictiva (bei der das Herz meist normal groß ist) und die primäre hypertrophe Kardiomyopathie. Ebenso wie ein pathologisches EKG ist nicht jede Herzvergrößerung gleichbedeutend mit einer Herzinsuffizienz (Vergrößerung des Herzens bei Links-Rechts-Shunt ohne Herzinsuffizienz).

4.8 Belastungsherzinsuffizienz

Schwierig ist in der Praxis die Diagnose und Differentialdiagnose einer Belastungsinsuffizienz des linken Ventrikels (linksventrikuläre Dysfunktion). Dies betrifft insbesondere die Abgrenzung einer Atemnot bei stärkerer körperlichen Belastung infolge einer Belastungsherzinsuffizienz gegenüber einer Atemnot durch Emphysem oder Trainingsmangel beim älteren Menschen. In der Praxis empfiehlt sich zunächst die Bestimmung von Vital- und Einsekundenkapazität als grobe Parameter der ventilatorischen Funktion. Das Ruheelektrokardiogramm ist in diesen Fällen häufig nicht hilfreich. Das Elektrokardiogramm läßt als solches die Diagnose einer Herzinsuffizienz nicht zu, da aus den elektrischen Vorgängen keine Rückschlüsse auf die mechanische Funktion des Herzmuskels möglich sind. EKG-Veränderungen beweisen keine Linksherzinsuffizienz. Eine Klärung der Frage, ob eine Belastungsherzinsuffizienz vorliegt oder nicht, gelingt nur durch Messung des Herzzeitvolumens und der Druckwerte im kleinen Kreislauf in Ruhe und unter dynamischer Belastung am Fahrradergometer mittels Einschwemmkatheterisierung (s. S. 50).

Tabelle 8. Ursachen einer „therapierefraktären" Herzinsuffizienz

---
Terminalstadium von Herzklappenfehlern und Kardiomyopathien
Bakterielles Endokarditis
Herzwandaneurysma
Pericarditis constrictiva
Rezidivierende Lungenembolien
Monosymptomatische Hyperthyreose
Vitamin-B_1-Mangel

4.9 Therapierefraktäre Herzinsuffizienz

Führt eine Glykosid- und Saluretikatherapie zu keiner Besserung einer Herzinsuffizienz, so spricht man von „therapierefraktärer" Herzinsuffizienz. Unter den in Tabelle 8 aufgeführten Ursachen sind auch einige Krankheitsbilder aufgeführt, die bei gezielter Behandlung einer therapeutischen Besserung zugänglich sind.

Die Diagnose einer therapierefraktären Herzinsuffizienz soll daher erst nach Ausschöpfung aller diagnostischen und therapeutischen Möglichkeiten gestellt werden. In vielen Fällen ist die Therapieresistenz Ausdruck einer Erschöpfung der Reservekräfte des Herzmuskels und damit Zeichen des Finalstadiums. Bei diesen Patienten ist nicht selten im Blut eine ausgeprägte Hyponatriämie (unter 130 mval/l) nachweisbar, die auf einen Zusammenbruch der Zellmembranfunktion hinweist.

5 Allgemeine Gesichtspunkte zur Therapie der Herzinsuffizienz

5.1 Kausale Therapie

Eine kausale Therapie (Tabelle 9) einer Herzinsuffizienz ist möglich durch Normalisierung des Blutdrucks bei einer chronischen arteriellen Hyperto-

Tabelle 9. Kausaltherapeutische Maßnahmen bei chronischer Herzinsuffizienz

Ursache	Therapie
Klappenfehler (Grad III und IV)	Prothetischer Klappenersatz
Rheumatische Karditis	Steroide
Bakterielle Endokaritis	Antibiotika
Chronische arterielle Hypertonie	Antihypertensiva

nie, Heilung einer rheumatischen oder bakteriellen Karditis, herzchirurgische Eingriffe bei angeborenen oder erworbenen Herzfehlern, Herzwandaneurysma oder Concretio pericardii, Beseitigung von Rhythmusstörungen, Besserung einer chronischen asthmoiden Bronchitis, Beeinflussung einer Hyperthyreose oder einer Hypothyreose.

5.2 Symptomatische Therapie

Bei der Mehrzahl der Kranken mit Herzinsuffizienz ist nur eine symptomatische Therapie möglich. Dies gilt vor allem für nicht (mehr) operable Herzfehler, Myokardfibrosen bei koronarer Herzkrankheit mit mehrfachen Myokardinfarkten und primäre und sekundäre Kardiomyopathien.

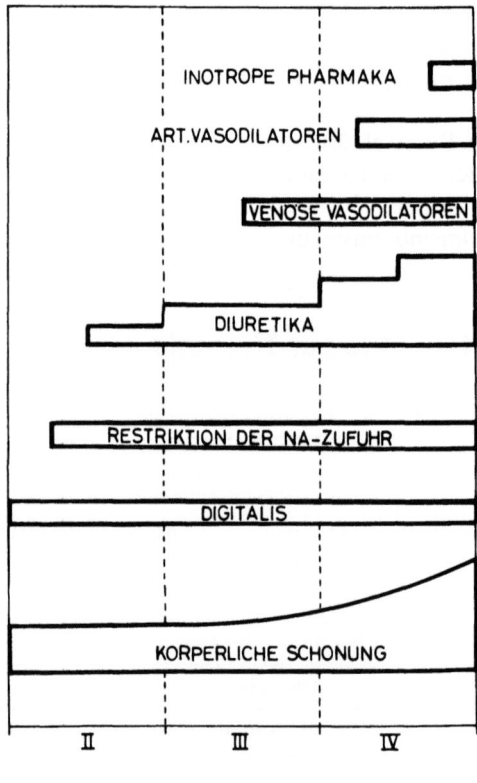

Klinischer Schweregrad (NYHA)

Abb. 3. Stufentherapie der Herzinsuffizienz (nach Braunwald)

5.3 Prinzipien

Die Prinzipien der symptomatischen Therapie sind die Verabfolgung von Herzglykosiden, Diuretika, Reduzierung der körperlichen Aktivität (aber nicht völlige Immobilisierung) sowie Kochsalz- und Flüssigkeitsbeschränkung nach einem Stufenschema (Abb. 3) entsprechend dem Schweregrad der Herzinsuffizienz. Auslösende Faktoren müssen beseitigt werden (Infekte u. a.). Ergänzende Maßnahmen stellen die Punktion von Pleuraergüssen oder eines Perikardergusses dar. Wichtig ist bei schwerer manifester Herzinsuffizienz, vor allem bei denjenigen mit Vorhofflimmern, eine Thromboseprophylaxe mit Antikoagulanzien, zumindest bis zur Rekompensation mit Low-dose-Heparin. Bei Patienten, die auf diese Therapie nicht oder nicht mehr ansprechen, sollte der Einsatz arterieller Vasodilatoren (ACE-Hemmer) erwogen werden. Die medikamentösen Maßnahmen zielen darauf ab, Vor- und Nachlast des Herzens zu senken, die Inotropie des Herzmuskels zu steigern und die bei Herzinsuffizienz reduzierte renale Natriumausscheidung zu erhöhen (Tabelle 10 und 11). Der bei Herzinsuffizienz erhöhte enddiastolische Druck im linken Ventrikel und das verminderte Herzzeitvolumen werden durch die medikamentöse Maßnahme unterschiedlich beeinflußt (Abb. 4): Nitrate und Diuretika senken den Füllungsdruck des Herzens und reduzieren dadurch die Stauungssymptome, das Herzzeitvolumen bleibt gleich oder steigt leicht an (bei starker

Tabelle 10. Prinzipien der Therapie der Herzinsuffizienz

- ☐ Ruhigstellung
- ☐ Herzglykoside
- ☐ Diuretika
- ☐ Kochsalz- und Flüssigkeitsbeschränkung
- ☐ Beseitigung auslösender Faktoren (Infekte, Rhythmusstörungen)
- ☐ Ergänzende Maßnahmen (Pleurapunktion, Thromboseprophylaxe)
- ☐ Gegebenenfalls arterielle Vasodilatoren (ACE-Hemmer)

Tabelle 11. Angriffspunkte der medikamentösen Therapie bei Herzinsuffizienz

Vorlast ↓	Inotropie ↑	Nachlast ↓	Renale Natriumausscheidung ↑
Nitrate	Digitalisglykoside	ACE-Hemmer	Diuretika
Diuretika	Katecholamine (Dopamin, Dobutamin) Phosphodiesterase-Hemmer (Amrinon)		

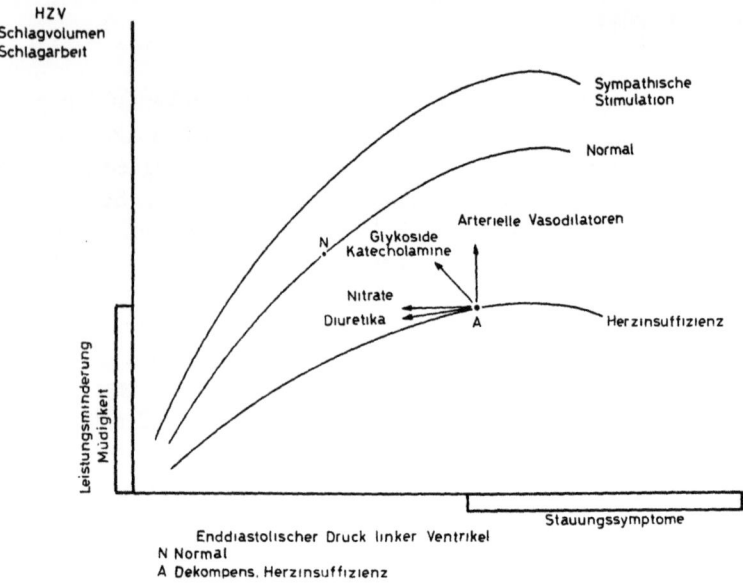

Abb. 4. Einfluß von Pharmaka auf den enddiastolischen Druck im linken Ventrikel und das Herzzeitvolumen

Diurese kann es nach Diuretika sogar leicht absinken). Glykoside, Katecholamine und arterielle Vasodilatoren bewirken überwiegend eine Steigerung des Herzzeitvolumens und eine Verbesserung der Symptome, die durch dessen Abnahme bedingt sind (Leistungsabnahme, Müdigkeit).

6 Therapie der akuten Herzinsuffizienz

Bei der Behandlung der Herzinsuffizienz soll unterschieden werden zwischen Maßnahmen bei *akuter* Herzinsuffizienz und der Behandlung der *chronischen* Herzinsuffizienz.

Tabelle 12. Behandlung der akuten Globalinsuffizienz des Herzens

1. *Herzglykoside*
- ☐ Digitoxin (Digimerck)
  - 1. Tag: 0,4 mg oral
  - 2. Tag: 0,4 mg oral
  - 3. Tag: 0,2 mg oral
  - ab 4. Tag: 0,07-0,1 mg oral

  oder
- ☐ Digoxin (Lanicor)
  - 1. Tag: 0,75 mg oral
  - 2. Tag: 0,75 mg oral
  - ab 3. Tag: 0,25-0,375 mg oral

  oder
- ☐ β-Acetyldigoxin (Novodigal)
  - 1. Tag: 0,6 mg oral
  - 2. Tag: 0,6 mg oral
  - ab 3. Tag: 0,3 mg oral

2. *Diuretika*
- ☐ Lasix — 1.-4. Tag: 40 mg oral

  oder
- ☐ Esidrix — 1.-4. Tag: 25-50 mg oral

☐ 3. Für *Nachtruhe* sorgen (Adumbran, Imeson, Valium)

☐ 4. *Flüssigkeitszufuhr* 1 l pro Tag

☐ 5. *Thromboseprophylaxe* (Calciparin 3mal 5000 IE subkutan)

☐ 6. Gegebenenfalls Pleuraerguß abpunktieren

6.1 Akute Globalinsuffizienz

Therapie der akuten Globalinsuffizienz des Herzens: Bei akuter Herzinsuffizienz infolge Dekompensation von Klappenfehlern, eines Hochdrucks oder einer Myokardfibrose durch koronare Herzkrankheit empfiehlt sich eine **mittelschnelle Sättigung** des Herzens mit **Herzglykosiden** in 2-4 Tagen. Zusätzlich ist für 4-6 Tage die tägliche Gabe von Diuretika angezeigt. Für Nachtruhe und weichen Stuhlgang muß gesorgt, die Flüssigkeitszufuhr auf 750 ml-1 l pro Tag beschränkt werden. Größere Pleuraergüsse sind abzupunktieren. Eine Thromboseprophylaxe ist einzuleiten (Tabelle 12).

Bei Inappetenz und Übelkeit durch Stauungsgastritis werden Glykoside und Diuretika in den ersten Tagen am besten *parenteral* (i.v.) verabfolgt.

6.2 Akute Linksherzinsuffizienz (Lungenödem)

In der Praxis ist als initiale Maßnahme aufrechte Lagerung des Kranken, die Gabe von Nitroglyzerin sublingual, Furosemid sowie Sedierung notwendig (Tabelle 13). Weitere Maßnahmen sind die parenterale Gabe von Digitalisglykosiden (sofern vorher keine Digitalisierung erfolgt ist) und, wenn möglich, die Sauerstoffzufuhr über eine Nasensonde. Bei Polyglobulie kommt zusätzlich ein Aderlaß von 400 bis 500 ml in Betracht.

In der Klinik werden bei schwerer akuter Globalinsuffizienz zusätzlich als positiv-inotrop wirksame Substanzen *Dopamin* und *Dobutamin* und zur Senkung des bei der akuten Globalinsuffizienz stark erhöhten Druckes im kleinen Kreislauf der venöse Vasodilator *Nitroglyzerin* über eine maschinelle Infusion mehrere Tage lang verabfolgt.

6.3 Akute Rechtsherzinsuffizienz

Die Behandlung einer akuten Rechtsherzinsuffizienz ist bis heute unbefriedigend. Liegt eine fulminante oder massive Lungenembolie zugrunde, so ist die schnellstmögliche Einleitung einer Lysebehandlung mit Streptokinase oder Urokinase lebensrettend (Eventuell 1 Million Urokinase als Bolus in 15 min i.v.) Die chirurgische Entfernung eines Embolus im Pulmonalishauptstamm ist nur unter optimalen Voraussetzungen möglich. Bei der konservativen Behandlung bis zum Eintreffen im Krankenhaus ist die Schockbehandlung vordringlich (Dopamin). Zusätzlich ist Sedierung (Diazepam), Sauerstoffzufuhr und Digitalisierung notwendig (Tabelle 14). Bei akuter Dekompensation eines chronischen Cor pulmonale bei bronchopulmonalen Erkrankungen sind Digitalisglykoside (vorsichtig dosiert), Saluretika und bei Vorliegen einer Polyglobulie ein Aderlaß angezeigt.

7 Therapie der chronischen Herzinsuffizienz

Die Therapie der chronischen Herzinsuffizienz richtet sich nach deren Schweregrad (s. Abb. 3). Bei Schweregrad NYHA I-II (s. S. 82) reichen im allgemeinen körperliche Schonung, Digitalis und evtl. Diuretika in kleinen Dosen (Thiazide) aus. Beim Schweregrad NYHA III sind stärkere Einschränkung der körperlichen Aktivität, Digitalis und Diuretika in höheren

Tabelle 13. Initial-Behandlung des Lungenödems

- Aufrechte Lagerung
- Nitrolingual rot, 2 Kaps. zerbeißen, Gabe ggf. 2mal nach 5 min wiederholen
- Furosemid (Lasix) 2-3 Amp. á 20 mg i. v.
- β-Acetyldigoxin (Novodigal) 1 Amp. á 0,4 mg i. v.
  oder β-Methyldigoxin (Lanitop) 1 Amp. á 0,2 mg i. v.
- Morphin 10 mg subkutan
- Sauerstoff über Nasensonde 1-2 l/min

Tabelle 14. Therapie der akuten Rechtsinsuffizienz durch massive Lungenembolie

- Schockbekämpfung mit Dopamin 50 mg/500 ml 5%iger Laevulose (Tropfgeschwindigkeit 40 Tropf./min)
- Sauerstoff (Nasensonde)
- Valium 5 mg i. v.
- Novodigal 1 Amp. á 0,4 mg i. v.
- Fibrinolyse (1-2 Mill. Urokinase als Bolus in 15 min i. v.)

Dosen notwendig und beim Schweregrad NYHA IV initial Bettruhe oder Lehnstuhlbehandlung, hohe Dosen Diuretika (Schleifendiuretika) und ggf. Vasodilatoren erforderlich.

7.1 Herzglykoside. Indikationen und Kontraindikationen

Herzglykoside steigern die Kontraktilität des Herzmuskels (positiv-inotrope Wirkung), verlangsamen die Herzfrequenz (negativ-chronotrope Wirkung), erhöhen die Erregbarkeit des Herzens (positiv-bathmotrope Wirkung) und verzögern die Leitungsgeschwindigkeit (negativ-dromotrope Wirkung).

Ihr Angriffspunkt besteht in einer Hemmung der Aktivität der Na-K-ATPase, die in der Zellmembran der Herzmuskelzelle lokalisiert ist. Dadurch kommt es zu einer Verminderung des Natriumausstroms mit Anstieg der intrazellulären Konzentration von Natrium und freien Kalziumionen. Letztere aktivieren konzentrationsabhängig die Myosin-ATPase und damit die Kontraktilität der Herzmuskelfasern.

Wirkungsunterschiede zwischen den einzelnen Herzglykosiden bestehen nicht. Grundsätzlich kann jede Herzinsuffizienz mit einem der in Tabelle 12 u. 16 aufgeführten Präparate behandelt werden, die pharmakodynamisch gleich wirksam sind. Unterschiede zwischen den einzelnen Glykosiden bestehen nur in der Pharmakokinetik, d. h. enteraler *Resorp-*

tion, Bioverfügbarkeit und *Abklingquote.* Die Abklingquote geht der Halbwertszeit der Glykoside im Blut parallel. Für den Arzt für Allgemeinmedizin empfiehlt es sich, in der Praxis nur 1-2 der in Tabelle 12 u. 16 angegebenen Glykoside anzuwenden und damit genügend eigene Erfahrung zu gewinnen.

Folgende Begriffe werden für die pharmakodynamische Charakterisierung der einzelnen Digitalisglykoside verwendet:

Resorptionsquote: Prozentsatz der enteral verabfolgten Dosis.

Abklingquote: Prozentualer täglicher Wirkverlust.

Vollwirkdosis: Aktuelle Dosis im Organismus, bei dem das Präparat seine optimale Wirkung entfaltet (1-1,2 mg).

Erhaltungsdosis: Tägliche Glykosiddosis zur Aufrechterhaltung der Vollwirkdosis.

Für die Praxis kommen Digoxin, Acetyldigoxin, Methyldigoxin und Digitoxin in Betracht. Digitaloide zweiter Ordnung aus Maiglöckchen, Adonis, Oleander usw. sind für die Behandlung einer Herzinsuffizienz nicht geeignet.

Jede Glykosidbehandlung bei chronischer Herzinsuffizienz ist in der Regel eine *lebenslange* Dauerbehandlung. Außer der Anwendung bei Ruhe- und Belastungsinsuffizienz des Herzens sind für die Therapie mit Herzglykosiden weitere *Indikationen:* tachysystolisches Vorhofflimmern, paroxysmale supraventrikuläre Rhythmusstörungen mit gehäuften Anfällen und die Behandlung mit β-Blockern bei latenter Herzinsuffizienz (Tabelle 15).

Keine Indikation zu einer Behandlung mit Herzglykosiden besteht bei operativen Eingriffen bei Kranken und alten Menschen ohne Belastungs- oder Ruheinsuffizienz des Herzens, bei Schrittmacherpatienten ohne Herzinsuffizienz, bei chronischer arterieller Hypertonie ohne Herzinsuffizienz, bei Links- oder Rechtshypertrophie im EKG ohne Herzinsuffizienz und bei akutem oder abgelaufenem Myokardinfarkt ohne Herzinsuffizienz.

Kontraindikationen einer Behandlung mit Herzglykosiden sind die obstruktive hypertrophe Kardiomyopathie, Hyperkalziämie, Hyperkaliämie und bradykarde Rhythmusstörungen.

Tabelle 15. Indikationen für die Behandlung mit Herzglykosiden

- ☐ Ruhe- und Belastungsinsuffizienz des Herzens
- ☐ tachysystolisches Vorhofflimmern
- ☐ Paroxysmale supraventrikuläre Rhythmusstörungen mit gehäuften Anfällen
- ☐ Behandlung mit β-Blockern bei latenter Herzinsuffizienz

7.1.1 Glykosidbehandlung bei chronischer Herzinsuffizienz

Die Behandlung einer chronischen Herzinsuffizienz mit Herzglykosiden besteht aus 2 Abschnitten:
a) Der initialen Aufsättigung zur Erreichung der „Vollwirkdosis" und
b) der daran anschließenden **Erhaltungsbehandlung**.
Die erforderlichen Dosen richten sich nach enteraler Resorptionsquote und täglichem Wirkverlust (Abklingquote) der einzelnen Herzglykoside. In Tabelle 16 ist für die gebräuchlichsten Herzglykoside die Dosierung für die Initial- und die Erhaltungsbehandlung zusammengestellt.

Angegeben sind die Dosen für eine mittelschnelle Sättigung innerhalb von 3-4 Tagen per os. Eine mittlere Glykosidtoleranz wurde vorausgesetzt. Als mittlere Vollwirkdosis wurde 1 mg zugrundegelegt. Bei Vorhofflimmern mit tachykarder Kammeraktion ist die Vollwirkdosis größer (bis 1,5 mg). Digitoxin muß bei Adipösen wegen der Fettlöslichkeit der Substanz höher dosiert werden. Auf eine abweichende Dosierung durch veränderten (erniedrigten oder erhöhten) Glykosidbedarf des Herzens infol-

Tabelle 16. Orale Herzglykosidbehandlung

Freiname Handelsdosen	Digitoxin mg	α-Acetyl- digoxin mg	Digoxin mg	β-Methyl- digoxin mg	Strophan- tin mg i. v.
Aufsättigungs- behandlung					
1. Tag	0,3	0,6	0,75	0,4	0,125
2. Tag	0,3	0,6	0,75	0,4	0,25
3. Tag	0,3				
Erhaltungsdosis	0,07-0,1	0,3-0,4	0,25-0,375	0,15-0,2	0,25
Biologische Verfüg- barkeit der oralen Dosis (in %)	90	80	70-80	90	(10)
Wirkverlust pro Tag (in %)	7	30	30	20	40
Wartezeit nach Gly- kosidintoxikation in Tagen	8-10	3-4	3	3	1
Handelspräparate	Digimerck	Novodigal Sandolanid	Digacin Lanicor Lenoxin	Lanitop	Kombetin

ge Erkrankungen oder veränderter Elimination des Digoxins durch die Niere wird weiter unten eingegangen.

Die Vollwirkdosis ist mit 1 mg zu veranschlagen, bei Vorhofflimmern mit tachykarder Kammeraktion höher (bis 1,5 mg).

Wenn keine akute Notfallsituation besteht, kann für bestimmte Glykoside von vornherein mit der **Erhaltungsdosis** begonnen werden. Mit den in Tabelle 16 genannten Erhaltungsdosen werden so für Digoxin, Acetyldigoxin und Methyldigoxin nach 4 Tagen Minimalwirkspiegel, die bei 25-50% der Vollwirkdosis liegen, erzielt, mit Digitoxin allerdings erst in 3 Wochen. Der therapeutische Glykosidspiegel liegt für Digoxin im Plasma zwischen 0,6 und 1,5 ng/ml. Digoxinspiegel über 2 ng/ml sind häufig mit Zeichen der Digitalisintoxikation verbunden. Für Digitoxin beträgt die therapeutisch günstige Konzentration im Plasma 15-25 ng/ml.

Eine Indikation für die Untersuchung der Glykosidkonzentration im Blut besteht bei Verdacht auf Digitalisintoxikation, bei Verdacht auf unregelmäßige Einnahme und bei Kranken mit Niereninsuffizienz. Auch bei älteren Patienten jenseits des 70. Lebensjahres empfiehlt sich u. U. eine Kontrolle der Glykosidkonzentration im Blut, die immer früh vor der ersten Einnahme erfolgen muß.

7.1.2 Glykosidbedarf

Der Glykosidbedarf, d. h. der für die Rekompensation einer Herzinsuffizienz erforderliche Vollwirkspiegel ist individuell unterschiedlich (Abb. 5). Im allgemeinen ist die Glykosidtoleranz um so niedriger, je schwerer die Herzinsuffizienz ist.

Bei *verminderter Glykosidtoleranz* (Tabelle 17) treten mit den angegebenen Dosen oder bereits vor Erreichen der Vollwirkdosis Zeichen einer *Glykosidintoxikation* (Tabelle 18) auf: Inappetenz, Übelkeit, zerebrale Symptome (Verwirrtheit, Kopfschmerzen, Unruhe), ventrikuläre Extrasystolen (häufig als Bigeminus), supraventrikuläre Extrasystolen, AV-Block 1. oder 2. Grades (relativ häufig als Wenckebach-Periodik). Eine ausgeprägt muldenförmige ST-Senkung im EKG ist dagegen allein kein Zeichen einer Glykosidintoxikation.

Bei Glykosidintoxikation wird das Präparat für so viele Tage abgesetzt, bis ein Wirkungsverlust um 50% eintritt (s. Tabelle 16). Danach wird mit einer niedrigeren Erhaltungsdosis fortgefahren. Bei einer Intoxikation mit Digitoxin beträgt nach Tabelle 16 die glykosidfreie Pause 8 Tage. Danach wird eine niedrigere Erhaltungsdosis pro Tag gegeben (0,07 mg/d) und der Digitoxinspiegel nach gegebener Zeit erneut kontrolliert.

Abb. 5. Schematische Darstellung der Glykosidwirkung und des Auftretens von Nebenwirkungen in Abhängigkeit von der individuellen Vollwirkdosis

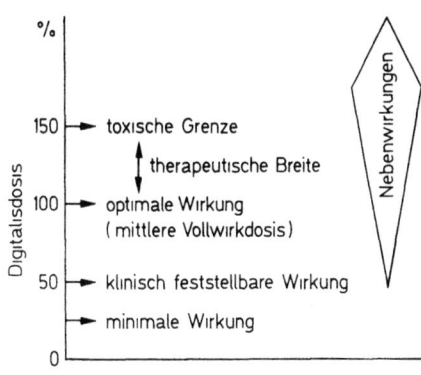

Tabelle 17. Glykosidbedarf

▷ Erhöht bei:	▷ Vermindert bei:
Tachykardie	Bradykardie
Tachyarrhythmie	Untergewicht
Fieber	Höheres Lebensalter
Hyperthyreose	Schwere Herzmuskelschädigung
Adipositas	Myokardinfarkt (falls notwendig)
	Myokarditis
	Hypokaliämie (Diuretika, Laxantien)
	Hyperkaliämie, Hyperkalziämie
	Arterielle Hypoxie (Cor pulmonale)
	Niereninsuffizienz (besonders für Digoxin)
	Hypothyreose

Tabelle 18. Symptome bei Glykosidintoxikation

▷ Übelkeit
▷ Inappetenz
▷ Gelbsehen
▷ ventrikuläre Extrasystolie (Bigeminus)
▷ AV-Block 1. oder 2. Grades

Tabelle 19. Therapie der Glykosidintoxikation

☐ Digitalispräparat absetzen (2-10 Tage je nach Abklingquote) (s. Tabelle 16)
☐ Kalium per os 40-80 mval (1-2 Tabl. Kalinor-Brausetabl. oder 2mal 2 Kalium-Duriles)
☐ Extrasystolie: Phenytoin = Zentropil 100-300 mg p. o. (1-3 Tabl.)
  oder Epanutin 125-250 mg langsam i. v. (0,5-1 Amp.)
☐ Bradykardie: Atropin 0,5-1 mg i. v.

Zusätzliche **Therapie der Glykosidintoxikation** (Tabelle 19): 40-80 mval Kalium oral (1-2 Kalium-Brausetabletten oder 4 Kalium-Duriles), bei ventrikulären Extrasystolen Diphenylhydantoin (Epanutin 125 mg langsam i. v. oder Zentropil 100-300 mg oral), bei Bradykardie und AV-Block 2. Grades Atropin 0,5-1 mg i. v.

Bei schweren akuten Intoxikationen durch extrem hohe Digitoxindosen ist in der Klinik die Hämoperfusion oder Plasmaseparation und bei Intoxikationen mit Digoxin die Gabe von glykosidspezifischen Antikörpern erforderlich.

Ursachen einer *verminderten Glykosidtoleranz,* die den Glykosidbedarf herabsetzt (Tabelle 17), sind schwere Herzinsuffizienz, Kaliummangel (verstärkt durch gleichzeitige Diuretikagabe oder Durchfälle), arterielle Hypoxie (Cor pulmonale) und verzögerte renale Ausscheidung der Glykoside durch Niereninsuffizienz.

Bei kompensierter Niereninsuffizienz (Serumkreatinin 2-4 mg/dl) beträgt der Glykosidbedarf für Digoxin und seine Derivate, die renal eleminiert werden, die Hälfte der Erhaltungsdosis. Bei präterminaler und terminaler Niereninsuffizienz (Kreatinin über 6 mg/dl) beträgt der Glykosidbedarf ein Viertel der Erhaltungsdosis. Digitoxin, das vorwiegend über die Leber ausgeschieden wird, soll bei Niereninsuffizienz von der üblichen Erhaltungsdosis von 0,1 mg auf 0,07 mg/Tag reduziert werden. Im Alter sinkt die glomeruläre Filtrationsrate auf durchschnittlich die Hälfte ab, so daß dementsprechend eine Reduktion der Digoxindosis um 50% notwendig ist. Der Glykosidbedarf ist auch bei Untergewicht niedriger.

Ist die *Glykosidtoleranz* des Herzens *erhöht* (Tabelle 17), so reicht die in Tabelle 16 angegebene Vollwirkdosis für die Besserung der Herzinsuffizienz nicht aus (hoher Glykosidbedarf). Die *Vollwirkdosis* wird dann von 1

Tabelle 20. Glykosidinteraktionen - Änderung der Pharmakokinetik von Digoxin

1. *Dosisreduktion* von Digoxin erforderlich bei:

   Einschränkung der Nierenfunktion
   Chinidin
   Kalziumantagonisten
   Amiodarone

2. *Dosiserhöhung* von Digoxin erforderlich bei:

   Hyperthyreose
   Malabsorption
   Neomycin
   Cholestyramin
   Metoclopamid

auf 1,5 mg *erhöht* und daran anschließend mit der Erhaltungsdosis fortgefahren. Höhere Glykosiddosen werden auch dann benötigt, wenn die enterale Resorption bei schwerer Rechtsherzinsuffizienz verschlechtert ist. In diesen Fällen empfiehlt sich für die initiale Sättigungsbehandlung besser die *parenterale Gabe* der Herzglykoside in kleinen Dosen.

Weitere Interaktionen, die den Glykosidbedarf für Digoxin beeinflussen, sind in Tabelle 20 zusammengestellt. Klinisch wichtig ist der reduzierte Bedarf bei gleichzeitiger Chinidingabe.

7.1.3 Erfolg der Glykosidtherapie

Ein Erfolg der Glykosidtherapie ist besonders bei der Dekompensation von Mitralfehlern und der Linkshypertrophie einer arteriellen Hypertonie zu erwarten, weniger überzeugend sind die Erfolge bei Aortenfehlern. Relativ rasch erschöpft sich die Digitaliswirkung bei chronischem Cor pulmonale. Sie fehlt weitgehend bei der Herzinsuffizienz durch Myokarditis, Hyperthyreose und Anämie. Bei diesen Erkrankungen ist die bestehende Sinustachykardie häufig kein Zeichen einer Herzinsuffizienz.

Bei *Ausbleiben* eines Glykosiderfolges ist die Diagnose zu überprüfen (s. auch therapierefraktäre Herzinsuffizienz, Tabelle 8, S. 93). Gelegentlich liegt eine ungenügende enterale Resorption der Digitalisglykoside vor (parenterale Gabe notwendig).

7.1.4 Kriterien der Glykosidwirkung

Klinische Kriterien für das Erreichen der *Vollwirkdosis* (Tabelle 21) sind bei tachykarder Herzinsuffizienz die Normalisierung der Herzfrequenz (unter 90/min); und bei Tachyarrhythmie das Verschwinden des Pulsdefizits.

Tabelle 21. Kriterien der Glykosidwirkung

---

1. Normalisierung der Herzfrequenz (bei initialer Tachykardie)
2. Pulsdefizit verschwindet
3. Diurese ↑
4. Ödeme ↓
5. Leber ↓
6. Halsvenendruck ↓
7. Atemnot ↓
8. Galopprhythmus verschwindet

Bei Herzinsuffizienz mit normaler Herzfrequenz zeigt sich die Wirkung der Herzglykoside in einem Rückgang der Ödeme mit Gewichtsabnahme und verstärkter Diurese, Verkleinerung der Stauungsleber, Rückgang der Atemnot, Verschwinden von Stauungsproteinurie, Extrasystolie oder Galopprhythmus, Verkleinerung des Herzens und Rückbildung einer röntgenologischen Lungenstauung.

Dabei ist zu berücksichtigen, daß in der Praxis bei der Behandlung der Herzinsuffizienz häufig Glykoside und Diuretika von Anfang an gleichzeitig gegeben werden, so daß die Beurteilung der Digitaliswirkung selbst – abgesehen von ihrem Effekt auf Tachykardie und Pulsdefizit – schwierig ist. Bei Belastungsinsuffizienz ist als Glykosidwirkung die Besserung der subjektiven Symptome anzusehen.

7.1.5 Glykosidbehandlung bei speziellen Krankheitsbildern

Bei akuter Linksherzinsuffizienz mit **Lungenödem** ist die Wahl eines Glykosids mit schnellem Wirkungseintritt erforderlich (Tabelle 22). In Frage kommen Digoxin (Lanicor 2 Tage 2 Amp. á 0,25 mg i. v.), Methyldigoxin (Lanitop 2 Tage 2 Amp. á 0,2 mg i. v.) oder Acetyldigoxin (Novodigal 2 Tage 2 Amp. á 0,4 mg i. v.).

Bei **Herzinsuffizienz** mit **Tachyarrhythmie** und Pulsdefizit wird eine schnelle i. v. Sättigung mit Digitoxin in höherer Dosis durchgeführt (1. Tag 0,75–1,0 mg Digitoxin i. v.).

Bei **supraventrikulärer paroxysmaler Tachykardie** sind – sofern Verapamil (Isoptin) i. v. wirkungslos ist – Glykoside mit schnellem Wirkungseintritt angezeigt: Novodigal 2mal 1 Amp. á 0,4 mg i. v.

Bei **Mitralstenose** ist eine stärkere Senkung der Herzfrequenz anzustreben (vorzugsweise Digitoxin), bei **Aorteninsuffizienz** wirkt sich dagegen eine starke Frequenzsenkung hämodynamisch ungünstig aus.

Tabelle 22. Wirkungsbeginn, -Maximum u.-Dauer, Halbwertszeit und Abklingquoten von Herzglykosiden

	Wirkungseintritt in min (i. v.)	Wirkungsmaximum nach (h)	Wirkungsdauer (Tage)	Halbwertszeit (Tage)	Abklingquote (%)
Digitoxin	25–120	6–8	10–21	6 –10	7–10
Acetyldigoxin	30	1–2	2– 4	1 – 2	25–30
Digoxin	15– 30	1–2	2– 4	1 – 2	25–30
Methyldigoxin	5– 15	½	3– 4	1,5– 2	20
K-Strophantin	5– 10	½	1	0,5	40

Bei Herzinsuffizienz mit *Bradykardie* infolge totalem AV-Block oder Vorhofflimmern mit langsamer Kammerfrequenz muß die Wirkung einer Digitalisierung auf die Herzfrequenz sorgfältig beobachtet werden. Vorzugsweise werden bei diesen Kranken Digoxin, Acetyl- oder Methyldigoxin verwandt, häufiger jedoch nur Diuretika als Monotherapie. Die Schrittmacherimplantation bringt bei bradykarder Herzinsuffizienz eine meist nur kurzfristige Besserung. Medikamentös kann bei diesen Kranken vorsichtig eine Frequenzsteigerung mit Alupent (2- bis 3mal 1 Tabl. á 20 mg) oder Itrop (2mal 1 Tabl. á 10 mg) versucht werden.

Bei *Niereninsuffizienz* wird die Gabe von Digitoxin bevorzugt, das in der gleichen Dosis wie beim Nierengesunden (0,1 mg/Tag) oder einer leicht reduzierten Dosis (0,07 mg/Tag) gegeben werden kann. Bei Gabe von Acetyldigoxin oder Digoxin muß bei Niereninsuffizienz die Dosis verringert werden. Bei einem Serumkreatininwert zwischen 1,5 und 6 mg/dl ist eine Dosisreduktion von Digoxin auf 50%, bei einem Serumkreatinin über 6 mg/dl auf 25% der üblichen Erhaltungsdosis notwendig.

Bei Herzinsuffizienz durch behinderte diastolische Füllung *(Panzerherz)* sind vorzugsweise Diuretika anzuwenden, Herzglykoside sind hierbei praktisch unwirksam.

7.1.6 Wechsel des Glykosides

Bei Übergang von einem Digitalisglykosid mit langsamer Abklingquote (Digitoxin) auf Digoxin muß eine genügend lange Pause (s. Tabelle 16) eingeschaltet werden.

7.2 Diuretika

Diuretika werden initial bis zum Erreichen der Rekompensation täglich und dann zu deren Erhaltung alle 2-3 Tage verabfolgt (Tabelle 23). Schnell wirksam sind die Schleifendiuretika Furosemid (Lasix 40-80 mg per os), Etacrynsäure (Hydromedin 50-100 mg per os) oder Muzolimin (Edrul 20-40 mg per os). Die Wirkung von Muzolimin setzt langsamer als die von Furosemid ein, hält aber länger an. Reboundphänomene sind daher mit Muzolimin seltener zu erwarten.

Die am distalen Tubuluskonvolut angreifenden Thiazide (Tabelle 23) wirken schwächer und protahiert (8 h). Chlorthalidon braucht wegen sei-

Tabelle 23. Diuretika zur Behandlung der chronischen Herzinsuffizienz

Freiname	Handelsname	Dosis pro Tag
1. *Schleifendiuretika*		
Furosemid	Lasix	40– 80 mg
	Lasix 500	250–1000 mg
Etacrynsäure	Hydromedin	50– 100 mg
Muzolimin	Edrul	20– 40 mg
	Edrul 240	240– 480 mg
2. *Thiazide und Analoge*		
Hydrochlorothiazid	Esidrix	25– 75 mg
Mefrusid	Baycaron	25– 50 mg
Clopamid	Brinaldix	20– 40 mg
Chlorthalidon	Hygroton	100– 200 mg
3. *Kombinationen mit Kaliumsparern*		
Aldactone 50-Saltucin	Spironolacton (50 mg) + Butizid (5 mg)	1–2 Drag.
Dytide H	Triamteren (50 mg) + Hydrochlorothiazid (25 mg)	1–2 Tbl.
Diucomb	Triamteren (50 mg) + Bemetizid (25 mg)	1–2 Tbl.
Osyrol-Lasix	Spironolacton (50 mg) + Furosemid (20 mg)	1–2 Tbl.

ner langen Halbwertszeit nur alle 2–3 Tage verabfolgt zu werden. Bei therapierefraktärer Herzinsuffizienz ist wegen des häufig erheblich verminderten Glomerulusfiltrats und herabgesetzter tubulärer Sekretion eine wesentliche höhere Dosierung von Furosemid (250–1000 mg per os) oder Muzolimin (240–480 mg) notwendig. Diese Dosen müssen auch bei Herzinsuffizienz mit Niereninsuffizienz und Serumkreatininerhöhung über 3–4 mg/dl gegeben werden.

Bei starker Diurese (>2 l/Tag) ist auf eine mögliche **Hypokaliämie** zu achten, die die Glykosidtoleranz des Herzens vermindert und zu ventrikulären Rhythmusstörungen bis zur Kammertachykardie und Kammerflimmern führen kann. Prophylaktisch ist die Gabe von 40 mval Kalium pro die zu empfehlen (Kalium-Duriles 2mal 2 pro Tag), das am besten abends verabfolgt wird. Weitere Nebenwirkungen bei Langzeitgabe dieser Diuretika sind: Hyperurikämie (Senkung des Harnsäurespiegels durch zusätzliche Gabe von Allopurinol), allergische Exantheme, diabetogene Wirkung und Hörschäden bei hohen Dosen von Furosemid. Bei starker Diurese ist auch auf Natriummangel mit Hyponatriämie und Volumenmangel zu achten (orthostatischer Kollaps).

Wegen der möglichen Hypokaliämie wird in der Praxis zur Erhaltung der Rekompensationsphase häufig eine Kombination von Thiaziden und sog. Kaliumsparern bevorzugt. Kaliumsparer (Spironolacton, Triamteren) sind als Monosubstanzen nur schwach wirksame Diuretika, verhindern aber durch ihren Wirkungsmechanismus am distalen Tubulus (Austausch von Natrium gegen Kalium) den bei den anderen Diuretika gleichzeitig mit dem Natrium erfolgenden Kaliumverlust. Kombinationspräparate: Aldactone-Saltucin, Dityde H, Diucomb (s. Tabelle 23). Bei Patienten mit Niereninsuffizienz (Kreatinin über 2 mg/dl) sind Diuretika-Kombinationen mit Kaliumsparern oder Kaliumsparer als Monotherapie kontraindiziert. Relativ rasch kann es sonst, besonders bei älteren Menschen, zu schwerwiegenden Hyperkaliämien kommen. Bei Gabe von Diuretika-Kombinationen mit Spirononlacton wird bei Männern nicht selten eine Gynäkomastie beobachtet.

7.3 Vasodilatoren bei schwerer Herzinsuffizienz

Bei Kranken, bei denen die Standardtherapie der Herzinsuffizienz mit Digitalisglykosiden und Diuretika zu keiner Besserung führt oder trotz dieser Therapie immer wieder Dekompensationsphasen auftreten, werden heute zusätzlich Vasodilatoren verabfolgt (Tabelle 24). Vasodilatoren greifen entweder im Bereich der Arteriolen und/oder der Venolen an. Eine Widerstandsabnahme im arteriolären Bereich führt zu einer Verringerung der Nachlast des Herzens, die mit einer Zunahme der Auswurffraktion verbunden ist (s. Abb. 4). Eine Widerstandsabnahme im venösen Bereich führt zu einem Pooling des Blutes im venösen Kapazitätssystem, damit zu einem verringertem Rückfluß zum Herzen, zur Reduzierung der Vorlast und zur Abnahme des Drucks im kleinen Kreislauf. Mit der Abnahme des diastolischen Füllungsdruckes kommt es zur Verminderung des Füllungsvolumens des Herzens und damit zu einem Rückgang der Dilatation der Herzkammern. Die Pumpleistung bleibt gleich oder nimmt sogar leicht zu (Abb. 4).

Nitroglyzerin wird vor allem bei der akuten Linksherzinsuffizienz zur Senkung des Drucks im kleinen Kreislauf verwandt. Bei Langzeitgabe von Nitraten bei chronischer Herzinsuffizienz ist die Toleranzentwicklung zu beachten. Nitrate sollen zur Verhinderung einer Toleranz mit einer Dosierungspause von 4-8 h verabfolgt werden, in der der Nitratspiegel bis fast auf Null absinkt.

ACE-Hemmer (Captopril oder Enalapril) sind wahrscheinlich die bis-

Tabelle 24. Angriffspunkt und hämodynamische Wirkungen von Vasodilatoren

	Angriffsort		Hämodynamik				
	arteriell	venös	Herzfrequenz	HZV	RR	TPW[a]	Pulmonalisdruck
1. Vorwiegend venöse V.							
Nitroglyzerin	+	+++	=↑		=(↑)	(↓)	(↓) ↓↓
2. Arteriell/ venöse V.							
Prazosin	++	+	↑	↑	↓	↓↓	(↓)
Captopril	++	+	=	↑	↓	↓↓	(↓)
3. Vorwiegend arterielle V.							
Hydralazin	++	−	↑	↑	↓	↓	(↓)

[a] TPW = Totaler peripherer Widerstand im großen Kreislauf

Tabelle 25. Kontraindikationen für Pharmaka bei der Therapie der Herzinsuffizienz

1. Für Herzglykoside:
   Hypokaliämie, Hyperkalziämie, pathologische Bradykardie (< 50/min), AV-Block II und III

2. Für Vasodilatoren:
   Hypovolämie, Hypotonie, Tachykardie, Schock, Aortenstenose, Mitralstenose

3. Für Diuretika:
   Hypovolämie, Exsikkose, Hypokaliämie

her einzigen Vasodilatoren, die bei chronischer Herzinsuffizienz mit längerfristigem Erfolg eingesetzt werden können. In der Klinik wird ihre Wirksamkeit beim Patienten durch Messung des Herzzeitvolumens getestet. Nur wenn bei akuter Gabe unter Captopril das Herzzeitvolumen ansteigt, ist eine Langzeittherapie sinnvoll. Die Gefahr der Therapie mit arteriell angreifenden Vasodilatoren besteht vor allem in einer zu starken Senkung des Blutdruck, der bei schwerer Herzinsuffizienz meist ohnehin niedrig ist. Die Therapie muß äußerst vorsichtig mit niedrigsten Dosen begonnen werden, die unter denen der für die Behandlung der Hypertonie angegebenen liegen (beispielsweise Lopirin oder Tensobon 1- bis 2mal pro Tag 6,25 mg initial). Für die Praxis muß man derzeit empfehlen, diese Vasodilatoren nur nach klinischer Einstellung zu verwenden.

Andere Vasodilatoren (Natrium-Nitroprussid, Prazosin, Hydralazin) werden auch in der Klinik zur Behandlung der Herzinsuffizienz kaum mehr verwandt.
In Tabelle 25 sind Kontraindikationen für die Gabe von Vasodilatoren, Herzglykosiden und Diuretika bei Patienten mit Herzinsuffizienz aufgeführt.

7.4 Weitere therapeutische Maßnahmen bei Herzinsuffizienz

7.4.1 Pleuraergüsse

Punktion von Pleuraergüssen (maximal 750-1000 ml pro Behandlung).

7.4.2 Kochsalzarme Kost

Streng kochsalzarme Kost: 1-2 Reis-Obst-Tage. Eine mäßig kochsalzarme Kost von 5 g NaCl/Tag wird durch Weglassen von NaCl beim Kochen und Verzicht auf Nachsalzen bei Tisch erreicht. Stark gesalzene Nahrungsmittel (Senf, Tomatenmark, Wurst- und Fischkonserven, Fleischextrakte, scharf gesalzene Wurst) müssen gemieden werden.

7.4.3 Flüssigkeitsbeschränkung

Flüssigkeitsbeschränkung auf 1000 ml pro Tag ist angezeigt, besonders bei Hyponatriämie, keine stark natriumhaltigen Mineralwässer (über 100 mg Na/Kg).

7.4.4 Sedierung

Sedierung und Sorge für ausreichende Nachtruhe ist notwendig. Initial kann die Gabe von Opiaten notwendig werden, besonders wenn eine schwere Dyspnoe besteht (½-1 Amp. Cliradon oder Dolantin am Abend). Als Schlafmittel können verwandt werden: Adumbran, Lexotanil, Imeson, Valium, bei älteren unruhigen Patienten auch Chloraldurat (0,5-1 g am Abend).

7.4.5 Lagerung

Lagerung des Kranken: Oberkörper aufrecht; Hängenlassen der Beine.

7.4.6 Sauerstoff

Über Nasensonde 1-2 l/min 4- bis 6mal am Tag 15-30 min lang (Ausnahme: Cor pulmonale mit schwerer respiratorischer Azidose).

7.4.7 Bettruhe

Vollständige Bettruhe ist nur bei schwerster Herzinsuffizienz mit Lungenödem (Schweregrad IV) sowie bei rheumatischer oder bakterieller Endokarditis angezeigt. Bei mittelschwerer Herzinsuffizienz (Grad III-IV) ohne Lungenödem ist zur Vermeidung von Thrombosen das Aufstehen zum Waschen, zur Toilette und zum Essen erlaubt. Tagsüber kann der Patient 1-2 h im Sessel sitzen (Beine hochlagern). Bis zum Erreichen der Rekompensation ist die körperliche Aktivität zu beschränken.

7.4.8 Aderlässe

Wiederholte Aderlässe wirken sich bei Cor pulmonale mit Polyglobulie günstig aus. Anzustreben ist ein Hämatokritwert von 50-55%.

7.4.9 Schrittmacherimplantation bei Bradykardie

Bei Herzinsuffizienz mit einer Bradykardie um oder unter 50/min ist zur Besserung des Dekompensationszustandes eine Schrittmacherimplantation zu erwägen. Häufig kommt es nach der Schrittmacherimplantation mit Anhebung der Herzfrequenz auf 70/min zu einer Besserung der Herzinsuffizienz, die aber meist nicht von langer Dauer ist, da das Herzzeitvolumen wieder abfällt.

β-Sympathikomimetika (Alupent) oder Atropinderivate (Itrop) führen meist nicht zu einer genügenden Frequenzanhebung.

7.4.10 Neue inotrope Pharmaka

Die Behandlung der akuten Herzinsuffizienz hat in der Klinik durch den kombinierten Einsatz von Vorlastsenkern (Nitroglyzerin) und Katecholaminen (Dopamin, Dobutamin) über eine mehrtägige maschinelle Infusion eine wesentliche Bereicherung erfahren. Eine neue positiv inotrope Substanz stellt Amrinon dar, das aber zur Langzeitbehandlung wegen verschiedener Nebenwirkungen (Thrombopenie) nicht geeignet ist. Es kann erwartet werden, daß in Zukunft außer Digitalisglykosiden auch für die Praxis noch andere positiv inotrop wirksame Substanzen für die Langzeitbehandlung der chronischen Herzinsuffizienz zur Verfügung stehen werden.

7.4.11 Herztransplantation

Bei schwerer therapierefraktärer Herzinsuffizienz (Schweregrad IV), vor allem infolge koronarer Herzkrankheit mit sekundärer ischämischer Kardiomyopathie und bei dilatativer Kardiomyopathie kommt bei Patienten unter 50 Jahren eine Herztransplantation in Betracht. Voraussetzungen dafür sind, daß die Auswurffraktion des Herzens unter 25% liegt, der Pulmonalarteriendruck nicht erhöht ist (keine sekundäre pulmonale Hypertonie) und keine System- oder schwere Zweiterkrankungen (Diabetes, Leberzirrhose, Niereninsuffizienz) vorliegen.

7.5 Ergänzende Maßnahmen bei chronischer Herzinsuffizienz

7.5.1 Thromboseprophylaxe

Die Thromboseprophylaxe bei schwerer Herzinsuffizienz und Bettruhe (Schweregrad IV) wird mit Calciparin (3mal 5000 IE) subkutan durchgeführt. Bei Mitralstenose mit Vorhofflimmern und bei dilatativer Kardiomyopathie mit oder ohne Vorhofflimmern ist eine Dauerantikoagulation mit Cumarin-Derivaten angezeigt (Marcumar).

7.5.2 Bewegungsübungen

Bewegungsübungen der Beine im Bett zur Thromboseprophylaxe.

7.5.3 Schonende Atemübungen

Schonende Atemübungen und Luftbefeuchtigung zur Bronchopneumonieprophylaxe.

7.5.4 Stuhlgangsregulierung

Regulierung des Stuhlgangs mit milden Laxanzien (Agiolax, Leinsamen u. a.). Starkes Pressen und drastisch wirkende Laxanzien vermeiden.

7.5.5 Kaffee- und Teekonsum

Kaffee und Tee sind in kleinen Mengen erlaubt, wenn dadurch keine Extrasystolen hervorgerufen werden.

7.6 Kontrollen bei der Langzeittherapie der chronischen Herzinsuffizienz, Beurteilung des Therapieerfolges

Anfangs täglich, später in mehrtägigen Abständen ist die Kontrolle von Herzfrequenz, ggf. Pulsdefizit, Lebergröße und physikalischem Lungenbefund sowie eine Beurteilung der Ödeme notwendig. Laborkontrollen sind für Kalium, Natrium und Kreatinin angezeigt. Das beste Erfolgskriterium ist bei hydropischer Herzinsuffizienz die Gewichtsabnahme. Tägliches Wiegen ist besser und genauer als die Bestimmung der Flüssigkeitsausfuhr, die in der Praxis schwierig durchzuführen ist. Kriterien für die Rekompensation einer Herzinsuffizienz sind: Normalisierung der Herzfrequenz, Verschwinden des Pulsdefizites, Verkleinerung des Herzens, Verschwinden der Ödeme und Rückgang der Leberstauung.

7.7 Komplikationen bei der Therapie der chronischen Herzinsuffizienz

Die gefürchtetste Komplikation bei der Behandlung einer chronischen Herzinsuffizienz ist die *Thromboembolie*, die durch vollständige Immobilisierung oder eine zu rasche Rekompensation gefördert wird. Bei zu starker

Diurese (mehr als 3 l pro Tag) kann es zu schwerer *Hypokaliämie* oder zu einem *Volumenmangel* mit Volumenmangelschock kommen. Weitere Komplikationen sind *Digitalisintoxikation* bei glykosidempfindlichem Herzen und eine Verschlechterung der Pumpfunktion des Herzens durch gleichzeitige Gabe von *Antiarrhythmika,* die – außer Xylocain und Aprindin (Amidonal) – sämtlich eine negativ-inotrope Wirkung aufweisen. Zu beachten ist auch die Auslösung einer manifesten Herzinsuffizienz oder deren Verschlechterung durch die Gabe von β-Rezeptorenblockern.

Weiterführende Literatur

Bussmann WD (1984) Akute und chronische Herzinsuffizienz. Klinik und Therapie. Springer, Berlin Heidelberg New York Tokyo

Die erworbenen Herzklappenfehler

Erich Zeh

1 Definition, Ursachen und Häufigkeit

Erworbene Herzklappenfehler (Vitien) sind Erkrankungen des Herzens, die in einer Undichtigkeit (Klappeninsuffizienz) oder/und Verengerung (Klappenstenose) einer oder mehrerer Herzklappen bestehen und bei Geburt – mit extremen Ausnahmen – noch nicht vorliegen. Es gibt dabei folgende Formen und Ursachen:

a) *Die organischen Herzklappenfehler*
Sie beruhen auf einer anatomischen Läsion der Klappensegel bzw. Taschenklappen, meist auf der Grundlage einer rheumatischen Entzündung. Diese kann zu einer narbigen Schrumpfung der Klappen führen, was eine Klappeninsuffizienz bedingt, zu Verwachsungen der Klappen, was zu einer Stenose führt oder gleichzeitig zu beiden. Dabei können die Chordae tendineae in diesen Entzündungs- und Schrumpfungsprozeß einbezogen werden und eine Klappeninsuffizienz noch vergrößern.

Die **Häufigkeit** der rheumatischen Erkrankungen schätzt man in nordischen Ländern auf 1-3% der Bevölkerung. Dabei kommt es bei Kindern in 72%, bei Jugendlichen in ca. 62% und bei Erwachsenen in ca. 47% zu einer Herzbeteiligung. Umgekehrt jedoch läßt sich bei Patienten mit einem erworbenen Herzklappenfehler eine rheumatische Erkrankung nur in ca. 50% eruieren.

Die verschiedenen Herzklappen werden in unterschiedlicher Häufigkeit von dem rheumatischen Prozeß betroffen: Die Mitralklappe isoliert bei ca. 50%, die Aortenklappe isoliert bei ca. 20%, Aorten- und Mitralklappen kombiniert bei ca. 30% aller Herzklappenfehler. Unter den Mitralklappenfehlern sind es 50% reine oder fast reine Mitralstenosen und 20% reine oder fast reine Mitralinsuffizienzen; bei 30% der Mitralklappenfehler handelt es sich um typische kombinierte Mitralvitien. Ein klinisch bedeutsamer Befall der Trikuspidalklappe ist in ca. 5-10% zu finden, meist in Form einer Trikuspidalklappeninsuffizienz.

An der Pulmonalklappe gibt es praktisch keine rheumatischen Veränderungen, also keinen erworbenen Pulmonalklappenfehler.
Neben der rheumatischen Genese spielt als Ursache für erworbene Herzklappenfehler bei älteren Menschen die primäre Verkalkung der Aortenklappentaschen eine nicht geringe Rolle. Diese führt zur Erstarrung der Klappentaschen und dadurch zur Einengung der Strombahn in der Systole, während bei der primär entzündlich-rheumatisch bedingten Aortenstenose Verwachsungen der Taschenklappen, die sekundär noch zusätzlich verkalken, den entscheidenden ätiologischen Faktor darstellen.
Sehr seltene Ursachen erworbener Herzklappenfehler kommen im Rahmen einer Lues (Aorteninsuffizienz), eines Lupus erythematodes (besonders an der Mitralklappe) und eines Dünndarmkarzinoids (Trikuspidal- und Pulmonalklappenfehler) vor.
b) *Die „relativen" Herzklappenfehler*
Bei diesen ist der Klappenapparat als solcher intakt. Eine Herzklappeninsuffizienz kann jedoch dadurch entstehen, daß ein zu schwacher Papillarmuskel (Folge einer Dilatation oder Ischämie) sein Klappensegel nicht mehr in der Klappenebene halten kann, sondern in den Vorhof durchhängen läßt, wodurch eine Klappeninsuffizienz entsteht. In ähnlicher Weise kann eine Dilatation des Klappenrings (bei einer Erweiterung der linken oder rechten Herzkammer) oder eine mangelnde Kontraktionsfähigkeit des Klappenrings (bei Verkalkung des Mitralklappenrings bei älteren Menschen) eine Schlußunfähigkeit bedingen. Eine Dilatation des Aortenklappenrings z. B. durch Dilatation der Aorta ascendens infolge eines Hochdrucks oder eines Aneurysmas kann zur relativen Aortenklappeninsuffizienz führen. Solche „relativen" Klappeninsuffizienzen sind im Rahmen einer Links- oder Rechtsinsuffizienz relativ häufig und stellen ein einfaches und wichtiges Maß für die Verschlechterung oder Verbesserung der Herzleistung im Verlauf einer Behandlung dar. „Relative" Klappenstenosen sind viel seltener. Diese können dann entstehen, wenn bei vergrößertem Vorhof und vergrößertem Ventrikel bzw. bei vergrößertem Ventrikel und erweiterter Aorta oder Pulmonalarterie der entsprechende Klappenring sich nicht in gleichem Umfang mit ausweitet. So kann ein systolisches Aortendurchflußgeräusch entstehen, das sich von der organischen Aortenklappenstenose in der Regel nur durch eine geringere Lautstärke und geringere Rauhigkeit unterscheiden läßt. So kann es auch bei einem diastolischen Mitral- oder Trikuspidalklappeneinstromgeräusch im Rahmen einer schweren organischen Mitral- oder Trikuspidalinsuffizienz kommen.
c) Im weiteren Sinn kann man zu den „relativen" Klappenfehlern bzw.

Klappeninsuffizienzen auch den Prolaps an der Mitral-, Trikuspidal- und Aortenklappe rechnen, vorausgesetzt, daß er so stark wird, daß eine Undichtigkeit des Klappenschlusses entsteht. Streng genommen kann man natürlich hier nicht von einem „erworbenen" Herzklappenfehler sprechen, aber man sollte diese Vitien auch nicht zu den „angeborenen" Herzfehlern zählen, am besten werden sie als „konstitutionelle Anomalie" bezeichnet; sie werden ja auch besonders bei Asthenikern und bei Thoraxdeformitäten beobachtet. Ihre klinischen Symptome entsprechen jedoch denen der „erworbenen" Herzklappenfehler und werden deshalb auch am Ende dieses Kapitels besprochen.

2 Allgemeine diagnostische Hinweise für erworbene Herzklappenfehler

2.1 Herzbeschwerden

Völliges Wohlbefinden und normale Leistungsfähigkeit schließen einen Herzklappenfehler nicht aus. Trotzdem besteht auch in solchen Fällen eine mehr oder weniger gestörte Hämodynamik, so daß die Kenntnis des Vitiums und eine dessen Schwere angepaßte Belastbarkeit für den Träger entscheidend wichtig sein kann, um eine evtl. Herzinsuffizienz möglichst lange zu verhüten bzw. eine Operation rechtzeitig durchzuführen.

Im übrigen kann jede Art von Herzbeschwerden (Palpitationen, Druckgefühl, Schmerzen in der Herzgegend, Rhythmusstörungen, Atemnot) u. a. auf einem erworbenen Herzklappenfehler beruhen.

2.2 Herzinsuffizienz

Jede Herzinsuffizienz kann u. a. ihre Ursache in einem erworbenen Vitium haben.

2.3 Erhöhte Körpertemperatur

Fieber oder auch nur subfebrile Temperaturen können u. a. auf einer rheumatischen oder bakteriellen Herzklappenentzündung beruhen, ohne daß spezielle subjektive Herzbeschwerden auf das Herz als Ursache hinweisen müssen.

2.4 Akuter Gefäßverschluß

Jeder akute Gefäßverschluß ist auf eine Embolie verdächtig, jede Embolie auf ein Mitralvitium. Eine Embolie im Rahmen einer fieberhaften Erkrankung ist immer ein starker Hinweis auf eine bakterielle akute oder subakute Endokarditis.

2.5 Untersuchungsmethoden

Die wichtigste Untersuchung zur Erkennung und groben Abschätzung des Schweregrads der Herzklappenfehler ist die klinische Untersuchung, insbesondere die Auskultation. EKG, Röntgenbild und Echokardiogramm sind zur vollständigen Beurteilung und besseren Quantifizierung unerläßlich. Intrakardiale Druckmessung und Angiokardiographie gestatten eine exakte und beweisende qualitative und quantitative Bewertung.

3 Richtlinien für die Behandlung erworbener Herzklappenfehler

3.1 Körperliche Schonung

Jeder Herzklappenfehler führt zu einer mehr oder weniger gestörten Hämodynamik mit vermehrter Druck- oder Volumenbelastung eines oder mehrerer Herzabschnitte. Deshalb ist eine gewisse Einschränkung der körperlichen Belastung meist notwendig, ebenso die Reduzierung eines evtl. Übergewichts. Das Ausmaß der Schonung richtet sich nach der Schwere der pathologischen Veränderungen. Diese werden beurteilt nach den subjektiven Beschwerden, dem klinischen und röntgenologischen Befund, dem EKG, dem Echokardiogramm, am genauesten jedoch nach den Ergebnissen einer intrakardialen Druckmessung (Einschwemmkatheter) evtl. ergänzt durch eine Angiokardiographie.

3.2 Digitalis, Diuretika

Streng genommen ist eine Anwendung dieser Mittel erst erforderlich, wenn eine Links- oder Rechtsherzinsuffizienz bzw. eine Lungenstauung vorliegen. Man sollte jedoch diese Medikamente eher großzügig einsetzen, d.h. schon dann, wenn der geringste Verdacht auf eine Belastungsherzinsuffizienz besteht, wenn die Volumen- oder Druckbelastung erheblich ist, oder wenn es sich um Menschen über 70 Jahre handelt. Auch Vorhofflimmern mit einer schnellen absoluten Kammerarrhythmie zusammen mit einem Vitium macht eine Digitalisbehandlung unabdingbar und – wenn diese nicht ausreichen sollte – zur Frequenzsenkung eine zusätzliche Gabe von Isoptin, notfalls auch kleinste Dosen eines β-Rezeptorenblockers. Eine solche Therapie kann auch dann angezeigt sein, wenn bei einem Vitium zusätzlich ein hyperkinetisches Herzsyndrom vorliegt.

3.3 Antikoagulanzien

Bei einem Mitralklappenfehler, der mit Vorhofflimmern kombiniert ist, ist eine Dauerantikoagulanzientherapie angezeigt, ebenso selbstverständlich auch bei rezidivierenden Embolien.

3.4 Antirheumatische Therapie und Prophylaxe

Ein *frisch* entstandener rheumatischer Herzklappenfehler oder ein *Rezidiv* einer Endocarditis rheumatica muß monatelang mit Antirheumatika bzw. Prednison und Penizillin behandelt werden. Die sich daran anschließende Prophylaxe der rheumatischen Erkrankung mit Penizillin sollte sich über Monate, bei Jugendlichen ggf. sogar über Jahre erstrecken (z.B. mit peroralem Penizillin 400000 bis 1 Mio. Einh. täglich). Kontrollen der BSG und des Antistreptolysintiters!

3.5 Antibiotika

Besteht bei einem Patienten mit einem erworbenen Herzfehler tagelang eine unklare Temperaturerhöhung, so sollten Antibiotika nicht blind gegeben werden, sondern eine genaue Abklärung der Ursache erfolgen im

Hinblick auf die Möglichkeit einer bakteriellen oder rheumatischen Endokarditis. Unter Umständen sind Blutkulturen dann unabdingbar.

Bei Zahnextraktionen, Operationen und Biopsien sowie nach Verletzungen sind Antibiotika (1 Tag zuvor und 3 Tage danach) zur Prophylaxe einer bakteriellen Endokarditis indiziert (s. Merkblatt S. 401).

Bei chronischer Lungenstauung besteht eine Neigung zu chronischer Bronchitis und zu Bronchopneumonien. Es empfiehlt sich deshalb bei solchen Erscheinungen im Rahmen von Herzfehlern Antibiotika großzügig einzusetzen.

3.6 Operative Behandlung der Herzfehler

Da jeder erworbene Herzklappenfehler grundsätzlich operiert werden kann, muß man sich bei jedem Patienten die Frage nach der Operationsnotwendigkeit und -möglichkeit vorlegen. Eine Indikation ist immer dann gegeben, wenn die subjektiven oder objektiven Folgen des Herzfehlers so erheblich sind, daß ohne Operation das Wohlbefinden gestört, die Arbeitsfähigkeit und die voraussichtliche Lebenserwartung eingeschränkt sind. Das Alter des Patienten spielt dabei heute meist eine untergeordnete Rolle, wenn auch nach dem 50. Lebensjahr das optimale Operationsalter überschritten ist. Auch Patienten über 70 Jahre, besonders mit Aortenstenosen und ohne Herzinsuffizienz, können noch erfolgreich operiert werden. Die letzte Entscheidung bezüglich der Operationsindikation muß nach Herzkatheterisierung, Angiokardiographie und Koronarangiographie von einem kardiologischen Zentrum getroffen werden.

3.7 Künstliche Herzklappen

Bei den derzeit verwendeten künstlichen Herzklappen handelt es sich entweder um alloplastische Klappen aus Titan, Teflon oder Pyrolit oder um Bioprothesen, bei denen auf ein Metall-Dacron-Gerüst Aortenklappengewebe des Schweines oder Perikard vom Kalb aufgezogen ist (Tabelle 1). Der Durchmesser der Klappen variiert zwischen 17 und 35 mm. Unter den alloplastischen Kunstklappen haben Kugel-(Ball-)prothesen ihre Haltbarkeit bis zu 10 Jahren und mehr erwiesen. Scheiben- bzw. Kippdeckelprothesen haben eine niedrigere Embolierate, jedoch kann es bei ungenügender Antikoagulanzienbehandlung zu einer plötzlichen, u. U. auch tödlichen Thrombose kommen. Biologische Klappen erfordern keine perma-

Tabelle 1. Künstliche Herzklappen

	Hersteller
1. Alloplastische Klappen	
Kugelklappe	Starr-Edwards
Hubscheibenklappe	Starr-Edwards
Kippdeckelscheibenprothese	Björk-Shiley
Doppelflügelklappe	St. Jude Medical
2. Bioprothesen	
Schweineaortenklappe	Carpentier-Edwards
Kalbsperikard	Ionescu-Shiley

nente Antikoagulanzienbehandlung. Ihre Funktionsfähigkeit ist aber auf wahrscheinlich 5 bis 7 Jahre beschränkt. Danach kommt es zu Verkalkungen, die ihre Öffnungsfähigkeit beeinträchtigen. Deshalb sollen biologische Herzklappen nur bei folgenden Patientengruppen angewandt werden: ältere Patienten, deren Lebenserwartung 5–7 Jahre nicht wesentlich übersteigt; Patienten, bei denen eine Behandlung mit Antikoagulanzien auf Schwierigkeiten stößt (Compliance), Frauen, die noch Kinderwunsch haben und jüngere Patienten unterhalb des 45. Lebensjahres, denen dadurch zunächst eine Antikoagulanzienbehandlung erspart bleibt. Eine 2. Operation muß bei diesen Patienten wahrscheinlich ohnehin durchgeführt werden.

4 Nachbehandlung von Kranken mit operierten Herzklappenfehlern

4.1 Allgemeine Gesichtspunkte

Eine regelmäßige Untersuchung des herzoperierten Patienten, ggf. mit konsiliarischer Betreuung durch einen Kardiologen, ist in der Regel unabdingbar. Man muß ja davon ausgehen, daß – auch bei sehr erfolgreicher Operation – das Herz fast immer mehr oder weniger stark irreparabel umgebaut bleibt, wenn auch die hämodynamische Belastung verbessert wird. Außerdem muß das Funktionieren der Klappenprothese, die Thromboseprophylaxe und eine evtl. Neigung zur Hämolyse regelmäßig überwacht werden. Im Hinblick auf die Überprüfung der Klappenfunktion ist es notwendig, von Anfang an einen sorgfältigen Auskultationsbefund zu erheben und möglichst mit einem Phonokardiogramm zu dokumentieren. Nur so ist es möglich, eine evtl. spätere Dysfunktion einer Klappe, sei es durch einen Defekt oder durch eine Thrombosierung, eindeutig zu erkennen und einer evtl. Reoperation zuzuführen. Ein wichtiger Hinweis für eine gestörte Klappenfunktion ist das Leiserwerden eines Klappenschluß- oder Klappenöffnungstons oder das Auftreten eines „Lecks" einer Klappe in Form einer Mitralinsuffizienz oder Aortenklappeninsuffizienz bei jeweils dort lokalisierten Kunstklappen.

Bei Bioprothesen (in der Regel vom Schwein) sind nur die normalen Klappentöne hörbar. Bei künstlichen Klappen ist bei einem Aortenklappenersatz außerdem ein mesosystolisches Aortendurchflußgeräusch über der Aortenauskultationsstelle hörbar im Sinne einer leichten „Aortenstenose". Im übrigen hört man bei den meisten der bisher verwendeten Klappen neben einem relativ lauten, metallischen hochfrequenten Klappenschlußton auch einen Klappenöffnungston, in Aortenposition sogar gelegentlich mehrere.

4.2 Thromboseprophylaxe

Bei allen Operierten, bei denen Kunstklappenprothesen eingesetzt wurden, ist eine Thromboseprophylaxe mit Antikoagulanzien erforderlich. Thrombozytenaggreagationshemmer können die Thrombosen an den Klappen nicht in ausreichendem Maße verhüten. Bei Bioprothesen kann man in der Regel ca. 3 Monate nach der Operation auf eine Thromboseprophylaxe völlig verzichten, ausgenommen es besteht Vorhofflimmern.

4.3 Überwachung einer eventuellen Hämolyse

Selten, aber besonders bei nicht optimal funktionierender Kunstklappe, kommt es zu einer mechanisch bedingten Hämolyse. Aus diesem Grunde ist eine regelmäßige Überprüfung des Hb-Gehalts, der Retikulozyten, des Bilirubins und der LDH erforderlich.

4.4 Digitalisierung

Bei vielen Kranken mit operierten erworbenen Herzklappenfehlern ist eine Dauerdigitalisierung nicht zu umgehen, evtl. sogar eine Unterstützung mit Diuretika. Der vor dem Klappenersatz eingetretene Umbau des Herzens ist in der Regel höchstens teilweise rückbildungsfähig.

4.5 Rheumatismusprophylaxe mit Penizillin

Bei allen Kranken, die an erworbenen Klappenfehlern operiert wurden und bei denen intraoperativ bzw. anatomisch Anhaltspunkte für eine aktive rheumatische Endokarditis gefunden wurden, sollten postoperativ noch eine Penizillinprophylaxe für einige Monate erhalten (täglich 400000 bis 1 Mio. IE eines oralen Penizillinpräparats).

4.6 Sozialmedizinische Betreuung

Je nach der Art der durchgeführten Herzoperation und dem postoperativen Verlauf bzw. der evtl. Rückbildung des Herzumbaus muß noch mit einer Arbeitsunfähigkeit von etlichen Wochen, ja vielleicht sogar Monaten gerechnet werden. Es ist in jedem Falle ein Rehabilitationsverfahren in einer Nachsorgeklinik anzustreben, um die unmittelbaren operativen Folgen (z. B. Perikarditis, Pleuritis, Schmerzen) rascher zu überwinden. Leider ist es nicht selten unmöglich, die Patienten wieder ihrem früheren Beruf zuzuführen, wenn dieser mit einer nennenswerten körperlichen Belastung verbunden ist, auch dann, wenn sich die Herzfunktion objektiv wesentlich gebessert hat.

5 Mitralklappenstenose

5.1 Definition und Hämodynamik

Verengung der Mitralklappenöffnungsfläche durch Verwachsungen der Mitralklappenränder und narbig bedingter Erstarrung der Klappen. – Diese Veränderungen führen zur Einflußbehinderung des Blutes in den linken Ventrikel, dadurch Stauung, d. h. Druckerhöhung im linken Vorhof (statt 7 bis zu 35 mmHg), den Lungenvenen, den Lungenkapillaren, den Lungenarterien und im rechten Ventrikel. Der pulmonale Hochdruck kann sich durch zusätzliche Widerstandserhöhung in den pulmonalen Arteriolen noch weiter entwickeln (bis über 100 mmHg, systolisch) und so zu einer Rechtsinsuffizienz führen. – Immer Verkleinerung des Minutenvolumens.

5.2 Diagnose

Über der Herzspitze paukender 1. Herzton, Mitralöffnungston, dumpfes, häufig rollendes, mesodiastolisches Geräusch, das in ein präsystolisches Crescendogeräusch übergeht.[1]

Optimale klinische Untersuchung: Linksseitenlage, angehaltenes Exspirium, Trichterteil des Stethoskops über der Herzspitzengegend (evtl. nach Belastung).

Röntgenbild: Charakteristisch ist der vergrößerte linke Vorhof, Vergrößerung der Pulmonalarterien, Rechtshypertrophie. Das Ausmaß der Veränderungen hängt jedoch ganz vom Schweregrad des Vitiums ab. Bei schwerem pulmonalem Hochdruck findet man an der Lungenbasis sog. „Kerley-lines".

Das *EKG* zeigt in typischen Fällen ein P-sinistrocardiale oder Vorhofflimmern mit einer Rechtshypertrophie.

Echokardiogramm: Eine sehr wichtige, relativ einfache und den Patienten nicht belästigende Untersuchungsmethode, mit der eine Mitralstenose leicht und sicher nachgewiesen werden kann. Wichtig bei schwer hörbaren bzw. auskultatorisch „stummen" Mitralstenosen, d.h. besonders bei sehr großem rechtem Ventrikel, Lungenemphysem, Mehrklappenvitium und sehr leichten Mitralstenosen.

Beachte: a) Vorhofflimmern, d.h. eine absolute Arrhythmie ist eine häufige Komplikation (durch Überdehnung des linken Vorhofs). Dabei entfällt das präsystolische Geräusch. b) Bei Verminderung des Minutenvolumens, z.B. bei Tachykardie oder akuter Hypotonie, aber auch bei Rechtsinsuffizienz, großem rechten Ventrikel, Lungenemphysem, bei leichter Mitralstenose und bei älteren Menschen ist das mesodiastolische Einströmgeräusch oft schlecht oder nicht zu hören. c) Der paukende 1.Ton und der Mitralöffnungston können bei einer weitgehend erstarrten (verkalkten) Klappe fehlen oder zumindest nicht sehr ausgeprägt sein. – Das bedeutet: Die klassischen auskultatorischen Zeichen einer Mitralstenose sind nicht immer vollständig zu hören. Deshalb: Ein paukender 1.Ton, eine Rechtshypertrophie oder Vorhofflimmern verpflichten dazu, mehrmals intensiv nach den klinischen, aber auch röntgenologischen und echokardiographischen Zeichen einer Mitralstenose zu fahnden.

---

[1] Darstellung von Geräuschbefunden erworbener Herzfehler s. S.32

5.3 Krankheitsbild und Verlauf

Das subjektive Symptom der Mitralstenose ist die Atemnot,[2] im übrigen leiden die Patienten unter Verminderung der allgemeinen Leistungsfähigkeit und unter Müdigkeit. Entscheidend für den weiteren Verlauf sind:
a) der *Schweregrad* der Mitralklappenverengung: Lungenstauung, evtl. Lungenödem, Hämoptysen, Rechtsbelastung und Rechtsinsuffizienz;
b) die nicht seltenen *thromboembolischen* Komplikationen – bedingt durch eine Thrombenbildung im linken Vorhof –, besonders bei schweren Vitien und bei Vorhofflimmern;
c) die – allerdings seltenen – Rezidive einer *rheumatischen Endokarditis* und die Entwicklung einer bakteriellen Endokarditis.

5.4 „Relative" Mitralstenose

Der normale Klappenring ist im Verhältnis zu einem stark erweiterten linken Vorhof und linken Ventrikel – jedweder Genese – zu klein und kann so zu rudimentären auskultatorischen Mitralstenosesymptomen führen. Im Gegensatz zur organisch bedingten Mitralstenose ist jedoch das diastolische Mitralklappeneinstromgeräusch zwar ebenfalls dumpf und relativ leise, aber hat nicht den rauhen, rollenden Charakter in der Mesodiastole und ist ebenso auch präsystolisch weicher.

Eine besondere Form der „relativen" Mitralstenose ist das Flint-Geräusch bei der Aorteninsuffizienz, wobei es durch einen sehr starken diastolischen Rückstrom des Blutes in den linken Ventrikel zum frühzeitigen Schluß der Mitralklappen kommt, so daß bei gleichzeitigem Zufluß von Blut aus dem linken Vorhof ein Mitralstenosegeräusch entstehen kann.

Sichere Unterscheidung der relativen von der organischen Mitralstenose durch das Echokardiogramm und evtl. Druckmessung.

---

[2] Es empfiehlt sich, den Schweregrad der Mitralstenose u.a. nach der Schwere der Atemnot einzuteilen (nach NYHA). Grad I Mitralstenose ohne Atemnot, Grad II Atemnot nur bei starker körperlicher Belastung, Grad III Atemnot bei leichter körperlicher Belastung, Grad IV Atemnot in Ruhe

5.5 Differentialdiagnose

Ein *Myxom* oder ein flottierender *Thrombus* im linken Vorhof kann dieselben auskultatorischen Zeichen wie eine Mitralklappenstenose hervorrufen. Klinisch besteht besonders dann ein Verdacht, wenn der Auskultationsbefund stark wechselt, d. h. die Schallphänomene der Mitralstenose einmal gut und zum andern Mal überhaupt nicht nachweisbar sind. Weitere Hinweise hierfür sind rezidivierende Embolien, erhöhte Temperaturen und Erhöhung der γ-Globuline. Diagnose durch Echokardiogramm, wobei der Tumor bzw. der Thrombus direkt nachweisbar ist, genauso wie bei einer Angiokardiographie oder bei einer Computertomographie.

Eine *Trikuspidalstenose* kann ähnliche Geräusche verursachen, allerdings mit dem P.m. am linken unteren Sternumrand oder etwas links davon und nie über der Herzspitze. Das mesodiastolische Geräusch ist hier in der Regel heller, d. h. höherfrequent, schärfer und wird inspiratorisch deutlich lauter – im Gegensatz zur Mitralstenose – (s. auch unter Trikuspidalstenose).

Hinweise zur Unterscheidung einer organischen von einer „relativen" Mitralstenose s. unter 5.4.

6 Mitralklappeninsuffizienz

6.1 Definition und Hämodynamik

Die Entzündung der Mitralklappensegel kann zu einer so starken narbigen Schrumpfung führen, daß in der Mitralklappenfläche ein Leck entsteht, was zu einem Rückfluß des Blutes vom linken Ventrikel in den linken Vorhof während der Systole führt. Dadurch Volumen- und Druckbelastung des linken Vorhofes mit Dilatation des linken Vorhofes, aber auch des linken Ventrikels durch Pendelblut. Druckerhöhung in den Lungenvenen und im gesamten Lungenkreislauf einschließlich des rechten Ventrikels, jedoch nicht so stark wie bei der Mitralstenose. Bei schweren Fällen Verminderung des Minutenvolumens, Linksinsuffizienz, Rechtsinsuffizienz.

6.2 Diagnose

Frühsystolisches oder pansystolisches, hochfrequentes Geräusch mit dem Punctum maximum über der Herzspitze. Selten auch nur ein endsystolisches Crescendogeräusch (hämodynamisch nicht bedeutsam). 1. Ton nicht betont, bei schweren Fällen fehlend; 2. Ton typischerweise deutlich gespalten (2. Aortenton erfolgt früher, da die Entleerung des linken Ventrikels nach vorwärts und rückwärts rasch erfolgen kann). Palpation: Hebender linker Ventrikel.

Optimale klinische Untersuchung: Linksseitenlage, Exspirium, Membranteil des Stethoskops über der Herzspitzengegend.

Röntgenbild: Vergrößerung des linken Ventrikels, Vergrößerung des linken Vorhofes, bei schweren Fällen entsprechende Vergrößerung der Pulmonalarterien und Verbreiterung des rechten Ventrikels.

EKG: Linkshypertrophie, P-sinistrocardiale, häufig Vorhofflimmern.

Echokardiogramm: Keine beweisenden Zeichen, aber Aussage über Größenverhältnisse des linken Ventrikels.

Beachte: Die Dauer des Geräusches und seine Intensität geht im allgemeinen mit der Schwere des Vitiums parallel. Ein 3. Herzton - bei Jugendlichen noch physiologisch - wird bei einer Mitralinsuffizienz häufig beobachtet und ist nicht unbedingt ein Zeichen einer Linksinsuffizienz.

6.3 Krankheitsbild und Verlauf

Subjektiv bestehen oft bei leichten und mittelschweren Fällen jahrelang keine Symptome. Atemnot ist deshalb weit schwerer zu bewerten als bei der Mitralstenose, da sie oft erst dann auftritt, wenn es bereits zu einer Linksinsuffizienz gekommen ist. Der Schweregrad des Klappendefekts entscheidet meist über den Verlauf, er kann aus der Dauer und der Intensität des systolischen Geräusches, aus der Größe des linken Ventrikels und linken Vorhofes mit genügender Genauigkeit festgestellt werden. Thromboembolische Komplikationen sind möglich, aber seltener als bei der Mitralstenose. Bakterielle Endokarditiden kommen häufiger als bei der Mitralstenose vor, ganz besonders bei geringgradigen Klappendefekten.

6.4 „Relative" Mitralinsuffizienz

Eine Dilatation des linken Ventrikels jeder Ursache, z. B. Hochdruck, Aortenfehler, Mitralinsuffizienz, kann zu einer Erweiterung des Mitralklappenringes führen und so zu einer undichten Klappe. Auch die Insuffizienz eines Papillarmuskels, z. B. nach einem Herzinfarkt, führt durch die mangelnde Kontraktion des Papillarmuskels in der Systole zu einer Klappeninsuffizienz, da das Klappensegel dann während der Systole in den linken Vorhof durchhängt. Auch im Rahmen des sog. Mitralklappenprolapssyndroms (s. S.132) kommt es häufig zu einer geringgradigen Mitralklappeninsuffizienz, nicht selten dabei mit einem mesosystolischen Click und einem musikalischen kurzen systolischen Geräusch oder einem endsystolischen Geräusch.

Sichere klinische Unterscheidung gegenüber der organischen Mitralklappeninsuffizienz: Verschwinden des systolischen Geräusches im Verlaufe der Therapie bzw. der Linksinsuffizienz. Sichere Annahme einer organischen Mitralinsuffizienz: Gleichzeitiges Vorhandensein einer Mitralstenose. Im übrigen: Je größer der linke Ventrikel und die Herzinsuffizienz und je geringer dabei das auskultatorische Maß der Mitralinsuffizienz (z.B. kurzes frühsystolisches Geräusch, fehlende oder geringgradige Vorhofvergrößerung im Röntgenbild), desto eher handelt es sich um eine „relative" Mitralklappeninsuffizienz und umgekehrt.

6.5 Differentialdiagnose

Wenn auch ein systolisches Geräusch mit dem Punctum maximum über der Herzspitze für die Mitralinsuffizienz charakteristisch ist, so kann es doch einige differentialdiagnostische Schwierigkeiten geben:

Austreibungsgeräusche: Diese können in der Ausflußbahn des linken Ventrikels oder an der Aortenklappe entstehen und bis zur Spitze fortgeleitet werden, u. U. sogar – besonders bei älteren Menschen – nur über der Herzspitzengegend, vielleicht ausgebreitet bis zum Erb-Punkt hörbar sein. Sie sind in der Regel leise (höchstens 2/6) aber im Gegensatz zur leisen Mitralinsuffizienz nicht hochfrequent, sondern mittelfrequent-dumpf und etwas rauh. Im Phonokardiogramm sind sie von einem frühsystolischen Mitralinsuffizienzgeräusch kaum zu unterscheiden, also nicht immer typisch spindelförmig, mesosystolisch und vom ersten Herzton getrennt.

Aortenstenose: Wenn auch bei der Aortenstenose das Punctum maximum in der Regel im 1. und 2. ICR rechts ist oder am Erb-Punkt, so gibt es doch Fälle, bei denen das Punctum maximum des systolischen Geräusches über der Herzspitze ist. Im Gegensatz zur Mitralinsuffizienz ist dieses systolische Geräusch jedoch im 1. und 2. ICR rechts und evtl. auch im Jugulum noch deutlich zu hören und ist in der Regel auch rauher und dumpfer. – Aber auch bei einem typischen und eindeutigen Aortenstenosegeräusch können insofern Schwierigkeiten auftreten, als sich manchmal der Geräuschcharakter des Aortenstenosegeräusches über der Spitze ändert, es kann hochfrequenter, ja sogar tonal werden, seine Rauhigkeit weitgehend verlieren und so identisch mit dem Klangcharakter eines Mitralinsuffizienzgeräusches werden. Im Phonokardiogramm sieht man dann jedoch, daß der mesosystolische Ablauf des Geräusches sowohl über den eigentlichen Aortenauskultationspunkten wie über der Herzspitze völlig identisch sind.

Trikuspidalklappeninsuffizienz: Differentialdiagnostische Schwierigkeiten können insofern auftreten, als der Klangcharakter dieses Geräusches dem der Mitralinsuffizienz durchaus ähnlich oder sogar gleich ist und daß es – bei einem sehr großen rechten Ventrikel – nicht nur am linken unteren Sternumrand, sondern bis zur Herzspitze gut hörbar wird (s. unter „Trikuspidalinsuffizienz").

7 Kombiniertes Mitralklappenvitium

Charakteristisch: Sowohl die Zeichen der Mitralstenose wie der Mitralinsuffizienz sind nachweisbar. Im Hinblick auf eine evtl. Operation ist jedoch von Bedeutung zu wissen, ob die begleitende Mitralinsuffizienz hämodynamisch von Belang ist oder nicht. Im ersten Falle kommt nur ein künstlicher Klappenersatz in Frage, im zweiten Falle ist evtl. eine einfache Klappensprengung (Valvulotomie) möglich. Man muß immer dann eine hämodynamisch wirksame Mitralinsuffizienz annehmen, wenn ein langes pansystolisches oder lautes systolisches Geräusch nachweisbar ist, ferner ein fehlender paukender 1. Herton, ein 3. Herzton oder palpatorisch eine Linkshypertrophie.

8 Mitralklappenprolaps

(Synonyma: Barlow-Syndrom, Clicksyndrom)

8.1 Definition und Hämodynamik

Pathologische Vorwölbung des hinteren oder beider Mitralklappensegel (selten des vorderen allein) oder einzelner Teile eines Segels in den linken Vorhof während der Systole. Ist der Prolaps sehr ausgeprägt, dann schließen die Klappenränder nicht mehr dicht und es kommt zur Mitralklappeninsuffizienz, allerdings meistens nur ab Mitte bzw. nur am Ende der Systole. Das Ausmaß einer solchen Regurgitation ist in der Regel hämodynamisch bedeutungslos, wenn auch im Laufe der Jahre selten einmal die Klappenränder weiter auseinanderweichen und so eine stärkere Mitralinsuffizienz entstehen kann.

8.2 Ursache und Vorkommen

Das hintere Mitralklappensegel oder beide Segel sind zu groß angelegt, die Chordae tendineae abnorm dünn und verlängert, der Mitralklappenring gelegentlich dilatiert. Histologisch handelt es sich um eine myxomatöse Infiltrierung der Klappensegel.

Die meisten Menschen – vorwiegend Frauen in der 3.–5. Lebensdekade – mit dieser konstitutionellen Anomalie sind klinisch gesund. Häufig findet man den Mitralklappenprolaps im Rahmen des Marfan-Syndroms, bei Thoraxanomalien und auch beim Vorhofseptumdefekt.

Der Mitralklappenprolaps dürfte die häufigste Herzklappenerkrankung sein.

8.3 Diagnose

Klinisch: Das Zurückschnellen des bzw. der vergrößerten Mitralklappensegel in der Systole führt zu einem hellen mesosystolischen oder endsystolischen Ton = Click (Abb. 1), genau entsprechend dem Mitralklappenöffnungston (bei der Mitralstenose) bei umgekehrter Klappenbewegung in der Diastole, manchmal auch zu mehreren Clicks durch „Aufblähung" mehrerer Segelsegmente. Sind die Klappenränder undicht, so entwickelt

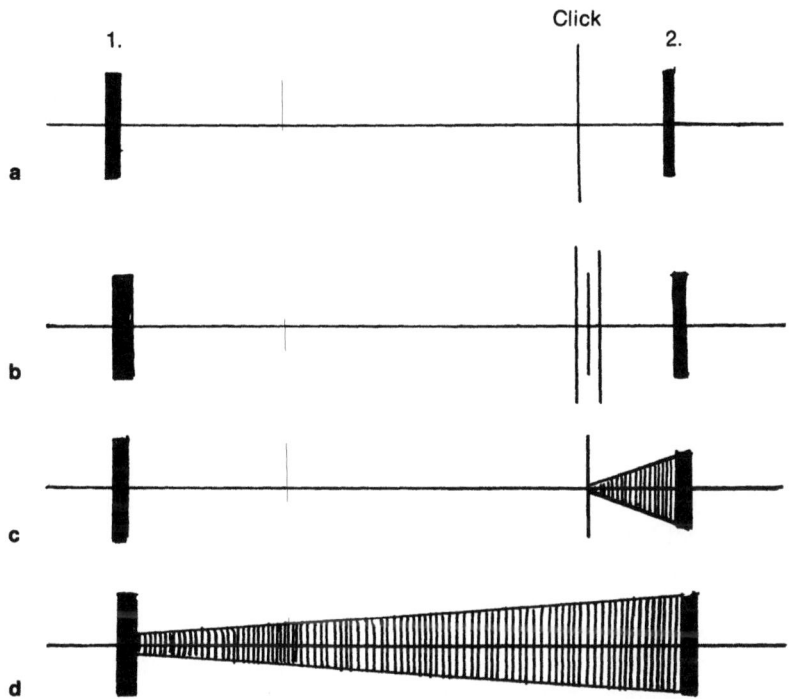

Abb. 1a–d. Auskultationsbefunde bei Mitralklappenprolaps. **a** Endsystolischer Click; **b** mehrere endsystolische Clicks; **c** endsystolischer Click mit endsystolischem Crescendogeräusch (häufigster Befund); **d** pansystolisches Crescendogeräusch bei großem Mitralklappenprolaps mit ausgeprägter Mitralinsuffizienz

sich ein endsystolisches Crescendogeräusch, das sich meist an den Click unmittelbar anschließt. Bei einer großen Mitralklappeninsuffizienz kann ein pansystolisches Geräusch auftreten. Der mesosystolische Click und das endsystolische Geräusch sind nicht selten inkonstant, wenig eindrucksvoll und oft nur in Linksseitenlage festzustellen. Im Stehen und bei einer Tachykardie können durch eine Verkleinerung des Schlagvolumens und des linken Ventrikelvolumens die Auskultationsphänomene manchmal besser gehört werden, da der Mitralklappenprolaps durch diese relative Vergrößerung der Klappensegel und der Chordae tendineae funktionell größer wird. Das systolische Geräusch klingt hochfrequent und manchmal musikalisch.

Echokardiogramm: Die Vorwölbung des oder der Segel in den linken Vorhof läßt sich in der Regel gut darstellen. – Wichtigste apparative und beweisende Untersuchungsmethode.

Ventrikulographie: Sichtbarer Nachweis der Vorwölbung eines oder beider Segel in den linken Vorhof mit oder ohne Mitralklappeninsuffizienz, auch bei auskultatorisch stummem Mitralklappenprolaps.

Röntgenbild: Keine Veränderung der Herzkonfiguration beim üblichen Mitralklappenprolaps ohne oder mit nur endsystolischer Mitralklappeninsuffizienz. Bei größerer Mitralklappeninsuffizienz Vergrößerung des linken Ventrikels und des linken Vorhofs wie bei der rheumatischen Mitralklappeninsuffizienz.

Elektrokardiogramm: Bei einem Drittel der Patienten uncharakteristische ST- und T-Veränderungen vom abgeflachten bis zum negativen T besonders in Abl. II, III und aVF. Bei einem Drittel der Patienten findet man bereits in Ruhe ventrikuläre Extrasystolen, ventrikuläre und supraventrikuläre Tachykardien, Vorhofflimmern und einen kranken Sinusknoten. Bei Belastung treten in 75% Extrasystolen bzw. paroxysmale Tachykardien auf. Die Ursache der EKG-Veränderungen und Rhythmusstörungen ist noch nicht klar (abnormer Zug am Papillarmuskel bzw. an den entsprechenden Ventrikelsegmenten, Kardiomyopathie?).

Beachte: Die Auskultationsphänomene mesosystolischer Click und endsystolisches Geräusch sind nicht nur manchmal leise, sondern auch inkonstant feststellbar. Deshalb bei Verdacht auf Mitralklappenprolaps, d.h. bei unklaren EKG-Veränderungen, „nervösen Herzbeschwerden", Rhythmusstörungen unklarer Genese: Sorgfältige und wiederholte Suche nach endsystolischem Click und endsystolischem Geräusch in Linkslage, mit dem Membranteil des Stethoskops, evtl. auch im Stehen.

8.4 Differentialdiagnose

Der mesoendsystolische Click darf nicht mit dem frühsystolischen Click, d.h. dem sog. Austreibungston (Ejection-Click), verwechselt werden.

Ein endsystolisches Crescendo-Mitralinsuffizienz-Geräusch kommt auch bei Papillarmuskelschwäche im Rahmen einer Herzmuskelerkrankung, besonders einer koronaren Herzerkrankung mit Hinterwandinfarkt bzw. Papillarmuskelinfarkt(-Ischämie) vor.

8.5 Krankheitsbild und Verlauf

Oft völlig symptomlos. Nicht selten werden Herzklopfen (50%), Atemnot, allgemein-nervöse Beschwerden angegeben. Patienten mit negativen T-Zacken und Rhythmusstörungen können in Einzelfällen, besonders bei familiärem Vorkommen, durch Kammertachykardien und Kammerflimmern Synkopen bzw. einen plötzlichen Tod erleiden. Selten ist auch eine progrediente Mitralinsuffizienz, die u. U. eine Operation erfordert. Sehr selten auch eine Ruptur der dünnen und verlängerten Chordae tendineae mit akuter Mitral- und Linksinsuffizienz oder Klappenthromben mit zerebralen Embolien. Erhöhtes Risiko einer bakteriellen Endokarditis.

8.6 Therapie

Nur bei gravierenden Rhythmusstörungen erforderlich. Mittel der Wahl sind β-Rezeptorenblocker, die gelegentlich jedoch durch Antiarrhythmika ergänzt oder ersetzt werden müssen. Eine hämodynamisch wirksame Mitralinsuffizienz bedarf einer entsprechenden Digitalis-Diuretika- oder chirurgischen Therapie. - Antibiotikaprophylaxe bei Zahnextraktionen und bakteriellen Infekten.

9 Aortenklappenstenose

9.1 Definition und Hämodynamik

Die Verwachsung der 3 Taschenklappen als Folge einer Endokarditis führt - wie eine Fibrosierung und Verkalkung, d. h. Immobilität der Taschenklappen bei älteren Menschen - zu einer Verengung der Aortenöffnungsfläche. Um das von der Körperperipherie geforderte Schlag- bzw. Minutenvolumen aufrechtzuerhalten, muß der systolische Druck im linken Ventrikel erhöht werden, was aber nicht immer ausreicht, um den normalen systolischen Druck im arteriellen System und damit das Minutenvolumen zu gewährleisten. Der Preis für die vermehrte Druckarbeit des linken Ventrikels ist die Linkshypertrophie und der dadurch vermehrte Blutbedarf des linken Ventrikels. So entsteht bei fortgeschrittenen Fällen fast immer eine Koronarinsuffizienz auch bei intakten Koronargefäßen.

9.2 Diagnose

Mesosystolisches, rauhes Aortenstenosegeräusch mit P.m. meist im 1. und 2. ICR rechts vom Sternum, aber häufig gut fortgeleitet bis zum Erb-Punkt, zur Herzspitze und den Karotiden. Bei Palpation: Linkshypertrophie. Häufig systolisches Schwirren fühlbar. Bei schweren Aortenstenosen: Niedriger Blutdruck, kleine Blutdruckamplitude, langsamer Pulsanstieg, Bradykardie (Pulsus parvus, tardus, rarus), 2. Ton im Exspirium gespalten, im Inspirium nicht gespalten = paradoxe Spaltung durch die verlängerte Austreibungszeit des linken Ventrikels.

Optimale klinische Untersuchung: Exspirium, Rückenlage. Pulsqualität am besten zu prüfen an der A. carotis.

Röntgenbild: Hypertrophie des linken Ventrikels, bei leichten Fällen ohne Herzvergrößerung, bei schweren Fällen ein sog. „Schuhherz". Poststenotische Dilatation der Aorta ascendens bei ausgeprägter Aortenstenose. Bei älteren Menschen häufig Klappenverkalkungen.

EKG: Mehr oder weniger ausgeprägte Linkshypertrophieschädigung.

Echokardiogramm: Wichtige Untersuchungsmethode, mit der man eine Einschränkung der Klappenbeweglichkeit bzw. eine Immobilität der Aortenklappentaschen und auch starke Verkalkungen nachweisen kann.

Beachte: Je länger das mesosystolische Geräusch dauert, desto schwerer ist die Aortenstenose. Umgekehrt jedoch kann bei sehr schweren Aortenstenosen und sehr kleinem Schlagvolumen, d.h. besonders bei Herzinsuffizienz und hochgradiger Tachykardie, das systolische Geräusch relativ kurz und wenig eindrucksvoll sein. – Das Aortenstenosegeräusch hat, besonders bei einem Emphysemthorax, sein P.m. nicht immer im 1. und 2. ICR rechts, sondern in der Gegend des Erb-Punktes, ja sogar im Bereich der Herzspitze. – Da Blutdruck und Pulsqualität nicht nur eine Funktion des Schlagvolumens bzw. der Herzarbeit sind, sondern auch von peripheren Faktoren abhängen, findet man bei leichten und mittelschweren Aortenstenosen nicht immer das charakteristische Verhalten von Blutdruck und Puls, sondern bei 10% sogar einen erhöhten Blutdruck.

9.3 Krankheitsbild und Verlauf

Die typischen Beschwerden der Aortenstenose treten nur bei mittelschweren oder schweren Fällen in Erscheinung: Koronarinsuffizienz, Schwindelgefühl bis zu Synkopen, besonders bei körperlichen Anstrengungen, allgemeines Schwächegefühl und Leistungsunfähigkeit. Atemnot erst bei Linksinsuffizienz, die prognostisch sehr schlecht ist. Bei ca. 30% kommt es durch Kammerflimmern bzw. plötzliche schwere Ischämie oder Herzinfarkt zum raschen Tod. Die operative Therapie, d.h. der Klappenersatz, sollte bei einer schweren Aortenstenose möglichst vor Auftreten einer Linksinsuffizienz durchgeführt werden.

9.4 „Relative" Aortenstenose

Beim Durchtritt des Blutes durch den Aortenklappenring kommt es oft – bei jüngeren wie bei älteren Menschen – zum Auftreten eines rein funktionell bedingten, mesosystolischen, der Aortenstenose ähnlichen Geräusches (s. 9.5 Differentialdiagnose).
Ursache: Die Größe des Schlagvolumens bzw. die Geschwindigkeit des Blutdurchtritts ist für die Weite des Klappenrings relativ zu groß. Auch eine leichte Sklerose der Aortenklappen mit minimaler, hämodynamisch unbedeutender Rigidität oder eine Dilatation der Aorta (Aortensklerose) kann in gleicher Weise zu einem mesosystolischen, harmlosen Aortengeräusch Veranlassung geben.

9.5 Differentialdiagnose

Ein systolisches Aortendurchflußgeräusch kommt nicht nur bei der Aortenstenose, sondern wie unter 9.4 auch bei „relativer" Aortenstenose vor. Je kürzer und je leiser dieses Geräusch ist und je früher es in der Systole auftritt, desto eher handelt es sich um ein funktionelles Durchflußgeräusch. Auch ist dieses funktionelle systolische Aortengeräusch in der Regel nicht rauh mit Ausnahme bei älteren Menschen und bei schweren Aortenklappeninsuffizienzen, wobei die Differentialdiagnose gegenüber einer Aortenstenose nur mit Hilfe des Echokardiogramms bzw. durch Druckmessung im linken Ventrikel und der Aorta manchmal endgültig entschieden werden kann.

10 Aortenklappeninsuffizienz

10.1 Definition und Hämodynamik

Ein Defekt oder eine Schrumpfung der Aortenklappentaschen führt zu undichtem Klappenschluß, so daß es zum Rückfluß des Blutes von der Aorta in den linken Ventrikel während der Diastole kommt. Vermehrte Volumenbelastung des linken Ventrikels und des Anfangsteils der Aorta, Dilatation des linken Ventrikels mit Linkshypertrophie, erhöhter systolischer Blutdruck und verminderter diastolischer Druck (vergrößerte Blutdruckamplitude), rascher Pulsanstieg und Neigung zur Tachykardie (Pulsus celer, altus, frequens).

10.2 Diagnose

Frühdiastolisches, hochfrequentes an den 2. Herzton anschließendes Descrescendogeräusch mit P.m. am Erb-Punkt in Richtung linker unterer Sternumrand oder Richtung Herzspitze. Fast immer besteht auch ein funktionell bedingtes mesosystolisches, kurzes Aortengeräusch (relative Aortenstenose durch hohes Schlagvolumen), selten ein dumpfes präsystolisches Geräusch über der Herzspitze durch funktionelle, „relative" Mitralstenose (durch einen starken Blutrückstrom von der Aorta in den linken Ventrikel wird die Mitralklappe unverhältnismäßig stark am Ende der Diastole geschlossen gehalten). Palpation: Linkshypertrophie. Pulsus frequens, celer et altus bei mittelschwerer und schwerer Aorteninsuffizienz.

Optimale klinische Untersuchung: Leise oder fragliche Geräusche kommen im Exspirium, sitzend nach vornübergebeugt oder sogar stehend vornübergebeugt noch besser heraus als im Liegen. P.m.: Erb-Punkt oder am linken unteren Sternumrand mit dem Membranteil des Stethoskops.

Röntgenbild: Dilatation des linken Ventrikels bis zum sog. „Schuhherz". Dilatation der Aorta ascendens.

EKG: Linkshypertrophie, d.h. Übervoltage der R-Zacke. Ein negatives T im Bereich der linken Herzkammer, d.h. die Zeichen der Linkshypertrophieschädigung treten bei dieser Volumenbelastung des linken Ventrikels erst relativ spät bzw. nur bei sehr schweren Fällen auf – im Gegensatz zur Aortenstenose.

Echokardiogramm: Flattern des vorderen Mitralsegels. Wertvoll auch für die Größenbestimmung des linken Ventrikels bzw. Schwere der Aorteninsuffizienz.

Beachte: Eine hämodynamisch wenig bedeutsame Aorteninsuffizienz verursacht oft nur ein sehr leises und kurzes, hochfrequentes diastolisches Geräusch am Erb-Punkt oder 1.-2. ICR weiter unterhalb am linken Sternumrand, das der Auskultation leicht entgehen kann, besonders bei Tachykardien. Nicht selten findet man eine solche Aorteninsuffizienz zusammen mit einer Mitralstenose. – Die Schwere der Aorteninsuffizienz wird – wie die der Aortenstenose – besser an den peripheren Folgen, d. h. an den Puls- und Blutdruckveränderungen festgestellt als am Herzbefund selbst. – Ein 3. Ton über dem linken Ventrikel ist Zeichen einer fortgeschrittenen Aorteninsuffizienz.

10.3 Krankheitsbild und Verlauf

Die Patienten sind nicht selten durch raschen Herzschlag und Herzklopfen (großes Schlagvolumen und großer linker Ventrikel) belästigt. Eine Koronarinsuffizienz oder eine Zerebralinsuffizienz tritt nur bei sehr schweren Fällen auf, also seltener als bei der Aortenstenose. Atemnot, d. h. Linksinsuffizienz, erfolgt erst spät und ist wie bei der Aortenstenose ein Zeichen des Finalstadiums. Die Aorteninsuffizienz neigt am ehesten von allen erworbenen Herzklappenfehlern zur bakteriellen Endokarditis.

10.4 „Relative" Aorteninsuffizienz

Inkompletter Klappenschluß bei intakten Taschenklappen, aber erweitertem Klappenring. Häufig bei Aortendilatation durch Hypertonie, Aortitis luica (bei jeder Aorteninsuffizienz Lues-Suchtest durchführen!), Aortenisthmusstenose (dabei gelegentlich nur 2 Klappen, die nicht dicht schließen). Deshalb bei jeder Aorteninsuffizienz zusätzlich nach Aortenisthmusstenose suchen!

Beachte besonders: Wenn eine Aorteninsuffizienz – sei sie leicht oder schwer – akut auftritt, zusammen mit einem heftigen, infarktähnlichem Herzschmerz, so handelt es sich in der Regel um ein Aneurysma dissecans der Aorta ascendens. Nicht selten treten dabei noch die Zeichen einer

Linksinsuffizienz in Erscheinung. Der Patient muß dann so rasch wie möglich wegen der Frage einer dringenden Operation einem kardiologischen Zentrum zugeführt werden.

10.5 Differentialdiagnose

Eine pulmonale Klappeninsuffizienz bei schwerem pulmonalem Hochdruck macht dieselben Auskultationsphänomene wie die Aorteninsuffizienz – zwar nicht im 1. und 2. ICR rechts, aber doch am gesamten linken Sternumrand –. Eine Pulmonalklappeninsuffizienz ohne pulmonalen Hochdruck macht ein weiches, dumpfes, kurzes frühdiastolisches Geräusch, das sich an den 2. Pulmonalton anschließt. – Schwierigkeiten gelegentlich in der Differentialdiagnose zu einem ebenfalls hochfrequenten Perikarditisgeräusch.

11 Kombiniertes Aortenvitium

Kombination beider Klappendefekte. Welche der beiden Veränderungen an der Aortenklappe für die Hämodynamik entscheidend ist, läßt sich am besten aus dem Verhalten des Pulses und des Blutdruckes ablesen. Für die Frage der Operation ist diese Differenzierung nicht so sehr bedeutsam wie die Schwere der Klappendefekte insgesamt, da in jedem Falle nur ein Klappenersatz in Frage kommt.

12 Trikuspidalklappeninsuffizienz

12.1 Definition und Hämodynamik

Eine rheumatisch bedingte Trikuspidalinsuffizienz durch entzündlich bedingte Schrumpfung der Klappensegel kommt praktisch nur zusammen mit anderen rheumatischen Klappenerkrankungen vor. Sie führt – analog der Mitralklappeninsuffizienz – zu einem Rückfluß des Blutes vom rechten Ventrikel in den rechten Vorhof während der Systole. Da der systolische Druck in der rechten Kammer jedoch ca. 4mal niederer ist als im linken Ventrikel, ist das Ausmaß des Rückflusses, d. h. sind die hämodynamischen Folgen geringer. (Ein kleiner oder mittlerer Defekt spielt keine größere Rolle, solange kein pulmonaler Hochdruck, d. h. kein hoher systolischer Druck im rechten Ventrikel besteht). Bei starkem Rückfluß: Erhöhung des Venendrucks, Leberschwellung, Aszites, Ödeme.

12.2 Diagnose

Frühsystolisches oder pansystolisches, mittelfrequentes Geräusch am linken unteren Sternumrand, das bei der Inspiration lauter wird. Nur bei mittelschwerem und erheblichem Rückfluß kommt es zum systolischen Venenpuls und systolischem Leberpuls, zu Aszites und Ödemen. Bei chronischer schwerer Trikuspidalinsuffizienz zusätzlich Subikterus durch chronische Stauungsleber, evtl. Stauungszirrhose. Bei Palpation Rechtshypertrophie, in Inspiration deutlicher.

Optimale klinische Untersuchung: Membranteil des Stethoskops am linken unteren Sternumrand oder – besonders bei schweren Trikuspidalinsuffizienzen – auch etwas mehr links davon, Rückenlage, Inspiration.

Röntgenbilder: Bei mittelschwerer und schwerer Trikuspidalinsuffizienz Vergrößerung des rechten Ventrikels und rechten Vorhofs sowie der V. cava superior, evtl. verminderte Lungengefäßfüllung, wenn keine erhebliche Lungenstauung durch Mitralfehler vorliegt.

EKG: In fortgeschrittenen Fällen Zeichen der Volumenbelastung des rechten Ventrikels: Inkompletter oder kompletter Rechtsschenkelblock oder Rechtshypertrophie. P-dextrocardiale.

Echokardiogramm und Doppler-Ultraschall: Ein direkter Nachweis der Trikuspidalinsuffizienz mit dem ein- oder zweidimensionalen Echokardiogramm ist nicht möglich. Ausgeprägte Trikuspidalinsuffizienzen lassen sich jedoch durch die sogen. Kontrastechokardiographie beweisen. Mit dem Doppler-Ultraschallverfahren läßt sich der Rückstrom des Blutes aus dem rechten Ventrikel in den rechten Vorhof sichtbar machen.

Beachte: Eine leichte Trikuspidalinsuffizienz macht nur ein charakteristisches systolisches Geräusch, keinen typischen Venenpuls. Das Geräusch selbst kann bei diesen Formen evtl. nur in Inspiration gehört werden. Ein 3. Ton vom rechten Ventrikel findet sich bei schweren Formen bzw. einer

Rechtsinsuffizienz. – Bei einer sehr schweren Trikuspidalinsuffizienz mit Rechtsinsuffizienz und wenig erhöhtem systolischem Druck im rechten Ventrikel kann das Geräusch sehr leise oder überhaupt nicht hörbar sein, jedoch finden sich dann der charakteristische systolische Venenpuls und systolische Leberpuls, immer Zeichen einer schweren Trikuspidalinsuffizienz.

12.3 Krankheitsbild und Verlauf

Die direkten subjektiven Störungen durch eine Trikuspidalinsuffizienz bestehen in erster Linie in einem unangenehmen Pulsieren der Halsvenen und in einem Druck im rechten Oberbauch als Folge der Leberstauung. Da eine isolierte Trikuspidalinsuffizienz sehr selten ist, werden praktisch die Symptomatologie und der Verlauf der Erkrankung in erster Linie durch die anderen Vitien bestimmt. Immerhin ist jedoch wichtig, daß das Vorhandensein von Stauungszeichen im großen Kreislauf (Ödeme, Pleuraergüsse, Aszites, Leberschwellung, erhöhter Venendruck) bei zusätzlich vorhandener Trikuspidalinsuffizienz prognostisch nicht so schwer zu bewerten sind wie ohne Trikuspidalinsuffizienz, d. h. daß man bei Bestehen von Stauungszeichen bei diesem Herzfehler evtl. über Jahre durch Digitalis und ganz besonders durch Diuretika das Leben eines Patienten erhalten kann, mindestens länger als wenn diese Stauungszeichen reine Folgen einer Rechtsherzinsuffizienz sind und nicht wie bei der Trikuspidalinsuffizienz mehr „mechanisch" bedingt.

Bedeutsam ist auch die Trikuspidalinsuffizienz im Zusammenhang mit anderen Herzfehlern im Hinblick auf eine evtl. Operation, da eine größere Trikuspidalinsuffizienz zusätzlich mit den anderen Herzklappenfehlern durch einen Klappenersatz operativ mitbehandelt werden muß.

Eine isolierte Trikuspidalinsuffizienz ist meistens eine „relative Trikuspidalinsuffizienz" (s. unten). Selten ist sie bedingt durch eine isolierte rheumatische Trikuspidalendokarditis, einen Trikuspidalklappenprolaps, durch ein metastasierendes Karzinoid, einen Lupus erythematodes, traumatisch bedingt, angeboren oder Folge einer bakteriellen Endokarditis bei Heroinsüchtigen.

12.4 „Relative" Trikuspidalinsuffizienz

Jede Druck- oder Volumenbelastung des rechten Ventrikels (Herzfehler des linken Herzens, Cor pulmonale, Vorhofseptumdefekt) kann zu einer Dilatation des rechten Ventrikels und damit des Trikuspidalklappenringes mit Klappeninsuffizienz führen. Diese „relative" Trikuspidalinsuffizienz ist viel häufiger als die organisch bedingte und deshalb ein wichtiges, einfaches klinisches Zeichen einer Rechtsinsuffizienz. Eine „relative" Trikuspidalinsuffizienz kommt auch beim Trikuspidalklappenprolapssyndrom vor (s. dort und unter Mitralklappenprolaps).

12.5 Differentialdiagnose

Gegenüber einer Mitralklappeninsuffizienz können trotz der sehr verschiedenen Auskultationspunkte dann Schwierigkeiten auftreten, wenn bei einem sehr großen, den linken Herzrand bildenden rechten Ventrikel das Trikuspidalinsuffizienzgeräusch laut ist und über dem ganzen Präkordium bis einschließlich der Spitze zu hören ist. - Schwierigkeiten können auch dann entstehen, wenn neben einer Trikuspidalinsuffizienz noch eine Mitralinsuffizienz vorliegt, die sich dann meistens über der Herzspitze durch einen anderen Klangcharakter, in der Regel etwas höherfrequent, äußert.

13 Trikuspidalklappenstenose

13.1 Definition und Hämodynamik

Verwachsung der Trikuspidalklappensegel mit nachfolgender Verengerung der Trikuspidalklappenöffnungsfläche, Behinderung des Bluteinflusses in den rechten Ventrikel, d.h. Stauung und Druckanstieg im rechten Vorhof und den Venen des großen Kreislaufs. Verminderung des Minutenvolumens.

13.2 Diagnose

Mesodiastolisches und präsystolisches Geräusch am linken unteren Sternumrand. Im Gegensatz zur Mitralstenose kein ausgesprochen paukender erster Ton, kein präsystolisches Crescendogeräusch vor dem ersten Ton, sondern die volle präsystolische Spindelform, selten ein Trikuspidalöffnungston. Inspiratorisch wird das Geräusch lauter. Der Venenpuls zeigt eine ausgesprochen große, schnell ablaufende präsystolische a-Welle, ebenso der Leberpuls. Stauungssymptome wie bei der Trikuspidalinsuffizienz: Ödeme, frühzeitiger Aszites, Pleuraergüsse, erhöhter Venendruck, periphere Zyanose, Stauungsikterus.

Optimale klinische Untersuchung: Rückenlage, Trichterteil des Stethoskops am linken unteren Sternumrand, Inspiration.

Röntgenbild: Isolierte Vergrößerung des rechten Vorhofes, d.h. Verbreiterung des Herzschattens nach rechts.

EKG: P-dextrocardiale.

Echokardiogramm: Typische und eine Trikuspidalstenose beweisende Untersuchungsmethode.

Beachte: Bei einer leichten Trikuspidalstenose kann das charakteristische diastolische Geräusch am linken unteren Sternumrand nur inspiratorisch zu hören sein, ebenso ist die a-Welle des Venenpulses manchmal nur inspiratorisch sichtbar. – Dieser Herzklappenfehler ist nicht nur sehr selten, sondern kommt praktisch nur zusammen mit einer Mitralstenose vor und wird wegen des ähnlichen diastolischen Geräusches gelegentlich überhört.

13.3 Krankheitsbild und Verlauf

Nur eine stark ausgebildete Trikuspidalstenose spielt eine Rolle. Da sie meist mit einer Mitralstenose verbunden ist, ist das Minutenvolumen erheblich reduziert und die Patienten leiden unter sehr starker Müdigkeit und Leistungsschwäche. Wie bei der Trikuspidalinsuffizienz: Jahrelang gleichmäßige Stauungssymptome, die mit Diuretika großzügig behandelt werden müssen. Verlauf wird entscheidend durch die anderen Vitien bestimmt. Bei operativer Korrektur Klappenersatz.

13.4 „Relative" Trikuspidalstenose

Wenn der Trikuspidalklappenring im Verhältnis zur Größe des rechten Vorhofs und rechten Ventrikels oder im Verhältnis zu der Größe und Geschwindigkeit und Menge des einströmenden Blutes (in den rechten Ventrikel) zu eng ist, dann kommt es zu den Geräuschphänomenen einer „relativen" Trikuspidalstenose. Sehr charakteristisch beim Vorhofseptumdefekt und bei der Trikuspidalinsuffizienz, nicht allzu selten bei gesunden Kindern und gesunden, schlanken Erwachsenen mit flachem Thorax und hyperkinetischem Kreislauf.

13.5 Differentialdiagnose

Gegenüber der *Mitralstenose* mit ähnlichen Klangphänomenen unterscheidet sich das Trikuspidalstenosegeräusch durch den anderen Ort am linken unteren Sternumrand, durch die inspiratorische Verstärkung und auch durch einen anderen Klangcharakter: Das Trikuspidalstenosegeräusch ist nicht so dumpf und rollend, sondern eher mittelfrequent und schärfer. Im Phonokardiogramm – bei Sinusrhythmus – ein spindelförmiges präsystolisches Geräusch, bei der Mitralstenose nur ein Crescendogeräusch, d.h. nur der Anfangsteil der Spindel. Ein *Myxom* oder Thrombus im rechten Vorhof kann zu ähnlichen Geräuschphänomenen führen. Eine *relative Trikuspidalstenose* (s. unter 13.4) hat zwar auch ein mesodiastolisches und evtl. präsystolisches Geräusch, jedoch von wesentlich weicherem Klangcharakter.

14 Kombinierte Trikuspidalklappenfehler

Wenn durch eine Endocarditis rheumatica die Trikuspidalklappe in Mitleidenschaft gezogen wird, kommt es in erster Linie zu einem kombinierten Trikuspidalklappenfehler, bei dem meist die Trikuspidalinsuffizienz im Vordergrund steht. Im allgemeinen ist es für den Verlauf und die Operationsindikation nicht wesentlich, das Ausmaß der Insuffizienz von dem Ausmaß der Stenose exakt abzugrenzen, entscheidend für die Beurteilung ist die Schwere der gesamten hämodynamischen Veränderungen.

15 Trikuspidalklappenprolaps

Der Prolaps einer oder mehrerer Klappensegel ohne und mit geringer Regurgitation in der Systole kommt auch an der Trikuspidalklappe vor, sehr selten isoliert, meist zusammen mit einem Mitralklappenprolaps, aber wesentlich seltener. Man kann dieselben Auskultationsphänomene feststellen wie beim Mitralklappenprolaps (s. dort), also mesosystolische oder endsystolische Clicks mit und ohne einem endsystolischen Crescendogeräusch. Allerdings sind die Klangphänomene nicht über der Herzspitze, sondern am linken unteren Sternumrand bzw. über dem rechten Ventrikel hörbar und werden inspiratorisch in der Regel lauter.

Weiterführende Literatur

Hornbostel W, Kaufmann W, Siegenthaler W (1984) Innere Medizin in Praxis und Klinik, Bd 1, 3. Aufl. Thieme, Stuttgart
Hurst JW (1982) The Heart, 5th ed. McGraw-Hill, New York
Krayenbühl HP, Kübler W (1981) Kardiologie in Klinik und Praxis. Thieme, Stuttgart

Die wichtigsten angeborenen Herzfehler beim Erwachsenen

Erich Zeh

Vorbemerkung

Die angeborenen Herzfehler sind heute eine Domäne der Kinderkardiologie. Zurecht werden Kinder mit angeborenem Herzfehler sofort dem Kinderkardiologen zugeführt, um eine exakte Diagnose zu stellen und eine Behandlung, d. h. meist eine frühzeitige Operation durchzuführen. So sind die angeborenen Herzfehler beim Erwachsenen selten geworden. Im folgenden werden nur die wichtigsten kurz besprochen.

1 Definition, Ursache und Häufigkeit

Die angeborenen Mißbildungen des Herzens und der großen Gefäße entstehen entweder durch eine Störung in der normalen Entwicklung (Einfluß von Infekten, Hypoxie, Strahlen, Trauma, hereditäre Momente in den ersten 3 Schwangerschaftsmonaten) oder durch intrauterine Endokarditis.

Die *Häufigkeit* wird mit 0,2-0,8% aller Neugeborenen angegeben, doch sterben ⅔ dieser Kinder schon im ersten Lebensjahr. Im Erwachsenenalter sind - wie oben ausgeführt - die angeborenen Herzfehler rar geworden. Ihre Häufigkeit dürfte jetzt deutlich unter 0,1% liegen, im Gegensatz zu den rheumatischen Herzklappenfehlern, die 1-3% der Erwachsenen betragen sollen, wenn man auch die kleinsten Vitien dazu rechnet. Unter den angeborenen Vitien verteilten sich früher die wichtigsten isolierten angeborenen Herzfehler beim Erwachsenen folgendermaßen: Ductus arteriosus apertus Botalli, Vorhofseptumdefekt, Ventrikelseptumdefekt, Pulmonalstenose je ca. 10%, Aortenisthmusstenose 7%, angeborene Aortenklappenstenose ca. 3%, Fallot-Tetralogie 24% (er war früher der häufigste zyanotische Herzfehler jenseits des Kindesalters), der Rest waren kombinierte und seltene Vitien.

2 Bedeutung des Nachweises angeborener Vitien

Für den Arzt für Allgemeinmedizin ist es – bei der Vielzahl der möglichen Mißbildungen – nicht entscheidend wichtig, alle bekannten Formen genau zu erkennen, sondern er kann sich darauf beschränken, die Charakteristika der häufigsten angeborenen Defekte bei Erwachsenen zu wissen und sollte über so viel diagnostisches Rüstzeug verfügen, um überhaupt festzustellen, daß es sich mit Wahrscheinlichkeit um einen angeborenen Herzfehler handelt. Jeder dieser Herzfehler muß in einem kardiologischen Zentrum untersucht werden, da ein großer Teil dieser Vitien operativ völlig beseitigt werden kann. Vor allem bei Jugendlichen besteht immer dann der Verdacht auf ein angeborenes Vitium, wenn man bei einer Herzerkrankung einen erworbenen Herzklappenfehler, eine Kardiomyopathie, Herzbeutelerkrankung oder Lungenerkrankung ausschließen kann, da ischämische Veränderungen am Herz und Folgen einer Hypertonie praktisch nicht vorkommen. Vor allem ist eine **zentrale Zyanose** mit Uhrglasnägeln, Trommelschlegelfingern und Gingivahyperplasie praktisch immer Folge eines angeborenen Vitiums, wenn keine Lungenerkrankung besteht. Der größere Teil der angeborenen Vitien im Jugendlichen- und Erwachsenenalter geht jedoch nicht mit einer Zyanose einher. Deshalb wird vor allem für diese Vitien eine Charakteristik in kurzen Zügen gegeben. Die nichtinvasive Frühdiagnostik der angeborenen Herzfehler hat durch die *Farb-Echokardiographie* eine wesentliche Bereicherung erfahren.

3 Aortenisthmusstenose

3.1 Definition und Hämodynamik

Im Bereich des absteigenden Aortenbogens, an der Einmündungsstelle des embryonal noch funktionierenden Ductus arteriosus Botalli findet sich eine mehr oder weniger starke Einschnürung der Aorta. Das Aortenlumen ist deshalb an dieser Stelle entweder erheblich eingeengt oder völlig obliteriert. Die Blutversorgung der Aorta thoracica bzw. der unteren Körperhälfte geschieht über einen arteriellen Kollateralkreislauf, d.h. über krankhaft erweiterte Interkostalarterien, die A. thoracica interna, usw. Der Blutdruck in der Aorta ascendens und ihren Ästen ist abnorm hoch, in der unteren Körperhälfte abnorm niedrig.

3.2 Diagnose

Hochdruck im Bereich des Kopfes und der Arme mit stark pulsierenden Halsarterien, Normal- oder Unterdruck an den Beinen, fehlende oder schlecht zu palpierende A. femoralis und Fußpulse. Eine gegenüber der A. radialis verzögerte Pulswelle der A. femoralis, pulsierende Interkostalarterien mit Gefäßgeräuschen auf dem Rücken, spät beginnendes, langes systolisches Stenosegeräusch infraklavikulär, Linkshypertrophie.

Röntgenbild: Rippenusuren, fehlender Aortenkopf, gelegentlich Dilatation des Anfangsteils der linken A. subclavia, Linkshypertrophie.

EKG: Normal, Linkshypertrophie oder Linkshypertrophieschädigung.

Beachte: Bei jedem Hochdruck Pulsgröße, -qualität und Beginn der Pulsation der A. femoralis mit der A. radialis vergleichen, d. h. Aortenisthmusstenose ausschließen (Blutdruckmessung an Arm und Bein).

3.3 Krankheitsbild und Verlauf

Entscheidend für die Beschwerden und den Verlauf ist das Ausmaß der Stenose einerseits und das Ausmaß der Entwicklung von Kollateralen andererseits, das die Höhe der Hypertonie bestimmt. Viele Patienten sind lange Jahre beschwerdefrei, andere leiden unter Kopfschmerzen, uncharakteristischen Herzbeschwerden, kalten Beinen, unangenehmen Pulsationen im Bereich des Halses. Die meisten Patienten sterben zwischen dem 20. und 40. Lebensjahr (Durchschnittsalter 35 Jahre), wenn sie nicht rechtzeitig operiert werden. Todesursache: Aortenruptur, bakterielle Endokarditis an der Stenose, Gehirnblutungen, Herzinsuffizienz.

3.4 Therapie

In jedem Alter ist eine Operation möglich, man sollte aber - wenn es zu verantworten ist - bis zum 12.-15. Lebensjahr abwarten.

4 Offener Ductus arteriosus Botalli

4.1 Definition und Hämodynamik

Der in der Embryonalzeit physiologisch offene Ductus arteriosus Botalli zwischen Truncus pulmonalis und Aorta obliteriert nicht. So fließt nach der Geburt arterialisiertes Blut von der Aorta zum Truncus pulmonalis (Links-Rechts-Shunt) und es kommt dadurch zu einer Volumenbelastung von Lungenarterien, -venen, linkem Vorhof, linkem Ventrikel und Aorta ascendens.

4.2 Diagnose

Charakteristisch ist das kontinuierliche Geräusch, das nach dem 1. Ton beginnt, sein P.m. zur Zeit des 2. Tones hat und gegen Schluß der Diastole endet. Das Geräusch ist infraklavikulär links am besten zu hören und oft als Schwirren zu fühlen. Vergrößerte Blutdruckamplitude mit erhöhtem systolischem Druck, oft mesodiastolisches Einströmgeräusch im Bereich der Herzspitze (relative Mitralstenose)[1].

Optimale Untersuchung: Flache Rückenlage, Exspiration.

Röntgenbild: Vergrößerter Pulmonalbogen und vergrößerte Aorta ascendens bzw. deutlicher Aortenbogen. Die Zeichen der Überfüllung der Lunge sind meist nicht erheblich – im Gegensatz zum Vorhofseptumdefekt –, ferner finden sich Hypertrophie bzw. Vergrößerung des linken Ventrikels und auch Vergrößerung des linken Vorhofs im Hinterherzraum.

EKG: Linkshypertrophie oder uncharakteristisch.

Beachte: Das kontinuierliche Ductusgeräusch kann mit einem Venengeräusch der Jugularvene (Nonnensausen) verwechselt werden.
Weitere Differentialdiagnosen: Arteriovenöser Shunt im Bereich der Thorax- oder Lungengefäße, aortopulmonaler Defekt, rupturierter Sinus aortae (Valsalvae) in eine der Herzhöhlen.

---

[1] Darstellung von Geräuschbefunden angeborener Herzfehler s. S. 32

4.3 Krankheitsbild und Verlauf

Leichte und mittelschwere Fälle sind viele Jahre völlig symptomlos. Sonst: Herzklopfen, Tachykardie, bei schweren, fortgeschrittenen Fällen Atemnot durch Linksinsuffizienz.
Die leichten und mittelschweren Fälle erreichen das Erwachsenenalter. Die Kranken sind nicht nur durch eine Linksinsuffizienz des Herzens, sondern auch durch eine Rechtsinsuffizienz gefährdet, da es bei großem offenem Ductus zu einem pulmonalen Hochdruck und einer Shuntumkehr kommen kann.
In ca. ⅓ der Fälle tritt eine bakterielle Endokarditis im Bereich des Ductus auf.

4.4 Therapie

Operation durch Ligation des Ductus oder Durchtrennung, möglichst im Kindesalter. Neuerdings auch Verschluß durch Plazierung eines angepassten Verschlußstücks in den offenen Ductus mittels Katheter.

5 Vorhofseptumdefekt

5.1 Definition und Hämodynamik

Wenn sich bei der Ausbildung des Vorhofseptums die Wand nicht ganz schließt, so bleibt eine Öffnung, die zu einem Blutfluß vom linken Vorhof zum rechten Vorhof führt, da der Druck im linken Vorhof höher ist als im rechten. Folge: Volumenbelastung des rechten Vorhofs, rechten Ventrikels, Pulmonalkreislauf und linker Vorhof.

5.2 Diagnose

Dilatation und Hypertrophie des rechten Ventrikels, die sich bei der Palpation in Inspiration noch deutlicher zeigt als in Exspiration. Mesodiastolisches Einströmgeräusch in den rechten Ventrikel am linken unteren Sternumrand (relative Trikuspidalstenose), inspiratorisch lauter. Konstante,

d. h. atemunabhängige, weite Spaltung des 2. Herztones (durch das gegenüber dem linken Ventrikel vergrößerte Schlagvolumen verlängert sich die Austreibungszeit des rechten Ventrikels). Mesosystolisches, funktionelles Austreibungsgeräusch über dem Truncus pulmonalis. Bei großen Defekten relative Trikuspidalinsuffizienz.

Röntgenbild: Vergrößerung des rechten Ventrikels, des rechten Vorhofs, der Pulmonalarterien (die abnorm stark pulsieren). Vermehrte Lungenfüllung. Verkleinerter Aortenknopf.

EKG: Inkompletter oder kompletter Rechtsschenkelblock (Volumenbelastung des rechten Ventrikels).

Beachte: Die klinischen Zeichen des Vorhofseptumsdefektes können sehr diskret sein und werden nicht selten übersehen. Deshalb: Jeder inkomplette oder komplette Rechtsschenkelblock im EKG, jede abnorm große Pulmonalarterie im Röntgenbild, jeder abnorm weit gespaltene 2. Ton, jede isolierte Trikuspidalklappeninsuffizienz ist fürs erste auf einen Vorhofseptumdefekt verdächtig. Eine besondere, seltene Form des Vorhofseptumdefektes, der sog. **Ostium-primum-Defekt,** geht mit einer Mißbildung der Mitralklappe einher und führt zur Mitralklappeninsuffizienz mit allen typischen auskultatorischen Zeichen. Im EKG sieht man bei diesen Fällen einen überdrehten Linkstyp und oft einen AV-Block 1. Grades.

5.3 Krankheitsbild und Verlauf

Durch den meist großen Links-Rechts-Shunt und die dadurch bedingte deutliche Lungenüberfüllung haben die Patienten oft Atemnot und neigen außerordentlich zu rezidivierenden Bronchitiden.

5.4 Therapie

Operation in jedem Alter.

6 Ventrikelseptumdefekt

6.1 Definition und Hämodynamik

Ein Defekt im Ventrikelseptum ist - allein und zusammen mit anderen Mißbildungen - der häufigste angeborene Herzfehler, doch sterben Säuglinge mit großen Defekten meistens sehr früh, so daß der isolierte Defekt bei Erwachsenen nicht häufiger ist als die bisher besprochenen angeborenen Vitien. Durch den verschieden hohen Druck im linken und rechten Ventrikel kommt es zu einem Links-Rechts-Shunt und damit zu einer Volumenbelastung des rechten Ventrikels, des Lungenkreislaufs, des linken Vorhofs und des linken Ventrikels.

6.2 Diagnose

Charakteristisch ist das pansystolische, laute Preßstrahlgeräusch am linken unteren Sternumrand bzw. im 4.-5. JCR, als Schwirren meist fühlbar. Links- und Rechtshypertrophie.

Röntgenbild: Nur bei großen Defekten Links- und Rechtsdilatation und Überfüllung der Lungen bzw. Vergrößerung der Pulmonalarterien. Bei kleinen Defekten keine Veränderungen.

EKG: Nur bei großen Defekten Links- und Rechtshypertrophie.

Beachte: Das maximal laute Geräusch ist meist Ausdruck eines nur minimalen Defekts und häufig ohne klinische Konsequenz.

6.3 Krankheitsbild und Verlauf

Bei kleinen Defekten keine Beschwerden und keine wesentlichen hämodynamischen Auswirkungen. Bei großen Defekten Entwicklung einer Links- und Rechtsinsuffizienz. Gelegentlich entwickelt sich ein pulmonaler Hochdruck mit Verminderung des Links-Rechts-Shunts bzw. Entwicklung eines Rechts-Links-Shunts (= Eisenmenger-Syndrom). Eine bakterielle Endokarditis im Bereich des Defekts ist nicht selten.

6.4 Therapie

Operation bei großen Defekten, keine Therapie bei kleinen Defekten ohne wesentlichen Links-Rechts-Shunt.

7 Pulmonalklappenstenose

7.1 Definition und Hämodynamik

Durch Verwachsung der Pulmonalklappen intrauterin kommt es – wie bei der Aortenstenose – zu einer Verkleinerung der Pulmonalklappenöffnungsfläche. Dadurch Drucksteigerung im rechten Ventrikel, die nicht selten Ausmaße erreicht wie im linken Ventrikel, ja sogar höher sein kann. Bei hochgradiger Pulmonalstenose Verminderung des Schlag- und Minutenvolumens, Rechtsinsuffizienz im späteren Stadium.

7.2 Diagnose

Rauhes, meist sehr lautes und als Schwirren fühlbares, mesosystolisches Geräusch im 2. und 3. ICR linkssternal bei leichten Stenosen. Frühsystolischer Click in diesem Auskultationsbereich (=pulmonaler Dehnungston durch Schleuderbewegung des poststenotisch dilatierten Truncus pulmonalis). Verspätung des pulmonalen Klappenschlusses durch verlängerte Austreibungszeit des rechten Ventrikels führt zu weiter Spaltung des 2. Tones, wobei die Lautstärke des 2. Pulmonaltones mit der Schwere der Stenose abnimmt. Rechtshypertrophie, bei Palpation inspiratorisch deutlicher. Prominente a-Welle im Venen- und Leberpuls, inspiratorisch deutlicher.

Röntgenbild: Hypertrophie, evtl. Dilatation des rechten Ventrikels, poststenotische Dilatation der Pulmonalarterie bei leichten und mittelschweren Pulmonalstenosen mit Schleuderbewegungen. Lungengefäßzeichnung vermindert durch vermindertes Lungendurchflußvolumen.

EKG: Hypertrophie des rechten Vorhofs (P-dextrocardiale), Rechtshypertrophie entsprechend der Schwere der Pulmonalstenose bzw. dem Druck im rechten Ventrikel.

Beachte: Der wichtigste klinische Gradmesser für die Schwere der Pulmonalstenose ist nicht das laute Geräusch, sondern die Länge des Geräusches (je länger, desto schwerer) und das späte Maximum des Geräusches (Phono!), die Weite der Spaltung des 2. Tones und das klinische und elektrokardiographische Ausmaß der Rechtshypertrophie. Letztlich entscheidend ist die Druckmessung im rechten Ventrikel bei der Herzkatheterisierung.

Bei sehr schweren Pulmonalstenosen mit schwerer Rechtsinsuffizienz kann das Pulmonalstenosegeräusch sehr kurz und leise werden (kleines Schlagvolumen). *Differentialdiagnostisch* ist in erster Linie das häufige funktionelle, systolische Pulmonalisdurchflußgeräusch zu beachten, wie es bei Jugendlichen bei rascher Herztätigkeit und beim Vorhofseptumdefekt oft vorkommt. Dieses Geräusch ist in der Regel nicht rauh und nicht als Schwirren zu fühlen, es ist auch nicht so lang wie bei der Pulmonalstenose, und das systolische Maximum liegt meist vor der Mitte der Systole (Phono).

7.3 Krankheitsbild und Verlauf

Leichte und mittelschwere Pulmonalstenosen machen lange Zeit keine besonderen Beschwerden. Bei schweren Fällen Müdigkeit, Atemnot, gelegentlich auch Koronarinsuffizienz, zuletzt Rechtsinsuffizienz, die das Finalstadium anzeigt und konservativ meistens nicht lange zu beherrschen ist.

7.4 Therapie

Operation bei mittelschweren und schweren Fällen, in Einzelfällen Ballondilatation mittels spezieller Katheter. Bei Herzinsuffizienz Digitalis und Diuretika.

7.5 Infundibulumstenose

Neben der Pulmonalstenose durch Verlötung der Pulmonalklappen gibt es noch eine Verengung der Ausflußbahn des rechten Ventrikels, die sog. **Infundibulumstenose**, z. T. isoliert oder zusammen mit einer Pulmonalklappenstenose. Meist findet sich diese – immer schwere Pulmonalstenose – zusammen mit anderen Mißbildungen und einem Rechts-Links-Shunt (Zyanose).

8 Angeborene Aortenklappenstenose

Eine Aortenstenose kann durch Verwachsung der Taschenklappen nicht nur postnatal, sondern bereits auch intrauterin entstehen. Für diese angeborene Aortenstenose gilt das, was in dem Kapitel unter erworbenen Herzklappenfehlern über die Aortenstenose gesagt wurde.

Neben dieser Aortenklappenstenose gibt es jedoch auch noch eine angeborene **subvalvuläre Aortenstenose** durch eine Verengerung der Ausflußbahn des linken Ventrikels unterhalb der Klappe; letztlich ist noch in sehr seltenen Fällen eine supravalvuläre Aortenstenose durch Verengerung der Aorta oberhalb der Klappe bekannt.

9 Angeborene Vitien mit Zyanose

9.1 Hinweise zur Diagnose

Die Zyanose bei angeborenen Vitien ist dadurch bedingt, daß vom rechten Vorhof, rechten Ventrikel oder Truncus pulmonalis Blut in den entsprechenden Abschnitt des linken Herzens bzw. den großen Kreislauf gelangt. Dies ist entweder möglich durch eine mehr oder weniger komplette Transposition der großen Gefäße bzw. eine in den linken Vorhof mündende Vena cava oder durch eine sehr starke Druckerhöhung im rechten Ventrikel, rechten Vorhof oder der A. pulmonalis bei gleichzeitigem Vorhandensein eines Defekts in einem dieser Abschnitte, d. h. bei einer zusätzlich vorhandenen Pulmonalstenose oder einer erheblichen Widerstandserhöhung im Lungenkreislauf (= Eisenmenger-Syndrom).

Die Zeichen eines zyanotischen Vitiums sind nicht nur die zentrale Zyanose, sondern auch die Ausbildung von Uhrglasnägeln, Trommelschlegelfingern und -zehen und eine Gingivahyperplasie. Ferner haben diese Patienten fast immer eine durch die Sauerstoffuntersättigung des arteriellen Blutes ausgelöste kompensatorische Polyglobulie. Alle zyanotischen Vitien bedürfen einer umgehenden exakten *Abklärung in einem kinderkardiologischen Zentrum*, da sie z.T. vielfältige Mißbildungen aufweisen und die Prognose schlecht ist, wenn sie nicht möglichst bald operiert werden.

9.2 Häufigkeit

Das häufigste aller angeborenen zyanotischen Vitien im Jugendlichen- und Erwachsenenalter ist die *Fallot-Tetralogie* (etwa 24% aller angeborenen Vitien), bei der eine Pulmonalstenose, ein Ventrikelseptumdefekt, eine sog. reitende Aorta (über dem Ventrikelseptumdefekt), d.h. eine mehr oder weniger stark über dem rechten Ventrikel abgehende Aorta sowie eine Rechtshypertrophie vorliegen. Kennzeichnend für diesen Fehler ist neben der Zyanose ein Pulmonalstenosegeräusch bei einem röntgenologisch relativ kleinen Herzen, einem fehlenden Pulmonalarterienbogen und wenig durchbluteten Lungen im Röntgenbild.

Beachte: Die zentrale Zyanose ist nur dann zu sehen, wenn die arterielle Sauerstoffsättigung statt normal 96 nur 85% und weniger beträgt bzw. wenn 5g% Hämoglobin, d.h. ⅓ des Blutfarbstoffes, nicht arterialisiert werden. Es kann also durchaus „zyanotisch" angeborene Vitien geben, bei denen die Sauerstoffsättigung zwischen 86 und 96% liegt und die arterielle Sauerstoffuntersättigung daher klinisch nicht eindeutig zu erkennen ist; auch bei Anämien ist die Zyanose schwerer oder nicht zu sehen. Gelegentlich haben jedoch diese Patienten bei körperlicher Belastung eine auffallend starke Zyanose und man sieht bei ihnen eine diskrete Ausbildung von Uhrglasnägeln, Trommelschlegelfingern und einer Polyglobulie.

Weiterführende Literatur

Schumacher G, Bühlmeyer K (1980) Diagnostik angeborener Herzfehler. Perimed, Erlangen

Erkrankungen des Endo-, Myo- und Perikards

Dieter Klaus

Die entzündlichen Erkrankungen des Herzens befallen in der Regel bevorzugt einen bestimmten anatomischen Teil des Herzens, beispielsweise die Viruserkrankungen das Myokard oder Perikard, bakterielle Entzündungen dagegen das Endokard. Beim rheumatischen Fieber ist meist sowohl Endo- als auch Myo- und Perikard betroffen, so daß eine Pankarditis vorliegt.

Unter dem Begriff der Kardiomyopathien werden pathologisch-anatomisch und klinisch verschiedene Erkrankungen des Herzmuskels zusammengefaßt, die alle zur muskulären Herzinsuffizienz führen.

1 Diagnostisches Vorgehen in der Praxis
(Tabelle 1 und 2)

Die häufigsten Symptome, die in der Praxis auf eine entzündliche Erkrankung des Herzens hinweisen, sind *Tachykardie* und *Fieber,* auch wenn im Einzelfall diese Symptome fehlen oder sogar eine Bradykardie bestehen kann. Verstärkt wird der Verdacht auf eine entzündliche Herzerkrankung, wenn zusätzlich Beschwerden oder Symptome einer *Herzinsuffizienz* vorhanden sind (Atemnot, Zyanose, Ödeme). Das weitere diagnostische Vorgehen richtet sich nach dem Auskultationsbefund des Herzens (Tabelle 1) und den Ergebnissen weiterer Untersuchungen (Tabelle 2). Hat man den Verdacht auf eine rheumatische oder bakterielle Endokarditis durch eine stark erhöhte BSG, einen Geräuschbefund am Herzen oder eine Rhythmusstörung, so ist – ebenso wie bei Verdacht auf eine entzündliche Erkrankung von Myokard oder Perikard – zur weiteren Klärung und initialen Behandlung eine **Krankenhauseinweisung** anzuraten.

Die nichtentzündlichen Erkrankungen von Myo- oder Perikard sind meist durch eine mehr oder minder langsam sich entwickelnde Herzinsuf-

Tabelle 1. Diagnostisches Vorgehen in der Praxis bei Verdacht auf entzündliche Herzerkrankung

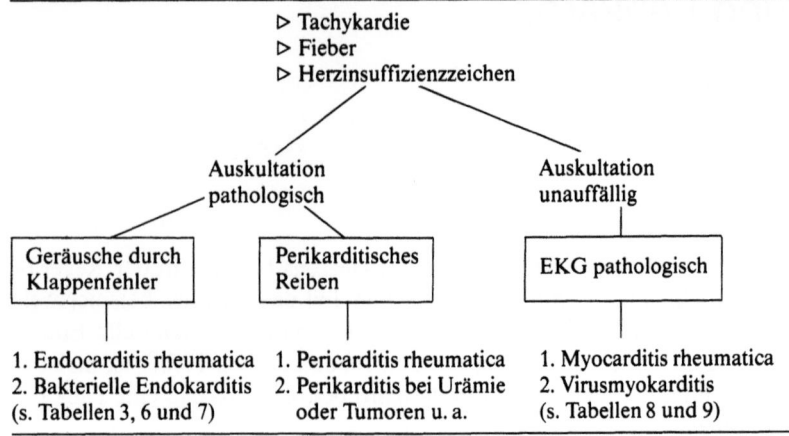

Geräusche durch Klappenfehler	Perikarditisches Reiben	EKG pathologisch
1. Endocarditis rheumatica 2. Bakterielle Endokarditis (s. Tabellen 3, 6 und 7)	1. Pericarditis rheumatica 2. Perikarditis bei Urämie oder Tumoren u. a.	1. Myocarditis rheumatica 2. Virusmyokarditis (s. Tabellen 8 und 9)

Tabelle 2. Untersuchungsprogramm bei entzündlichen Herzerkrankungen

▷ 1. Wiederholte sorgfältige Auskultation des Herzens
▷ 2. BSG
▷ 3. EKG
▷ 4. Blutbild Leukozytenzahl, Differentialblutbild
▷ 5. Harn Eiweiß, Sediment
▷ 6. Serum Antistreptolysintiter
  Rheumafaktor
  Antinukleärer Faktor
  Serumelektrophorese
  Immunglobuline
  Myokardantikörper
  KBR auf Virus-Erkrankungen
  (Blut 2mal im Abstand von 3 Wochen entnehmen)

fizienz gekennzeichnet, so daß für die Diagnostik mehr Zeit zur Verfügung steht. Eine Reihe dieser Erkrankungen macht zur weiteren Klärung spezielle kardiologische Untersuchungsmethoden (s. S. 39 ff.) in kardiologischen Abteilungen erforderlich.

2 Endokarditis

2.1 Definition

Als Endokarditis bezeichnen wir eine Entzündung der Herzinnenhaut (Endokard), die häufig nur die dünnen Klappensegel und die Sehnenfäden betrifft, so daß der Begriff Endokarditis als Synonym für eine Entzündung der Herzklappen benutzt wird. Die Ätiologie der Entzündung ist sehr verschieden. Immunologische Vorgänge (rheumatisches Fieber) sind im Erwachsenenalter seltener als direkte bakterielle Besiedlungen (bakterielle Endocarditis). Die Besonderheit der Erkrankung liegt darin, daß der entzündliche Prozeß an den Klappen zu Ventildefekten mit Insuffizienzen und/oder Verwachsungen mit Stenosen führt und so nach Abheilung Herzklappenfehler hinterläßt.

2.2 Rheumatische Endokarditis - Rheumatische Karditis

2.2.1 Definition und Häufigkeit

Infektionen mit β-hämolysierenden Streptokokken der Gruppe A (die sich wiederum in fast 50 Untergruppen unterteilt) führen zu einer Angina tonsillaris und nach einer Latenzzeit von 8-14 Tagen zu einer entzündlichen Systemerkrankung des Bindegewebes. Im Vordergrund steht oft die sehr schmerzhafte Schwellung der großen Gelenke, so daß die Erkrankung früher als *akuter Gelenkrheumatismus* bezeichnet wurde. Da sich aber gezeigt hat, daß das rheumatische Fieber auch ohne besonderen Gelenkbefall verlaufen kann, während eine Temperaturerhöhung regelhaft nachweisbar ist, wird das Krankheitsbild mit dem Begriff **„rheumatisches Fieber"** besser umfaßt.

Die *Häufigkeit* des rheumatischen Fiebers hat deutlich abgenommen. Es besteht eine ausgesprochene Bevorzugung *jüngerer* Patienten. Das Maximum liegt um das 12. Lebensjahr. Es kommen aber auch Ersterkrankungen im 3. oder 4. und sogar im 5. Lebensjahrzehnt vor.

Die immunologische Reaktionsform des rheumatischen Fiebers ist genetisch verankert. Nur 3% aller Patienten, die einen Streptokokkeninfekt durchmachen, reagieren mit rheumatischem Fieber.

2.2.2 Klinisches Bild des rheumatischen Fiebers

Das wichtigste extrakardiale Symptom ist das *Fieber*. Es steigt im Mittel 12 Tage nach dem Streptokokkeninfekt an und liegt zwischen 38° und 39 °C. Die Dauer beträgt zwischen 10 und 20 Tagen. Mit dem Fieber beginnt das polyarthritische Stadium, das besonders die *großen Gelenke* betrifft. Das Gelenk ist gerötet und stark schmerzhaft. Oft läßt sich ein Erguß tasten. Klingt die Gelenkschwellung ab, fällt auch das Fieber wieder. Es kann aber bei Erkrankung eines neuen Gelenkes erneut ansteigen. In 60% ist der Gelenkbefall schwer, d.h. er verläuft mit starker Funktionseinschränkung und Erguß. Außerdem treten säuerlich riechende *Schweißausbrüche* auf. Manchmal bemerkt man petechiale *Blutungen* der Haut, Nasenbluten und das für die Diagnose typische *Erythema anulare marginatum*, ein kreisförmiges, scharf begrenztes, meist an den Oberschenkeln oder am Stamm auftretendes, im Durchmesser etwa 10 cm großes Erythem.

Nicht so spezifisch ist das kleinere, im Durchmesser 2-4 cm messende *Erythema nodosum*. Die Hauterscheinungen können sehr flüchtig sein, besonders das Erythema anulare marginatum.

Die Beteiligung des *ZNS* wird durch die *Chorea minor* gekennzeichnet, für die Zwangsbewegungen, oft in Abhängigkeit von emotionalen Faktoren, charakteristisch sind. Der zeitliche Zusammenhang mit dem Streptokokkeninfekt ist hier nicht immer eng, die neurologischen Erscheinungen werden oft erst Monate später beobachtet.

2.2.3 Rheumatische Karditis

Es ist anzunehmen, daß praktisch bei jedem Patienten mit rheumatischem Fieber mikroskopisch anatomische Veränderungen an Herzmuskel, Herzklappen und Perikard nachweisbar sind, die klinisch nicht erfaßt werden können und oft spontan abheilen.

Die **Häufigkeit** der Karditis beim rheumatischen Fieber wird sehr verschieden angegeben, je nachdem, ob ein pathologischer EKG-Befund als Ausdruck einer Karditis aufgefaßt wird oder nicht. Unter Berücksichtigung des EKG werden bei Jugendlichen mit rheumatischem Fieber in rund 63%, bei Erwachsenen in rund 47% karditische Zeichen gefunden.

2.2.4 Diagnose und Differentialdiagnose

Zur Diagnose der Endocarditis rheumatica (Tabelle 3) ist die Herzauskultation die wichtigste Untersuchung. Der häufigste Klappenfehler des akuten rheumatischen Fiebers ist die *Mitralinsuffizienz*. Nur durch wiederhol-

Tabelle 3. Diagnose der rheumatischen Karditis

▷ 1. **Angina** in der Anamnese
▷ 2. **Fieber** zwischen 38° und 39 °C
   3. Krankheitsbild des akuten rheumatischen Fiebers
     (Beteiligung von Gelenken und Pleura)
▷ 4. Wechselndes **systolisches Geräusch** am Herzen
○ 5. Wechselnder abnormer Erregungsablauf im Elektrokardiogramm
○ 6. Nachweis einer Klappenverdickung im Echokardiogramm
○ 7. Röntgenologisch Vergrößerung des Herzens
○ 8. Serologische Veränderungen:
    Antistreptolysintiter > 250 E/ml
    BSG stark erhöht
    Elektrophorese: α_1- und α_2-Globuline erhöht

te Auskultation und Vergleiche der erhobenen Befunde kann die Diagnose einer Endokarditis der Mitralis gestellt werden. Die Schwierigkeit besteht darin, daß systolische Geräusche bei Fieber als sog. funktionelle Herzgeräusche auch ohne wesentlichen Klappendefekt auftreten und verschwinden können und so die Deutung erschweren. Bei der Unmöglichkeit der Differentialdiagnose sollte bei einem rheumatischen Fieber jedes systolische Geräusch als endokarditisverdächtig so lange aufgefaßt und behandelt werden, bis das Geräusch verschwunden ist. Die Kriterien der typischen **Mitralinsuffizienz** sind folgende:
Lautstärke von mindestens Grad 3/6, pansystolisch, Fortleitung in die Axilla, keine Änderung bei Atmung, p. m. an der Herzspitze.

Auskultatorisch kann man außerdem passagere *diastolische Geräusche* finden. *Perikarditisches Reiben* weist auf eine Beteiligung des Perikards hin. Die Diagnose der Carditis rheumatica wird leicht, wenn das Herz *röntgenologisch* vergrößert ist, besonders der linke Vorhof und der linke Ventrikel. Nach Therapie bildet sich die Herzvergrößerung oft gut zurück. Ein *Perikarderguß* ist bei stark dilatiertem Herzen immer zu erwägen und durch ein Echokardiogramm zu sichern.

Eine besondere Bedeutung kommt den *EKG-Veränderungen* zu, da diese als Zeichen der Myokardbeteiligung aufgefaßt werden müssen. Die EKG-Veränderungen sind unspezifisch und können auch bei anderen entzündlichen Erkrankungen des Herzmuskels gefunden werden. Die ST- und T-Veränderungen liegen vorwiegend im Bereich des linken Ventrikels (Brustwandableitungen V_4-V_6). Spitzterminale T-Negativierungen können durch umschriebene entzündliche Myokardnekrosen oder eine Perikarditis bedingt sein. Die häufigsten EKG-Veränderungen sind Erregungsrückbildungsstörungen (30%). Weiterhin werden Tachykardien

(20%) sowie Extrasystolen (3%) gefunden. Eine besondere Bedeutung wird der Veränderung der Überleitungszeit (PQ-Verlängerung in 10-20%, totaler AV-Block in 3-5% der Fälle) zugeschrieben, die für eine rheumatische Myokarditis recht charakteristisch ist.

Mit der Echokardiographie steht heute eine Methode zur Verfügung, mit der Klappenverdickungen und -auflagerungen sichtbar gemacht werden können (s. S. 45).

Außer den serologischen Untersuchungen hat sich die Kontrolle der BSG zur Beurteilung des rheumatischen Fiebers bewährt. Diese ist in der Regel stark erhöht (bei 72% höher als 40/80 mm n. W.). Das Abfallen der BSG zeigt das Abklingen des Krankheitsprozesses an. In der *Elektrophorese* sieht man bei 70% der Kranken eine Verminderung der Albumine, während α_1- und α_2-Globuline in der Regel erhöht sind. Erst bei längerem Verlauf kommt es zu einer Erhöhung des γ-Globulins. Die Besserung zeigt sich in dem Abfall der α_2-Globuline.

Von zentraler Bedeutung ist der Nachweis von gegen die Streptokokken gebildeten Antikörpern (Antistreptolysin, Antihyaluronidase, Antistreptokinase). Der *Antistreptolysintiter* wird im Serum von Patienten, die einen Streptokokkeninfekt durchmachten und an einem rheumatischen Fieber erkrankten, regelhaft (92%) erhöht gefunden (Normalwerte bis 250 E/ml). Die Höhe des Titers wird als Maßstab für die Aktivität des Prozesses angesehen. Entscheidend ist oft der Titeranstieg innerhalb der ersten Wochen. Wichtig ist auch, daß durch eine frühzeitige Therapie (Penizillin, Antirheumatika, Steroide) die Titerentwicklung unterdrückt werden kann, auch wenn das rheumatische Fieber mit einer Karditis abläuft. In einem hohen Prozentsatz werden auch Myokardantikörper im Serum nachgewiesen, deren diagnostischer Wert aber enttäuschend ist. Trotz der großen Anzahl verschiedener serologischer und immunologischer Methoden gelingt es auch heute noch nicht, in jedem Fall den aktiven rheumatischen Prozeß nachzuweisen.

Bei der **Differentialdiagnose** der rheumatischen gegenüber der bakteriellen Endokarditis muß in erster Linie auf die Beteiligung der Gelenke beim rheumatischen Fieber oder von Niere und Milz bei bakterieller Endokarditis geachtet werden (s. Tabellen 6 und 7). Entscheidend ist für die Abgrenzung der bakteriellen Endokarditis der Erregernachweis im Blut. Bei unklarem klinischen Bild darf vor Beginn der antibiotischen Therapie das Abnehmen von Blut für eine *Blutkultur* nicht vergessen werden.

2.2.5 Verlauf des rheumatischen Fiebers und der rheumatischen Karditis

Unter Temperaturabfall, Rückgang der entzündlichen Schwellungen an den Gelenken und Abklingen der pathologischen Symptome am Herzen kann das rheumatische Fieber folgenlos ausheilen.

Die *Krankheitsdauer* des Erstinfekts beträgt im Mittel 3 Monate. Bei älteren Patienten ist die Erkrankungsdauer wesentlich kürzer (40 Tage). Als Reboundeffekt bezeichnet man das *Wiederaufflackern* der entzündlichen Erscheinungen während des Abklingens der rheumatischen Karditis (Fieberanstieg, zunehmende BSG, Wiederauftreten von karditischen Symptomen).

Eine der wichtigsten, die Prognose der Erkrankung deutlich verschlechternden Eigenheiten des rheumatischen Fiebers und der rheumatischen Karditis ist das **Rekurrieren** der rheumatischen Erscheinungen nach *monate-* und sogar *jahrelangem Verschwinden* jeder entzündlichen Symptome. Im Zusammenhang mit einem erneuten Streptokokkeninfekt reagiert ein einmal erkrankter Patient mit einem Wiederaufflackern aller dargestellten Symptome. Da im Prinzip alle 50 Typen der β-hämolysierenden Streptokokken der Gruppe A ein rheumatisches Fieber und damit eine Karditis verursachen, können Re-Infekte mit anderen Streptokokken, gegen die Antikörper noch nicht gebildet wurden, eine rekurrierende Endokarditis verursachen.

Die *Häufigkeit* der *rekurrierenden Endokarditis* ist im frühen Kindesalter am größten (30%) und fällt mit dem 20. Lebensjahr auf rund 3-4%. Patienten mit einem Herzklappenfehler neigen mehr zu Rezidiven als solche ohne Klappenfehler. Später als 7 Jahre nach dem Erstinfekt gehört allerdings eine rekurrierende Endokarditis zu den Seltenheiten, obwohl Intervalle bis zu 40 Jahren beschrieben sind. Während die Häufigkeit der Herzbeteiligung beim Erstinfekt des rheumatischen Fiebers 25-30% beträgt, liegt diese bei der rekurrierenden Endokarditis bei über 50%. Jeder Neuinfekt führt zu einer weiteren Affektion und Veränderung der Herzklappen und somit zu einer Verschlechterung des oder der Herzklappenfehler.

Die *Diagnose* einer *rekurrierenden rheumatischen Endokarditis* bei bereits bestehenden Herzklappenfehler bereitet größte Schwierigkeiten, da in der Regel ein verändertes EKG vorliegt und durch den vorhandenen Herzklappenfehler Geräusche schon vorhanden sind, die sich kaum verändern. Ein plötzlicher Leistungsknick sowie der Nachweis entzündlicher Veränderungen im Blut erwecken den Verdacht auf ein Endokarditis-Rezidiv.

Auch ohne wesentlichen Klappenbefall kann die rheumatische Entzündung das Myokard betreffen und so zu einer *rheumatischen Myokarditis* führen. *Perikardiale Reaktionen* werden oft gesehen *(Pericarditis rheumatica).*

2.2.6 Therapie der rheumatischen Karditis

Die Behandlung hat 3 wichtige Gesichtspunkte zu berücksichtigen (Tabelle 4).
1. Therapie des Streptokokkeninfektes mit hohen Dosen Penizillin.
2. Beeinflussung bzw. Verhütung eines bereits bestehenden entzündlichen Prozesses an den Herzklappen (Antirheumatika, Nebennierenrindenhormone).
3. Verhütung eines neuen Streptokokkeninfektes durch eine Langzeitprophylaxe mit Penizillin.

Zu 1: Der akute Streptokokkeninfekt bei rheumatischem Fieber sollte immer mit hohen Dosen **Penizillin** durchgeführt werden. Täglich werden oral 3mal 2 Mill. I. E. Penizillin für 10 Tage, dann 3mal 1 Mill. I. E. für die Zeit der entzündlichen Erscheinungen gegeben. Bei Auftreten von Nebenreaktionen kann auf Erythromycin übergegangen werden. Alle β-hämolysierenden Streptokokken der Gruppe A sind auf Penizillin empfindlich.

Zu 2: Für die Behandlung mit **Antirheumatika** sollte unterschieden werden zwischen dem rheumatischen Fieber mit und ohne Karditis. Da eine Klappenbeteiligung bei einem systolischen Geräusch aber nicht sicher auszuschließen ist, sollte bei jedem rheumatischen Fieber mit Geräusch so behandelt werden, als ob eine Karditis vorliegt.

Die antirheumatische Behandlung wird bei jedem rheumatischen Fieber mit *Salicylaten* (Colfarit oder Godamed 3mal 1-2 g/ Tag) für 8-10 Wochen durchgeführt.

Tabelle 4. Therapie des rheumatischen Fiebers

1. *Therapie des akuten Streptokokkeninfektes*
Penizillin (3mal 2 Mill. IE für 10 Tage, dann 3mal 1 Mill. I. E. per os) bis zum Abklingen der Entzündungserscheinungen

2. *Therapie der entzündlichen Bindegewebsreaktion*
Prednison (50-75 mg tgl., Reduktion um 5 mg alle 4 Tage)
Salicylate (Colfarit, Godamed) 3mal 1-2 g

3. *Prophylaktische Behandlung* (beim Erwachsenen 1 Jahr lang)
Täglich 1mal 1 Mill. I. E. Penizillin

4. *Herdsanierung* (Tonsillektomie, Zahnextraktion bei Granulomen)

Beim Vorliegen oder Verdacht auf eine Karditis werden zusätzlich *Steroide* in einer Dosis von 50-75 mg Prednison/Tag - je nach Schwere des Krankheitsbildes - gegeben. Der Abbau der hohen Steroiddosen um je 5 mg alle 4 Tage beginnt, wenn das Fieber und die Gelenkbeschwerden abgeklungen sind, bis auf eine Erhaltungsdosis von 10-12,5 mg/Tag, die mindestens 6 Wochen beibehalten wird. Bei erneutem Auftreten von Aktivitätszeichen muß die Dosis wieder erhöht werden. Kontraindikationen für Salicylate und Steroide sowie mögliche Komplikationen (peptische Ulzera, Blutbildveränderungen u. a.) müssen berücksichtigt werden.

Bei schweren Formen oder gar lebensbedrohlichen Fällen von Karditis werden initial bis 200-400 mg Prednison verabfolgt.

Die *Therapie* einer möglicherweise gleichzeitig bestehenden *Herzinsuffizienz* (s. S. 97) ist bei jeder rheumatischen Karditis erforderlich und Voraussetzung für den Erfolg der antirheumatischen Behandlung.

Zu 3: Durch perorale Dauertherapie mit einem geeigneten Penizillinpräparat kann die Reinfektion mit Streptokokken und damit eine rekurrierende Endokarditis verhütet werden. Die Erfolge streng durchgeführter **prophylaktischer Maßnahmen** sind überzeugend. Die prophylaktische Therapie kann mit einem geeigneten oralen Penizillinpräparat durchgeführt werden, von dem pro Tag 1 Mill. I. E. für 1 Jahr gegeben werden muß. Hiermit werden ausreichende Penizillinkonzentrationen erreicht. Voraussetzung dieser Therapie ist die Zuverlässigkeit des Patienten bezüglich der Einnahme von Tabletten. Die Wirksamkeit der Prophylaxe wird durch fortlaufende Kontrolle des Antistreptolysintiters verfolgt. Ein Anstieg des Antistreptolysintiters bedeutet, daß eine erneute Infektion stattgefunden hat und die Prophylaxe unzureichend gewesen ist (Kontrollen sind alle 3-4 Monate notwendig).

2.3 Bakterielle Endokarditis

2.3.1 Definition

Eine bakterielle Endokarditis entsteht durch direkte bakterielle Besiedlung der schlecht mit Blut versorgten Herzklappen und des angrenzenden Endokards und Klappenrings. Die bakterielle Entzündung führt zu destruierenden Nekrosen der teils granulierenden, teils produktiven Gewebsreaktionen, welche die Klappen zerstören (Endocarditis ulceropolyposa) und zu Thrombenbildungen auf den betroffenen Klappen.

Der Ablauf der Erkrankung kann foudroyant mit schweren Entzündungszeichen (Endocarditis acuta) oder mehr protrahiert verlaufen (subakute bakterielle Endokarditis oder Endocarditis lenta). Die subakute bakterielle Endokarditis betrifft fast ausschließlich vorgeschädigte Klappen, Klappenprothesen oder kongenitale Mißbildungen wie Septumdefekte, den offenen Ductus arteriosus Botalli oder eine bicuspidale Aortenklappe.

Die Bakterien gelangen durch einen Primärherd wie Zahnextraktion, intestinale oder urologische Eingriffe, Abort, Furunkel, Injektionen (Heroinsüchtige) oder auch, besonders bei der subakuten Endokarditis, durch eine unbekannte Eintrittspforte in den Organismus. Häufigster Erreger ist der Streptococcus viridans (70%) gefolgt von Enterokokken (15%) und Staphylokokken, die vor allem bei Heroinabhängigen und nach Herzklappenoperationen gefunden werden. Eine Resistenzminderung durch Allgemeinkrankheiten, Operationen oder Einnahme von Kortison oder Zytostatika ist für das Auftreten der Erkrankung bedeutsam. Sie wird immer wieder auch bei Kranken auf Intensivstationen infolge zentralvenöser Katheter und passagerer Herzschrittmacher gefunden.

2.3.2 Klinik

Subakute bakterielle Endokarditis. In der Vorgeschichte findet sich in der Regel Fieber mit einem subfebrilen Temperaturverlauf, das schleichend beginnt (mittlere Entwicklungszeit 2,7 Monate). Weiterhin werden Appetitmangel, Gewichtsverlust, Herzbeschwerden und Arthralgien angegeben. Sehr häufig kommt es im Verlauf zu Mikroembolien, die auch den Osler-Knötchen zugrunde liegen. Nach voller Entwicklung ist das klinische Bild gekennzeichnet durch die Kombination einer mehr oder weniger manifesten *Herzinsuffizienz* mit einer leichten *Anämie*. Die Häufigkeit der Symptome ist der Tabelle 5 zu entnehmen. Ein *Milztumor* ist meist tastbar (52%). Spontan kommen auch fieberfreie Intervalle von mehreren Tagen vor.

Ganz in der Regel sind bereits bei der Aufnahme ein oder mehrere **Klappenfehler** mit entsprechendem Geräusch nachweisbar. Es muß aber betont werden, daß dies nicht in jedem Fall vorkommt. Bei 12% der Kranken ist bei der ersten Untersuchung kein Herzfehler hörbar. Der charakteristischste Klappenfehler der subakuten bakteriellen Endokarditis ist die *Aorteninsuffizienz*. Der Zweiklappenfehler eines Aorten- und Mitralvitiums kommt bei schwerem Verlauf aber ebenso häufig vor. Der Untersucher muß bei Verdacht eingehend nach dem die Aorteninsuffizienz beweisenden, leisen, hochfrequenten, diastolischen Geräusch über den Auskul-

Tabelle 5. Häufigkeit der klinischen Symptome bei der subakuten bakteriellen Endokarditis

Fieber	89%
Herzfehler	88%
Embolien	72%
Anämie	65%
Zyanose	58%
Milztumor	52%
Dekompensation des Herzens	32%
Ikterus	15%
Mykotische Aneurysmen	5%

tationspunkten der Aortenklappe suchen. Manchmal entwickelt sich dieses Geräusch erst nach vielen Wochen.

Eine begleitende *Myokarditis* (in 30% der Fälle) wird oft durch EKG-Veränderungen nachgewiesen. Röntgenologisch ist das Herz vergrößert, meist infolge der häufigen Aorteninsuffizienz links verbreitert. Eine Perikarditis kommt vor.

Arterielle Embolien (in 72,5% der Fälle) können mit schweren Arterienverschlüssen das Krankheitsbild bestimmen. Die *Hirnembolie* ist oft das erste und auch einzige Zeichen einer Endocarditis lenta. Mykotische intrazerebrale Gefäßaneurysmen verlaufen durch Ruptur in der Regel tödlich.

Die typische Veränderung an der *Haut* ist das *Osler-Hautknötchen*. Es handelt sich hierbei um linsen- bis erbsgroße, oft sehr schmerzhafte Knötchen, deren Zentrum etwas blasser ist als das rötliche Knötchen selbst. Es findet sich an den Beugeseiten der Finger. *Petechiale Blutungen* kommen am Stamm, aber auch an den Extremitäten vor. Trommelschlegelfinger und Uhrglasnägel sind in 28% der Fälle vorhanden.

Häufig ist auch eine Nierenbeteiligung in Form der Löhlein-Herdnephritis, die in eine diffuse Glomerulonephritis mit Niereninsuffizienz übergehen kann.

Das klinische Bild der **akuten bakteriellen Endokarditis,** die sich im allgemeinen auf dem Boden einer die allgemeine Abwehrkraft herabsetzenden Krankheit nach schweren Operationen, bei Intensivpatienten mit zentralen Venenkathetern oder Schrittmachersonden, Langzeitbehandlung mit Steroiden oder Zytostatika, Heroinsucht und senilem Marasmus entwickelt, ist durch hohe Temperaturen über 39 °C gekennzeichnet. Bei der Mehrzahl der Patienten besteht eine Tachykardie, während man Herzgeräusche häufig zunächst nicht hört. Der Verlauf schreitet mit einer sich rasch entwickelnden schweren Herzinsuffizienz schnell fort. Sehr häufig ist das Bewußtsein getrübt. Arterielle Embolien in Hirn, Milz und Niere sind die Regel. Die häufig biventrikuläre Herzinsuffizienz ist auch durch eine myokardiale Beteiligung bedingt (eitrige paravalvuläre Abszedierung).

2.3.3 Diagnose und Differentialdiagnose

Für den Nachweis der **subakuten bakteriellen Endokarditis** ist die **Blutkultur** die wichtigste Untersuchung (Tabelle 6). Diese muß mit minutiöser Technik und unter sauberen bakteriologischen Bedingungen durchgeführt werden. 6-7 Blutkulturen sind anzulegen. Die wiederholte *venöse* Blutkultur ist besser als eine einmalige Untersuchung von arteriellem Blut. Die Entnahme soll in 1- bis 2stündigen Abständen erfolgen, auf einen Fieberanstieg soll nicht gewartet werden. Negative Blutkulturen kommen trotz bester Technik vor und waren bei der sog. abakteriellen Nachkriegsendokarditis sogar die Regel, deren Prognose besonders ungünstig gewesen ist.

Als *Erreger* der subakuten bakteriellen Endokarditis finden sich neben den häufigen Viridansstreptokokken (Endocarditis lenta) alle bekannten pathogenen Erreger (Enterokokken, Staphylokokken, gramnegative Keime u. a.). Es gibt auch Endokarditiden durch Pilze und Histoplasma. Doppelinfektionen werden beobachtet.

Im *Harn* findet sich häufig, aber nicht obligat eine Mikrohämaturie, Proteinurie und Cylindrurie (70-80%). Der Harnstoff und das Kreatinin im Serum sind in der Regel leicht erhöht.

Die *BSG* ist regelhaft stark beschleunigt. In der Elektrophorese sieht man bei Abnahme der Albumine eine Zunahme der α_2- und im weiteren

Tabelle 6. Diagnose der subakuten bakteriellen Endokarditis

1. *Vorgeschichte*	wochenlanges Fieber, Gewichtsverlust	
▷ 2. *Klinisch*	Blässe (Anämie) Milztumor Osler-Knötchen	
▷ 3. *Herz*	Herzklappenfehler Herzinsuffizienz	
4. *Niere*	Hämaturie Proteinurie	
○ 5. *Serologische Veränderungen*	BSG stark erhöht Elektrophorese: α_2-Globuline und γ-Globuline erhöht Antistreptolysintiter: normal	
○ 6. *Blutkultur*	positiv (Blut *vor* Gabe von Antibiotika entnehmen)	

Verlauf einen Anstieg der γ-Globuline, die nach immunelektrophoretischen Untersuchungen auf einem frühen Anstieg der IgM- und IgA-Globuline beruhen.

Regelmäßig ist eine *Anämie* nachweisbar, die Werte unter 7 g% Hb erreichen kann. Sie ist meist hypochrom (65%), kann aber auch hyperchrom (10%) sein. Das Eisen im Serum ist immer erniedrigt. Die Leukozytenzahl ist in der Regel nicht stark erhöht. Leukopenische Verlaufsformen, sogar Agranulozytosen wurden beobachtet. Die Thrombozyten sind im allgemeinen normal. Thrombopenien sind selten. Pancytopenien wurden hin und wieder beobachtet. Das Bilirubin ist leicht erhöht.

Differentialdiagnostisch wird bei protrahierten Beginn einer Erkrankung mit subfebrilen Temperaturen und Gewichtsabnahme zunächst auch an konsumierende Prozesse durch maligne Tumoren, Tuberkulose oder hämatologische Erkrankungen gedacht werden müssen. Der auskultatorische Befund am Herzen macht nach Stellung der Diagnose einer Endokarditis die Differenzierung gegenüber einer Endocarditis rheumatica erforderlich (Tabelle 7).

Für die Diagnostik der akuten **bakteriellen Endokarditis** ist die mehrmalige Entnahme von Blut für Blutkulturen entscheidend. Im Blutbild findet sich meist eine schwere Leukozytose mit mäßiger Anämie, α- und β-Globuline sind stark erhöht, ebenso die BSG.

Für die Diagnose sowohl der subakuten als auch der akuten bakteriellen Endokarditis ist heute das Echokardiogramm äußerst hilfreich. Bei 80% der Patienten gelingt es Vegetationen auf den Klappen nachzuweisen, besonders häufig auf Aorten- oder Mitralklappen, seltener auch auf Trikuspidal- und Pulmonalklappen. Diese Vegetationen sind so charakteristisch, daß mit ihrem Nachweis die Diagnose einer bakteriellen Endokarditis gesichert ist.

Die *Differentialdiagnose* der akuten bakteriellen Endokarditis umfaßt Krankheitsbilder mit hohen Temperaturen ohne eindeutige Organhinweise wie Pyelonephritis, Neoplasmen mit Tumorfieber, Lupus erythematodes, auch Meningitis oder schwere Virusinfektionen (Grippe). Die Differenzierung zwischen der Reaktivierung eines rheumatischen Prozesses und einer bakteriellen Endokarditis wird durch das Ergebnis der Blutkulturen bestimmt.

Tabelle 7. Differentialdiagnose der Endokarditis

	Rheumatische E.	Subakute bakterielle E.	Akute bakterielle E.
Vorkrankheit	Angina	Unklar (Zahnextr.)	Schwere Op. Abwehrschwäche
Länge der Anamnese	Wochen	Monate	Tage
Klin. Bild	Gelenkrheuma	Auszehrung	Benommenheit
▷ Fieberhöhe	38–39°	38°	40°
▷ Herzgeräusch	Immer	Fast immer	Nicht immer
▷ Milztumor	∅	+	+
▷ Hauterscheinungen	Erythema marginatum oder nodosum	Osler-Knötchen an den Fingern	Hautembolien
Geschlechtsverteilung	Frauen mehr als Männer	Männer mehr als Frauen	Männer = Frauen
○ Erregernachweis	∅	+	+ +
○ Antistreptolysintiter erhöht	+	∅	∅
○ Leukozyten	~10000	~6000	~20000
○ Anämie	∅	+ +	(+)
○ Hämaturie Proteinurie	Selten	Häufig	Wechselnd

2.3.4 Therapie der akuten und subakuten bakteriellen Endokarditis

Der niedergelassene Arzt wird bei Verdacht auf eine bakterielle Endokarditis eine Klinikeinweisung veranlassen. In jedem Fall darf vor Beginn einer antibiotischen Therapie die Vornahme von Blutkulturen nicht vergessen werden. Die *antibiotische Therapie* wird entsprechend dem nachgewiesenen Erreger und dem Ergebnis der Testung erfolgen (Tabelle 8). Bis zum bakteriologischen Befund, der nach 2–4 Tagen zu erwarten ist, wird Penizillin in hohen Dosen in Kombination mit Streptomycin gegeben oder bei akuter bakterieller Endokarditis nach operativen Eingriffen, bei denen Staphylo-

Tabelle 8. Therapie der häufigsten bakteriellen Endokarditiden[a]

1. Streptokokken der Viridansgruppe

a) Penicillin G	5 Mill. i. v.[b]	6stündlich für 4 Wochen
Streptomycin	0,5 g i. m.	12stündlich für 2 Wochen
b) bei Penicillinallergie:		
Cephalotin	4 g i. v.[b]	8stündlich für 4 Wochen
oder		
Vancomycin	0,5 g i. v.[b]	6stündlich für 4 Wochen

2. Enterokokken

Ampicillin	5 g i. v.[b]	8stündlich für 6 Wochen
in Kombination mit:		
Gentamycin	80 mg i. v.	8stündlich für 4–6 Wochen

3. Staphylokokken

a) Penicillin G-resistente Staphylokokken		
Oxacillin bzw. Flucloxacillin	1 g i. v.[b]	4stündlich für 6 Wochen
bei Penicillinallergie:		
Cephalotin	4 g i. v.[b]	8stündlich für 6 Wochen
b) Penicillin G-empfindliche Staphylokokken		
Penicillin G	5 Mill. i. v.	6stündlich für 6 Wochen

4. Unbekannte Erreger

Therapie wie Enterokokkenendokarditis kombiniert mit:
Oxacillin, Flucloxacillin oder Cefotaxin bei:
- Endokarditis bei Drogensüchtigen
- Endokarditis nach Klappenoperationen
- Endokarditis mit fulminantem Verlauf

[a] Dosierung evtl. einer Einschränkung der Nierenfunktion anpassen!
[b] Kurzinfusion über 30–60 min

---

kokken oder gramnegative Keime als Erreger zu erwarten sind, die Kombination Oxacillin, Mezlocillin und Aminoglykoside. Bei Penizillinallergie kommen alternativ Kephalosporine, Erythromycin oder Vancomycin in Betracht. Bei Patienten mit bakterieller Endokarditis, bei denen die Diagnose klinisch sicher, aber bakteriologisch unbewiesen ist, sollte die Therapie mit täglich 20 Mill. I. E. G-Penizillin im 24-h-Dauertropf begonnen werden mit zusätzlich 2mal 0,5 g Streptomycin i. m. Läßt sich das Zustandsbild innerhalb von 2–3 Tagen nicht beeinflussen, so ist die täglich Penizillindosis zu verdoppeln. Ist auch diese Therapie nach 2–3 Tagen ohne Erfolg, soll auf eine Kombination von Kephalosporinen mit Aminoglykosiden übergegangen werden. Während der Langzeittherapie mit hoch-

Tabelle 9. Prophylaxe gegen bakterielle Endokarditis

---

1. *Kleine Eingriffe* (Zahnextraktionen, Endoskopie u. a.):
   2 h vor dem Eingriff 3 g Amoxicillin (Clamoxyl). Bei Penizillinüberempfindlichkeit Clindamycin (600 mg p. o.) oder Erythromycin 1 g p. o.

2. *Eingriffe mit höherem Risiko* (Operationen, invasive Diagnostik):
   2 h vor dem Eingriff 3 g Amoxicillin p. o., in den folgenden 48 h alle 8 h je 750 mg p. o.
   Zusätzlich Gentamycin (Refobacin), 2 h vor dem Eingriff 120 mg i. m., anschließend über 2 Tage alle 8 h 80 mg i. v. oder i. m.

---

dosierten Antibiotika ist insbesondere auf Nephrotoxizität (Serumkreatininkontrolle), eine mögliche Ototoxizität und den hohen Natriumgehalt von parenteralen Penizillinpräparaten zu achten. Die Antibiotikatherapie muß im allgemeinen bei Viridans-Endocarditis nach Fieberfreiheit noch über 4 Wochen durchgeführt werden, bei anderen Erregern über 6 Wochen. Vor Abschluß der Antibiotikatherapie sollen mögliche Ausgangsherde (Tonsillen, Zähne, Nebenhöhlen, Urogenitalsystem u. a.) saniert werden. In der Initialphase der antibiotischen Therapie ist Bettruhe indiziert. Wegen des Risikos von thromboembolischen Komplikationen sollte eine prophylaktische Antikoagulanzientherapie mit subkutan verabfolgtem Heparin durchgeführt werden.

Sehr wichtig ist, daß zur Verhütung von Rezidiven eine Antibiotikaprophylaxe bei allen Bedingungen zu empfehlen ist, bei denen mit einer Bakteriämie gerechnet werden muß. Hierzu zählen Zahnextraktionen, Operationen, invasive Untersuchungen, aber auch Endoskopien (s. Tabelle 9).

Zusätzlich ist bei allen bakteriellen Endokarditiden die Behandlung einer bestehenden **Herzinsuffizienz** notwendig (s. S. 97). Bei schnell fortschreitender progredienter Herzinsuffizienz und nicht beeinflußbaren Temperaturen ist eine **operative Entfernung** der zerstörten Klappe mit prothetischem Klappenersatz die einzige Methode zur Rettung des Kranken. Der Zeitpunkt der Entscheidung für diesen, mit einem hohen Risiko verbundenen Eingriff, ist häufig sehr schwierig zu bestimmen. Ist bereits eine Embolie erfolgt, stellt dieses Ereignis ebenfalls eine Indikation für die Operation dar.

2.4 Besondere Endokarditisformen

Die im folgenden aufgeführten besonderen Formen von Endokarditiden oder anderen Endokarderkrankungen spielen in der Praxis anteilsmäßig keine große Rolle (Karzinoid), sind klinisch ohne Bedeutung (virusbedingte Endokarderkrankungen) oder nur Begleiterkrankungen (Lupus erythematodes, Morbus Bechterew, rheumatoide Arthritis). Die Endokardfibrose kann Ursache einer therapierefraktären Herzinsuffizienz sein. Sie gehört zu den restriktiven Kardiomyopathien (s. S. 186).

2.4.1 Endokardfibrosen

Aus ungeklärter Ursache kommt es zu einer Verdickung des Endokards, die auch die Klappen und die Innenschicht des Myokards ergreifen kann. Dadurch ist die diastolische Füllung des Herzens behindert und es kommt zu einer Einflußstauung vor dem rechten Herzen wie bei Pericarditis constrictiva. Dazu gehören die *Endocarditis parietalis fibroelastica* Löffler mit Eosinophilie, die in Afrika häufige *Endomyokardfibrose* und die *Fibroelastose*. Die Prognose aller Erkrankungen ist sehr ungünstig, der Tod tritt innerhalb von 3 Jahren nach Auftreten der ersten Symptome ein.

2.4.2 Endokarditis Libman-Sacks

Im Rahmen des *Lupus erythematodes visceralis* kommt es zu einer Endokarditis, welche zu groben thrombotischen Auflagerungen, meist auf der Mitralklappe, führt. Die Entwicklung eines Herzklappenfehlers ist selten. Vom Herzen ausgehende Komplikationen sind arterielle Embolien. Die klinischen Erscheinungen werden durch das Bild des akuten Erythematodes mit Fieberschüben, Gelenkschwellungen, Pleuritiden und Nierenbeteiligung bestimmt. Die BSG ist maximal beschleunigt. Die Diagnose wird aufgrund des Nachweises antinukleärer Faktoren und von Antikörpern gegen doppelsträngige DNS gestellt.

2.4.3 Endokardbeteiligung beim Karzinoid des Dünndarms

Veränderungen an den Klappen, vorwiegend des rechten Herzens, treten beim Karzinoid des Dünndarms, wahrscheinlich als Folge einer direkten Serotonineinwirkung auf das Klappengewebe ein. Relativ häufig entwickelt sich eine *Trikuspidalinsuffizienz und eine Pulmonalstenose*. Die Herzerscheinungen sind meist ein Nebenbefund.

2.4.4 Herzklappenfehler bei Spondylarthritis ankylopoetica (Morbus Bechterew)

Hier findet man relativ häufig eine *Aorteninsuffizienz* (3-6%). Darüber hinaus kommt es zu einer atrioventrikulären Leitungsstörung aller Grade bis zum totalen AV-Block.

2.4.5 Herzbeteiligung bei rheumatischer Arthritis (primär chronische Polyarthritis)

Die Herzbeteiligung tritt in der Regel bei Patienten mit einem langen schweren Verlauf auf. Frauen werden mehr befallen als Männer. Am häufigsten findet sich die Perikarditis, gelegentlich ist auch das Myokard (Perimyokarditis) und das Endokard beteiligt (Pankarditis). Die Herzbeteiligung beeinflußt das Krankheitsbild im allgemeinen nicht.

3 Erkrankungen des Myokards

3.1 Entzündliche Herzmuskelerkrankungen

3.1.1 Definition

Als Myokarditis bezeichnet man Entzündungen im Herzmuskel, die entweder direkt die Muskelfasern (parenchymatös) oder das Bindegewebe (interstitiell) betreffen. Interstitielle, vor allem aber parenchymatöse Entzündungen beeinträchtigen die Pumpleistung des Herzens mit der mehr oder weniger ausgeprägten Symptomatik der *Herzinsuffizienz*. Gleichzeitig oder isoliert können *Rhythmusstörungen* (Extrasystolen, Erregungslei-

Tabelle 10. Ätiologie der Myokarditis

1. *Rheumatische Myokarditis*
2. *Virusmyokarditis*
3. *Allergische Myokarditis*
4. *Andere Ursachen*   Diphtherie
   Scharlach
   Toxoplasmose
   Sarkoidose

tungsstörungen) mit den sich daraus ergebenden, z. T. lebensbedrohlichen Konsequenzen auftreten. Die Symptomatologie ist abhängig von der Ausdehnung, der Intensität sowie vom Sitz des Prozesses. Die Herzbeteiligung kann im Rahmen eines übergeordneten Infektes unbemerkt bleiben, andererseits aber einer sonst harmlosen Viruserkrankung eine fatale Wendung geben. Über die Ursachen einer Myokarditis orientiert Tabelle 10.

3.1.2 Allgemeine Hinweise zur Diagnose und zum Verlauf einer Myokarditis

3.1.2.1 Diagnose

Die subjektiven Beschwerden sind in Abhängigkeit vom Schweregrad der Erkrankung sehr verschieden und reichen von Herzklopfen über Atemnot bis zu schneller Ermüdbarkeit und plötzlichem Leistungsabfall. Nur bei besonders ausgedehntem Befall des Myokards kommt es zu Symptomen von Herzinsuffizienz. Die Diagnose einer Myokarditis wird überwiegend durch das Elektrokardiogramm gestellt (s. Tabelle 11).

Man kann im EKG alle Formen der Erregungsausbreitungs- und Rückbildungsstörungen finden, zusätzlich supra- und ventrikuläre Extrasystolie, Vorhofflimmern, Niederspannung, SA- und AV-Leitungsstörun-

Tabelle 11. Diagnose der Myokarditis

▷ 1. *Subjektiv*	Herzpalpationen
	Schnelle Erschöpfbarkeit
▷ 2. *EKG*	Tachykardie
	Bradykardie
	Extrasystolen, supra- und/oder ventrikulär
	AV-Block I.–III. Grades
	Inkompletter oder kompletter
	Rechts- oder Linksschenkelblock
	ST-Senkungen
	T-Negativierungen
	(präterminal oder terminal)
▷ 3. *Echokardiogramm*	Perikarderguß
	Linksventrikuläre Dilatation
○ 4. *Blutuntersuchungen*	KBR auf Coxsackie-, ECHO- und
	Adenoviren
	Antistreptolysintiter
	Antinukleäre Faktoren
	Eosinophilenzählung

gen. Eine Tachykardie ist häufiger als eine Bradykardie. Die Repolarisationsstörungen können von Tag zu Tag wechseln und intramuralen Myokardinfarktbildern gleichen. Ein für die Myokarditis typisches Herzgeräusch gibt es nicht. Wenn vorhanden, ist es durch eine relative Mitralinsuffizienz bei Herzdilatation bedingt. Bei Mitbeteiligung des Perikards hört man Perikardreiben. In diesen Fällen ist im Echokardiogramm ein meist kleiner Perikarderguß nachweisbar. Das Echokardiogramm dient auch bei stark vergrößertem Herzen zur Differenzierung, ob es sich um eine Herzdilatation oder um einen Perikarderguß oder beides handelt. Nur bei ausgedehntem Befall des Myokards kommt es zur Ausbildung von Symptomen einer Herzinsuffizienz.

Für die Differentialdiagnose der einzelnen Myokarditiden sind in erster Linie serologische Untersuchungen bedeutsam. Am häufigsten sind Coxsackie-B-Infektionen des Herzmuskels. Daher sollte immer die KBR auf Coxsackie B-Viren durchgeführt werden. Nur bei eindeutig starker Titererhöhung kann die Diagnose aus einer *einmaligen* Untersuchung wahrscheinlich gemacht werden. Beweisender ist die Titerveränderung, sei es der Anstieg oder der Abfall der Komplementbindungsreaktion im Abstand von 3-4 Wochen. Bei Mehrfachkontrollen hat das Ergebnis der KBR eine hohe Aussagekraft. Es muß allerdings darauf hingewiesen werden, daß die Diagnose „Coxsackie-B-Infektion mit Myokarditis" erst nach entsprechend langer Zeit - viele Wochen nach der Ersterkrankung - bekräftigt oder ausgeschlossen werden kann.

Die *Prognose* der Myokarditiden ist in der Regel gut, wenn die Rekonvaleszenz auch manchmal lang dauert und durch die Neigung zu Rhythmusstörungen und Leistungsschwäche beeinträchtigt wird.

3.1.3 Virusmyokarditis

3.1.3.1 Ursachen

Bei Infektionen mit Coxsackie-, aber auch mit Echo-, Influenza- und Poliomyelitisviren kommt es häufig zu Myokarditiden. Weitere Viruserkrankungen, bei denen eine Myokarditis beobachtet wurde, sind: Varizellen, Röteln, infektiöse Mononukleose, Mumps, Hepatitis.

3.1.3.2 Klinisches Bild und Verlauf

Das klinische Bild ist gekennzeichnet durch *Rhythmusstörungen,* Herzschmerzen und mehr oder weniger ausgeprägte Erscheinungen der Herzinsuffizienz mit Luftnot und rascher Ermüdbarkeit. Bradykardie und

Tachykardie kommen gleichhäufig vor. Schnelle Vergrößerungen des Herzens können nicht nur durch eine Dilatation des Herzmuskels, sondern auch durch einen zusätzlichen Herzbeutelerguß bedingt sein.

Die *EKG-Veränderungen* sind vielgestaltig. Am häufigsten werden Störungen der Erregungsrückbildung gefunden, meist in den linkssternalen Brustwandableitungen V_3-V_6. Neben den Extrasystolen (ventrikuläre häufiger als supraventrikuläre) spielen AV-, auch SA-Blockierungen sowie Blockierungen im linken oder rechten Schenkel die wichtigste Rolle (AV-Block I.-III. Grades, inkompletter oder kompletter Rechts- oder Linksschenkelblock).

Am Herzen gehören Geräusche zu den Seltenheiten, während perikarditisches Reiben als Ausdruck einer Perimyokarditis bei intensiver Suche und häufiger Auskultation oft nachweisbar ist (Kontrolle mit Echokardiogramm).

Das Krankheitsbild kann anfangs nur durch die Zeichen eines *Virusinfektes* mit Fieber, Trachealschmerz, Bronchitis, evtl. Pneumonie bestimmt sein. Manchmal steht der Befall eines anderen Organs im Vordergrund, z. B. des Nervensystems bei Poliomyelitis. Die Coxsackieviren verursachen gleichzeitig Meningitiden, Echoviren auch paralytische Symptome. Gleichzeitig können eine Angina und Gastroenteritiden vorkommen.

Der *Verlauf* der Erkrankung kann akut, aber auch schleichend sein, ist aber i. allg. gutartig. Die Rhythmusstörungen lassen sich mit Antiarrhythmika (s. S. 260) gut behandeln und klingen im Laufe der Zeit wieder ab. Kommt es zur Herzinsuffizienz mit Vergrößerung der Herzsilhouette im Röntgenbild, muß Bettruhe über lange Zeit eingehalten werden. Die Herzgröße verringert sich dann. Die Frage des Übergangs einer Virusmyokarditis in eine dilatative Kardiomyopathie (s. S. 183) ist Gegenstand der Diskussion. Im allgemeinen wird die Virusursache dieser Erkrankung abgelehnt. Die Hauptbedrohung besteht in Rhythmusstörungen, welche die Ursache von akuten Todesfällen sein kann.

Die *Prognose* einer Virusmyokarditis ist i. allg. gut, die Erkrankung heilt im Laufe weniger Monate restlos aus.

3.1.4 Myokarditis bei rheumatischer und bakterieller Infektion, Toxoplasmose und Sarkoidose

3.1.4.1 Rheumatismus

Auf die rheumatische Myokarditis wurde schon weiter oben (s. S. 161) eingegangen. Die Abgrenzung einer isolierten rheumatischen Myokarditis gegenüber einer Virusmyokarditis gelingt nur, wenn positive serologische

Reaktionen vorliegen (Antistreptolysintiter erhöht). Relativ charakteristisch für eine rheumatische Myokarditis sollen AV-Überleitungsstörungen (AV-Block I. oder II. Grades) sein.

3.1.4.2 Diphtherie

Bei der toxischen Form der Diphtherie steht die Herzmuskelschädigung im Vordergrund. Unter den Todesursachen rangiert bei der Diphtherie die toxische Myokarditis an erster Stelle. Bis 1945 galt die diphtherische Myokarditis als die häufigste Myokarditis mit der höchsten Mortalität. Trotz dem Seltenerwerden der Diphtherie hat die toxische Myokarditis bei Diphtherie nichts von ihrer Gefährlichkeit verloren, wie Endemien der letzten Jahre in Kinderheimen bei Ungeimpften zeigen. Todesfälle traten nach zu später Erkenntnis durch Obstruktion der Luftwege infolge der diphtherischen Membranen, durch Herzinsuffizienz und Herzdilatation infolge toxischer Myokarditis oder durch Rhythmusstörungen auf.

Krankheitssymptome können sich sofort, aber auch erst in der 2.-3. Woche entwickeln. Plötzliche Todesfälle werden durch Rhythmusstörungen (Kammerflimmern) verursacht. 95% der Fälle heilen folgenlos unter Hypertrophie der Herzmuskulatur aus. *Schenkelblockbilder* im EKG sowie andere Zeichen der Erregungsausbreitungs- und -rückbildungsstörung können bestehen bleiben. Digitalis ist oft wirkungslos. Neben Gabe von Diphtherie-Antitoxin (30-50000 E i. m.) sind hohe Dosen von Penizillin (2-4 Millionen) für 8-12 Tage notwendig.

3.1.4.3 Scharlach

Beim schweren Verlauf des durch Streptokokken hervorgerufenen Scharlachs kann es sofort zu einer septischen Myokarditis mit multiplen Abszedierungen im Myokard kommen. Von dieser Form zu trennen ist die im späteren Verlauf eines Scharlachs auftretende immunologisch bedingte Myokarditis. Die Häufigkeit der Myokardbeteiligung bei Scharlach liegt zwischen 5 und 10%. Die klinischen und EKG-Veränderungen sind die gleichen wie die der anderen Myokarditiden.

3.1.4.4 Weitere Erkrankungen mit begleitender Myokarditis

Von bakteriellen *Infektionen,* bei denen Myokardbeteiligungen vorkommen, sind zu nennen: Salmonellosen, Brucellosen, Leptospirosen und Fleckfieber. Das klinische Bild gleicht dem der oben beschriebenen Myokarditiden. Zur Myokarditis kann es ferner kommen bei Malaria tropica, Toxoplasmose und der Chagas-Erkrankung.

Bei *Sarkoidose* gibt es Verlaufsformen, bei denen allein das Myokard betroffen ist und das klinische Bild als dilatative Kardiomyopathie mit therapierefraktärer Herzinsuffizienz imponiert. Die Diagnose kann in solchen Fällen nur gestellt werden, wenn hilärer Lymphknotenbefall daraufhinweist oder eine Myokardbiopsie eine histologische Diagnose zuläßt. Ein negativer Tuberkulintest ist nur bei Tuberkulosegeimpften oder vorher Tuberkulinpositiven Personen verwertbar.

Therapeutische *Röntgenbestrahlungen* (Mammakarzinom) können in seltenen Fällen zu einer *Strahlenmyokarditis* und *Perikarditis* führen, wobei letztere nach einer exsudativen Phase in eine konstriktive Form einmünden kann.

3.1.5 Allergische Myokarditis

Bei allergischer Reaktion nach Seruminjektion (Tetanusantitoxin) oder bei Arzneimittelexanthemen kann es zu einer Beteiligung des Herzmuskels mit Myokarditis kommen, die Ursache plötzlicher Todesfälle ist, wenn schwere Rhythmusstörungen auftreten. Sofortige hochdosierte Therapie mit Prednison (80-100 mg/die) ist entscheidend.

3.1.6 Therapie der Myokarditiden

Die Therapie einer Myokarditis (Tabelle 12) richtet sich danach, ob eine Grundkrankheit vorliegt (rheumatisches Fieber, Diphtherie, Typhus), die entsprechend behandelt werden muß.

Eine ursächliche Behandlung bei *Virusmyokarditis* ist nicht möglich. Bei allen Myokarditisformen ist strenge Bettruhe angezeigt, die bis zum Abklingen der entzündlichen Erscheinungen (Rückbildung einer Ruhetachykardie) erforderlich ist und im allgemeinen 2-6 Wochen dauert.

Tabelle 12. Therapie der Myokarditis

☐ 1. Kausale Behandlung der *Grundkrankheit*
(rheumatisches Fieber, Diphtherie, Arzneimittelexanthem)

☐ 2. *Bettruhe* bis Tachykardie abklingt

☐ 3. *Rhythmusstörungen*
Supraventrikuläre ES: z. B. Isoptin 3mal 80 mg
Ventrikuläre ES: z. B. Rytmonorm 3mal 150 mg

☐ 4. Behandlung einer *Herzinsuffizienz*

☐ 5. *Steroide* nur bei rheumatischer und allergischer Myokarditis

Die Behandlung der *Virusmyokarditis* mit Steroiden wird unterschiedlich beurteilt, da man durch die Immunsuppression eine Verschlechterung fürchtet. Nach Steroiden ist jedoch in einzelnen Fällen eine Besserung des klinischen Bildes beobachtet worden.

Bei supraventrikulären Extrasystolen ist zunächst Verapamil (Isoptin, 3mal 40-80 mg), bei ventrikulärer Extrasystolie als erstes Propafenon (Rytmonorm 3mal 150-3mal 300 mg) zu versuchen.

Die Mobilisierung nach Abklingen der akuten Erscheinungen soll vorsichtig und allmählich erfolgen (Gehübungen, leichte Gymnastik, Treppensteigen). Ein Anschlußheilverfahren in den ersten Monaten ist kontraindiziert. EKG-Veränderungen können nach Abklingen einer Myokarditis über viele Monate oder sogar dauerhaft bestehen bleiben, ohne daß dies ein Hinweis für eine noch floride Entzündung ist.

3.2 Primäre und sekundäre Kardiomyopathien (Tabelle 13)

3.2.1 Definition

Die Ursache der idiopathischen primären Kardiomyopathien ist nicht geklärt. Es handelt sich um eine im Hinblick auf Morphologie des Myokards und hämodynamische Störung heterogene Gruppe von primären Erkrankungen des Herzmuskels. Die Unterteilung erfolgt nach hämodynamischen Kriterien in die dilatative (kongestive) Kardiomyopathie (CCM) und die hypertrophische Kardiomyopathie mit und ohne Obstruktion (HOCM und HNCM). Als weitere Gruppe kommt die restriktive (auch konstriktive oder obliterative) Kardiomyopathie hinzu, die in Europa selten ist (s. S. 175).

Tabelle 13. Einteilung der Kardiomyopathien

Nach der Ursache	*Nach der Hämodynamik*
A. Primäre K.	A. Dilatative K.
B. Sekundäre K.:	B. Hypertrophische K. mit und ohne Obstruktion
1. Alkohol	C. Restriktive K.
2. Kollagenosen	
3. Neuromuskuläre Erkrankungen	
4. Amyloidose	
5. Speicherkrankheiten	
6. Vitaminmangel	
7. Zytostatika (Adriamycin)	

Bei der *hypertrophischen Kardiomyopathie*, die familiär gehäuft vorkommt, findet man eine ungewöhnlich starke Hypertrophie der einzelnen Muskelfasern und eine Texturstörung mit irregulärer und z.T. wirbelartiger Anordnung der Herzmuskelfasern. Bei der obstruktiven Untergruppe kommt es durch Hypertrophie der klappennahen Septumabschnitte zu einer Einengung des Ausflußtrakts im linken Ventrikel, die hämodynamisch wirksam wird (Subaortenstenose). Bei der *dilatativen Kardiomyopathie* besteht eine kleinfleckige Fibrose des Herzmuskels mit degenerativen Veränderungen der Herzmuskelfasern. Zusammenhänge der dilatativen Kardiomyopathie mit einer früher durchgemachten Virusmyokarditis werden heute als unwahrscheinlich angesehen.

3.2.2 Dilatative (kongestive) Kardiomyopathie (CCM)

Die Patienten zwischen dem 30. und 50. Lebensjahr suchen meist wegen zunehmender Atemnot den Arzt auf. Diesem fallen bereits das vergrößerte Herz bei der Röntgenuntersuchung und uncharakteristische EKG-Veränderungen auf. Belastungsdyspnoe, Orthopnoe, Herzklopfen, orthostatischer Schwindel, Schwindel bei Belastung, aber auch schmerzhafte Empfindungen in der Herzgegend i.S. einer Angina pectoris werden geklagt. Anfallsweise Tachykardien, vorzugsweise paroxysmales Vorhofflimmern sowie Lungenembolien oder auch arterielle Embolien können das erste Symptom der Erkrankung sein. Auskultatorisch hört man einen diastolischen Galopp oder ein weiches systolisches Geräusch durch eine relative Mitralinsuffizienz. Je nach Stadium der Erkrankung lassen sich Zeichen der Rechtsinsuffizienz mit Lebervergrößerung, Ödemen und Halsvenenstauung oder nur die der Linksinsuffizienz mit Lungenstauung und Pulmonalisdruckerhöhung feststellen. Mit zunehmender Verschlechterung nimmt das Auswurfvolumen des Herzens ab. Wenn die Auswurffraktion geringer als 30% wird, ist die Prognose schlecht.

Im EKG werden Schenkelblockbildung (in 40% der Fälle Linksschenkelblock), Niedervoltage, Vorhofflimmern und vor allem häufig eine höhergradige ventrikuläre Extrasystolie festgestellt (Lown-Klasse III bis IV B). Durch R-Reduktion präkordial können auch infarktähnliche EKG-Bilder entstehen. In der Mehrzahl der Fälle ist ein Linkstyp nachweisbar. Die wichtigste Untersuchungsmethode ist die Echokardiographie, mit der die Dilatation des linken Ventrikels und die stark herabgesetzte Bewegungsamplitude von Septum und Hinterwand dargestellt werden kann. Der Schweregrad der Erkrankung kann durch invasive Methoden mit Messung der Druckwerte im kleinen Kreislauf und des Herzzeitvolumens sowie durch Ventrikulographie mit Bestimmung der Auswurffraktion der linken Kammer charakterisiert werden. In der Koronarangiographie stellen sich die Koronargefäße zart und ohne Veränderungen dar. Die *Prognose* beläuft sich bei Patienten mit deutlicher Belastungsinsuffizienz auf ca. 2-3 Jahre, bei Zeichen einer Ruheinsuffizienz mit Stauung auf ca. 1 Jahr.

Die Therapie besteht in konsequenter Reduktion der körperlichen Aktivität, notfalls auch in weitgehender Bettruhe über längere Zeit. Die Behandlung mit Digitalisglykosiden und Saluretika erfolgt entsprechend denen der globalen Herzinsuffizienz. Zusätzlich werden bei diesen Kranken – nach Ausschöpfen der Wirkung von Digitalis und Saluretika – zur Nachlastsenkung Vasodilatoren, vorzugsweise Captopril in kleinen Dosen (Lopirin 2mal 12,5 mg) verabfolgt. In einzelnen Fällen mit starker Ruhetachykardie kann eine Besserung auch mit niedrigsten Dosen von β-Rezeptorenblockern erzielt werden (z.B. Metoprolol 1-2mal 25 mg/Tag). Die Möglichkeit einer Verschlechterung ist unter dieser Therapie gegeben, engmaschige Kontrollen sind notwendig. Wegen der bestehenden Gefahr von Lungenembolien aus dem erweiterten rechten Ventrikel ist eine Behandlung mit Antikoagulanzien bei Fehlen von Gegenindikationen angezeigt. Der Verlauf und der Therapieerfolg läßt sich am besten mit Hilfe der Echokardiographie überprüfen.

In der Langzeitbeobachtung ist außerdem eine wiederholte Kontrolle von Rhythmusstörungen mit Hilfe des Langzeit-EKG notwendig. Bei einzelnen jüngeren Patienten mit schwerer therapierefraktärer Herzinsuffizienz und einem Auswurfvolumen der linken Herzkammer unter 25% wurde in jüngster Zeit eine Herztransplantation durchgeführt.

3.2.3 Hypertrophische obstruktive Kardiomyopathie (HOCM)

Die hypertrophische obstruktive Kardiomyopathie ist durch eine ausgeprägte Hypertrophie vorwiegend des linken Herzmuskels gekennzeichnet, die asymmetrisch besonders das Ventrikelseptum betrifft. Durch Einbeziehung der Muskulatur der Ausflußbahn des linken Ventrikels kommt es während der systolischen Austreibungsphase zu einer Obstruktion. Die Erkrankung wird deshalb auch idiopathische, hypertrophische Subaortenstenose (IHSS) genannt. Die hämodynamische Störung besteht nicht nur in der Obstruktion der Ausflußbahn, sondern auch in der durch die Muskelhypertrophie verminderten diastolischen Dehnbarkeit (Compliance). Diese Complianceabnahme behindert die diastolische Füllung des Herzens. Bei einem Drittel der Kranken besteht eine familiäre Häufung.

Auf Grund ventrikulographischer Befunde gibt es neben den Obstruktionen der Ausflußbahn auch Einengungen, die besonders medioventrikulär gelegen sind (Sanduhrform des linken Ventrikels) oder nur die Herzspitze betreffen (apikale Form der HOCM).

Die Patienten klagen über Dyspnoe, Angina pectoris, vor allem aber auch über plötzliche synkopale Anfälle. In der Regel hört man ein systolisches Geräusch mit Punctum maximum über dem 3. und 4. ICR links, das nur selten in die Karotiden fortgeleitet wird. Im EKG sind Zeichen der Linkshypertrophie und häufig auch pathologische Q-Zacken in den rechts- und linkspräkordialen Ableitungen nachweisbar, wie sie auch beim Myokardinfarkt vorkommen. In der Karotispulskurve findet man einen steilen Anstieg der Kurve (im Gegensatz zur Aortenstenose) und einen gedoppelten Gipfel, der durch einen Abfall des systolischen Drucks während der Austreibungsphase bedingt ist. Die Sicherung der Diagnose erfolgt durch den typischen echokardiographischen Befund mit Verdickung des Septums, geringer auch der Hinterwand, kleinem Ventrikeldurchmesser und einer charakteristischen systolischen Vorwärtsbewegung des vorderen Mitralsegels (sog. SAM, d. h. systolic anterior movement). Die Prognose der Erkrankung ist nicht so schlecht wie die der dilatativen Kardiomyopathie. Das Leiden schreitet langsam fort, die Kranken sterben an Herzinsuffizienz oder an plötzlichem Herztod.

Therapie

Digitalispräparate und Sympathikomimetika sind kontraindiziert, da sie die Obstruktion verstärken können. Die medikamentöse Behandlung besteht in Gabe von Beta-Rezeptorenblockern oder Calcium-Antagonisten in hoher Dosierung (Verapamil 360-480 mg/Tag). Durch Kalziumantagonisten soll eine Regression der Hypertrophie, durch den negativ inotropen Effekt der β-Rezeptorenblocker eine Minderung der Obstruktion erzielt werden. Bei Auftreten einer Herzinsuffizienz sind Diuretika angezeigt, bei Vorhofflimmern zusätzlich Antikoagulanzien-Behandlung. Bei erfolgloser medikamentöser Behandlung ist die Indikation für eine operative Behandlung (Myektomie mit partieller Septumresektion) zu erwägen.

3.2.4 Hypertrophische Kardiomyopathie ohne Obstruktion (HNCM)

Bei der hypertrophischen, nichtobstruktiven Kardiopathie (HNCM) besteht eine ätiologisch unklare Hypertrophie der Ventrikelmuskulatur bei normalem oder verkleinertem Ventrikelvolumen mit normaler oder erhöhter Austreibungsfraktion des linken Ventrikels ohne intraventrikuläre Obstruktion. Trotz der hohen Auswurffraktion ist die Ventrikelmechanik gestört, da die durch Hypertrophie verminderte Compliance die diastolische Füllung behindert. Die Hypertrophie kann vorwiegend das Septum betreffen und damit asymmetrisch, aber auch konzentrisch sein. Die Krankheit kommt mehr bei Männern als bei Frauen vor, eine familiäre Häufung wird beobachtet. Die Patienten klagen über Belastungsdyspnoe oder uncharakteristische pectanginöse Beschwerden, einige geben auch Schwindelgefühl und Synkopen an. Der Untersuchungsbefund kann völlig unauffällig sein, später können die Zeichen einer Rechts- und/oder Linksherzdekompensation auftreten. Im EKG finden sich die Zeichen der Linkshypertrophie mit auffällig spitznegativen T-Zacken in den linkspräkordialen Ableitungen. Echokardiographisch findet sich eine Hypertrophie von Septum und Hinterwand. Der Durchmesser des linken Ventrikels ist vermindert.

Differentialdiagnostisch sind die koronare Herzkrankheit, eine obstruktive Kardiomyopathie und die Hypertrophie infolge einer chronischen arteriellen Hypertonie abzugrenzen.

Die **Therapie** der HNCM ist symptomatisch auf die Behandlung einer eventuellen Herzinsuffizienz und von Rhythmusstörungen gerichtet. Ein Therapieversuch mit Verapamil (Isoptin) kann vorgenommen werden.

3.2.5 Restriktive (obliterative) Kardiomyopathien

Die restriktiven Kardiomyopathien sind selten, sie wurden weiter oben besprochen (s. S. 175).

3.2.6 Sekundäre Kardiomyopathien

Als sekundäre Kardiomyopathien werden eine Reihe von Herzmuskelerkrankungen zusammengefaßt, die überwiegend das Myokard betreffen und zu einer dilatativen, gelegentlich auch restriktiven Form einer Kardiomyopathie führen können. Im weiteren Sinne zählen hierzu auch die Myokarditis und die ischämische Kardiomyopathie im Gefolge der koronaren Herzkrankheit (s. S. 230).

3.2.6.1 Alkoholische Kardiomyopathie

Bei der alkoholischen Kardiomyopathie handelt es sich um eine chronische Kardiomyopathie, die unter dem Bild einer Herzinsuffizienz verläuft. Es ist anzunehmen, daß leichtere, mit den üblichen klinischen Methoden kaum nachweisbare Herzinsuffizienzen bei Alkoholikern viel häufiger vorkommen als bisher angenommen worden ist. Die kardiotoxischen Eigenschaften des Alkohols sind im Versuch erwiesen. Bei der erheblichen Zunahme des Alkoholkonsums in den letzten Jahren sollte bei jeder unklaren Herzinsuffizienz auch nach einem Alkoholabusus ($>2\,g/kg$ Alkohol täglich) gefragt werden. Schwierig ist die Frage nach der Bedeutung einer zusätzlichen Alkoholschädigung des Herzmuskels bei bestehender myokardialer Insuffizienz, z. B. bei koronarer Herzkrankheit. Erwiesen ist, daß nach Genuß von 110 g Alkohol eine vorübergehende Herzinsuffizienz zu registrieren ist. Bei älteren, an der Grenze der Kompensation stehenden Patienten sollte daher eine tägliche Alkoholzufuhr von 50–60 g nicht überschritten werden.

Die Diagnose ist schwierig. Weder nach dem Beschwerdebild noch nach der Klinik, weder im Röntgenbild noch im EKG gibt es eine spezifische Veränderung, die die Vermutung auf eine alkoholische Kardiomyopathie verstärken könnte. Im Gegensatz zu anderen Kardiomyopathien ist der Nachweis von myokardialen Antikörpern meist negativ und Immunglobulin IgA im Blut deutlich erhöht. Oftmals wird man über eine Vermutungsdiagnose nicht hinauskommen, die erst wahrscheinlich wird, wenn es nach konsequentem Alkoholentzug zu einer Besserung der Symptome der Herzinsuffizienz mit Verkleinerung der Herzsilhouette kommt.

3.2.6.2 Amyloidose

Bei der primären Amyloidose in 90%, bei der sekundären Amyloidose in 50% der Fälle kommt es zum Ersatz größerer Myokardbezirke durch Amyloidfibrillen, die sich auch im Endo- und Perikard sowie in den Gefäßwänden finden. Funktionell entsprechen diesem Befund Störungen der diastolischen Dehnbarkeit des Myokards und der Kontraktilität (restriktive Kardiomyopathie). Während ein Grundleiden bei der primären Amyloidose nicht bekannt ist, tritt die sekundäre Amyloidose bei Erkrankungen der Lungen (Bronchiektasen), Pleuraempyem, Osteomyelitis, bei rheumatoider Arthritis und bei Tumoren auf. Das klinische Bild ist gekennzeichnet durch eine globale Herzinsuffizienz. Im EKG finden sich periphere Niedervoltage, Störungen der Erregungsrückbildung sowie AV-Überleitungsstörungen. Die Diagnose wird häufig erst post mortem gestellt. Die Herzinsuffizienz ist gegen Digitalis refraktär.

Im Gegensatz zu dieser kardialen Amyloidose bei systemischer Amyloidose ist die *senile kardiale Amyloidose* wahrscheinlich bedeutungslos. Sie ist bei über 60jährigen Patienten häufig.

3.2.6.3 Hämochromatose

Im Rahmen der Eisenverwertungsstörung kommt es zu Ablagerung von Ferritin und Hämosiderin auch im Herzmuskel, die eine Fibrose nach sich zieht. Die klinischen Symptome werden durch Herzinsuffizienzerscheinungen und EKG-Veränderungen (Niedervoltage, Störung der Erregungsrückbildung und der Überleitung) gekennzeichnet. Therapie: Aderlässe, Desferrioxamin.

3.2.6.4 Glykogenspeicherkrankheit

Bei der Glykogenspeicherkrankheit (Glykogenose Typ II, Pompe-Krankheit) kann es zu enormen Anhäufungen von Glykogen im Herzmuskel kommen. Das klinische Bild ist durch eine fortschreitende Herzinsuffizienz sowie EKG-Veränderungen mit linksventrikulärer Hypertrophie und Verkürzung des PQ-Intervalls charakterisiert. Das Herz kann sich extrem vergrößern. Da es sich um ein angeborenes progredientes Leiden handelt, sind meist Kinder erkrankt, die das Pubertätsalter nicht erreichen. Die Erkrankung wird aber auch im Erwachsenenalter, z. T. familiär, beobachtet.

3.2.6.5 Vitamin-B_1-Avitaminose

Die Beriberi-Herzerkrankung stellt eine Sonderform einer alkoholischen Kardiomyopathie dar, obwohl bei der weiter oben beschriebenen alkoholischen Kardiomyopathie im eigentlichen Sinn die Gabe von Vitamin B_1 zu keiner Besserung führt. Decken Personen ihren täglichen Kalorienbedarf überwiegend durch Alkoholkonsum, kann es zu einem Vitamin-B_1-Mangel kommen. Das Herz ist vergrößert, das Herzzeitvolumen (im Gegensatz zur alkoholischen Kardiomyopathie) bei niedrigem peripherem Widerstand erhöht. Die EKG-Veränderungen sind uncharakteristisch. Der Serumthiaminspiegel ist erniedrigt. Bei den Kranken bestehen häufig Zeichen einer peripheren Neuritis. Beweisend ist die rasche klinische Besserung nach Beginn der Thiamintherapie.

3.2.6.6 Neuromuskuläre Erkrankungen

Kardiomyopathien wurden bei progressiver Muskeldystrophie, myotonischer Muskeldystrophie, der Friedreich-Ataxie und der Myasthenia gravis beschrieben. Beim Typ Duchenne der *progressiven Muskeldystrophie* findet sich ein charakteristisches EKG mit hohen R-Zacken rechtspräkordial und tiefen, breiten Q-Zacken in den Extremitätenableitungen ohne

Rechtsbelastung des Herzens. Bei der *myotonischen Muskeldystrophie* ist besonders das Reizleitungssystem mit Sinusbradykardie und verschiedenen Schweregraden von AV-Überleitungsstörungen betroffen. Bei über 90% der Patienten mit *Friedreich-Ataxie* können pathologische EKG-Befunde erhoben werden, die wahrscheinlich durch das häufige Vorliegen einer hypertrophischen Kardiomyopathie bei dieser Erkrankung bedingt sind. Obwohl EKG-Veränderungen bei *Myasthenia gravis* häufig sind, verläuft die Herzbeteiligung in den meisten Fällen asymptomatisch.

3.2.6.7 Kollagenosen

Die Herzbeteiligung bei *Lupus erythematodes,* die bei etwa 60% der Patienten beobachtet werden kann, verläuft als akute oder chronische Perikarditis mit Ergußbildung, Herzvergrößerung und den Zeichen der Rechtsherzinsuffizienz. Endocardbeteiligungen kommen vor (Endocarditis Libmann-Sacks, s. Seite 175), die aber nur selten zu Herzklappenfehlern führen. Bei *Sklerodermie* ist das Herz in einem Drittel der Fälle miterkrankt (interstitielle Infiltrate im Herzmuskel, die verkalken können). Klinisch stehen Überleitungsstörungen im Vordergrund. Bei der *Dermatomyositis* kommt es bei einem Drittel der Fälle zu kardialen Begleiterscheinungen (interstitielle Myokarditis). Klinisch finden sich Tachykardie und Dilatation des Herzens. Die Tachykardie ist digitalisrefraktär. Auf die Herzklappenveränderungen bei chronisch-rheumatoider Arthritis wurde schon weiter oben eingegangen. Relativ häufig findet sich auch eine Perikarditis. Bei *Periarteriitis nodosa* kann es infolge der Beteiligung der kleinen Koronargefäße zu Myokardfibrosen kommen. Klinisch besteht bei der Hälfte der Fälle eine Herzinsuffizienz.

3.2.6.8 Zytostatika

Unter den Zytostatika besitzen Doxorubicin und Daunorubicin kardiotoxische Wirkungen, die - abgesehen von dosisunabhängigen flüchtigen initialen EKG-Veränderungen - von der Höhe der verabfolgten Dosis abhängen (Höchstdosis Doxorubicin $550\,\text{mg/m}^2$ Körperoberfläche). Klinisch entwickelt sich eine progressive Herzinsuffizienz. Hinweisend auf die Entwicklung einer Doxorubicin-Kardiomyopathie ist die Zunahme des Weissler-Index (s. S. 41) sowie eine echokardiographisch bestimmbare Zunahme der Durchmesser des linken Ventrikels und Verminderung der Kontraktilität sowie Abnahme der R-Amplituden im EKG von mehr als 30%.

4 Erkrankungen des Perikards

4.1 Definition

Bei der Perikarditis handelt es sich um eine entzündliche Erkrankung des Perikards, die mit und ohne *Ergußbildung* (Pericarditis sicca oder exsudativa), *akut* oder *chronisch* verlaufen kann.
Ätiologisch kommen Virusinfekte, immunologisch-bedingte Entzündungen (akutes rheumatisches Fieber, LE), toxische Substanzen (Urämie) oder Tumorbefall des Perikards in Betracht. Weitere Formen sind die flüchtige Perikarditis bei akutem Myokardinfarkt und die Strahlenpericarditis.

4.2 Klinisches Bild

Bei Erkrankungen, bei denen die Perikarditis lediglich als Begleiterscheinung auftritt (akute rheumatische Perikarditis im Rahmen einer Pankarditis, chronische terminale Niereninsuffizienz, Myokardinfarkt) kann das Grundleiden die Allgemeinsymptome bestimmen, häufig klagen aber auch diese Patienten über stärkste präkordiale atemabhängige Schmerzen. Weitere Symptome bei Perikarditis sind Beklemmung, Angstgefühl und Dyspnoe. Objektiv findet man eine Pulsbeschleunigung, Blutdruckabfall, Herzvergrößerung und Halsvenenstauung. Das führende Symptom ist das typische *perikarditische Reiben* mit seinem oft dreiteiligen Lokomotivgeräusch. Es kann sehr leise, gerade hörbar, aber auch sehr laut sein. Mit zunehmendem Erguß und Vergrößerung der Herzsilhouette verschwindet das Reibegeräusch.
 Entsprechend der Ursache kann ein sich ausbildender Erguß serös, hämorrhagisch oder auch purulent sein. Die *hämodynamischen Auswirkungen* hängen von der Schnelligkeit der Ergußbildung ab. Bei rascher Entwicklung kann sich das Perikard nicht dehnen und es genügen schon geringe Flüssigkeitsmengen, um die diastolische Füllung des Herzens zu behindern. Eine schnelle akute Ergußbildung mit Ausbildung eines kardiogenen Schocks wird als *Herzbeuteltamponade* bezeichnet. Bei langsamer Ergußbildung wird das Perikard gedehnt, so daß sich mehrere Liter Flüssigkeit in der Perikardhöhle ansammeln können, ohne daß es zu einer wesentlichen Beeinträchtigung der Hämodynamik kommt. Die *Diagnose* der exsudativen Perikarditis wird heute durch die Echokardiographie

leicht gesichert, mit der man die Größe des Ergusses vor und hinter dem Herzen genau bestimmen und daraus die Menge des Ergusses berechnen kann.

Röntgenologisch nimmt das Herz nur im extremen Fall die sog. Bocksbeutelform an. Pulsationen der Herzkontur können vermindert oder nicht mehr sichtbar sein. Im *EKG* erkennt man bei akuter Perikarditis in den ersten 4-6 Tagen eine ST-Erhöhung in allen Ableitungen bei Erhaltung der S-Zacke. Später kommt es mit Rückbildung der ST-Hebung zur Abflachung von T und zu T-Negativierung im Sinne des Außenschichtschadens. Eine Niedervoltage findet man bei Herzbeutelergüssen.

Differentialdiagnostisch kommt bei akuter Perikarditis vor allem der akute Myokardinfarkt in Betracht. Sowohl der Schmerz als auch das EKG können ähnlich sein. Die Bestimmung der Enzyme (CK, CK-MB) läßt eine Unterscheidung zu. Weiterhin ist wichtig, daß die EKG-Veränderungen bei Perikarditis keine infarkttypische Lokalisation erkennen lassen und die R-Zacke unbeeinflußt bleibt.

4.3 Akute Perikarditis

4.3.1 Virus-Perikarditis

Die häufigste Form der Pericarditis (80%) beruht auf einem Virusinfekt (Coxsackie). Die Ergußbildung kann sehr ausgedehnt sein und unter dem Bild der Herzbeuteltamponade zur Herzbeutelpunktion zwingen (Ergüsse bis maximal 3 l). Der Erguß ist meist klar-gelblich und eiweißreich.

4.3.2 Idiopathische Perikarditis

Als idiopathische Perikarditis bezeichnet man eine akute benigne Perikarditis, die in jedem Lebensalter vorkommen kann und deren Ursache unklar bleibt. Eine Virusätiologie ist sehr wahrscheinlich. Die Erkrankung beginnt plötzlich mit heftigen Schmerzen, ähnlich dem Infarktschmerz, was zu differentialdiagnostischen Schwierigkeiten führen kann. Die Temperaturen sind erhöht, die Leukozyten können bis 30000 ansteigen, eine BSG-Erhöhung ist regelmäßig zu beobachten. Die SGOT und LDH können länger anhaltend erhöht sein. In 75% der Fälle ist eine röntgenologische Herzvergrößerung erkennbar. Die Prognose dieser idiopathischen Perikarditis ist günstig, der Verlauf durch Rezidive oft langwierig.

4.3.3 Eitrige Perikarditis

Eine eitrige Perikarditis findet man durch Übergreifen purulenter Prozesse (Pleuraempyem) aus der Umgebung.

4.3.4 Rheumatische Perikarditis

Die rheumatische Perikarditis ist Teil der rheumatischen Pankarditis (s. S. 159).

4.3.5 Perikarditis bei Myokardinfarkt

Beim akuten Myokardinfarkt hört man bei 10-30% der Fälle perikarditische Geräusche: Pericarditis epistenocardia.

Eine Perkarditis kann auch im Rahmen eines Postmyokardinfarktspätsyndroms *(Dressler-Syndrom)* auftreten. Diese Patienten klagen über pleurale und perikardiale Schmerzen. Klinisch finden sich Temperaturanstieg, Leukozytose und Eosinophilie. Die Symptomatik tritt 8-10 Tage nach dem Infarkt auf. Eine ähnliche Symptomatik findet man nach Thorax- und Herzoperation als *Postkardiotomiesyndrom*.

4.3.6 Urämische Perikarditis

Eine urämische Perikarditis ist bei bis zu 50% der Urämien durch deutliches Reiben feststellbar. Die Häufigkeit steigt mit der Zunahme der Niereninsuffizienz, so daß diese Komplikation besonders bei präterminaler und terminaler dialysepflichtiger Niereninsuffizienz gefunden wird. Bei dialysierten Patienten ist das Auftreten einer urämischen Perikarditis Zeichen einer Unterdialyse. Bei diesen Patienten muß dann die Dialysebehandlung intensiviert werden (längere Dialysezeiten). Der Erguß bei urämische Perikarditis ist häufig hämorrhagisch.

4.3.7 Perikarditis durch Tumorbefall, Strahlenperikarditis

Eine exsudative Perikarditis bei *Tumorbefall* des Perikards ist meist die Folge eines Tumorwachstums per continuitatem bei Bronchialkarzinom, Pleurakarzinosen oder Mammakarzinom. Auch nach *Röntgenbestrahlung* wegen Bronchialkarzinom oder Mammakarzinom kann es zu einer durch ionisierende Strahlen-bedingten exsudativen Perikarditis kommen, die später in eine schwielige Perikarditis mit dem klinischen Bild der Pericarditis constrictiva übergehen kann.

4.3.8 Therapie der akuten Perikarditis

Die Therapie der akuten Perikarditis soll stationär erfolgen und richtet sich nach der Grundkrankheit. Bei rheumatischem Fieber, Kollagenosen sowie Postinfarkt- und Postkardiotomiesyndrom wird Prednison gegeben. Die symptomatische Therapie besteht in Bettruhe, Schmerzbekämpfung und Behandlung mit entzündungshemmenden Substanzen (Indometacin). Kommt es zu größeren Herzbeutelergüssen, dann ist die Punktion, schon aus diagnostischen Gründen, angezeigt. Sie ist notwendig wenn Zeichen der Herzbeuteltamponade mit Einflußstauung (erhöhter Venendruck am Hals, Zyanose) auftreten. Bei der idiopathischen Perikarditis mit rezidivierenden Perikardergüssen muß oft über Monate Prednison in kleinen Dosen gegeben werden. Zur Verhinderung von Verwachsungen kann intraperikardial Prednison instilliert werden.

4.4 Pericarditis constrictiva

4.4.1 Definition

Durch anhaltende Drucksteigerung im Perikard, meist durch einen entzündlichen Erguß oder durch narbige Konstriktion des Herzbeutels, kommt es zu einer diastolischen Füllungsbehinderung des Herzens, während die systolische Entleerung der Kammern unbehindert ist.

Die Häufigkeit der Erkrankung hat mit Beherrschung der Tuberkulose, welche in den früheren Jahren die wesentlichste Ursache dieser Erkrankung war, abgenommen. Die Ursache beruht heute häufiger auf Perikardtumoren (übergreifendes Bronchialkarzinom), Blutungen in den Herzbeutel, eitrigen Perikarditiden und Strahleneinwirkung.

4.4.2 Klinisches Bild und Verlauf

Die Patienten klagen über zunehmende Müdigkeit und verminderte Belastbarkeit. Eine Ruhedyspnoe fehlt in der Regel. Häufig wird auch Druck im Oberbauch infolge einer Stauungsleber angegeben.

Der klassische Befund zeigt eine hochgradige Einflußstauung mit Halsvenenstauung, Zyanose, Lebervergrößerung und röntgenologisch kleinem Herzen. Der Venendruck kann exzessiv erhöht sein. Charakteristisch ist der Pulsus paradoxus, d.h. die inspiratorische Abschwächung und die geringe arterielle Druckamplitude bei relativ hohem diastolischem Druck. Ganz im Vordergrund steht oft die Lebervergrößerung mit Aszites bei Stauungszirrhose (Pick-Zirrhose). Am Herzen hört man einen diastolischen Zusatzton.

Durch die Stauungszirrhose der Leber kann es auch zu Gerinnungsstörungen und enteralen Eiweißverlust mit Hypalbuminämie kommen. Im EKG ist eine Niedervoltage nachweisbar, gelegentlich auch T-Negativierung und bei einem Drittel der Fälle Vorhofflimmern. Kalkablagerungen im Perikard, die röntgenologisch nachweisbar sind, finden sich heute nicht mehr sehr häufig. Auch das Echokardiogramm und das Computertomogramm lassen die Schwielenbildung nicht immer deutlich erkennen. Charakteristische Veränderungen finden sich bei invasiver Diagnostik in der Veränderung der rechtsventrikulären Druckkurve mit dem sog. frühdiastolischen Dip und einem anschließenden stark erhöhten diastolischen Druckplateau.

Der Verlauf kann – je nach Ursache – über Jahre gehen. Die Therapie der Wahl ist die Resektion des verdickten Perikards, die z.T. nur partiell als „Fensterung" erfolgen kann. Mit einer Besserung der Symptomatik kann man bei 60-70% der Patienten rechnen. Ist es als Folge der Erkrankung zu einer stärkeren Myokardfibrose gekommen, bleibt das Operationsresultat häufig enttäuschend.

Weiterführende Literatur

Daschner F (1984) Antibiotika am Krankenbett, 2.Aufl. Springer, Berlin Heidelberg New York Tokyo

Krayenbühl HP, Kübler W (Hrsg) (1981) Kardiologie in Klinik und Praxis. Thieme, Stuttgart

Riecker G (1982) Klinische Kardiologie. Springer, Berlin Heidelberg New York

Koronare Herzkrankheit

Dieter Klaus

1 Definition

Die **koronare Herzkrankheit** (KHK), auch als ischämische Myokarderkrankung bezeichnet, ist die Folge einer stenosierenden Arteriosklerose der großen und mittleren extramuralen Koronararterien, die zu einem Mißverhältnis zwischen Sauerstoffbedarf und Sauerstoffangebot bei Belastung oder schon in Ruhe führt. Sekundär kommt es zu Funktionsstörungen (regionale Hypokinesie) und zu Strukturveränderungen des Herzmuskels (Fibrosen, Myokardinfarkt). Erkrankungen der kleinen intramuralen Koronargefäße und der Arteriolen werden als Mikroangiopathie bezeichnet und kommen bei Hochdruck, Immunkomplexvaskulitiden (LE, Periarteriitis nodosa) und Diabetes mellitus vor.

Nach Symptomatik und Verlauf lassen sich 5 Erkrankungsformen unterscheiden (Tabelle 1).

Tabelle 1. Verlaufsformen der koronaren Herzkrankheit

---
1. Plötzlicher Herztod
2. Myokardinfarkt
3. Angina pectoris
4. Herzinsuffizienz
5. Herzrhythmusstörungen
---

2 Häufigkeit

Die koronare Herzkrankheit hat in allen Teilen der Welt, außer den USA, zugenommen. Fortschritte in der Diagnostik und die Änderung des Altersaufbaus der Bevölkerung erklären die Zunahme nur teilweise. Die Hauptursache ist in einer Änderung der Lebensbedingungen und deren Folgen

(Nikotinkonsum, Hypercholesterinämie, Hochdruck, Diabetes, Überernährung, Bewegungsmangel) zu suchen. Nach den Ergebnissen prospektiver Untersuchungen (z. B. Framingham-Studie) ist bei jedem 10. Mann und jeder 20. Frau im Alter von 30–62 Jahren mit einer koronaren Herzkrankheit zu rechnen. Bis zum 45. Lebensjahr sind Männer 10mal häufiger als Frauen betroffen. Das zunehmende Auftreten von Myokardinfarkten auch bei jüngeren Frauen ist durch erhöhtes Zigarettenrauchen und Ovulationshemmer bedingt (Progesteron erhöht das LDL-Cholesterin).

In den USA hat die KHK seit Mitte der 70er Jahre um 30% abgenommen, was auf eine intensive Aufklärung der Bevölkerung und Bekämpfung der Hauptrisikofaktoren Nikotinkonsum, Hypercholesterinämie und Hochdruck zurückgeführt wird.

Die Fünfjahresmortalität der koronaren Herzkrankheit beträgt im Mittel 25% und zeigt eine deutliche Abhängigkeit von Ausmaß und Anzahl der Koronargefäßstenosierungen. Bei Befall nur eines Hauptastes der Koronargefäße liegt sie bei 10–20%, bei Befall aller 3 Hauptäste der Koronararterien erreicht sie 60% (s. S. 216).

3 Pathologische Anatomie – Pathophysiologie

3.1 Lokalisation

Nach der Lokalisation der arteriosklerotischen Veränderungen an den Koronararterien lassen sich 2 Formen der Koronarsklerose unterscheiden:
1. Bevorzugter Befall der weitlumigen, proximalen extramuralen (epikardialen) Gefäßabschnitte, oft mit umschriebenen **Stenosen** oder Verschlüssen bei mehr oder weniger intakten poststenotischen Gefäßstrecken im Bereich der rechten (RCA), der linken (LCA) Koronararterie oder deren beider Hauptäste, des R. descendens [interventricularis] anterior (RIVA oder LAD) oder des R. circumflexus (LCX) als Ein-, Zwei- oder Dreigefäßerkrankung oder
2. Befall der kleinen intramuralen Arterien und Arteriolen („small vessel disease"), der zu disseminierten, kleinfleckigen Nekrosen und Narben **(Myokardfibrose)** führt. Diese Unterscheidung ist von großer praktischer Bedeutung, da die erste Form nach koronarangiographischer Untersuchung heute einer chirurgischen oder Katheterdilatations-Behandlung zugeführt werden kann.

3.2 Koronardurchblutung

Die Koronardurchblutung ist abhängig vom Widerstand in den Koronargefäßen, dem Mitteldruck in der Aorta und dem Herzzeitvolumen. Infolge der hohen Wandspannung des Myokards während der Systole erfolgt die Koronardurchblutung zu etwa 80% **in der Diastole**. Beim Gesunden kann der erhöhte Sauerstoffbedarf unter Belastung durch eine Steigerung der Koronardurchblutung gedeckt werden *(„Koronarreserve")*. Beim Koronarkranken ist eine Zunahme der koronaren Durchflußrate durch das Ausmaß der Querschnittsverminderung limitiert. Bei langsamer Progredienz der Koronarsklerose kann durch Eröffnung von Kollateralen und Anastomosenbildung mit nichtbetroffenen koronaren Arterien eine Kompensation erfolgen. Bei akutem Verschluß oder akut gesteigertem Sauerstoffverbrauch tritt eine Hypoxie bzw. Anoxie mit meist irreversibler Myokardschädigung im Versorgungsgebiet des befallenen Gefäßes ein.

Am ungünstigsten ist die Sauerstoffversorgung der subendokardialen Innenschicht des linken und rechten Ventrikels. Diese zeigen auch bei intakten Koronararterien bei Zunahme der Herzmuskelmasse durch Hypertrophie und Überschreiten eines *„kritischen" Herzgewichtes* von etwa 500 g ischämische Veränderungen.

Eine *relative Koronarinsuffizienz* bei morphologisch intakten Koronararterien kann eintreten, wenn es durch eine Aortenstenose zu einer Ver-

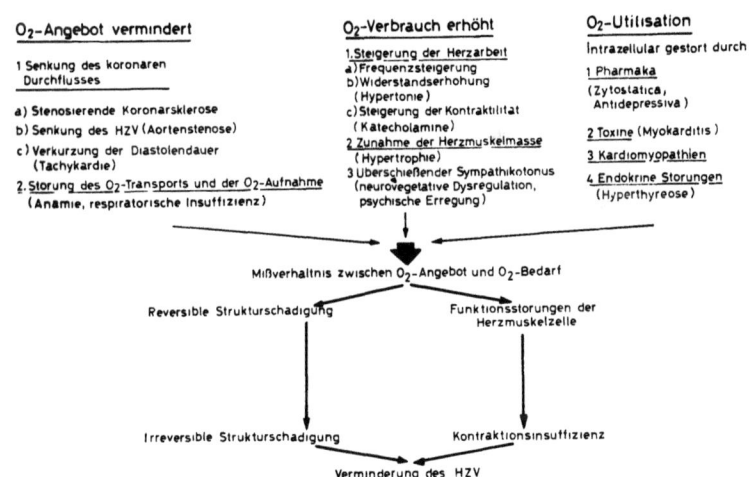

Abb. 1. Pathophysiologische Faktoren der Koronarinsuffizienz

minderung des Herzzeitvolumens kommt oder die Koronardurchblutung durch Verkürzung der Diastolendauer bei länger anhaltenden Tachykardien oder ventrikulären Arrhythmien herabgesetzt ist. Eine relative Koronarinsuffizienz wird auch als Folge eines Sauerstoffmangels bei Anämien oder durch arterielle Hypoxie bei Lungen- und Bronchialerkrankungen beobachtet. Ein Mißverhältnis zwischen Sauerstoffbedarf und Sauerstoffangebot kann ferner durch eine die Koronarreserve übersteigende Erhöhung des Sauerstoffbedarf des Herzmuskels infolge Tachykardie oder Erhöhung der systolischen Wandspannung bei Hypertonie oder unter der Einwirkung hoher Katecholaminkonzentrationen eintreten. Eine intrazelluläre Sauerstoffutilisationstörung wird bei Kardiomyopathien und bei Hyperthyreose vermutet (Abb. 1).

3.3 Risikofaktoren der Arteriosklerose

Die Arteriosklerose der Koronararterien stellt ein polyätiologisches Krankheitsbild dar. *Genetische* Faktoren sind für die familiäre Häufung innerhalb einer einheitlichen Population verantwortlich.

Hauptrisikofaktoren sind Nikotinkonsum, Hypercholesterinämie (Serumcholesterin über 240 mg/dl beim Erwachsenen) und Hochdruck, ferner Diabetes mellitus und Übergewicht. Als Persönlichkeits-Risikofaktor für eine KHK wird der Verhaltenstyp A beschrieben, der durch Ungeduld, Gefühl des chronischen Zeitmangels, ständige Wettbewerbshaltung und aggressive Tendenzen charakterisiert ist, besonders wenn diese Verhaltensweisen zu ständigen Frustrationen führen. Ob es möglich ist, durch individuelle Beratung und psychotherapeutische Verfahren einen A-Typ in den Antipoden des B-Typ zu überführen, ist ungeklärt.

Bei Zusammentreffen zweier Hauptrisikofaktoren steigt die Wahrscheinlichkeit, an einem Myokardinfarkt zu erkranken, auf das 3fache, bei Zusammentreffen von 3 Faktoren auf das 10fache an. Diese Feststellung läßt natürlich keine Aussage über das Erkrankungsrisiko im Einzelfall, sondern nur eine statistische Prognose zu.

4 Klinik, Diagnostik und Therapie der koronaren Herzkrankheit

Zwischen klinischen Befunden und Beschwerdebild einerseits und pathologisch-anatomischen Substrat andererseits können im Einzelfall erhebliche Diskrepanzen bestehen. Trotz Vorliegens einer schweren Dreigefäßerkrankung können einzelne Kranke durch Kollateralenbildung relativ lange beschwerdefrei bleiben, während bei anderen eine Eingefäßerkrankung mit umschriebenem Gefäßbefall zu plötzlichem Tod, Myokardinfarkt oder schwerer Angina pectoris führt.

4.1 Plötzlicher Herztod

Plötzliche unerwartete Todesfälle haben meist eine kardiale Ursache. Vom ersten Auftreten von Symptomen bis zum Tod vergehen Minuten bis etwa 1 h. Neben entzündlichen Myokarderkrankungen und vorher nicht erkannten Vitien findet sich in der Mehrzahl (60-90%) der Todesfälle an plötzlichem Herztod eine schwere Koronarsklerose ohne Koronarthrombose als Ursache. Frische Herzmuskelnekrosen sind meist nicht nachweisbar. Als Ursache sind Asystolie, Kammerflimmern oder elektromechanische Entkoppelung zu nennen. Risikofaktoren für einen plötzlichen Herztod sind das Vorliegen einer Mehrgefäßerkrankung der Koronararterien, vor allem eine Beteiligung des Hauptstamms der linken Koronararterie, eine schlechte Funktion des linken Ventrikels, Herzwandaneurysmen, eine Linkshypertrophie im EKG und höhergradige ventrikuläre Rhythmusstörungen (siehe Seite 259).

4.2 Myokardinfarkt

4.2.1 Häufigkeit

Der Erkrankungsgipfel liegt bei Männern zwischen dem 50. und 60., bei Frauen zwischen dem 60. und 70. Lebensjahr. Das Erkrankungsrisiko steigt mit zunehmendem Alter. **Immer häufiger tritt der Myokardinfarkt jedoch auch in jüngeren Altersklassen auf.** Im Alter zwischen 20 und 45 Jahren überwiegt das männliche Geschlecht im Verhältnis 10-13:1. Ein Myokardinfarkt bei Frauen vor der Menopause ist selten, sofern nicht Risikofaktoren vorliegen, zu denen bei Frauen auch Ovulationshemmer zählen.

4.2.2 Ursachen und Komplikationen

Der Myokardinfarkt entsteht bei akut einsetzender, länger als 30 min andauernder völliger Unterbrechung der Blutzufuhr eines Herzmuskelareals, in dem sich konsekutiv eine ischämische Herzmuskelnekrose entwickelt.

Häufigste *Ursache* des Myokardinfarkts ist die stenosierende Koronarsklerose mit nachfolgender Koronarthrombose. Koronarembolien werden ursächlich in 1-3% beobachtet und treten bei morphologisch unauffälligen Koronararterien bei bakterieller Endokarditis, bei Mitralstenose mit Vorhofflimmern, nach prothetischem Klappenersatz und bei Polyzythämie auf. In 5-10% treten Myokardinfarkte auch ohne stenosierende Koronarsklerose oder andere Ursachen durch Thrombosen in angiographisch unauffälligen Koronararterien auf. Sind bei einem Myokardinfarkt die subendokardialen Muskelschichten mitbetroffen, können am benachbarten Endokard Wandthromben entstehen, die ggf. zu *embolischen Komplikationen* führen. Bei größeren transmuralen Infarkten entstehen im Verlauf der bindegewebigen Reparation aneurysmatisch ausgeweitete Wandbezirke (*Herzwandaneurysma*, dyskinetische Areale) oder die Herzwand *rupturiert*. Bei Infarzierung der Papillarmuskeln kann es zu Abriß von Sehnenfäden mit akuter Mitralinsuffizienz, bei Septumbeteiligung zur Septumperforation mit Ventrikelseptumdefekt kommen.

Häufigste *Todesursachen* sind kardiogener Schock, Kammerflimmern, Asystolie, Herzbeuteltamponade nach Herzwandruptur und Herzinsuffizienz.

Die *Prognose* des akuten Myokardinfarktes wurde aufgrund der Einrichtung koronarer Wachstationen entscheidend verbessert. Die Letalität liegt unter den optimalen Bedingungen einer Intensivpflegestation heute zwischen 15 und 30%, bei konventioneller stationärer Überwachung dagegen zwischen 30 und 45%. Sie ist von der Schwere des Myokardinfarktes abhängig (s. Tabelle 4). Daraus ist die Notwendigkeit einer raschen Klinikeinweisung bei jedem akuten Myokardinfarkt zu erkennen. Die Letalität des Myokardinfarktes ist am 1. Tag am höchsten. 80% der Todesfälle durch akuten Myokardinfarkt treten innerhalb des 1. Tages ein!

4.2.3 Auslösende Faktoren

Während Angina pectoris-Anfälle häufig während und in unmittelbarem Anschluß an körperliche Anstrengung, Kälteeinwirkung, Nahrungsaufnahme oder Aufregungen auftreten, fehlt ein solcher Zusammenhang für den Myokardinfarkt in vielen Fällen. Bei etwa der Hälfte der Kranken tritt der Myokardinfarkt in **Ruhe,** bei 10% **im Schlaf** auf. Nur bei 15-25% aller Herzinfarkte geht körperliche Anstengung voraus, die allerdings häufig ungewohnt war und nicht selten im Zustand körperlicher Ermüdung ausgeführt wurde (Heben eines schweren Koffers, Anschieben eines steckengebliebenen Autos in der Kälte, Rudern, langdauerndes Bergangehen). 5% der Myokardinfarkte treten im Anschluß an Operationen auf. Seltene andere auslösende Faktoren sind Infekte der Atemwege, Insulinhypoglykämien oder Aufenthalt in großen Höhen.

Von 30-60% der Kranken werden Angina-pectoris-Anfälle in der Anamnese angegeben. Für die Praxis bedeutet dies, daß bei ⅓-⅔ der **erste Herzschmerz ein Myokardinfarkt** sein kann.

4.2.4 Klinik

Der Patient klagt über heftige, oft mit Vernichtungsgefühl einhergehende *retrosternale Schmerzen,* die über Stunden anhalten und in die Hals-, Unterkiefer- und Schulter-Arm-Region links ausstrahlen können. Nicht selten werden die Schmerzen in die Oberbauchregion lokalisiert, so daß differentialdiagnostisch an akute Oberbauchprozesse (Magenperforation, Gallenkoliken, Pankreasnekrose) gedacht werden muß. Auch akute pulmonale Prozesse mit Pleurabeteiligung oder ein Aneurysma dissecans der Aorta können zu diagnostischen Fehlschlüssen führen.

Allgemeinreaktionen wie Kollaps, Schweißausbruch, Orthopnoe, Übelkeit und Schwächegefühl sind häufig und weisen auf einen schweren Myokardinfarkt hin. Nicht selten verläuft die Erkrankung unter den Zeichen der akuten Linksherzinsuffizienz (Lungenödem).

Herzschmerzen oder bedrohliche Allgemeinreaktionen können aber auch völlig fehlen **(„stummer Infarkt").**

Innerhalb weniger Stunden treten eine Leukozytose mit Linksverschiebung, Temperaturerhöhung (bis 39 °C) und Hyperglykämie auf.

Im Serum (Abb. 2) steigen die **Fermentaktivitäten** der Kreatinphosphokinase (CK, normal bis 50 mU/ml), die Glutamat-Oxalat-Transaminase (GOT, normal bis 16 mU/ml) und Laktat-Dehydrogenase (LDH, normal bis 240 mU/ml) an, am frühesten - nach etwa 2 h - die CK-Aktivität. Diese fällt bis zum 4. Tag zur Norm ab, während die GOT bis zum 7., die LDH-Aktivität bis zum 14. Tag nach Auftreten des Infarkts erhöht sein kann. Zum Teil noch früher als die CK steigt die weitgehend herzmuskelspezifische CK-MB an (Normalwerte unter 5 mU/ml). Bei unspezifischer CK-Erhöhung (intramuskuläre Injektionen, Traumen, Krämpfe, Komata, Alkoholintoxikation) liegt der CK-MB-Wert unter 10% der CK-Erhöhung.

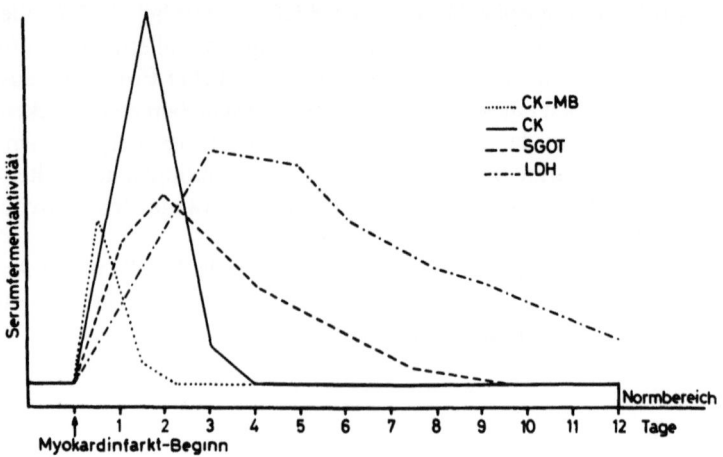

Abb. 2. Verhalten der Enzymaktivitäten beim frischen Myokardinfarkt

4.2.5 Diagnose

Die Diagnose läßt sich durch Enzymbestimmungen im Serum und mit Hilfe des *Elektrokardiogramms* sichern, das Aussagen über Lokalisation (Abb. 3), Ausdehnung, zeitlichen Ablauf und bedrohliche Komplikationen durch Rhythmusstörungen erlaubt. Bei etwa 15% der enzymatisch gesicherten Myokardinfarkte ist ein eindeutiger Nachweis im EKG nicht möglich, bedingt dadurch, daß es zu Herzmuskelnekrosen in elektrokardiographisch schlecht erfaßbaren Bezirken kommt (z. B. inferiore Infarkte), es sich um Reinfarkte in einem alten Infarktbezirk handelt oder schon vor dem Infarkt intraventrikuläre Reizleitungsstörungen (Schenkelblockbilder) bestehen.

Beim frischen **transmuralen Infarkt** finden sich tiefe Q-Zacken, Potentialverlust („R-Reduktion" oder „R-Verlust") und eine Anhebung des ST-Abgangs und der ST-Strecke. Letztere ist oft nur flüchtig und kann dem Nachweis entgehen. Initial ist eine starke Überhöhung der T-Zacke charakteristisch (Hypoxie-T).

Intramurale Infarkte zeigen nur eine gleichschenklig-negative T-Zacke. Bei diesen Infarkten fehlen ein R-Zackenverlust und pathologische Q-Zacken. **Innenschichtinfarkte** gehen mit einer ausgeprägten deszendierenden oder horizontalen ST-Streckensenkung und präterminaler T-Negativierung einher, pathologische Q-Zacken oder ein R-Potential-Verlust fehlen.

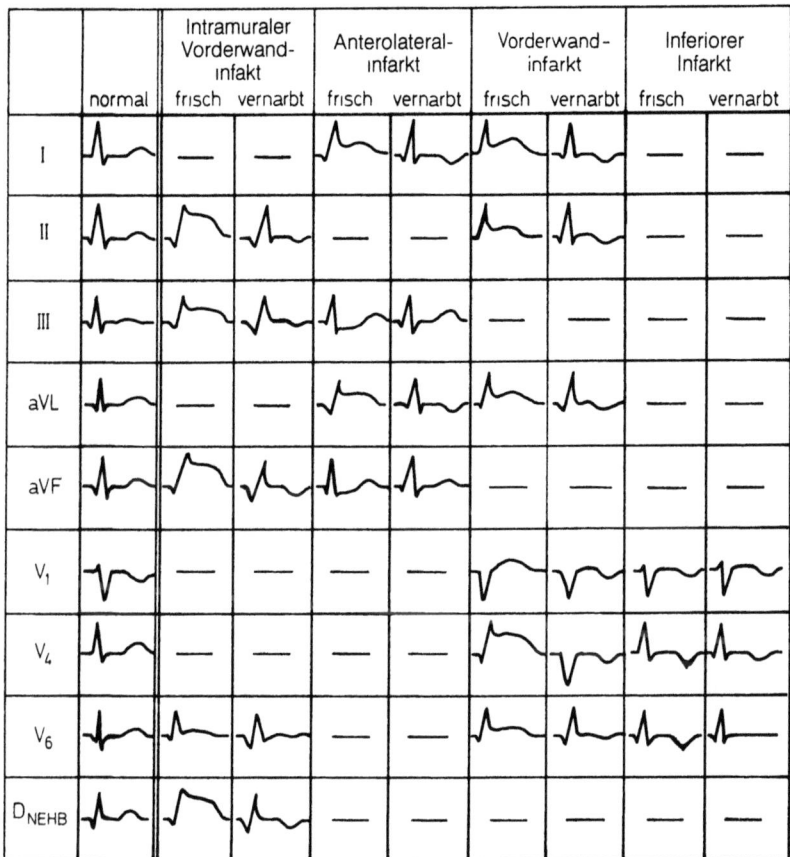

Abb. 3. Schema typischer Infarktveränderungen im EKG. (Modifiziert nach Gillmann)

Inferiore (diaphragmale) Infarkte lassen sich am besten in den Abl. II, III, aVF und Nehb D, **Vorderwandinfarkte** in den Brustwandableitungen sowie Abl. I, II und aVL erkennen. *Anterolaterale* Infarkte betreffen die Ableitungen I, aVL sowie V_5 und V_6, *posterolaterale* Infarkte III, aVF, sowie V_5 und V_6. Der *strikt posteriore* Hinterwandinfarkt (Infarkt der freien Hinterwand) führt zur spiegelbildlichen Infarktveränderungen in V_1 und V_2 mit R-Überhöhung. Beim *Vorderwandinfarkt* ist die Ausdehnung des Infarkts anhand der betroffenen Brustwandableitungen leicht zu bestimmen (Supraapikalinfarkt in V_1/V_2, Anteroseptalinfarkt in V_1 bis V_4, ausgedehnter Vorderwandinfarkt V_1 bis V_6). Beim inferioren Infarkt weist eine zusätzliche ST-Streckensenkung in den rechtspräkordialen Ableitungen V_1-V_3 auf die Schwere und Ausdehnung des Infarktes hin.

Der seltene *rechtsventrikuläre* Myokardinfarkt weist Infarktzeichen in den rechtspräkordialen Brustwandableitungen u. im Bereich der Hinterwand auf.

Bei vorbestehendem Schenkelblock, insbesondere beim Linksschenkelblock, ist die elektrokardiographische Infarktdiagnose erschwert oder unmöglich. Der Linksschenkelblock kann aber auch im Rahmen des akuten Myokardinfarkts frisch entstanden sein.

Weitere elektrokardiographische Befunde beim akuten Myokardinfarkt sind: Supra- oder ventrikuläre Extrasystolen, Vorhofflimmern, Sinusbradykardie, AV-Überleitungsstörungen als AV-Block I., II. oder III. Grades, Kammertachykardie und Kammerflimmern. Kammertachykardien als Vorläufer des Kammerflimmerns werden besonders durch vorzeitig einfallende ventrikuläre Extrasystolen ausgelöst, die das „R auf T-Phänomen" aufweisen (s. S. 259). Prognostisch ebenso als Warnarrhythmien zu beurteilen sind polymorphe oder in Zweier- oder Dreiersalven auftretende ventrikuläre Extrasystolen (Lown-Klassen III, IV A, IV B).

Das EKG zeigt i. allg. einen typischen Verlauf (s. S. 78). Nach dem Stadium des frischen Myokardinfarktes mit pathologischer Q-Zacke, ST-Hebung mit monophasischer Deformierung folgt ab dem 3.–5. Tag das reaktive Folgestadium mit Rückbildung der ST-Hebung und Auftreten einer terminal negativen T-Zacke, die jahrelang bestehen bleiben kann. Bei kleineren Myokardinfarkten normalisiert sich das EKG in 6–8 Wochen vollständig, bei größeren lassen sich über Monate bis Jahre entweder das reaktive Folgestadium oder im Narbenstadium nur eine pathologische Q-Zacke in den betroffenen Ableitungen bei normaler Endschwankung erkennen.

4.2.6 Differentialdiagnose

Da die *Schmerzsymptomatik* bei Myokardinfarkt – sowohl hinsichtlich Intensität wie Lokalisation – sehr vielgestaltig sein kann, sind viele Erkrankungen von Organen des Thorax und des Oberbauchs differentialdiagnostisch in Erwägung zu ziehen (Tabelle 2). Selten aber fehlt beim Myokardinfarkt das Kompressionsgefühl des Thorax und die Beengung, die der Kranke als lebensbedrohlich, aber nicht immer als eigentlichen Schmerz oder als Todesangst empfindet. Nach diesem Kompressionsgefühl muß man den Kranken fragen. Spontan wird es häufig nicht angegeben (aus psychologischen Gründen soll man das Wort „Todesangst" vermeiden).

Tabelle 2. Differentialdiagnose des Schmerzes beim Myokardinfarkt

1. In den Thorax lokalisierte Schmerzen:

▷ Angina-pectoris-Schmerz	Spricht auf Nitroglycerin an
▷ Pleurodynie bei Virusinfekt	Atemabhängiger Schmerz
▷ Lungeninfarkt	Atemabhängiger Schmerz
▷ Perikarditis	Umschrieben retrosternaler Schmerz
▷ Aneurysma dissecans	Schmerz explosionsartig auftretend, ausstrahlend zum Rücken, in Hals und Beine
▷ Spontanpneumothorax	Fehlendes Atemgeräusch auf der betroffenen Seite

2. In den Oberbauch lokalisierte Schmerzen:

▷ Magenperforation
▷ akute Pankreasnekrose
▷ Gallenkolik

Differentialdiagnostische Schwierigkeiten bei der Beurteilung des EKG ergeben sich in der Praxis
1. für die Unterscheidung Myokardinfarkt oder *Lungenembolie*. Beide führen zu ähnlichen Veränderungen in Abl. II und III. Entscheidend ist, daß beim akuten Cor pulmonale in V_1-V_3 negative T-Zacken vorhanden sind, die beim Hinterwandinfarkt fehlen.
2. für die Unterscheidung intramuraler Myokardinfarkt, *Perikarditis* oder *Myokarditis*. Diesen Erkrankungen ist eine negative T-Zacke in 2-4 präcordialen Ableitungen gemeinsam. Eine Differenzierung aufgrund des klinischen Bildes und des EKG allein ist nicht möglich: daher muß bei heftigen retrosternalen Schmerzen zunächst immer ein Myokardinfarkt angenommen werden.
3. Nachweis eines Infarkts bei einem schon bekannten *Links- oder Rechtsschenkelblock* oder *Rhythmusstörungen,* die das typische Infarktbild überdecken (Kammertachykardie). Diagnose und Therapie sind in diesen Fällen vom klinischen Bild abhängig. Im Zweifelsfall muß man zunächst einen Myokardinfarkt annehmen.

4.2.7 Vorgehen bei Verdacht auf Myokardinfarkt in der Praxis

a) Wird man zu einem Kranken gerufen, bei dem der *akute Herzschmerz seit 1-2 h* besteht, so kann das EKG noch normal sein (typische EKG-Veränderungen treten i. allg. erst von der 3.-6. h nach Infarktbeginn an auf). Enzymaktivitätsbestimmungen kommen beim Hausbesuch für die Entscheidung praktisch nicht in Betracht. Bei einem solchen Kranken kann es sich sowohl um einen akuten Myokardinfarkt als auch eine instabile Angina pectoris (s. S. 219) handeln. Eine Klinikeinweisung ist bei diesen Patienten dringend anzuraten, da die heute zur Verfügung stehenden Möglichkeiten einer Lysebehandlung des zugrundeliegenden Koronarthrombus entscheidend von einem möglichst frühen Beginn der Therapie abhängen. Bereits 2-4 h nach Infarktbeginn ist mit einer erfolgreichen Lysebehandlung beim frischen Myokardinfarkt nicht mehr zu rechnen.

b) *Besteht der Herzschmerz schon 4-6 h,* dann ist bei *normalem* EKG ein größerer Myokardinfarkt unwahrscheinlich.

Das weitere Vorgehen richtet sich nach der vermuteten Ursache des Schmerzes. Handelt es sich um funktionelle Herzbeschwerden, so ist dennoch bei diesen meist sehr ängstlichen Kranken zur Beruhigung und sicherheitshalber eine kurze Klinikbeobachtung zu erwägen.

Tabelle 3. Soforttherapie des akuten Myokardinfarktes

☐ 1. *Schmerzbekämpfung*	
Metamizol:	Novalgin, 5 ml i.v.
oder Pentazocin:	Fortral, 2 ml i.v.
oder Pethidin:	Dolantin, 50-100 mg s.c.
oder Morphin-HCl:	5-10 mg s.c., evtl. i.v.
☐ 2. *Sedierung*	
Diazepam:	Valium, 5 mg i.v.
☐ 3. *Schockbekämpfung*	
(RR < 80 mm Hg systolisch, Tachykardie) Dopamin:	Dopamin 50 mg ad 500 ml 0,9% NaCl, Tropfgeschwindigkeit 40 Tropf./min
☐ 4. *Hypotension durch vagovasale Reaktion.*	Akrinor: 1 ml i.v.
(RR < 100 mg Hg systolisch, Bradykardie)	Beine anheben
☐ 5. *Bekämpfung einer ventriculären Extrasystolie*	
Lidocain:	Xylocain, 2,5-5 ml 2% in 5 min i.v.
☐ 6. *Bei Bradykardie < 60/min.*	
Atropin:	Atropin, 0,5-1 mg i.v.
Orciprenalin:	Alupent, 1-2 Amp. à 0,5 mg i.v.
☐ 7. *Bei Lungenödem*	
Furosemid:	Lasix 20-40 mg i.v.
Acetyldigoxin:	Novodigal, 0,4 mg i.v.

c) Stellt man im EKG oder aufgrund des klinischen Bildes die Diagnose eines *frischen Myokardinfarktes,* so wird die Klinikeinweisung veranlaßt und man beginnt wie auch in den Verdachtsfällen mit der Soforttherapie (Tabelle 3). Vordringlich ist die **Bekämpfung des Schmerzes:** 5 ml Novalgin i. v. oder 2 ml Fortral i. v. Am besten wirkt Morphin s. c., bei sehr heftigen Schmerzen auch langsam i. v. Gleichzeitig werden 5 mg Valium i. v. verabfolgt.

Als zweite Maßnahme ist die **Bekämpfung eines Schocks** (bei RR< 80 mm Hg Dopamin, s. Tabelle 3) erforderlich.

Heparin soll vor der Klinikeinweisung nicht gegeben werden, da bei rechtzeitiger Aufnahme (bis 4 h nach Infarktbeginn) und Fehlen von Kontraindikationen (schwerer Hochdruck, hämorrhagische Diathese) eine Lysetherapie durchgeführt wird. Intramuskuläre Injektionen sollen vermieden werden (dadurch auch Erhöhung der CK möglich).

Herzrhythmusstörungen. Bei Bradykardie (Frequenz unter 60/min) werden 0,5 mg Atropin langsam i. v. gegeben. Bei ventrikulären Extrasystolen hat sich – vorausgesetzt die Herzfrequenz liegt über 60/min – Xylocain 100 mg (5 ml der 2%igen Lösung i. v.) bewährt. Kommt es zum plötzlichen Herzstillstand, so muß mit der sofortigen Reanimation (Herzmassage und Beatmung) begonnen werden (s. S. 9).

Bei *Herzinsuffizienz* (Atemnot in Ruhe, Lungenödem) werden 1 Amp. Lasix (20 o. 40 mg) i. v. und Nitrolingualkapseln (2 Kaps. sublingual) verabfolgt.

Hypotension. Bei niedrigen Blutdruckwerten (systolisch unter 100 mm Hg) muß man unterscheiden, ob es sich um eine vagovasale Reaktion oder um einen kardiogenen Schock handelt. Bei vagovasaler Reaktion besteht eine gut durchblutete Haut und eine bradykarde Herzaktion (Therapie: Beine anheben, 1 Amp. Akrinor i. v.). Beim kardiogenen Schock besteht Tachykardie und kalte blasse Haut. Therapeutisch ist in diesen Fällen eine Dopamininfusion schon vor dem Transport in die Klinik angezeigt, auch wenn die Prognose des Myokardinfarktes mit kardiogenem Schock sehr ungünstig ist.

4.3 Verlauf und Therapie des akuten Myokardinfarkts in der Klinik

Der Verlauf des akuten Myokardinfarktes hängt von seiner Ausdehnung und auftretenden Komplikationen ab.

Als Kriterien für die Schwere und Verlaufsbeurteilung sind zu nennen: Höhe des maximalen CK-Anstieges, Zahl der betroffenen EKG-Ableitun-

Tabelle 4. Klinische Schweregrade des akuten Myokardinfarktes nach Killip (modifiziert)

Schweregrad	Symptome	Häufigkeit [%]	Letalität [%]
Schweregrad I	Keine Zeichen einer Herzinsuffizienz	30-40	8
Schweregrad II	Basale Rasselgeräusche über den Lungen Höhergradige ventrikuläre Rhythmusstörungen	30-50	30
Schweregrad III	Basale Rasselgeräusche, 3. Herzton, Lungenödem	5-10	44
Schweregrad IV	Schocksyndrom	10	80-100

gen (beim Vorderwandinfarkt) sowie invasive Parameter (Mitteldruck in der Pulmonalarterie, Herzzeitvolumen, pulmonalarterielle Sauerstoffsättigung). Killip hat eine Einteilung in 4 *Schweregrade* vorgenommen (s. Tabelle 4), die sich nach dem Auftreten von Komplikationen, Herzinsuffizienz und kardiogenem Schock richten. 50% der Todesfälle beim akuten Myokardinfarkt ereignen sich in der Prähospitalphase durch Kammerflimmern oder kardiogenen Schock, weitere 30% in den ersten beiden Tagen des Klinikaufenthaltes. Das Monitoring beim akuten Myokardinfarkt auf Intensivstationen betrifft die kontinuierliche EKG-Kontrolle im Hinblick auf Rhythmusstörungen und beim schweren Infarkt die Kontrolle hämodynamischer Parameter mittels Einschwemmkatheter in der A. pulmonalis. *Herzrhythmusstörungen* treten bei 80-90% aller Myokardinfarktpatienten auf. Bradykarde Rhythmusstörungen mit Sinusbradykardie, SA- oder AV-Block werden besonders beim inferioren Infarkt beobachtet, Schenkelblockbilder bei ausgedehnten Infarkten, die das Septum mit betreffen. Vorläufer (Warnarrhythmien) von Kammertachykardie oder Kammerflimmern sind mono- oder polymorphe ventrikuläre Extrasystolen, besonders, wenn sie als Zweiersalven oder Dreier-Salven auftreten oder frühzeitig einfallen (R-auf T-Phänomen). Vorhofextrasystolen und Vorhofflimmern sind häufig Zeichen einer beginnenden Linksherzinsuffizienz. Eine akute *Linksherzinsuffizienz* wird bei 25% der Patienten beobachtet. Ein *kardiogener Schock* kann zu jedem Zeitpunkt nach Infarktbeginn eintreten, am häufigsten im Initialstadium (10-20% der Fälle). *Thromboembolische Komplikationen* sind seit Einführung der Thromboembolieprophylaxe seltener geworden. Sie betreffen venöse Thrombosen und - bei Ausbildung von Herzwandthromben - arterielle Embolien in Gehirn oder periphere Arterien. Eine *Perikarditis* ist als Infarktfolge häufig. Tritt sie einige Tage nach Infarktbeginn auf, besteht Verdacht auf einen

Zweitinfarkt oder eine Ausdehnung des Infarktareals. Eine *Herzwandruptur* tritt am häufigsten am 4.-12. Tag auf und ist immer letal. Eine *Septumperforation* wird am Auftreten eines lauten systolischen Preßstrahlgeräusches erkannt.

Papillarmuskelabrisse gehen mit schwerer Mitralinsuffizienz und Linksherzinsuffizienz einher.

Wichtig ist die Erkennung der Ausbildung eines *Herzwandaneurysmas,* entweder an der Spitze und Vorderwand oder der Hinterwand des linken Ventrikels lokalisiert (5-8% aller Myokardinfarkte). Charakteristisch ist die persistierende ST-Streckenhebung in den Brustwandableitungen. Die Diagnose wird echokardiographisch und ventrikulographisch verifiziert. Ventrikelaneurysmen können zu arteriellen Embolien, Herzrhythmusstörungen und Herzinsuffizienz führen.

Das *Postmyokardinfarktsyndrom* (Dressler-Syndrom) beginnt bei 3-4% der Patienten 3-6 Wochen nach dem Infarktereignis mit Fieber, Perikarditis und präcordialen Schmerz und ist durch eine Antikörperbildung gegen körpereigenes Myokardgewebe bedingt.

Die **Therapie** beim akuten Myokardinfarkt in der Klinik hat das Ziel, eine Begrenzung der Infarktausdehnung zu erreichen. Diesem Ziel dient die Lysierung des okkludierenden Thrombus durch intrakoronare oder systemische Lyse mittels Streptokinase oder Urokinase, die als Kurzzeitlyse innerhalb von 45 min mit 1,5 Millionen E Streptokinase durchgeführt wird. Voraussetzung für eine erfolgreiche Lyse ist der frühe Beginn der Therapie innerhalb der ersten 2-4 h nach Infarktbeginn. Die 1- bis 2tägige Infusion von Nitroglyzerin (1-2 mg/h) soll ebenfalls durch Reduzierung des Sauerstoffbedarfs des Herzmuskels der Infarktbegrenzung und der Schmerzbekämpfung dienen. Eine Vollheparinisierung zur Verhütung von venösen Thrombosen wird nicht mehr allgemein durchgeführt, ebenso nicht die sich daran anschließende Gabe von Antikoagulantien. Weitere Maßnahmen in der Klinik sind: absolute Ruhigstellung in den ersten 2-3 Tagen, Erzielung von Schmerzfreiheit, die Therapie bedrohlicher ventrikulärer Herzrhythmusstörungen oder Überleitungsstörungen und anderer Komplikationen (kardiogener Schock). Bei komplikationslosem Verlauf (Killip-Grad I und II) werden die Patienten nach 3-4 Tagen von der Intensivstation auf eine Allgemeinstation verlegt und mit der Frühmobilisation begonnen, so daß die Patienten im allgemeinen bereits nach 8 Tagen auf dem Stationsflur gehen können. Bei schwerem Herzinfarkt (Killip-Grad III und IV) wird die Dauer der Bettruhe auf 1-2 Wochen und mehr verlängert und mit der Mobilisation entsprechend später begonnen. Im allgemeinen beträgt heute die Dauer des stationären Aufenthaltes beim akuten Myokardinfarkt 3 Wochen. Beim Verlassen des Krankenhauses soll der Patient 1-2 Stockwerke steigen können.

4.4 Nachbehandlung des akuten Myokardinfarktes

Bei leichtem und mittelschweren Myokardinfarkt (Killip-Grad I und II) schließt sich im allgemeinen an den Krankenhausaufenthalt ein 4-6 Wochen dauerndes Anschlußheilverfahren in Rehabilitationskliniken an, dessen Ziel die weitere Besserung der körperlichen Belastbarkeit durch individuell dosiertes und ärztlich kontrolliertes körperliches Training ist. Auch für Rentner und für Nichtrentenversicherte soll ein Rehabilitationsverfahren über andere Kostenträger angestrebt werden. Ziele der Rehabilitation sind die optimale Kompensation des Kontraktilitätsdefektes am Herzen und, sofern eine Angina pectoris besteht, die Steigerung der Belastungstoleranz. Für die Langzeitbetreuung in der Posthospitalphase sind Maßnahmen für die Behandlung von Ursachen und Folgen des Myokardinfarktes (Angina pectoris, Rhythmusstörungen, Herzinsuffizienz, Herzwandaneurysma) und zur Sekundärprävention eines Reinfarktes notwendig. Der Sekundärprävention dienen die körperliche, psychologische und soziale Rehabilitation, die Bekämpfung von Risikofaktoren sowie medikamentöse Maßnahmen.

4.4.1 Allgemeinmaßnahmen

Zu Beginn der Langzeitbehandlung soll eine ausführliche Besprechung und Beratung des Kranken stehen, die sich auf Fragen der allgemeinen Lebensführung, die Behandlung der Risikofaktoren, die notwendige medikamentöse Therapie und die Wiederaufnahme der Arbeit bezieht (s. Tabelle 5).

Auf die Erziehung zur völligen *Nikotinabstinenz* und zur *Gewichtsreduktion* auf das Sollgewicht muß nachdrücklich hingewiesen werden. Detailfragen betreffen die körperliche Belastbarkeit, das Führen eines Kraftfahrzeuges (erlaubt nach 3 Monaten). Flugreisen (erlaubt nach 6 Monaten), Sexualverkehr (Vorsicht wegen starker Blutdruck- und Herzfrequenzsteigerungen, daher erst nach dem 3. Monat). Die Belastbarkeit soll durch eine symptom- oder herzfrequenzlimitierte Ergometrie 3-6 Wochen nach dem Infarkt geprüft werden, ausgenommen bei Patienten mit manifester Herzinsuffizienz oder Angina pectoris in Ruhe. Treten Angina-pectoris-Beschwerden oder eine ischämische ST-Streckensenkung schon auf niedriger Belastungsstufe (25 W) auf, so ist eine weitergehende Diagnostik dringend angezeigt und körperliches Training kontraindiziert. Sauna ist, sofern der Patient daran gewöhnt ist, nach 5-6 Monaten erlaubt. Als Urlaubsorte sind Regionen mit mildem Klima und der Möglichkeit zu Wanderungen mit geringen, nicht sehr starken Steigungen bis in Höhe von

Tabelle 5. Beratendes Gespräch über Allgemeinmaßnahmen

Akute Fragen

Körperliche Belastbarkeit
Wiederaufnahme der Arbeit
Führen eines Kraftfahrzeuges
Urlaubsgestaltung
Flugreisen
Sexualverkehr
Sauna

Langzeitbehandlung

Ausdauertraining (koronare Sportgruppe, Fahrradergometer)
Behandlung von Risikofaktoren
(Nikotinabstinenz, Hochdruck, Fettstoffwechselstörungen, Gewichtsreduktion)
Lebensführung
Berufliche Belastung (Umschulung, Arbeitsplatzwechsel)
Berentung

1500 Metern zu empfehlen. Die Reduzierung von beruflichem Streß ist bei entsprechender Position im Arbeitsleben oft schwierig zu verwirklichen. Eine ausgeglichene Arbeitszeit mit Mittagspause und die Aufgabe außerberuflicher Belastungen (Ehrenämter) sollte angestrebt werden. Diät: die niedrigste Myokardinfarktrate ergibt sich bei einem Cholesteringehalt von 155 bis 175 mg/dl. Eine Senkung des Cholesteringehalts im Blut sollte deshalb angestrebt werden (s. S. 323).

Neben Nikotinabstinenz und Gewichtsreduktion ist die *Steigerung der körperlichen Belastbarkeit* die 3. wichtige Säule der Allgemeinbehandlung. Durch körperliches Ausdauertraining ohne Leistungsanspruch kann eine Reduktion des Sauerstoffbedarfs des Herzens bei gleicher physikalischer Leistung erzielt werden. Auch werden durch körperliches Training die Serumlipoproteine günstig beeinflußt (Erniedrigung der LDL- und Erhöhung der HDL-Fraktion). Für die Erzielung eines Trainingseffektes ist ein 30- bis 40 minütiges Training 2- bis 3mal pro Woche erforderlich, bei dem die Herzfrequenz auf 70% der maximal ohne Beschwerden erreichbaren Frequenz gesteigert werden soll (Trainingsherzfrequenz). Für viele Patienten ist nach abgelaufendem Myokardinfarkt die Teilnahme an ambulanten Koronargruppen zu empfehlen, die heute fast flächendeckend in der Bundesrepublik vorhanden sind. Meist werden in diesen *koronaren Sportgruppen* pro Woche 2 Trainingsstunden mit Gymnastik (Dehn- und Lockerungsübungen), steigender dynamischer Belastung und abschließendem Ballspiel durchgeführt. Voraussetzung hierfür ist eine 6minütige Belastbarkeit von 75 W am Fahrradergometer im Liegen, bei der Rhythmusstörungen oder ischämische ST-Streckensenkungen nicht auftreten (Tabel-

Tabelle 6. Voraussetzung für Teilnahme an ambulanten Koronargruppen

- Lebensalter unter 70 Jahre
- Belastbarkeit 6 min 75 W im Liegen
  (oder 100 W im Sitzen) ohne ischämische ST-Streckensenkung
- Keine Extrasystolie unter Belastung (Lown-Klassen III-V)
- Kein Blutdruckanstieg über 220 mm Hg
  systolisch unter Belastung
- Keine Herzinsuffizienz
- Kein Herzwandaneurysma
- Keine Kardiomyopathie
- Keine instabile Angina pectoris
- Keine akuten oder chronischen Infekte

le 6). Kontraindiziert ist die Teilnahme bei Vorliegen einer Herzinsuffizienz (Herzvergrößerung), höhergradigen Rhythmusstörungen (Lown-Klassen III bis V), Belastungshypertonie (Anstieg des Blutdrucks unter der Belastung über 220/110 mm Hg) sowie akuten oder chronischen Infekten. In verschiedenen Zentren werden neben den Trainings- auch Übungsgruppen angeboten, für die eine geringere Leistung (50 W) gefordert wird. Alternativ oder ergänzend kann ein Fahrradtraining (möglichst mit Wattanzeige) zu Hause, täglich 15 min, durchgeführt werden. Weitere geeignete dynamische Belastungen sind: Wandern, Radfahren, Federball, Golf. Schwimmen kann wegen Rhythmusstörungen nur bedingt empfohlen werden. Ungeeignete Sportarten sind isometrische Belastung oder solche die mit Preßatmung, plötzlichen Anstrengungen oder Wettkampfcharakter verbunden sind.

4.4.2 Medikamentöse Therapie nach Myokardinfarkt

Die medikamentöse Therapie nach akutem Myokardinfarkt umfaßt die Behandlung von *Risikofaktoren* und die Sekundärprävention. Zusätzlich ist ggf. eine *antianginöse Therapie,* die Behandlung von Rhythmusstörungen oder einer Herzinsuffizienz notwendig (s. Tabelle 7). Für die Behandlung eines *Hochdrucks,* der nach Myokardinfarkt häufig einige Monate nicht mehr nachweisbar ist, werden vorzugsweise β-Rezeptorenblocker oder Kalziumantagonisten eingesetzt. Beachtung sollten nicht nur die Ruheblutdruckwerte, sondern auch die Blutdruckwerte unter Belastung finden. Eine Belastungshypertonie liegt vor, wenn der Blutdruck bei Belastung mit 75 W über 220 mm Hg systolisch ansteigt. Der Blutdruck sollte andererseits nicht zu stark gesenkt werden (Gefahr der Verminderung des koronaren Perfusionsdrucks). Bei Gabe von Diuretika ist auf das Verhalten des Kaliumspiegels im Blut zu achten, da Hypokaliämie bei Postmyo-

Tabelle 7. Medikamentöse Therapie nach Myokardinfarkt

I. *Therapie von Risikofaktoren*	
Hochdruck	β-Blocker
	Kalziumantagonisten
Hypercholesterinämie	Bezafibrat
	Nikotinsäure
	Sitosterin
	Cholestyramin
Diabetes mellitus	gute Einstellung (Hb$_1$A-Kontrolle)
II. *Sekundärprävention*	β-Blocker (für 2 Jahre), Antikoagulanzien (für 6–12 Monate)
III. *Spezielle Therapie*	
Angina pectoris	Nitrate, Kalzium-Antagonisten, β-Blocker, Bypassoperation?
Herzrhythmusstörungen	Antiarrhythmika
Herzinsuffizienz	Digitalisglykoside und Diuretika
Herzwandaneurysma	Aneurysmektomie möglich?

kardinfarktpatienten Rhythmusstörungen begünstigt. Eine *antianginöse Therapie* ist nur notwendig, wenn Angina-pectoris-Beschwerden vorhanden sind. Bei diesen Patienten muß an eine weiterführende Diagnostik gedacht werden (s. S. 222). Eine *antiarrhythmische Therapie* ist bei höhergradigen Rhythmusstörungen der Lown-Klassen III bis V notwendig, da bei diesen Patienten das Risiko eines plötzlichen Herztodes auf das 2- bis 4fache erhöht ist. *Digitalisglykoside* sind bei Postmyokardinfarktpatienten nur dann indiziert, wenn eine latente oder manifeste Herzinsuffizienz besteht. Erst bei einer Nekrose von 20–30% der Muskelmasse des linken Ventrikels ist mit einer Linksinsuffizienz zu rechnen.

4.4.3 Sekundärprävention eines Reinfarktes

Für die Sekundärprevention eines Reinfarktes wird die antiarrhythmische und die antithrombotische Prophylaxe diskutiert.

Die *antiarrhythmische Prophylaxe* geht von der Annahme aus, daß eine erhebliche Prozentzahl plötzlicher Todesfälle nach akuten Myokardinfarkten durch Kammerflimmern bedingt ist. Mehrjährige Studien in Schweden, Norwegen und England haben gezeigt, daß es durch frühzeitige Gabe von β-Rezeptorenblockern (ab dem 7.–28. Tag nach Infarktbeginn) gelingt, die Zahl der plötzlichen Herztodesfälle nach akutem Myokardinfarkt um 30-50% zu senken. Die Zahl der nicht tödlichen Reinfarkte wird um etwa 30% vermindert. Dieser kardioprotektive Effekt wurde bisher für Timolol, Metoprolol und Propranolol nachgewiesen. Eine generelle prophylaktische Gabe von β-Blockern zur Sekundärprävention hat sich aber bisher nicht durchsetzen können. Aufgrund der Ergebnisse der genannten Interventionsstudien können, wenn keine Kontraindikationen vorliegen, β-Blocker in der der Nachbehandlung des Postinfarktpatienten für 2 Jahre eingesetzt werden.

Der *antithrombotischen Prävention* eines Reinfarktes, die immer noch kontrovers beurteilt wird, liegt die Tatsache zugrunde, daß thrombotische Prozesse in der Pathogenese des akuten Myokardinfarktes und damit auch der Reinfarkte eine entscheidende Rolle spielen. Bei optimaler Einstellung des Quick-Wertes durch Antikoagulanzien wird eine Senkung der Mortalität nach Myokardinfarkt um 50% und der nicht tödlichen Reinfarkte um 60% erreicht. Aufgrund dieser Ergebnisse führen wir (wieder) nach einem akuten Myokardinfarkt für 6-12 Monate, nach einem Reinfarkt für immer, eine Behandlung mit Antikoagulanzien durch, sofern eine stabile optimale Einstellung des Quick-Wertes auf 15-20% oder des Thrombotestwertes auf 7-12% gelingt und keine Kontraindikation gegen eine Antikoagulanzienbehandlung bestehen (schwerer Hochdruck mit diastolischen RR-Werten über 110 mm Hg, Alter über 75 Jahre, hämorrhagische Diathese, Ulkusanamnese). Eine Antikoagulanzienprophylaxe ist ferner bei Herzwandaneurysmen, Herzinsuffizienz mit Vorhofflimmern und bei besonders risikogefährdeten Patienten (abgelaufener Myokardinfarkt mit Killip-Klasse III) angezeigt.

Praktische Durchführung der Antikoagulanzientherapie. Bei guter Einstellung (Quick-Wert 15-25%, Thrombotest 7-12%) genügen Kontrollen alle 2-3 Wochen. Im allgemeinen ist die Cumarindosis (Marcumar, Sintrom) bei Adipösen höher als bei Normalgewichtigen. Die Dosis muß vermindert werden, wenn Antirheumatika oder Tetrazykline zusätzlich gegeben werden oder sich eine Leberschädigung entwickelt. Bei Gabe von Diuretika, Steroiden oder Vitamin-K-reicher Kost (Kohl, Spinat) ist die Dosis gegebenenfalls zu erhöhen. Patienten unter Antikoagulanzientherapie müssen stets einen Ausweis mit sich führen, in dem Blutgruppe, Quick-Wert und Antikoagulanziendosis eingetragen sind. Als Antidot eignet sich ein Vitamin-K-Präparat nicht. Bei einer bedrohlichen Blutung muß sofort Krankenhauseinweisung veranlaßt werden (schnelle Anhebung des Quick-Wertes durch i.v. Injektion eines Prothrombinhaltigen Plasmakonzentrats). Vor kleineren chirurgischen Eingriffen (Zahnextraktion) genügt es, 1-2 Tage die Antikoagulanzien abzusetzen, um den Quick-Wert auf 40-50% anzuheben. Spontanblutungen treten bei Überdosierung, meist jedoch infolge vorübergehender Toleranzverminderung auf, am häufigsten in Form von Nasen- oder Blasenblutungen, seltener Haut-, Magen-, Darm- oder Lungenblutungen. Als unangenehme Nebenwirkung kann es zu Haarausfall kommen. Eventuell hilft dann ein Wechsel des Cumarinpräparates (Marcumar, Sintrom, Coumadin).

Auf die Gabe von *Plättchenhemmern* haben wir verzichtet, nachdem überzeugende Resultate über eine Verminderung koronarer Ereignisse nach akutem Myokardinfarkt weder für Acetylsalicylsäure noch die Kombination mit Dipyridamol vorgelegt worden sind. Eine kardioprotektive Wirkung der *Kalziumantagonisten* wurde bisher nicht nachgewiesen. Wichtig ist für die Sekundärprävention die Aufklärung des Kranken und seiner Angehörigen für Notfälle und die Behandlung der Risikofaktoren. Durch gute Beratung des Kranken und die Behandlung der Risikofaktoren allein ist es möglich, eine Reduktion des plötzlichen Herztodes um 50% zu erreichen.

4.4.4 Weiterführende Diagnostik – chirurgische Maßnahmen nach akutem Myokardinfarkt

Eine weiterführende Diagnostik ist vor allem bei Patienten mit persistierender oder rekurrierender Angina pectoris und mit Herzwandaneurysma indiziert. Sie ist auch bei Patienten angezeigt, bei denen ohne subjektive Beschwerden bei der diagnostischen Ergometrie eine ischämische ST-Streckensenkung über 0,15 mV auftritt. Bei jüngeren Patienten unterhalb des 50. Lebensjahres führen wir heute generell eine Koronarangiographie 4–6 Wochen nach einem akuten Myokardinfarkt durch und schlagen – auch bei Beschwerdefreiheit – bei Mehrgefäßerkrankungen eine aortokoronare Venenpypassoperation vor. Bei etwa 10% dieser Patienten ist eine Dilatation der Stenosen mit Ballonkathetern (perkutane transluminale koronare Angioplastie, PTCA) möglich. Man muß damit rechnen, daß bei 10% aller Infarktpatienten eine Hauptstammstenose und bei 30% Dreigefäßerkrankungen vorliegen, die eine schlechte Prognose haben. Auch bei nichttransmuralem Myokardinfarkt ist in 30% eine kritische Koronarstenose nachweisbar.

4.4.5 High-risk-Patienten

Bei Patienten, die einen Killip-Grad III, in seltenen Fällen auch Grad IV überstanden haben, wird zu prüfen sein, ob eine Myokardrevaskularisation zu einer Besserung des Krankheitsbildes führen kann. Bei diesen Patienten, die meist eine Belastbarkeit von gerade oder weniger als 25 W aufweisen, sind Rehabilitationsmaßnahmen im Sinne eines Anschlußheilverfahrens mit körperlichem Ausdauertraining kontraindiziert. Bei diesen Patienten steht die Behandlung der Herzinsuffizienz mit Digitalis und Diuretika, von höhergradigen Rhythmusstörungen und der Angina pectoris im Vordergrund. Die körperliche Belastung muß sehr zurückhaltend dosiert und individuell an die vorhandene Leistungsfähigkeit angepaßt werden. Bei manifester Herzinsuffizienz darf die therapeutische Wirkung der Ruhe im Liegen und das Vermeiden von körperlicher Überlastung nicht vergessen werden. Die Prognose von Patienten mit Killip-Schweregrad III und IV ist schlecht, 50% dieser Patienten sterben im 1. Jahr nach dem Myokardinfarkt.

4.4.6 Erwerbsfähigkeit

Bei älteren Patienten über 55-60 Lebensjahre mit schwerer körperlicher Arbeit im Beruf liegt nach einem Myokardinfarkt meist *Erwerbsunfähigkeit* vor. Bei Kranken vor dem 55. Lebensjahr mit schwerer körperlicher Arbeit ist nach einem Myokardinfarkt *Berufsunfähigkeit* für schwere und mittelschwere körperliche Tätigkeit gegeben. Bei diesen Kranken sind evtl. Umschulungsmaßnahmen für leichte körperliche Berufe angezeigt. Der Wiedereintritt der *Arbeitsfähigkeit* muß individuell entschieden werden. Er ist abhängig von der Schwere des Myokardinfarktes, der durch Rehabilitationsmaßnahmen erzielten körperlichen Belastbarkeit und dem ausgeübten Beruf. Im allgemeinen muß man nach einem leichten und mittelschweren Myokardinfarkt mit 2-3 Monaten Arbeitsunfähigkeit rechnen.

Die *Minderung der Erwerbsfähigkeit* (MdE) beträgt nach einem Myokardinfarkt für 3 Jahre 50%. Sie ist höher, wenn Komplikationen (Herzinsuffizienz, höhergradige Rhythmusstörungen, Angina pectoris) vorliegen. Weitere Maßnahmen der Rehabilitation sind Antrag auf Anerkennung als Schwerbeschädigter, Haushaltshilfen und Hilfe bei der Arbeitsplatzsuche. In Abständen von 1-2 Jahren soll eine Wiederholungskur in einem Rehabilitationszentrum vorgeschlagen werden.

4.4.7 Langzeitprognose des Myokardinfarktes

Die ersten 6 Monate nach überstandenem akuten Myokardinfarkt besteht ein erhöhtes Risiko für plötzlichen Herztod, Herzinsuffizienz oder tödlichen Reinfarkt (über Frühletalität während der Hospitalphase des Myokardinfarktes s. S. 200). Die Mortalität wird von der Zahl der befallenen Gefäße (Tabelle 8) und weiteren Faktoren (Tabelle 9) bestimmt. Im ersten

Tabelle 8. Prognose der Angina pectoris (Mortalität pro Jahr)

Eingefäßerkrankungen	4%
Zweigefäßerkrankungen	7%
Dreigefäßerkrankungen	12%
Hauptstammstenose	20%

Tabelle 9. Ungünstige prognostische Faktoren der koronaren Herzkrankheit

1. Mehrgefäßerkrankung
2. Beteiligung des Hauptstamms der linken Koronararterie
3. Schlechte Funktion des linken Ventrikels
4. Ventrikelaneurysma
5. Linkshypertrophie im EKG
6. Störung der Erregungsleitung (AV-, SA-, intraventrikulärer Block)
7. Sonstige Risikofaktoren (Zigarettenkonsum, Hypercholesterinämie, Hochdruck, Diabetes)

Jahr nach dem Myokardinfarkt liegt die Mortalität zwischen 10 und 18%. In den folgenden 5 Jahren zwischen 5 und 10% und in den darauffolgenden Jahren – wie bei Angina pectoris – zwischen 3 und 5% pro Jahr. Die Reinfarkthäufigkeit beträgt etwa 3% pro Jahr. Bei mehrfachen Myokardinfarkten steigt die Mortalität des Reinfarktes nach dem 3. Herzinfarkt steil an.

4.5 Angina pectoris

4.5.1 Definition und Einteilung

Der Angina-pectoris-Anfall ist durch plötzlich einsetzende, Sekunden bis mehrere Minuten anhaltende retrosternale Schmerzen gekennzeichnet, die bei der *stabilen Angina pectoris* durch körperliche oder psychische Belastungen ausgelöst werden, bei der *instabilen Angina pectoris* dagegen spontan in der Ruhe auftreten. Eine weitere Form der Angina pectoris ist die *Variant-Angina-pectoris* (Prinzmetal), bei der im Gegensatz zur stabilen und instabilen Angina pectoris im EKG während des Anfalles keine ST-Senkung, sondern eine ST-Hebung gefunden wird (Tabelle 10). Durch Gabe von Nitraten kann der Schmerz der Angina pectoris gemildert oder aufgehoben werden.

Bei typischer Angina pectoris sind fast immer schwere stenosierende Koronargefäßveränderungen zu finden. Die resultierende Koronarinsuffizienz wird sowohl durch das Ausmaß von Zahl und Grad der Stenosen als

Tabelle 10. Verlaufsformen der Angina pectoris

1. Stabile Angina pectoris
2. Instabile Angina pectoris
3. Variantform der Angina pectoris (Prinzmetal)

auch das Auftreten zusätzlicher Koronarspasmen bestimmt (dynamische Koronarstenose). Angina-pectoris-Anfälle ohne im Koronarangiogramm sichtbare Veränderungen können durch Gefäßveränderungen in kleinsten, angiographisch nicht darstellbaren Koronargefäßen (small-vessel-disease), Koronarspasmen oder durch eine relative Koronarinsuffizienz infolge anderer Faktoren (Anämie, Hochdruck, s. S.197) bedingt sein.

4.5.2 Stabile Angina pectoris

Bei der stabilen Angina pectoris strahlen die bis zu 15 min anhaltenden meist retrosternal beginnenden Schmerzen in die linke oder rechte Hals-Unterkiefer-Region, linke Schulter, linken Arm, selten auch den rechten Arm oder in den Interskapularraum am Rücken, gelegentlich auch in den Oberbauch aus. In weniger ausgeprägten Fällen wird nur ein Druck- oder Engegefühl angegeben. Häufig wird gleichzeitig über Atemnot und Erstickungsgefühl geklagt. Die stabile Angina pectoris ist regelmäßig durch bestimmte Mechanismen wiederholbar auszulösen. Die häufigste Auslösung erfolgt durch körperliche Anstrengung. Die Herzschmerzen treten beim Gehen auf und verschwinden beim Stehenbleiben rasch. Weitere auslösende Mechanismen sind Kälteeiwirkung, Gehen gegen den Wind, reichliche Mahlzeiten und seelische Belastungen (Aufregung, Furcht, Ärger). Die Anfallsfrequenz variiert individuell sehr und kann bei schweren Formen des Leidens bis zu 30 am Tag erreichen. Einen Gradmesser für die Häufigkeit der Anfälle stellt der Verbrauch an Nitroglyzerinkapseln oder -Spray dar.

Als Sonderform findet sich bei einigen Patienten das sog. *Walk-Through-* oder *Second-Wind-Phänomen,* bei dem nach Überwinden des ersten Schmerzgefühls längere Belastungen beschwerdefrei möglich sind. Ursächlich wird für das Phänomen ein vorübergehender Koronarspasmus angenommen.

4.5.3 Instabile Angina pectoris

Der instabilen Angina pectoris liegen meist hochgradige Stenosen der Koronargefäße zugrunde. Zusätzlich treten Schmerzen im Bereich der stenotischen Bezirke, besonders bei exzentrischen Koronarstenosen, auf. Bereits in Ruhe ist die Durchblutung so erheblich eingeschränkt, daß bei zusätzlichem Spasmus eine reversible Ischämie mit entsprechender Schmerzsymptomatik eintritt.

Bei der instabilen Angina pectoris treten die Anfälle *belastungsunabhängig* unerwartet in Ruhe ohne Regelmäßigkeit, z.T. auch in der Nacht auf. Nehmen die Anfälle an Häufigkeit und Intensität ständig zu, wird auch der Begriff *Crescendoangina* benutzt oder – bei sich später entwickelndem Myokardinfarkt – *Präinfarktangina*. Die Anfälle dauern meist länger als bei der stabilen Angina pectoris (bis zu 20–30 min). Langanhaltende Angina-pectoris-Zustände werden auch als *Status anginosus* bezeichnet. Diese sprechen z.T. schlecht auf Nitroglyzerin an und sind von einem beginnenden Myokardinfarkt zunächst nicht abzugrenzen. Deshalb sollte bei neuauftretender Ruhe-Angina pectoris eine stationäre Abklärung erfolgen, da zunächst nicht zu entscheiden ist, ob es sich um einen beginnenden Myokardinfarkt handelt.

4.5.4 Prinzmetal-Angina

Bei der Prinzmetal-Angina treten die typischen Angina-pectoris-Beschwerden bei Belastung, aber auch in Ruhe auf. Sie unterscheiden sich von den vorher genannten Formen dadurch, daß im Schmerzanfall ein infarkttypisches EKG mit monophasischer Deformierung der Endschwankung (starke Anhebung der ST-Strecke unter Einbeziehung der T-Welle) nachweisbar ist. Im Unterschied zum akuten Myokardinfarkt bleiben die infarkttypischen Enzyme im Serum normal. Der Anfall spricht besser auf Kalziumantagonisten (besonders Nifedipin) als auf Nitroglyzerin an. Ursächlich werden Koronarspasmen angenommen, die im Bereich von Koronarstenosen entstehen. Eine diagnostische Abklärung dieser Patienten durch Koronarangiographie ist dringlich, da es bei etwa 20% innerhalb der ersten 2 Monate nach Beginn der Symptome zum Myokardinfarkt kommt.

4.5.4.1 Weitere auslösende Faktoren für Angina pectoris-Anfälle

Tachykardien oder eine starke Anämie durch Blutverlust können bei Patienten mit Koronarsklerose den ersten Angina pectoris-Anfall auslösen. Das gilt auch für die Insulin-Hypoglykämie bei Diabetes mellitus oder zu hohe Gabe von Thyroideapräparaten bei einer Hypothyreose. Auf einen solchen Zusammenhang ist besonders bei älteren Patienten mit euthyreoter Struma zu achten, bei denen eine Therapie mit Schilddrüsenhormon zur Strumarückbildung begonnen wird (auch im Rahmen eines diagnostischen Suppressions- oder Stimulationstestes bei der nuklearmedizinischen Diagnostik von Schilddrüsenerkrankungen!).

4.5.5 Differentialdiagnose der Angina pectoris

Differentialdiagnostisch (Tabelle 11) sind der Myokardinfarkt und andere Herzerkrankungen abzugrenzen, die mit Angina pectoris einhergehen. Zu nennen sind Aortenstenose, hypertrophe Kardiomyopathie und Hochdruck. Weiterhin ist die Abgrenzung von funktionellen kardiovaskulären Störungen (Effort-Syndrom, hyperkinetisches Herzsyndrom) notwendig, ferner von Erkrankungen, die mit Schmerzprojektion in die Herz- und Schulter-Arm-Region einhergehen, z. B. degenerative Prozesse im Bereich der Hals- und oberen Brustwirbelsäule, Interkostalneuralgie, pleuroperikarditische Prozesse sowie pulmonale und abdominelle Erkrankungen.

Tabelle 11. Differentialdiagnose des Herzschmerzes (nach Klepzig)

	Angina pectoris	Herzinfarkt	Funktionell
1. Intensität	Stark	Unerträglich	Lästig
2. Dauer	1–30 min	30 min und länger	Minuten bis Stunden bis Tage
3. Lokalisation	Retrosternal li. Arm, li. Hals re. Hals, re. Arm Rücken	Retrosternal li. Arm, li. Hals Oberbauch re. Hals, re. Arm	Herzspitze, li. Arm
4. Auftreten des Schmerzes	Nach Belastung, Aufregung, Kälte	Ohne erkennbare Ursache	Ohne erkennbare Ursache, Besserung, unter körperlicher Belastung
5. Schilderung	Neigung zur Bagatellisierung	Wortarm	Ausführlich
6. Nitroglyzerin	Besserung	Unverändert	Unverändert
7. EKG	ST-Senkung nur im Anfall	Typische Veränderungen 3–4 h nach Beginn	Normal

Von den funktionellen Herzbeschwerden zu trennen ist die *Herzphobie,* die mit dramatischen Angstanfällen, starkem Herzklopfen, Druck in der Herzgegend, Schweißausbruch und Schwindel verbunden ist. Der herzphobische Anfall tritt häufig während des Autofahrens ein. Der organische Befund ist normal. Diesen Patienten sollte, nachdem eine eingehende kardiologische Ausschluß-Untersuchung durchgeführt worden ist, zu einer psychotherapeutischen Behandlung geraten werden.

4.5.6 Diagnose

Die Diagnose einer stabilen Angina pectoris kann durch eine EKG-Untersuchung im Anfall, meist jedoch erst unter geeigneten Belastungsbedingungen erhärtet werden. Bei 50% der Patienten mit Angina pectoris finden sich im Ruhe-EKG keinerlei Veränderungen. Als beweisendes EKG-Zeichen für die Hypoxie des Herzmuskels wird die sog. *„ischämische" ST-Senkung* angesehen, d. h. eine horizontale oder deszendierende ST-Streckensenkung von mehr als 0,15 mV (Abb. 4).

Die Sensitivität der diagnostischen Ergometrie hängt von der Stärke der Belastung und von der Zahl der befallenen Gefäße ab (s. S. 41). Nach früher durchgemachten Myokardinfarkt können als Ischämiezeichen ST-Hebungen über dem alten Infarktbezirk auftreten. ST-Hebungen sind auch typisch für die Prinzmetal-Angina.

Als *Belastungsmethode* hat sich die Fahrradergometrie weitgehend durchgesetzt (s. S. 41). Falsch positive Resultate werden bei digitalisierten Patienten, Trichterbrust und WPW-Syndrom, falsch negative Resultate bei etwa 20% der Untersuchten erhalten, besonders bei Patienten mit Eingefäßerkrankungen und Koronarstenosen, die weniger als 50% Lumeneinengung aufweisen. Die Schwere der Koronargefäßveränderungen (Zahl und Ausmaß der Stenosen) korreliert in etwa mit dem Ausmaß der ST-Senkung und der erbrachten Wattleistung. Tritt bereits bei niedriger Belastungsstufe (25-50 W) eine ischämische ST-Streckensenkung von

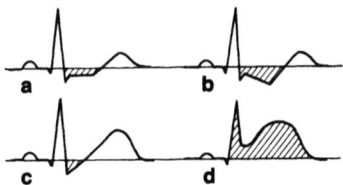

Abb. 4a–d. Hypoxie des Herzens im EKG beim Angina-pectoris-Anfall oder ergometrischer Belastung. Diagnostisch beweisend sind horizontale (**a**) oder deszendierende (**b**) ST-Senkung oder ST-Hebung (**d**). Eine aszendierende ST-Senkung (**c**) ist nicht beweisend

0,3 mV und mehr auf, so ist die Diagnose einer höhergradigen Mehrgefäßerkrankung sicher.

Mittels *Echokardiographie* können bei Angina pectoris nur indirekte Hinweise in Form von regionalen Wandbewegungsstörungen gewonnen werden. Die Rechtsherzeinschwemmkatheteruntersuchung gibt Hinweise für das Vorliegen einer schwereren Angina pectoris. Bei Kranken mit mittelschwerer oder schwerer Angina pectoris kommt es unter Belastung zu einem überhöhten Anstieg des Pulmonalarteriendrucks. Das *Belastungsmyokardszintigramm* mit 201-Thallium (s. S. 47) läßt reversible Ischämien im Bereich der Versorgungsgebiete der einzelnen Koronararterien erkennen. Diese Untersuchung kommt vor allem bei Patienten in Betracht, bei denen auf eine diagnostische Ergometrie wegen vorbestehender EKG-Veränderungen (Schenkelblock, WPW-Syndrom u. a.) verzichtet werden muß. Weiterhin ist sie bei solchen Patienten angezeigt, bei denen bei typischer Angina-pectoris-Symptomatik das Belastungselektrokardiogramm negativ ist, vorzugsweise bei Eingefäßerkrankungen. Die Untersuchung ersetzt die Koronarangiographie nicht und sollte wegen Aufwendigkeit und Kosten nur in ganz speziellen Fällen angewandt werden.

Zur weiteren Klärung einer Angina pectoris, besonders bei therapierefraktären Patienten im Alter unter 70 Jahren, wird man sich zu einer selektiven *Koronarangiographie* entschließen. Sie erlaubt eine morphologische Beurteilung der Koronararterien bis zu einem Lumen von etwa 1 mm und ist Voraussetzung für eine chirurgische Behandlung der stenosierenden oder obliterierenden Koronarsklerose. Bei der Beurteilung der Koronarangiogramme wird die linke Kranzarterie, die sich wenige Zentimeter nach ihrem Abgang von der Aorta in den R. circumflexus (LCX) und den R. descendens [interventricularis] anterior (LAD oder RIVA) teilt, als 2 selbständige Gefäße behandelt. Es ist üblich, den Grad der Einengung in Prozent des prästenotischen Durchmessers anzugeben (10-30% = leichte Wandveränderungen, 40-60% = mäßige Stenose, 70-90% = hochgradige Stenose, 100% = vollständiger Gefäßverschluß). Von einigen Autoren wird eine Einteilung nach dem angiographischen Schweregrad bevorzugt (s. Tabelle 12). Eine Indikation für die selektive Koronarangiographie einschließlich der Ventrikulographie des linken Ventrikels besteht auch bei

Tabelle 12. Angiographische Schweregrad der koronaren Herzkrankheit

Schweregrad I:	Stenose mit Verringerung des Gefäßdurchmessers unter 50%
Schweregrad II:	Gefäßeinengung auf 50 bis 75%
Schweregrad III:	Durchmesserverminderung von mehr als 75%
Schweregrad IV:	Totaler Gefäßverschluß

Verdacht auf Herzwandaneurysma sowie bei Patienten mit abgelaufenem Myokardinfarkt und Angina pectoris. Das Risiko der Untersuchung (s. S. 52) muß im Hinblick auf die schlechte Prognose der zugrundeliegenden Erkrankung individuell abgewogen, gegebenenfalls aber in Kauf genommen werden.

4.5.7 Therapie der Angina pectoris

4.5.7.1 Prinzipien der Behandlung

Eine kausale Therapie der koronaren Herzkrankheit gibt es nicht. Die symptomatische medikamentöse Behandlung hat eine Verbesserung der myokardialen Sauerstoffversorgung auf 2 Wegen zum Ziel (Tabelle 13):
1. eine Erhöhung des O_2-Angebots und
2. eine Senkung des O_2-Bedarfs

Eine *Steigerung* des Koronardurchflusses und damit des *O_2-Angebots* wird durch eine Verbesserung der Auswurfleistung des linken Ventrikels,

Tabelle 13. Pathophysiologische Grundlagen der medikamentösen Therapie der koronaren Herzkrankheit

1. *Erhöhung des O_2-Angebotes durch Steigerung des Koronardurchflusses*

a) Erhöhung des Herzzeitvolumens	Frequenzanhebung bei bradykarden Rhythmusstörungen
b) Senkung des Koronarwiderstandes bei Spasmen	Nitropräparate, Kalziumantagonisten
c) Verlängerung der Perfusionszeit, Anhebung des aortalen Mitteldrucks bei ständiger Hypotonie	Frequenzsenkung bei Tachykardie, NaCl-Zulage
d) Erhöhung der arteriellen O_2-Spannung bei arterieller Hypoxie	O_2-Atmung

2. *Senkung des O_2-Bedarfs durch Verminderung der Herzarbeit*

a) Körperliche Schonung	
b) Senkung des venösen Zuflusses zum Herzen	Nitrate
c) Senkung des peripheren Gefäßwiderstandes	Kalziumantagonisten
d) Senkung der Kontraktilität	β-Rezeptorenblocker Kalziumantagonisten
e) Senkung der Herzfrequenz bei Tachykardie	β-Rezeptorenblocker
f) Behandlung von höhergradigen ventrikulären Rhythmusstörungen	Antiarrhythmika
g) Ökonomisierung der Herzarbeit	Dosiertes körperliches Training

Tabelle 14. Hämodynamische Effekte von Koronartherapeutika

	Nitrate	β-Blocker	β-Blocker und Nitrate	Ca-Antagonisten (Nifedipin)	Training
Herzfrequenz	(↑)	↓	↓	(↑)	↓
Diastolische Koronarperfusionszeit	↓	↑	↑	(↓)	↑
Koronarwiderstand	↓	↑	∅	↓	∅
Kontraktilität	(↑)	↓	↓	(↓)	∅
Blutdruck	(↓)	↓	↓	↓	↓
Herzarbeit	↓	↓	↓↓	↓	↓
Sauerstoffverbrauch	↓	↓	↓↓	↓	↓

Senkung des koronaren Widerstandes und Verlängerung der Perfusionszeit der Koronararterien versucht. Die medikamentösen Möglichkeiten sind aber stark begrenzt. Eine Steigerung des Koronardurchflusses ist praktisch nur durch operative Revaskularisation möglich.

Der O_2-Bedarf des Myokards wird durch eine Verminderung der äußeren und inneren Herzarbeit gesenkt, die durch körperliche Schonung, Senkung des peripheren Gefäßwiderstandes und der Herzfrequenz sowie – bei höhergradigen Herzrhythmusstörungen – durch eine antiarrhythmische Therapie erreicht wird. Eine Senkung der Herzarbeit wird ferner durch eine Verminderung des venösen Blutangebots an das Herz erzielt (Senkung des Preload), wodurch die Schlagarbeit des Herzens abnimmt. Hierauf beruht die Wirkung der organischen *Nitratpräparate* (Tabelle 14). *β-Rezeptorenblocker* senken durch Abnahme der Herzfrequenz und ihre negativ-inotrope Wirkung das Schlagvolumen und damit den O_2-Bedarf des Herzens. Nitrate und β-Rezeptorenblocker ergänzen sich, da sich ihre gegensätzlichen Einflüsse auf die Herzfrequenz aufheben und diejenigen auf das Schlagvolumen addieren. Die Nebenwirkungen und Kontraindikationen der β-Rezeptorenblocker (Manifestation einer latenten Herzinsuffizienz, Atemwegsobstruktion, Bradykardie) sind allerdings genau zu beachten.

Kalziumantagonisten (Diltiazem, Gallopamil, Nifedipin, Verapamil) vermindern den O_2-Bedarf des Herzmuskels durch Beeinflussung der Calcium-abhängigen Kontraktion der Herzmuskelzellen, erweitern die extramuralen Coronararterien und senken den Blutdruck durch periphere Widerstandsabnahme.

Dosiertes *körperliches Training* wirkt weniger durch Entwicklung von Kollateralen oder Anastomosen, sondern durch Ökonomisierung der

Tabelle 15. Therapie des Angina pectoris-Anfalls

1. *Nitroglyzerin:*	
Nitrolingual rot	1-2 Kps. zerbeißen
Nitrolingualspray	1-2 Stöße auf die Zunge sprühen
2. *Isosorbiddinitrat:*	
Corovliss Rapid, Isoket 5	1 Tbl. zerkauen
Isomack 5 mg	

Herzarbeit, indem periphere Muskelarbeit bei gleicher Wattleistung zu einem geringeren Anstieg der Herzfrequenz und des systolischen Blutdrucks und damit des myokardialen Sauerstoffbedarfs führt.

4.5.7.2 Behandlung des Angina-pectoris-Anfalls

Zur schnellen Koupierung des Angina pectoris-Anfalls (Tabelle 15) muß der Patient Nitrolgyzerin (z. B. Nitrolingual rot-Kapseln oder Nitrolingual-Spray) oder Isosorbiddinitrat (z. B. Corovliss Rapid oder Isoket 5) bei sich tragen. Die beschränkte Haltbarkeit von Nitroglyzerinpräparaten (Kontrolle!) muß beachtet werden. Die Präparate müssen sofort (!) nach Eintreten des Herzschmerzes eingenommen werden. Der Patient soll lernen, diese Anfälle zu vermeiden (z. B. durch zwischenzeitliches Stehenbleiben beim Treppensteigen *vor* Auftreten des Anfalles) oder Nitroglyzerin prophylaktisch vor einer Angina pectoris-auslösenden Anstrengung nehmen.

4.5.7.3 Dauerbehandlung

Für die medikamentöse Therapie der stabilen Angina pectoris (s. Tabelle 16) kommen Nitrate, Kalziumantagonisten und β-Rezeptorenblocker als Monotherapie oder in Kombination in Betracht. Ihre Anwendung hat zum Ziel, die Belastungstoleranz zu erhöhen und die Zahl der Angina pectoris-Anfälle zu vermindern.

Nitrate. (Wirkungsmechanismus s. S. 224). Es stehen Isosorbiddinitrat (ISDN) und Isosorbid-5-Mononitrat (IS-5-MN) zur Verfügung. Im Organismus wird ISDN, dessen biologische Verfügbarkeit nur etwa 20% beträgt, in das eigentliche wirksame Isosorbid-5-Mononitrat umgewandelt. Daher wird die Gabe von Mononitraten zunehmend bevorzugt. Während früher bei der Nitratdosierung auf gleichmäßige Wirkspiegel über 24 h geachtet wurde, wird heute wegen der rasch auftretenden Nitrattoleranz eine

Tabelle 16. Dauertherapie der stabilen Angina pectoris

1. *Leichte Formen* (Nitrate, Molsidomin und/oder Kalziumantagonisten)

a) *Isosorbiddinitrat* (ISDN):	
Corovliss, Isoket, Iso Mack	2mal 10–40 mg, früh u. mittags
oder	
b) *Isosorbid-5-Mononitrat* (IS-5-MN):	
Elantan, Ismo 20	2mal 10–20 mg, früh u. mittags
oder	
c) *Molsidomin:*	
Corvaton (forte)	2–3mal 2–4 mg
und/oder	
d) *Kalziumantagonisten – Nifedipintyp*	
Adalat (ret.)	3mal 5–3 × 20 mg
und/oder	
e) *Kalziumantagonisten – Verapamiltyp*	
Diltiazem (Dilzem)	2- bis 3mal 60 mg
Gallopanil (Procorum)	3- bis 4mal 25 mg
Verapamil (Isoptin)	3mal 40–80 mg

2. *Schwere Formen* (Nitrate, Kalziumantagonisten und β-Rezeptorenblocker

a) IS-5-MN:	
Elantan, Ismo 20	2mal 10–20 mg, früh u. mittags
und	
b) Kalziumantagonist (Nifedipintyp)	
Nifedipin (Adalat)	4- bis 6mal 10 mg
und	
c) *β-Rezeptorenblocker*	
Atenolol (Tenormin)	1- bis 2mal 50 mg
oder Metoprolol (Beloc)	1- bis 2mal 100 mg
oder Pindolol (Visken)	1- bis 2mal 2,5–5 mg

Intervallbehandlung empfohlen: Für mindestens 8 h am Tag oder in der Nacht sollen die Nitratspiegel unter 5 ng/ml absinken, um eine Toleranzentwicklung zu vermeiden. Für die Praxis bedeutet dies, daß ISDN oder IS-5-MN früh und mittags oder mittags und abends verabfolgt werden und dann eine Dosierungspause bis zum nächsten Morgen eingelegt wird. Nitroglyzerinpflaster sollen dementsprechend ebenfalls nur 12 h am Tage appliziert werden. Im nitratfreien Intervall können zusätzlich Kalziumantagonisten gegeben werden. Eine Steigerung der Mononitratdosis über 2mal 20 mg ist nicht sinnvoll. Bei etwa 10% der Patienten wird anfänglich ein Nitratkopfschmerz beobachtet, der sich teilweise durch einschleichende Dosierung vermeiden läßt. Alternativ kann bei Patienten mit Nitratkopfschmerz Molsidomin (Corvaton) versucht werden, das allerdings in einem geringeren Prozentsatz ebenfalls zu Kopfschmerzen führen kann.

Tabelle 17. Pharmakodynamische Eigenschaften der Kalziumantagonisten

	Diltiazem	Gallopamil	Nifedipin	Verapamil
Kontraktilität	↓	↓↓	↓	↓↓
Herzfrequenz	↓	↓	↑	↓
AV-Überleitungszeit	(↑)	↑	–	↑
Peripherer Widerstand	↓	↓	↓↓	↓
Blutdruck	↓	↓	↓↓	↓

Molsidomin ruft wahrscheinlich keine Toleranz hervor und kann deshalb gleichmäßig über den Tag verabfolgt werden.

Kalziumantagonisten hemmen den Kalziumeinstrom in die Myokardzelle, vermindern dadurch die Kontraktilität des Herzens und führen zur Erniedrigung des Sauerstoffbedarfs. Ihre Wirkung auf die glatte Gefäßmuskulatur bedingt eine Herabsetzung des peripheren Widerstands, Blutdrucksenkung und damit Entlastung des Herzens (Herabsetzung des Afterload). Vasospasmen an den Herzkranzarterien werden gelöst. Der Nifedipintyp der Kalziumantagonisten wirkt stärker auf die peripheren Gefäße (Tabelle 17). Bei den Kalziumantagonisten vom Verapamiltyp (Verapamil, Gallopamil, Diltiazem) kommt eine depressorische Wirkung auf den Sinus- und AV-Knoten hinzu (Sinusbradykardie, Verlängerung der AV-Leitung). Bei Angina-pectoris-Kranken mit Tachykardie wird man daher Kalziumantagonisten vom Verapamiltyp bevorzugen, bei solchen mit Bradykardie vom Nifedipintyp. Kalziumantagonisten sollen wie Nitrate einschleichend dosiert werden. Paradoxe Wirkungen mit Verstärkung der Angina pectoris wurden für Nifedipin beschrieben. Nebenwirkungen für Nifedipin sind Flush, Kopfschmerzen und periphere Ödeme, für Verapamil Obstipation (Tabelle 18).

β-Rezeptorenblocker werden als Monotherapie der Angina pectoris wenig verwandt und bei der instabilen Form nur zurückhaltend verabfolgt, da sie (über einen Steal-Effekt) zu Verschlechterungen führen können. Ihre Hauptindikation ist die Kombination mit Kalziumantagonisten vom Nifedipintyp und/oder Nitraten zur Therapie der stabilen Angina pectoris. Eine Kombination von Verapamil und β-Rezeptorenblockern ist wegen ihrer synergistischen Wirkung auf den AV-Knoten nicht zu empfehlen. Grundsätzlich kann für die Behandlung der Angina pectoris jeder β-Rezeptorenblocker verwandt werden. Die sog. kardioselektiven $β_1$-Rezeptorenblocker werden bei insulinbehandelten Diabetikern bevorzugt. β-Rezeptorenblocker mit sympthatikomimetischer Eigenwirkung sind indiziert, wenn eine Ruhebradykardie um 60/min oder darunter auftritt.

Die Gabe von *Herzglykosiden* ist bei Angina pectoris nur dann ange-

Tabelle 18. Nebenwirkungen von Koronartherapeutika

	Nitrate	Molsidomin	Ca-Antagonisten Nifedipin-Typ	Ca-Antagonisten Verapamil-Typ	β-Blocker
Blutdrucksenkung	(↓)	(↓)	↓↓	↓	↓
Flush, Kopfschmerz	++	(+)	+	∅	∅
Kontraktilitätsabnahme	–	–	(↓)	↓	↓
Herzfrequenz	(↑)	(↑)	↑	↓	↓
AV-Leitungsverzögerung	∅	∅	∅	↑	↑
Obstipation	∅	∅	∅	+	∅
Bronchokonstriktion	∅	∅	∅	∅	+

zeigt, wenn Symptome einer Ruhe- oder Belastungsinsuffizienz bestehen und das Herz vergrößert ist.

Beachtung müssen ferner Rhythmus- und Leitungsstörungen des Herzens finden, die entsprechend behandelt werden sollen (s. S. 258 ff.).

Neben der medikamentösen Behandlung ist bei der stabilen Angina pectoris individuell dosiertes *körperliches Training* zur Besserung der Belastungstoleranz und eine Therapie evtl. vorhandener Risikofaktoren notwendig (s. S. 231).

Bei der **instabilen Angina pectoris** ist Klinikaufnahme zur weiteren diagnostischen Abklärung und Behandlung, auch wegen eines möglichen Übergangs in einen Myokardinfarkt, dringend zu empfehlen. β-Rezeptorenblocker sind im allgemeinen bei instabiler Angina pectoris nicht angezeigt. Die Behandlung wird in der Klinik mit Nitroglyzerininfusionen, Heparin und hohen Dosen von Kalziumantagonisten durchgeführt. Bei Therapierefraktärität muß eine aortokoronare Venenbypassoperation erwogen werden.

Eine *Antikoagulanzienbehandlung* ist bei stabiler Angina pectoris ohne vorangegangenen Myokardinfarkt nicht indiziert. Auch die Gabe von Thrombozytenaggregationshemmern hat sich nicht durchgesetzt.

4.5.7.4 Chirurgische und Dilatationsbehandlung der Angina pectoris

Die chirurgische Behandlung der Angina pectoris hat eine Verbesserung der Koronardurchblutung (Myokardrevaskularisation) durch aortokoronare Venenbypassoperationen (ACVB) zum Ziel. Die Hauptindikation ist die medikamentös nicht beherrschbare stabile und instabile Angina pectoris. Die besten Ergebnisse werden bei Zwei- und Dreigefäßerkrankungen erzielt. Voraussetzung ist der koronarangiographische Nachweis von Koronar-Stenosen mit über 50% Lumeneinengung an 2 oder mehreren Gefäßen. Weiterhin ist Voraussetzung, daß das distale Gefäßbett einen ausreichenden Abfluß erlaubt und die Ventrikelfunktion nicht erheblich vermindert ist (Auswurffraktion über 40%). Bei Eingefäßerkrankungen werden Bypassoperationen nur durchgeführt, wenn höhergradige oder mehrfache Stenosen an der proximalen LAD vorhanden sind. Die Hauptstammstenose der linken Koronararterie ist ebenso wie die Ostiumstenose der rechten Koronararterie eine dringliche Operationsindikation und klinisch meist mit instabiler Angina pectoris verbunden. Durch die Operation werden bei 80-90% der Patienten die Beschwerden deutlich gebessert, 70-80% werden völlig beschwerdefrei.

Bei etwa 10% der Patienten muß innerhalb der ersten 12 Monate mit einem Verschluß von Bypässen gerechnet werden. Nach 7 Jahren sind nur noch etwa 50% der Bypässe funktionsfähig. Offene Bypässe nach 10 Jahren werden vor allem bei denjenigen Patienten gefunden, bei denen der Cholesterinspiegel im Serum auf niedrigen Werten (unter 200 mg/dl) gehalten wird.

Die *Lebenserwartung* wird durch Bypassoperationen eindeutig nur bei Vorliegen einer Hauptstammstenose verbessert. Für die Bypassoperationen bei Zwei- und Dreigefäßerkrankung konnte eine Zunahme der Lebenserwartung nicht gesichert werden, d.h. die Folgen der koronaren Herzkrankheit (Myokardinfarkt, Reinfarkt, plötzlicher Herztod) werden nicht sicher beeinflußt. Entscheidend für die Patienten ist aber die Verbesserung der Lebensqualität mit Zunahme der körperlichen Belastbarkeit und Reduzierung oder Beseitigung der Angina pectoris.

Die *Letalität* des Eingriffs der ACVB-Operationen beträgt 1-3%, bei schlechter Ventrikelfunktion 5-10%. Statt Venenbypässen wird in einzelnen Fällen auch die A. mammaria interna für distale Gefäßanschlüsse verwandt. ACVB-Operationen werden heute auch bei älteren Patienten, jenseits des 70. Lebensjahrs bis zum 75. Lebensjahr durchgeführt, wenn das biologische Alter jünger als das kalendarische ist. Bei Patienten, bei denen eine ACVB-Operation vom anatomischen Befund her (Gefäßveränderungen bis hin in die Peripherie durch diffuse Koronarsklerose) nicht möglich ist, kann gegebenenfalls die Arnulf-Operation (Resektion der zum Herzen führenden sympathischen Nerven) zur Besserung der Schmerzen vorgenommen werden.

Bei etwa 10% der Patienten mit Ein- oder Zwei-Gefäßerkrankungen kommt statt einer Revaskularisations-Operation auch die **perkutane transluminale koronare Angioplastie** (PTCA, intrakoronare Ballondilatation) in

Betracht. Dabei wird durch einen in die Stenose plazierten Ballonkatheter der stenosierte Gefäßabschnitt durch etwa einminütigem Druck mit 4-5 atü aufgedehnt. Die Erfolgsquote dieses Eingriffes ist mit 80-90% sehr gut. Die Rezidivquote liegt im ersten Jahr bei etwa 20-30%. Für diesen Eingriff, der eine weit geringere Belastung als eine aortokoronare Bypassoperation darstellt, kommen allerdings nur isolierte, kurzstreckige, vorwiegend proximal gelegene Stenosen in Betracht. Der Eingriff ist nicht ganz komplikationsfrei. Wegen einer möglichen Gefäßdissektion muß ein herzchirurgisches Team in Operationsbereitschaft zur Verfügung stehen.

5 Herzinsuffizienz und Herzrhythmusstörungen durch koronare Herzkrankheit

5.1 Herzinsuffizienz

Zu latenter oder manifester Herzinsuffizienz infolge einer koronaren Herzkrankheit kommt es vor allem bei Patienten nach mehrfachen *Myokardinfarkten*. Dazu zählen aber auch Patienten mit subjektiv leichten, wenig beachteten, jahrelangen Angina-pectoris-Erscheinungen, bei denen umschriebene Mikroinfarzierungen zum Bild der *Myokardfibrose* führen. Eine Differenzierung gegenüber primären Kardiomyopathien, insbesondere der idiopathischen dilatativen Kardiomyopathie, gelingt nur durch die Koronarangiographie. Kombinationen von koronarer Herzkrankheit und dilatativer Kardiomyopathie werden beobachtet.

Eine weitere Ursache von Herzinsuffizienz durch koronare Herzkrankheit stellt die Entwicklung eines *Herzwandaneurysmas* dar. Diagnostische Hinweise erhält man durch die persistierende ST-Streckenhebung nach Ablauf eines akuten Myokardinfarktes. Nicht immer ist eine röntgenologische Herzvergrößerung vorhanden. Echokardiographisch kann die Vergrößerung der linken Herzkammer im Bereich der Spitzen-Vorderwand gut, im Bereich der Hinterwand weniger gut dargestellt werden. Beim Herzwandaneurysma liegt eine Dyskinesie der Ventrikelwand mit paradoxer Bewegung (Auswärtsbewegung während der Systole) vor. Klinisch kommt es zu Linksherzinsuffizienz, höhergradigen ventrikulären Rhythmusstörungen und - durch Thrombenbildung - zu arteriellen Embolien im großen Kreislauf. Bei Auftreten dieser klinischen Erscheinungen ist die Frage einer Aneurysmektomie zu erwägen, die meist mit einer

Revaskularisationsoperation verbunden ist. Die Mortalität des Eingriffs ist mit 5-10% höher als die der Revaskularisationsoperation allein.

Die **Therapie** der koronaren Herzkrankheit mit Herzinsuffizienz erfolgt konservativ mit Digitalisglykosiden und Diuretika, zusätzlich Nitraten und/oder Kalziumantagonisten bei Angina pectoris und Antiarrhythmika bei höhergradigen ventrikulären Rhythmusstörungen. Eine ACVB-Operation zur Revaskularisation ist bei schlechter Ventrikelfunktion meist nicht möglich oder mit hoher Operationsmortalität belastet. Eine Ausnahme stellt nur eine Herzinsuffizienz durch Herzwandaneurysma dar.

5.2 Herzrhythmusstörungen

Die Manifestation einer koronaren Herzkrankheit als isolierte Herzrhythmusstörung ist selten. Höhergradige ventrikuläre Rhythmusstörungen der Lown-Klassen III bis V mit gehäufter polymorpher ventrikulärer Extrasystolie, ventrikulären Salven oder paroxysmaler Kammertachykardie bei Kranken ohne vorangegangenen Myokardinfarkt oder Angina pectoris sind häufiger durch primäre Kardiomyopathien, Mitralklappenprolaps, QT-Syndrom oder eine abgelaufene Myokarditis bedingt (s. S.258). Bei koronarer Herzkrankheit finden sie sich vor allem bei Kranken mit Mehrfachinfarkten und/oder Herzwandaneurysmen.

Therapeutisch steht die antiarrhythmische Behandlung im Vordergrund, die zunächst empirisch unter Kontrolle des Langzeit-EKG (s. S.46), bei nachgewiesenen paroxysmalen Kammertachykardien aber besser durch Pharmaka-Austestung mittels programmierter Ventrikel-Stimulation erfolgen sollte. In therapiefraktären Fällen kommen zur Unterbrechung von Reentrykreisen chirurgische Verfahren in Betracht (s. S.247). Bei ventrikulären Rhythmusstörungen infolge eines Herzwandaneurysma ist die Aneurysmektomie zu erwägen.

6 Prävention der koronaren Herzkrankheit

Die Prophylaxe der koronaren Herzkrankheit (Tabelle 19) beruht auf der frühzeitigen Erkennung, Verhütung und Behandlung der Risikofaktoren. Dazu gehören Aufklärung und Erziehung zu einer gesunden Lebensweise mit Vermeidung von Übergewicht, einseitiger Fett- oder Kohlenhydraternährung und vor allem vollständiges Rauchverbot. Eine gut überwachte

Tabelle 19. Prophylaxe und Therapie der Risikofaktoren bei koronarer Herzkrankheit

1. Nikotinkonsum	Zigarettenrauchen aufgeben!
2. Hypertonie	Antihypertonika
3. Übergewicht	Reduktionsdiät 800–1000 kcal
4. Hyperlipoproteinämien a) Kalorienreduktion, cholesterinarme Diät b) Hypercholesterinämie c) Hypertriglyzeridämie	 Sitolande 3mal 1–3mal 2 Tbl. und Cedur ret. 1mal 1 Tbl. oder Colestid 3mal 1–2 Beutel Cedur ret. 1mal 1 Tbl.
5. Latenter Diabetes mellitus	Kohlenhydratreduktion, Kalorienreduktion
6. Trainingsmangel	Körperliches Training

Therapie von Hypertonie, Diabetes mellitus und Hyperlipoproteinämien ist zugleich als prophylaktische wie therapeutische Maßnahme im Hinblick auf Entstehung und Verlauf der koronaren Herzkrankheit anzusehen. Besonders wichtig ist eine Senkung des Cholesterinspiegels im Serum auf unter 240 mg/dl, wenn möglich unter 200 mg/dl (Tabelle 19). Dafür ist eine Reduktion der Cholesterinaufnahme mit der Nahrung auf unter 300 mg am Tag notwendig (s. Seite 376ff.). Zusätzlich kommen gegebenenfalls medikamentöse Maßnahmen in Betracht.

Der Arzt für Allgemeinmedizin nimmt im Hinblick auf Maßnahmen der Präventivmedizin eine zentrale Stellung ein.

Weiterführende Literatur

Halhuber C (Hrsg) (1983) Ambulante Herzgruppen. Verlag Medizin und Information
Kaltenbach M, Roskamm H (1980) Vom Belastungs-EKG zur Koronarangiographie. Springer, Berlin Heidelberg New York
Lichtlen P (1978) Coronarangiographie. Straube, Erlangen

Für den Patienten empfehlenswerte Literatur

Halhuber C, Halhuber MJ (1977) Sprechstunde Herzinfarkt. Gräfe & Unzer, München

Rhythmus- und Erregungsleitungsstörungen des Herzens

Diethmar H. Antoni und Dieter Klaus

1 Definition und Häufigkeit

Die beiden Grundstörungen des normalen Herzrhythmus bestehen in Störungen der Reizbildung selbst sowie in Störungen der Erregungsleitung. Auch die Kombination beider Veränderungen ist möglich. Dadurch entsteht eine Vielzahl von klinischen Störungen sowohl der Puls- und Herzfrequenz wie der Herzschlagfolge.

Beide Störungen werden nomenklatorisch zusammengenommen als Rhythmusstörungen des Herzens bezeichnet. Diese können ständig vorhanden sein (Dauertachykardie), nur vereinzelt (Extrasystolen) oder auch anfallsweise (paroxysmale Tachykardie) auftreten.

Die **Häufigkeit** von Herzrhythmusstörungen in der Praxis hängt davon ab, ob es sich um herzkranke oder herzgesunde, um alte oder junge Menschen handelt. Untersuchungen mittels Langzeit-EKg haben nicht nur tageszeitliche Schwankungen (Nachttyp, Tagtyp, ausgeglichener Typ) und eine erhebliche Variabilität in größeren Zeiträumen (Tag-zu-Tag-Schwankung) nachgewiesen, sondern auch eine deutliche altersbedingte Zunahme von Herzrhythmusstörungen. Darüber hinaus ist inzwischen bekannt, daß auch jeder herzgesunde Mensch bestimmte Herzrhythmusstörungen haben kann, die allerdings nicht jedem bewußt werden. Der Arzt der Allgemeinpraxis bekommt es schätzungsweise bei mindestens 2-10% seiner Patienten mit Herzrhythmusstörungen zu tun.

Rhythmusstörungen können so auch in einem gesunden Herzen beispielsweise durch nervale oder hormonelle Einflüsse entstehen (Katecholaminausschüttung). In einem organisch kranken Herzen kommt es sehr viel leichter zu Rhythmusstörungen, wenn aufgrund infektiöser, toxischer, hypoxischer, degenerativer oder biochemischer (Kaliummangel) Einflüsse eine spontane Feuerbereitschaft in den betroffenen Abschnitten des Herzmuskels auftritt (fehlortige, heterotope, außerhalb des Sinusknotens entstandene Reizbildung) oder die Erregungsleitung gestört ist. Eine weitere Möglichkeit für das Entstehen von Herzrhythmusstörungen liegt unter bestimmten Bedingungen auch darin, daß anatomisch benachbarte Leitungsstrukturen mit unterschiedlichen Leitungseigenschaften (z. B. antegrade unidirektionale Blockierung) eine kreisende Erregung (Reentry) ermöglichen. Als klassisches Beispiel sei nur das Vorliegen akzessorischer AV-Leitungsbahnen (z. B. Kent-Bündel beim WPW-Syndrom) erwähnt.

2 Untersuchungsmethoden

Das *Pulsfühlen* gibt eine erste und gute Orientierung über den Rhythmus des Herzens. Besser ist die zusätzliche Auskulation des Herzens; sie ist unentbehrlich zur Feststellung eines Pulsdefizits, wie es z. B. bei der absoluten Arrhythmie vorkommt. Die Untersuchungsmethode der Wahl zur Beurteilung des Herzrhythmus ist das Elektrokardiogramm. Am aufschlußreichsten sind die Ableitungen II und V_1. Das Langzeit-EKG läßt neben der qualitativen auch eine quantitative Analyse von Rhythmusstörungen zu und ist für den Nachweis nur sporadisch auftretender Störungen unentbehrlich. In bestimmten Fällen ist es erforderlich, Herzrhythmusstörungen durch invasive Methoden genau zu definieren und ihre Therapie mit Antiarrhythmika festzulegen. Hierzu zählen die Vorhof- und Ventrikelstimulationen. Die Indikation zu diesen Untersuchungen ergibt sich vor allem bei

Tabelle 1. Einteilung der Herzrhythmusstörungen

1. Nomotope Reizbildungsstörungen
Sinustachykardie
Sinusbradykardie
Sinusarrhythmie

2. Heterotope Reizbildungsstörungen
Supraventrikuläre Extrasystolie
Ventrikuläre Extrasystolie
Supraventrikuläre paroxysmale Tachykardie
Vorhofflimmern, Vorhofflattern
Kammertachykardie
Kammerflimmern

3. Störungen der Erregungsleitung
SA-Block, 2. Grades, Typ I und II
SA-Block, 3. Grades
AV-Block, 2. Grades, Typ I (Wenckebach) und II (Mobitz)
AV-Block, 3. Grades (totaler AV-Block)

paroxysmalen Tachykardien, die von den Kammern ausgehen (programmierte Vorhof- und Kammerstimulation, His-Bündel-EKG), bei Verdacht auf ein Sinusknotensyndrom (Messung der Sinusknotenerholungszeit) oder bei intermittierenden AV-Blockierungen (His-Bündel-EKG, Vorhofstimulation).

In Tabelle 1 ist die Einteilung der Herzrhythmusstörungen in Störungen der Reizbildung und Störungen der Erregungsleitung vorgenommen worden. Tabelle 2 gibt eine Differenzierung der Herzrhythmusstörungen unter praktischen Gesichtspunkten, die vom klinischen Befund ausgeht (regelmäßige oder unregelmäßige Herzschlagfolge, Tachykardie oder Bradykardie).

3 Einteilung und Untersuchungsprogramm für die Praxis

Die *Herzfrequenz* kann auffallend schnell **(Tachykardie)** oder auffallend langsam sein **(Bradykardie)**.

Der Arzt in der Praxis wird vor allem und zunächst die Feststellung treffen, ob der auffällige Herzrhythmus **regelmäßig** oder **unregelmäßig** ist,

Tabelle 2. Differenzierung der Herzrhythmusstörungen aufgrund der Herzfrequenz

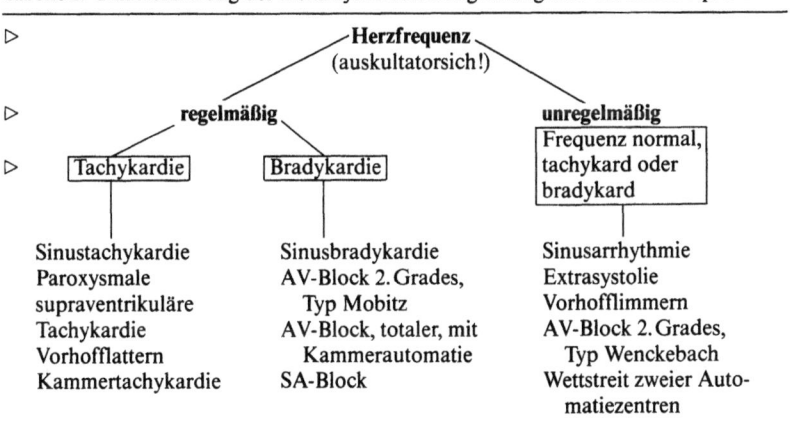

Tabelle 3. Symptome bei Rhythmusstörungen

Herzklopfen (Palpitation)
Angina pectoris
Herzinsuffizienz
Schwindel
Synkopen
Krampfanfälle
Kreislaufstillstand durch Kammerflimmern oder Asystolie

ob die Unregelmäßigkeit **periodisch** auftritt oder kontinuierlich besteht und ob sie mit einer **schnellen** oder mit einer **langsamen** Herzfrequenz einhergeht (Tabelle 2).

Das kann für die erste Beurteilung und für ein schnelles therapeutisches Handeln entscheidend sein (s. S. 2 ff.).

Einen Überblick über die in Frage kommenden Störungen nach dem Befund, ob es sich um eine regelmäßige oder unregelmäßige Rhytmusstörung handelt, gibt Tabelle 2.

Über die Symptome, die bei Rhythmusstörungen auftreten können, orientiert Tabelle 3. Die hämodynamischen Konsequenzen sind abhängig von Ventrikelfrequenz, Myokardfunktion und zerebralem sowie koronarem Gefäßstatus.

4 Herzrhythmusstörungen mit regelmäßiger Kammeraktion

Bereits im üblichen Tagesablauf ändert sich die Herzfrequenz in bezeichnender Weise: Sie ist in Zeiten körperlicher und seelischer Ruhe niedrig und während Arbeit und bei Aufregungen besonders hoch. Jeder Mensch hat sein ihm eigenes *Tagesprofil der Herzfrequenz,* nicht nur, weil er jeweils anderes tut, sondern auch, weil er jeweils anders registriert und reagiert.

Im allgemeinen wird am Tage ein Mittelmaß von 60-100 Herzschlägen/min gehalten. Was darüber liegt, wird als *Tachykardie,* was darunter liegt, als *Bradykardie* bezeichnet. Der stete Wechsel von schnellerem und langsamerem Herzschlag ist einer Rhythmik unterworfen, die sehr langgezogen, wie der *Tag-Nacht-Rhythmus,* und sehr kurz, wie die *respiratorische Arrhythmie,* sein kann.

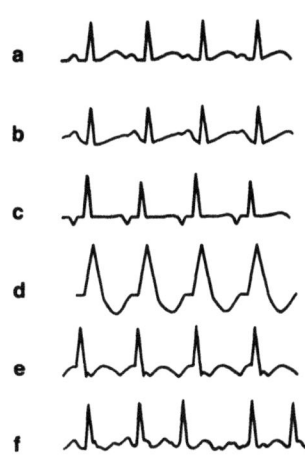

Abb. 1a-f. Tachykardien. **a Sinustachykardie,** hier bei einer Hyperthyreose (relativ hohe T-Zacken). **b Sinustachykardie** bei körperlicher Arbeit (Fahrradergometer). Die QRS-Gruppe ragt zwischen der absteigenden Senkung des PQ-Segmentes und der aufsteigenden Senkung von ST hervor (häufig anzutreffende „Ankerform" des Belastungs-EKG). **c AV-Knoten-Tachykardie.** Den Kammergruppen gehen negative P-Zacken voraus. Der wechselnde Größenunterschied von R kennzeichnet einen elektrischen Alternans, wie er bei Tachykardien gelegentlich zu beobachten ist. **d Kammertachykardie.** Breite, in Schenkelblockform deformierte Kammergruppen mit diskordant negativen T-Zacken. Auch eine AV-Tachykardie kann ein ähnliches Bild erzeugen, wenn nämlich infolge einer Ermüdung der Erregungsleitung die Erregungsausbreitung in den Schenkeln des His-Bündels nicht gleichmäßig erfolgt. **e Vorhofflattern** mit einer Blockierung von 2:1 (auf 2 Vorhoferregungen folgt 1 Kammererregung). Die Flatterwellen sind gleichmäßig, gewöhnlich mit schneller aufsteigender und langsamer absteigender Phase. **f Tachyarrhythmia absoluta** bei Vorhofflimmern. Relativ große Flimmerwellen und eine unregelmäßige Folge der Kammererregungen kennzeichnen das Bild

4.1 Die Tachykardien

Aus praktischen Gründen soll hier zunächst die Differentialdiagnostik der Tachykardien mit regelmäßigem Rhythmus besprochen werden (somit wird die schnelle unregelmäßige Herzschlagfolge – Tachyarrhythmia absoluta – unter den Störungen der Herzschlagfolge eingeordnet).

Definition: Unter Tachykardie versteht man ganz allgemein eine schnelle Herzschlagfolge von über 100/min. Erst mit einer Zusatzbezeichnung wird dieses Phänomen im Hinblick auf seinen Ursprung (z. B. Sinustachykardie, Vorhoftachykardie, AV-Tachykardie, Kammertachykardie),

Tabelle 4. Ursachen einer regelmäßigen Tachykardie

1. Sinustachykardie	s. Tabelle 5
2. Vorhoftachykardie	Digitalis, Kaliummangel
3. Vorhofflattern	Mitralfehler, Hyperthyreose, koronare Herzkrankheit
4. Paroxysmale supraventrikuläre Tachykardie	funktionell oder organisch bedingter Reentrymechanismus
5. Kammertachykardie	koronare Herzkrankheit, Myokardinfarkt, Digitalisintoxikation

auf seinen *Verlauf* (z. B. paroxysmale Tachykardie) oder auf seine *Ursache* hin (z. B. Arbeitstachykardie) näher bestimmt. Eine Übersicht über die Ursachen einer regelmäßigen Tachykardie gibt Tabelle 4.

4.1.1 Sinustachykardie

Die ständige (permanente) Ruhesinustachykardie. Die tachykarde Herzaktion beruht auf einem erhöhten Grundumsatz, einem Kompensationsmechanismus oder einer nerval gesteuerten Stimulation (Tabelle 5). Sie kann auch toxisch und infektiös-toxisch erzeugt werden. Die häufigsten klinischen *Ursachen* sind das Fieber (etwa 10/min Herzfrequenzbeschleunigung je 1 °C Temperatursteigerung), die **Hyperthyreose** (Abb. 1a), die Anämie, die **Herzmuskelinsuffizienz,** die respiratorische Insuffizienz, das Cor pulmonale, unter den Herzfehlern die Mitralklappenstenose, die Aortenklappeninsuffizienz und der Vorhofseptumdefekt, das **hyperkinetische Herzsyndrom,** sympathikomimetische oder parasympathikolytische Pharmaka, relativ häufig auch Psychopharmaka.

Behandelt wird die Grundkrankheit. An den Einfluß von Pharmaka muß gedacht werden. *Sedativa* unterstützen die gezielt getroffenen Maßnahmen. Zumeist, immer aber beim hyperkinetischen Herzsyndrom und bei einer Sympathikotonie, sind *β-Rezeptorenblocker* angezeigt (Dociton 40 oder Beloc 2- bis 3mal täglich ½ Tbl.). Ein Ausdauertraining ist gleichermaßen geeignet, das Syndrom zu mildern und auf die Dauer zu beseitigen.

Die Arbeitstachykardie. Mit dem Arbeitsumsatz des gesteigerten Arbeitsstoffwechsels, meßbar an der Sauerstoffaufnahme, steigt die Herzfrequenz (Abb. 1b). Die maximale *Dauerleistungsfrequenz,* mit der lange Zeit hindurch Arbeit geleistet werden kann, beträgt etwa 130/min. Die maximale Herzfrequenz ist vom Alter abhängig; sie fällt mit dem Alter kontinuierlich ab (vgl. auch Tabelle 6).

Tabelle 5. Ursachen der Sinustachykardie

1. *Erhöhter Stoffwechsel*
   Arbeit
   Fieber
   Hyperthyreose

2. *Kompensations-(Regulations-)Mechanismen*
   körperliche Arbeit
   Respiratorische Insuffizienz (Hypoxämie, Hyperkapnie)
   Cor pulmonale
   Anämie
   Herzinsuffizienz
   Herzfehler (Aorteninsuffizienz, Mitralstenose, Vorhofseptumdefekt)

3. *Nerval ausgelöst*
   Psychische Erregung
   Orthostatische Reaktion
   Hyperkinetisches Herzsyndrom

4. *Pharmaka*
   Sympathikomimetika
   Parasympathikolytika
   Neuroleptika

5. *Genußmittel*
   Nikotin, Tee, Kaffee, Alkohol

6. *Toxisch und infektiös-toxisch*

7. *Konstitutionell (habituell)*

Tabelle 6. Ausbelastungsherzfrequenz (maximale Herzfrequenz) und submaximale Belastungsherzfrequenz (85%)

Alter (Jahre)	220 – Lebensjahre	85%
20	200	170
30	190	160
40	180	150
50	170	140
60	160	135
70	150	130

Je niedriger die Arbeitsfrequenz bei gleicher Leistung, desto besser sind Trainings- und Allgemeinzustand des Untersuchten.

Die **Situationstachykardie.** Jede mit einer psychischen Stimulation verbundene Situation steigert die Herzfrequenz. Es ist nicht nur das Examen, der große Auftritt, es sind zumal jene spannungsgeladenen, präsituativen Sekunden und Minuten (*Erwartungstachykardie*, Vorstarttachykardie), in denen offenbar eine besonders hohe Katecholaminausschüttung die Herzfrequenz antreibt. Solche Phasen sind für ein aus welchem Grunde auch immer empfindliches Herz belastend und können bedrohlich werden, wenn sie Ischämien auslösen.

Es gibt *medikamentöse Hilfen*, die allgemein die Rezeption psychischer Alterationen abschirmen (Tranquilizer) oder an den Nahtstellen der Erregungsübertragung wirksam werden (sympathikolytische, β-Rezeptoren-blockierende Pharmaka) und diese „unnötig hohe Herzfrequenz", die „Scheinarbeitsfrequenz" des Engagierten, dämpfen.

Die orthostatische Reaktion ist geeignet, die Herzfrequenz plötzlich, auch stark, zu beschleunigen.

4.1.2 Vorhoftachykardien mit AV-Blockierung

Besondere Aufmerksamkeit verdient eine digitalisinduzierte Vorhoftachykardie mit AV-Block. Die Vorhoffrequenz beträgt zwischen 140/min und 280/min, wobei die P-Zacken im EKG durch eine einwandfreie isoelektrische Linie gut voneinander abgegrenzt sind (Abb. 2). Die Blockierung (gewöhnlich 2:1, auch wechselnd) kann einen Grad erreichen, der zu einer unauffälligen (normalen) Kammerfrequenz führt. Es ist daher zu empfehlen, während einer Digitalistherapie regelmäßige EKG-Kontrollen vorzunehmen. Die Wirkung der Digitalispräparate ist gewöhnlich im EKG an der muldenförmigen ST-Senkung zu erkennen. Bevorzugt betroffen von dieser Rhythmusstörung sind Kranke mit einem Cor pulmonale. Die Vorhoftachykardie mit Block kann auch allein als kaliopenische Tachykardie infolge eines renalen oder extrarenalen Kaliumverlustes (Erbrechen, Durchfälle, Saluretika) auftreten.

Behandlung: Sofort muß das Digitalispräparat abgesetzt und Kalium ausreichend substituiert werden, z. B. durch orale Gabe von Kalinor-Brausetabletten, 1-3 Tbl. täglich, oder 3mal 1-2 Drg. KCl-retard Zyma. Bei allen Arrhythmien infolge Digitalisintoxikation hat sich Diphenylhydantoin bewährt: 3mal 100 mg (Phenhydan oder Zentropil) per os, oder 125-250 mg (Phenhydan = ½-1 Amp.) i.v., sehr langsam (250 mg nicht unter 10 min!) injizieren.

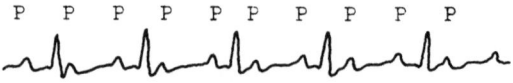

Abb. 2. Vorhoftachykardie mit AV-Block. Vorhoffrequenz 230/min, bei 2:1-AV-Überleitung liegt die Kammerfrequenz bei 115/min

4.1.3 Vorhofflattern mit regelmäßiger Kammertachykardie

Eine Tachykardie von etwa 140/min sollte immer auch an ein Vorhofflattern denken lassen. Die Flatterfrequenz beträgt am häufigsten um 280/min und sie ist gewöhnlich in einem Überleitungsverhältnis von 2:1 blockiert (Abb. 1e). Nicht selten ist das Überleitungsverhältnis bei Vorhofflattern aber auch regellos zwischen 1:1 bis 1:3 oder 1:4 wechselnd. Dann imponiert das Bild klinisch als absolute Arrhythmie. Beträgt das Überleitungsverhältnis konstant 1:4, dann findet man bei der Herzauskultation einen völlig regelmäßigen normalen Rhythmus von 70/min.

Die *Ursache* des Vorhofflatterns ist zumeist eine Druck- und Volumenerhöhung im linken Vorhof (**Mitralklappenfehler,** vor allem die Mitralinsuffizienz, und jede Linksinsuffizienz), der Myokardinfarkt auch die Hyperthyreose.

Diagnose: Im EKG ist das Vorhofflattern von der Vorhoftachykardie durch die sägezahnartig deformierten P-Zacken (mit schnellerem Anstieg und langsamerem Abfall der dicht aufeinanderfolgenden Vorhofwellen) unterschieden (besonders deutlich in Abl. II und V_1).

Behandlung: Sie hat 2 Ziele: die Drosselung der Kammerfrequenz und die Wiederherstellung des Sinusrhythmus. Da beim üblichen 2:1-Vorhofflattern immer die Gefahr der Deblockierung (Kammerfrequenz 280/min!) besteht, andererseits ein höherer Blockierungsgrad, nämlich der von 4:1, eine normale Herzfrequenz bringt (70/min), wird der erste Schritt die Sicherstellung eines hohen *Blockierungsverhältnisses* sein. Das Mittel der Wahl ist eine Schnelldigitalisierung durch Digitoxin (1–1,25 mg i.v.), Digoxin (Lanicor) oder ein Digoxinderivat (Novodigal, Lanitop). Gute Erfahrungen wurden auch mit Verapamil (Isoptin) gemacht (5–10 mg = 1–2 Amp. i.v.). Oft gelingt es auf diese Weise auch, das Vorhofflattern in einen Sinusrhythmus (gewöhnlich über ein Vorhofflimmern) zu überführen. Die *Konversion zum Sinusrhythmus* erfolgt *medikamentös* am besten zunächst durch eine mittelschnelle (in 5 Tagen) Aufsättigung mit einem Digoxinpräparat (z.B. Lanicor); dann zusätzlich Chinidin-Duriles (3- bis 4mal tägl. 0,25 g) oder Galactoquin (bei Kombination Digoxin/Chinidin muß die Digoxindosis um ⅓ reduziert werden!) und, wenn nötig, 5 Tage später 3mal 80 mg Isoptin täglich, 5 Tage lang.

Man kann auch die höhere Konversionsrate der Kombination von Chinidin und Verapamil (Cordichin 2–4 Tbl. täglich) ausnutzen. Wenn damit die medikamentöse Konversion immer noch nicht gelingt, dann sollte versucht werden, in der Klinik durch Elektrotherapie – rechtsatriale Hochfrequenzstimulation oder Kardioversion – den Sinusrhythmus wieder herzustellen (vgl. dazu auch Tabelle 12). Ein Bericht des praktischen Arztes an die Klinik über die bisherige Medikation und ihre Verträglichkeit ist unerläßlich, da die Kardioversion möglichst unter Digitaliskarenz (3-5 Tage) und Isoptinkarenz (24 h) erfolgen sollte.

4.1.4 Paroxysmale supraventrikuläre Tachykardie

Die häufigste paroxysmale Tachykardie ist die **paroxysmale supraventrikuläre Tachykardie** (Abb. 1 c). Sie beruht in 60-70% der Fälle auf dem Mechanismus der kreisenden Erregung (Reentry) mit dem Ausgangspunkt in der AV-Knoten-nahen Vorhofregion, dem AV-Knoten selbst oder dem His-Bündel. Der Erregungskreis wird durch funktionelle Längsdissoziation des AV-Knotens und His-Bündels in 2 Bahnen mit unterschiedlicher Leitungsgeschwindigkeit gebildet. Im Einzelfall ist eine genaue Bestimmung des Ursprungsortes ohne Spezialableitungen nicht möglich. Die im amerikanischen Schrifttum übliche Bezeichnung paroxysmale junctionale Tachykardie schließt die supraventrikuläre Tachykardien i. e. S. (Vorhoftachykardie), Knotentachykardie und Bündelstammtachykardien ein. Bei 10-20% der Patienten liegt der paroxysmale supraventrikulären Tachykardie eine zusätzliche akzessorische Bahn zugrunde (WPW-Syndrom, LGL-Syndrom, s. unten).

Die Herzfrequenz beträgt bei der paroxysmalen supraventrikulären Tachykardie gewöhnlich 160-220/min. Plötzlich und unvermittelt, wie durch einen „Drücker" ausgelöst, i. allg. ohne jede Vorwarnung, beginnt das Herzjagen anfallsartig. Und ebenso plötzlich verschwindet es auch wieder und weicht der üblichen Herzschlagfolge. Nur selten stolpert das Herz in den Anfall hinein oder aus ihm heraus (mit Extrasystolen desselben Ursprungs). Oft folgt dem Anfall eine kräftige Diurese. Eine stunden- oder tagelange paroxysmale Tachykardie kann eine Herzinsuffizienz zur Folge haben. Der auslösende Mechanismus (Triggermechanismus) der Tachykardie ist dem Betroffenen nicht selten bekannt und mitunter sehr ungewöhnlich, wie starke Winkelung der Beine (in einem Sportwagen) oder das heftige Zuschlagen einer Tür. Gar nicht so selten beginnt der erste Anfall in einer kritischen Lebenssituation. Seltener sind, vielleicht sonst unbemerkt verlaufende, infektiös-toxische Prozesse oder Ischämien mit im Spiel. Es gibt paroxysmale Tachykardien, die erst bei einer bestimmten Herzfrequenz ausgelöst werden (frequenzabhängige tachykarde Anfälle), z. B. bei einer Arbeitsherzfrequenz von 180/min. Plötzlich „springt" die Herzfrequenz, immer wenn diese eine Frequenz erreicht ist, auf eine weit höhere, z. B. von 220/min über, um, so bald die Arbeitsintensität vermindert wurde, wieder plötzlich der entsprechenden, aber unter 180/min liegenden Frequenz zu weichen.

EKG der supraventrikulären Tachykardie. Den normalgeformten QRS-Gruppen gehen negative P-Zacken voraus (Abb. 1) oder sie folgen ihnen (in der ST-Strecke gelegen) nach. Diese P-Zacken sind manchmal schwer zu erkennen und nur in einer bestimmten Ableitung zu sehen; unsichtbar werden die P-Zacken, wenn sie innerhalb der QRS-Gruppe liegen. Bei einer hochfrequenten Tachykardie kann QRS als Zeichen der Ermüdung einer Leitungsbahn schenkelblockartig deformiert und auch verbreitert sein (Ermüdungsschenkelblock, aberrierende Leitung) und das EKG dann vielleicht nicht mehr von dem einer Kammertachykardie abzugrenzen sein (Abb. 1 d).

AV-Knotentachykardien mit niedrigerer Frequenz (140-180/min) entstehen durch aktive Heterotopie im AV-Knoten. Die Vorhöfe werden retrograd erregt und sind im EKG als negative P-Zacken in den Ableitungen II, III und aVF vor oder nach dem QRS-Komplex zu sehen.

Präexzitationsyndrome. Paroxysmale Tachykardien im Rahmen von Präexzitationssyndromen sind durch das EKG und gelegentlich nur durch invasive elektrophysiologische Untersuchungen von der paroxysmalen supraventrikulären Tachykardie zu unterscheiden; die subjektive Symptomatik ist ähnlich.

Das wesentliche Kennzeichen der Präexzitationssyndrome ist das Vorliegen einer zusätzlichen abnormen anatomischen Leitungsverbindung zwischen Vorhöfen und Kammern, wie z. B. das Kent-Bündel beim WPW-Syndrom oder das James-Bündel oder die sog. Längsdissoziation im AV-Knoten beim LGL-Syndrom. In seltenen Fällen gibt es Tachykardien beim Vorliegen von Maheim-Fasern (s. Abb. 9, S. 73).

Das WPW-EKG (verkürzte PQ-Zeit; Verfrühungsanteil der Kammererregung, sog. „δ-Welle"; ungewöhnliche Formen der Erregungsausbreitung und -rückbildung) deckt die latente Bereitschaft zu einer unvermittelt auslösbaren paroxysmalen Tachykardie auf. Es gibt eine familiäre paroxysmale Tachykardie mit vollständigem oder rudimentärem WPW-EKG. Die paroxysmale Tachykardie beim WPW-EKG (WPW-Syndrom) ist häufig eine regelmäßige supraventrikuläre Tachykardie, aber nicht immer so leicht zu beherrschen wie die übliche paroxysmale supraventrikuläre Tachykardie. Das EKG im Anfall ist bei antegrader Leitung über den AV-Knoten nicht von dem einer supraventrikulären Tachykardie zu unterscheiden. Bei antegrader Leitung der Tachykardie über das akzessorische Bündel ähnelt das Bild dagegen einer Kammertachykardie. Manchmal handelt es sich bei den Tachykardien beim WPW-Syndrom auch um paroxysmales Vorhofflimmern oder um Kammertachykardien. Gelingt durch den Ajmalintest die Aufhebung der Erregungsverfrühung, dann ist gewöhnlich auch die Unterbrechung der Tachykardie eines WPW-Syndroms mit Hilfe von Ajmalin (Gilurytmal 50-100 mg = 1 oder 2 Amp. zu 10 ml langsam i. v.) möglich.

Das EKG beim *LGL-Syndrom* (Lown-Ganong-Levine) ist durch eine

Tabelle 7. Behandlung eines Anfalls von paroxysmaler supraventrikulärer Tachykardie

☐ 1. Vagusstimulation
   Brechreiz erzeugen
   Pressen
   Kalten Sprudel trinken
   Karotisdruck einseitig

☐ 2. Isoptin   5-10 mg langsam i.v.

☐ 3. Digitalis (nicht bei WPW-Syndrom)
   Lanicor (Digoxin)   0,5-0,75 mg i.v.
   oder Digimerck (Digitoxin) 0,5-1,0 mg i.v.

☐ 4. Erneute Vagusstimulation

☐ 5. Dociton 1 mg
   oder Beloc 5-10 mg langsam (!) i.v.

☐ 6. Gilurytmal
   50-100 mg langsam (10 mg/min!) i.v.,
   besonders bei paroxysmalen Tachykardien des WPW-Syndroms

abnorm kurze PQ-Zeit (um 0,1 s) mit normal breiten QRS-Komplexen ohne δ-Welle gekennzeichnet (s. S. 73).

Behandlung (Tabelle 7): Bei der paroxysmalen supraventrikulären Tachykardie genügen im Anfall häufig bestimmte vagusstimulierende Maßnahmen (Brechreiz erzeugen, Pressen, kalten Sprudel trinken, dann Aufstoßen, Karotisdruck rechts) oder andere Mechanismen (kaltes Wasser auf den Nacken, Hockstellung, plötzlich kalte Luft einwirken lassen, z. B. in der Nacht durch das Öffnen des Fensters), um die Tachykardie zu unterbrechen (Pulsfühlen!).

Beim Versagen dieser Prozeduren ist primär Verapamil (Isoptin) 5-10 mg (=1-2 Amp.) i.v. angezeigt. Bei ungenügender Wirksamkeit ist zusätzlich ein Digitalispräparat anzuwenden: Digoxin (Lanicor) 0,5-0,75 mg, β-Acetyldigoxin (Novodigal) 0,4-0,6 mg, Beta-Methyldigoxin (Lanitop) 0,2-0,4 mg i.v., Digitoxin (z. B. Digimerck) 0,5-1 mg i.v. Sollte dieser Versuch nicht bald wirksam sein, ist vielleicht ein erneuter mechanischer Vagusreiz erfolgreich (Karotisdruck).

Auch **β-Rezeptorenblocker**, z. B. Propranolol (Dociton) 1 mg (1 Amp.) oder Metoprolol (Beloc) 5-10 mg (1-2 Amp.) i.v. sind mitunter erfolgreich.

Bei der **WPW-Tachykardie** ist die Digitalisierung primär nicht indiziert, da Digitalis die Überleitung im akzessorischen Bündel beschleunigen kann und damit gegebenenfalls zur Akzelleration der Tachykardie führt. Auch hier kann akut Verapamil 5-10 mg i.v. versucht werden, obwohl es gelegentlich bei WPW-Syndrom zur Beschleunigung der Überleitung im akzessorischen Bündel führt (Gefahr des Kammerflimmerns). Bei Versagen (frühestens 20-30 min nach der initialen Verapamilgabe) oder besser auch primär kann Gilurytmal 50-100 mg langsam i.v. die Tachykardie unterbrechen. Bei Versagen dieser Maßnahmen sollte die Klinikeinweisung und hier ggf. ein elektrotherapeutisches Verfahren, z.B. Vorhofstimulation, erfolgen.

Anfallsprophylaxe: Bei der paroxysmalen supraventrikulären Tachykardie kann bei gehäuften Anfällen (etwa jede oder jede zweite Woche ein Anfall!) eine Dauerdigitalisierung (Digitoxin, z.B. Digimerck 0,1 mg tgl.), ggf. in Kombination mit Isoptin (2- bis 3mal tgl. 1 Drg. zu 80 oder 120 mg) die Anfälle verhindern. Oft sind auch β-Rezeptorenblocker wie Dociton 3mal 20-40 mg tgl. per os oder Sotalex 3mal 80-2 × 160 mg tgl. per os prophylaktisch geeignet. In resistenten Fällen können Antiarrhythmika der Gruppe I eingesetzt werden (s. Tabelle 16), besonders Propafenon, evtl. in Kombination mit β-Rezeptorenblockern.

Auch beim WPW-Syndrom kann die Anfallsbereitschaft durch die genannten Medikationen (Digitalis nicht regelhaft!), insbesondere durch Prajmalium (Neo-Gilurytmal 2- bis 3mal 1 Drg. tgl.) oder Propafenon (Rytmonorm 3- bis 4mal 150 mg oder 2mal 300 mg tgl.) unterdrückt werden.

Bei gehäuften Anfällen von Vorhofflimmern oder Reentrytachykardien kommt auch Amiodaron oder - in seltenen Fällen - die invasive Ablation des His-Bündels durch Elektrokoagulation oder die chirurgische Durchtrennung oder Kryoablation des Kent-Bündels mit nachfolgender SM-Implantation in Betracht.

4.1.5 Kammertachykardie (Abb. 1d)

Auch bei sonst Herzgesunden können Salven von Kammerextrasystolen auftreten, ein Zustand, der als kurzdauernde Kammertachykardie angesprochen werden darf. Solche Reihungen von Extrasystolen werden vielleicht einmal während oder nach schweren seelischen Belastungen oder körperlichen Anstrengungen beobachtet, auch nach dem Pressen.

Davon zu unterscheiden sind die kurz- oder längerdauernden Kammertachykardien *bei krankem Herzmuskel*. Sie sind gewöhnlich (im Gegensatz zu den meisten supraventrikulären Tachykardien) Zeichen einer schweren Herzmuskelerkrankung und Signal eines bedrohlichen Zustandes; denn sie gehen leicht in ein Kammerflattern oder -flimmern über (Degenerierung einer Kammertachykardie zu Kammerflimmern).

Eingeleitet wird eine Kammertachykardie mitunter durch gehäufte oder Salven von Kammerextrasystolen. Die Gefahr der Entstehung einer

Kammertachykardie besteht besonders bei Extrasystolen, die sehr frühzeitig, noch während der T-Zacke (kurz vor dem Gipfel von T), einfallen und daher in die sog. vulnerable Phase geraten („R auf T-Phänomen"). Die Entstehung dieser Tachykardien wird auf einen Reentrymechanismus zurückgeführt (Wiedereintritt der Erregung in ein Herzmuskelareal bei unidirektionaler Leitungsblockierung). Alle Herzfehler und Krankheiten mit einer Linkshypertrophie neigen im besonderen Maße zu Kammertachykardien. Eine Digitalisintoxikation kann, zumal bei einer Hypokaliämie (Saluretika!), zu einer Kammertachykardie führen.

Diagnose: Wenn bei Herzkranken eine Tachykardie auftritt, ist zunächst und immer auch an eine Kammertachykardie zu denken. Das EKG zeigt schenkelblockartig deformierte Kammergruppen und unabhängig von diesen (bei retrograder AV-Blockierung) in einem normalen Sinusrhythmus einfallende P-Zacken, die aber meist nur schwer auszumachen sind. Die elektrokardiographische Differenzierung gegenüber supraventrikulären paroxysmalen Tachykardien mit aberrierender Leitung („Ermüdungsschenkelblock") ist nicht selten unmöglich. Eine QRS-Verbreiterung über 0,14 s spricht für das Vorliegen einer ventrikulären Tachykardie. Bei der klinischen Untersuchung unterscheiden sich Kammertachykardien von der paroxysmalen supraventrikulären Tachykardie dadurch, daß die Herzaktion zwar regelmäßig, der Radialis- oder (besser) Femoralispuls aber ungleichmäßig ist (wechselnde Kammerfüllung durch unterschiedlichen Vorhofrhythmus). Ein ungleichmäßiger Puls imponiert aber beim Palpieren als (gleichsam) „unregelmäßig". Der 1. Herzton ist bei ventrikulärer Tachykardie von wechselnder Lautstärke, bei der supraventrikulären Tachykardie gleichlaut.

Behandlung (Tabelle 8): Kammertachykardien müssen sofort unterbrochen werden, *mechanisch* (harter Schlag gegen die linke vordere Brustwand im IV. ICR neben dem Sternum), *elektrisch* (Kardioversion) oder *medikamentös* (Xylocain), weil sonst die Gefahr des Kammerflimmerns

Tabelle 8. Behandlung einer Kammertachykardie

☐ 1. Mechanisch
Einmaliger Schlag gegen die vordere Brustwand links parasternal
☐ 2. Medikamentös
Xylocain 2%ig, 50-100 (bis max. 200) mg langsam (100 mg/5 min!) i.v.
Bei Kammertachykardie infolge Digitalisintoxikation:
Phenhydan (Diphenylhydantoin) 250 (bis 500) mg, sehr langsam (!) i.v.
☐ *3. Elektrisch*
Kardioversion in der Klinik
Spezielle Stimulationsverfahren wie Überstimulation oder progammierte Stimulation

besteht, das einen Kreislauf nicht mehr aufrechtzuhalten vermag. Zunächst soll die Pharmakotherapie eingeleitet werden: Xylocain, langsam i. v. bis zum Wirkungseintritt, maximal bis 200 mg, ist heute das Mittel der Wahl (2,5-10 ml 2%ig). Bei Erfolglosigkeit ist die Elektrokonversion angezeigt.

Bei digitalisinduzierten Kammertachykardien wird Diphenylhydantoin (Phenhydan) empfohlen (vgl. S. 104).

Die Testung einer wirksamen Rezidivprophylaxe durch Antiarrhythmika bleibt am besten, besonders bei gehäuften Anfällen, der Klinik vorbehalten. In der Klinik wird durch programmierte Einzel- oder Doppelstimulation im Ventrikel die Tachykardie ausgelöst und empirisch geprüft, durch welches Antiarrhythmikum die Kammertachykardie verhindert wird. Zur Prophylaxe der Kammertachykardie werden am häufigsten verwandt: Flecainid (Tambocor), Mexiletin (Mexitil) oder Amiodaron (Cordarex), evtl. in Kombination mit β-Rezeptorenblockern. In einzelnen Fällen ist die Implantation eines Spezialschrittmachers nötig, der durch geeignete elektrische Interventionen die kreisende Erregung unterbricht (Spezialanfertigung nötig).

Gelingt es durch epikardiales Mapping oder durch den Nachweis sog. Nach- oder Spätpotentiale (elektrische Depolarisationen innerhalb der ST-Strecke etwa 50 ms nach dem QRS-Komplex, die nur bei hoher Verstärkung registriert werden können) den Ausgangspunkt von Kammertachykardien durch Makroreentry nachzuweisen, so ist in therapierefraktären Fällen eine *chirurgische Behandlung* durch umschriebene Endokardresektion und damit Unterbrechung des Reentrykreises möglich. Kammertachykardien bei KHK und Aneurysma werden durch ACVB-Operation (s. S. 228) u./o. Aneurysmektomie bei 50% der Patienten gebessert. Bei Fällen von wiederholten Attacken mit Kammerflimmern kommt heute auch die Implantation eines internen Defibrillators in Betracht.

4.1.6 Kammerflattern - Kammerflimmern

Bei einem **Kammerflattern** (kein Bewußtsein, Atmung vorhanden, Pupillen eng) oder **Kammerflimmern** (kein Puls mehr zu fühlen, hämodynamisch wie Herzstillstand) müssen - nach 1-2 harten Schlägen gegen die linke Brustwand - sofort Herzmassage und Beatmung eingeleitet und anschließend die Defibrillation, evtl. mehrfach, versucht werden.

Eine Sonderform von Kammerflimmern ist das *paroxysmale Kammerflimmern* oder die **Schraubenkammertachykardie** (Torsades de Pointes), die im EKG eine phasenhaft wechselnde Erregungsausbreitung mit Spitzenumkehr der QRS-Komplexe aufweist. Meist liegt dieser Störung eine QT-Verlängerung durch Medikamente zugrunde, insbesondere durch Antiarrhythmika (Chinidin), aber auch durch trizyklische Antidepressiva.

4.2 Bradykardien

Definition. Als Bradykardie wird eine Herzschlagfolge unter 60/min (in Ruhe) bezeichnet. Wie bei der Tachykardie ist erst mit einem Attribut die Besonderheit der auffällig langsamen Herzschlagfolge zu bestimmen. Tabelle 9 gibt einen Überblick über die Ursachen einer regelmäßigen Bradykardie.

4.2.1 Sinusbradykardien (Tabelle 10)

Die physiologische Ruhebradykardie. Die Herzfrequenz ist im 24-h-Profil am niedrigsten in der Nacht, niedrig auch beim Mittagsschlaf und in Stunden entspannter, wirklicher Muße. Es gibt eine konstitutionelle Bradykardie mit einer ausgeprägten Kurvenruhe des EKG, mit relativ kleinen P-Zacken und großen T-Zacken (Abb. 3a). Dieses EKG des erhöhten Vagotonus ist familiär anzutreffen; es begleitet gar nicht so selten den Ulkuskranken. Bei körperlicher Belastung steigt die Herzfrequenz manchmal ungewöhnlich hoch an.

Auch ohne die Zeichen des Vagus-EKG gibt es eine beständige, wohl *angeborene Sinusbradykardie.*

Die durch Training erworbene Bradykardie. Mit zunehmender körperlicher Betätigung in Dauerleistungen (längeres zügiges Gehen, Langstreckenlaufen, Schwimmen, Radfahren, Rudern, Skilanglaufen) wird die Ruheherzfrequenz langsamer; sie kann bis unter 50/min absinken.

Diese durch körperliches Ausdauertraining erworbene Bradykardie ist ein Kriterium der Dauerleistungsfähigkeit; sie bleibt auch bei submaximalen Leistungen im Verhältnis niedrig. Die relativ niedrige Leistungsfrequenz bestätigt die Ruhebradykardie als Zeichen einer besonders günstigen Ökonomie der Kreislaufarbeit.

Als **relative Bradykardie** wird eine unerwartet niedrige, nicht durch physiologische Gegebenheiten gesteuerte Herzfrequenz bezeichnet, so z. B., wenn bei hoher Körpertemperatur die Herzfrequenz nicht entsprechend hoch ist (*infektiös-toxische Sinusbradykardie,* z. B. beim Typhus). Bei Ikterus weist die relative Bradykardie auf eine Cholämie hin. Auch in der *Rekonvaleszenz* nach fieberhaften Erkrankungen kann es zu einer längerdauernden Bradykardie kommen.

Die **reaktive Bradykardie** wird durch *Stimulation des Vagus* ausgelöst (Brechreiz, plötzliches Eintauchen in kaltes Wasser, Karotissinusdruck, Bulbusdruck, Pressen, machmal auch als eine besondere orthostatische Reaktion). Nach jeder plötzlich schnellen Herzschlagfolge schlägt das Herz reaktiv auffallend langsam.

Tabelle 9. Ursachen einer regelmäßigen Bradykardie

1. Sinusbradykardie:	s. Tabelle 10
2. Ersatzrhythmen (Knotenrhythmus):	funktionell
3. AV-Block 2. Grades, Typ II:	koronare Herzkrankheit
4. AV-Block, totaler, mit Kammerautomatie:	angeboren, koronare Herzkrankheit

Tabelle 10. Ursachen der Sinusbradykardie

1. Verringerter Stoffwechsel
Schlaf
Hypothyreose

2. Konstitutionell („Vagotoniker")

3. Durch Ausdauertraining erworben

4. Nerval (reflektorisch, reaktiv) ausgelöst
Schreck, Ohnmacht (bei einer Herzfrequenz unter 50/min)
hypersensitiver Karotissinus
Digitalis
jede Vagusstimulation
plötzlicher Blutdruckanstieg
hoher Schädelinnendruck
Labyrintherkrankungen (auch die Seekrankheit)

5. Toxisch und infektiös-toxisch
Cholämie, Digitalis
Typhus („relative" Bradykardie)
Brucellosen
Myokarditis (selten)

6. Sklerose des Sinusknotens und/oder seiner Arterie (Sinusknotensyndrom)

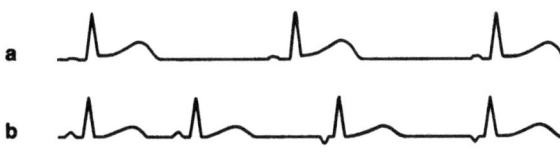

Abb. 3a, b. Bradykardien. **a Vagus-EKG.** Kleine P-Zacken und große T-Zacken, oft mit leichter Anhebung von ST, bestimmen das EKG der konstitutionellen Bradykardie („Vagotoniker-EKG"). **b AV-Ersatzrhythmus.** Den ersten beiden nomotopen Herzerregungen folgen nach einer verhältnismäßig langen Herzperiode 2 von der Nähe des AV-Knotens ausgehende Herzerregungen: die P-Zacke ist negativ, die PQ-Zeit etwas verkürzt; langsamere Herzschlagfolge (Abl. II)

Schreck und Schock können, offenbar über eine reaktive Vaguserregung, zu einer Bradykardie führen.

Reflektorisch (Schlag auf den Bauch, auf den Hals) wird leicht ein vasovagaler Reflex ausgelöst, der auch einmal (allerdings selten) übermäßig stark sein und zum Herzstillstand führen kann.

Bei *hypersensitivem Katorissinus* kann es, zumal bei älteren Menschen, schon auf einen geringen Reiz hin (enger Kragen) zu einer starken Bradykardie kommen (Karotissinussyndrom).

Es gibt *vasovagale Synkopen*, z. B. bei der Aortenstenose, wahrscheinlich vom Herzen selbst ausgehend, während die Bradykardie bei *plötzlichem Blutdruckanstieg* über den Karotissinus ausgelöst wird. Ein *hoher Schädelinnendruck* ruft eine Bradykardie hervor. Auch *Störungen des Gleichgewichtes* sind gewöhnlich mit einer Bradykardie verbunden.

Unter den herzwirksamen *Pharmaka* haben die Digitalisglykoside eine vagusstimulierende und direkt negativ dromotrope (leitungsverzögernde) Wirkung. In der Reihenfolge der am stärksten negativ dromotropen Wirkung steht an erster Stelle das Digitoxin; die geringste negativ dromotrope Wirkung weist das Strophanthin auf.

Die pathologische Sinusbradykardie. Ein krankhaft niedriger Stoffwechsel vermindert auch die Herzfrequenz erheblich, wie z. B. bei der Hypothyreose. Konstante Bradykardien kommen bei alten Menschen vor, gewöhnlich als Folge einer Koronarsklerose oder einer degenerativen Schädigung des Sinusknotens.

Nicht ganz selten wechseln Phasen einer Sinusbradykardie mit Tachykardien ab. Dieses Bild wird als **Syndrom des kranken Sinusknotens** (sick sinus syndrome, Sinusknotensyndrom) bezeichnet, dem eine gestörte Generatorfunktion des Sinusknotens zugrundeliegt. Bei den Tachykardien kann es sich um Vorhofflimmern mit schneller Kammerfrequenz oder um gehäufte bzw. Salvenextrasystolien supra- oder ventrikulären Ursprungs handeln. Die Kranken leiden unter synkopalen Erscheinungen oder Adams-Stockesschen Anfällen, Schwindel und zeitweilig starkem Herzklopfen. Will man die Extrasystolie oder Tachykardie beeinflussen, so zeigt sich, daß die meisten Antiarrhythmica die Bradykardie verstärken (Abfall der Herzfrequenz bis auf 40/min oder darunter). Will man andererseits die Bradykardie durch Orciprenalin (Alupent, 3- bis 6mal ½ Tbl. täglich) verbessern, so kann die Neigung zu Extrasystolie oder anderen tachykarden Rhythmusstörungen erhöht werden.

Eine vorübergehende symptomatische Behandlung mancher Bradykardieformen ohne Synkopen gelingt durch medikamentöse Vagolyse mit Ipratropriumbromid (Itrop, 3mal 10 mg tgl. per os). Bei der Mehrzahl der Patienten ist eine Schrittmacherimplantation notwendig, unter deren

Schutz dann Antiarrhythmika ohne ihre gefährdende bradykarde Nebenwirkung gegeben werden können.

Die Bestimmung der *Sinusknotenerholungszeit* dient als Hinweis für die Indikation zur Implantation eines Schrittmachers beim Sinusknotensyndrom. Dabei wird über einen transvenös in den rechten Vorhof eingeführten Elektrodenkatheter und einen angeschlossenen externen Schrittmacher die Herzfrequenz auf Werte zwischen 90 und 140/min für 30 s-2 min gesteigert und dann der Schrittmacher plötzlich abgeschaltet. Die Zeit, die zwischen der letzten durch den Schrittmacher ausgelösten Kammererregung und dem Wiedereinsetzen der vom Sinusknoten ausgelösten Herzaktion verstreicht, wird als Sinusknotenerholungszeit bezeichnet, die normalerweise maximal 1400 ms nicht übersteigt. Die korrigierte Sinusknotenerholungszeit liegt normal unter 550 ms. Beim *Atropintest* steigt nach i.v. Gabe von 1 mg Atropin die Herzfrequenz normalerweise auf über 90/min oder um 50% der Ausgangsfrequenz an. Beim Sinusknotensyndrom bleibt die Herzfrequenz nach Atropin unter 90/min.

Zu beachten ist, daß häufig bei diesen Kranken gleichzeitig ein hypersensitiver Karotissinus und manchmal auch ein Karotissinussyndrom bestehen. Häufig ist auch das gleichzeitige Vorliegen einer Durchblutungsstörung im Bereich der A. vertebralis (vertebrobasiläre Insuffizienz). Die dadurch bedingten Beschwerden (Schwindel, besonders bei Blick nach oben, Gangunsicherheit) werden durch die Schrittmacherimplantation nicht beeinflußt, können aber durch Nikotinsäurepräparate (Hexanicit forte, täglich 2mal 1 Tbl.) oder Torecan gebessert werden.

4.2.2 Ersatzrhythmus (Knotenrhythmus)

Bei jeder Sinusbradykardie kann ein tiefer gelegenes, heterotopes Zentrum die Führung übernehmen; seine Frequenz ist allerdings langsamer (etwa 50-70/min) als die übliche des Sinusknotens. Die P-Zacken sind klein, verschwinden vollständig oder sie sind negativ. Meist entsteht ein sog. AV-Rhythmus mit *negativen Vorhoferregungen* in den Abl. II und III (Abb. 3b). Das Zentrum der Reizbildung liegt dann in der Umgebung des AV-Knotens oder des Sinus coronarius. Bei Jugendlichen, bei erhöhtem Vagotonus, bei gut trainierten Sportlern in Ruhe, auch nach einer plötzlichen, kurzen schnellen Herzaktion kann die Herzfrequenz infolge eines Ersatzrhythmus verlangsamt sein. Der Ersatzrhythmus hat dann keine sonderliche klinische Bedeutung; er weicht gewöhnlich bald, immer bei körperlicher Belastung, dem Sinusrhythmus.

4.2.3 Bradykardie durch Leitungsstörung (AV-Block)

Eine Bradykardie kann durch eine *partielle, aber höhergradige regelmäßige Blockierung* der Erregungsleitung im AV-Knoten auftreten, wenn z. B. nur jede 2. Vorhoferregung (s. Abb. 6d) oder gar nur jede 3. oder 4. übergeleitet wird. Das Ausmaß der Bradykardie hängt von der Frequenz des Sinusrhythmus und vom Grad der Leitungsverzögerung im AV-Knoten ab.

Die Bradykardie der Kammerautomatie (totaler AV-Block, AV-Block 3. Grades) hat eine vom Alter des Patienten und offenbar auch von der Lage des Automatiezentrums abhängige, auffallend niedrige Kammerfrequenz (etwa 50-40/min). Die Ursache der Kammerautomatie ist gewöhnlich eine *totale Blockierung der atrioventrikulären Erregungsleitung* (s. Abb. 6e), weit seltener der sinuatrialen Überleitung (vgl. dazu S. 270).

5 Herzrhythmusstörungen mit unregelmäßiger Kammeraktion

Diese Arrhythmien des Herzens, hervorgerufen am häufigsten durch Störungen der Impulsbildung, können im Sinusknoten (nomotop) oder in untergeordneten Abschnitten des Leitungssystems (heterotop) entstehen. Die Herzfrequenz kann dabei hoch (Tachyarrhythmie), normal oder niedrig (Bradyarrhythmie) sein (Tabelle 11).

5.1 Sinusarrhythmie

Die respiratorische Arrhythmie. Bei der Inspiration schlägt das Herz zunehmend schneller, bei der Exspiration plötzlich langsamer (Abb. 4a). Die respiratorische Arrhythmie ist bei Jugendlichen besonders ausgeprägt, gewöhnlich bei körperlich gut auf Ausdauer Trainierten stärker als bei Untrainierten und kann zumal in der Vorstart- und in der Erholungsphase sehr auffällig sein. Auch bei einer Sinustachykardie bleibt die respiratorische Arrhythmie erhalten.

Die regellose Sinusarrhythmie ist immer Zeichen einer Herzerkrankung, gleichermaßen bei fortgeschrittener koronarer oder myokardialer Erkrankung und scheint beim Cor pulmonale besonders häufig aufzutreten; die Prognose der Grunderkrankung ist dann gewöhnlich schlecht.

Tabelle 11. Herzrhythmusstörungen mit unregelmäßiger Kammeraktion

1. Sinusarrhythmie
2. Wandernder Schrittmacher
3. Supraventrikuläre Extrasystolie
4. Ventrikuläre Extrasystolie
5. Vorhofflimmern oder Vorhofflattern mit absoluter Kammerarrhythmie
6. Wettstreit zweier Automatiezentren
7. AV- und SA-Blockierungen

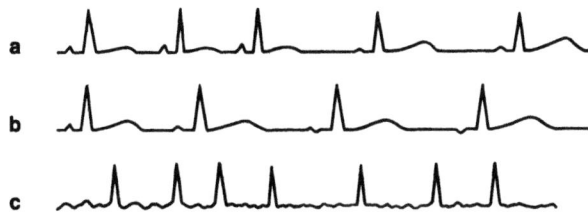

Abb. 4a–c. Arrhythmien. **a Respiratorische Arrhythmie.** Am Ende der Inspiration (die ersten 3 Herzerregungen) steigt die Herzfrequenz (die P-Zacke wird größer und rechtstypischer, ein wenig auch die QRS-Gruppe; die T-Zacke wird etwas flacher). Während der Exspriation (die letzten beiden Herzerregungen) fällt die Herzfrequenz ab (die P-Zacke wird kleiner, flacher, linkstypischer, ein wenig auch die QRS-Gruppe; die T-Zacke wird eher etwas größer). Das gegensinnige Verhalten von P und T ist etwas betont hervorgehoben und soll zugleich zeigen, wie sich P- und T-Zacken bei erhöhtem Sympathikotonus (Erregungsursprung im oberen Teil des Sinusknotens) und bei erhöhtem Vagotonus (Erregungsursprung im unteren Teil des Sinusknotens) in typischer Weise verhalten (Abl. II). **b „Wandernder Schrittmacher".** Die zunächst große P-Zacke (erste Vorhoferregung) wird etwas kleiner, dann biphasisch und schließlich negativ (Erregungsursprung tief im rechten Vorhof, in der Nähe des Sinus coronarius), während die Herzfrequenz absinkt. **c Absolute Kammerarrhythmie** bei Vorhofflimmern. Hochfrequentes Vorhofflimmern mit Flimmerwellen von kleiner Amplitude. Völlig unregelmäßige Folge der Kammererregungen

5.2 Wandernder Schrittmacher

Eine ausgeprägte Arrhythmie kann durch eine ungewöhnlich starke Stimulation oder Gegenregulation des Vagus entstehen, z. B. bei auf Ausdauer Trainierten. Offensichtlich steigt der Schrittmacher des Herzens unter einem Vagusreiz langsam, manchmal auch plötzlich, abwärts bis in die Nähe des Koronarsinus, so daß die P-Zacken zunächst linkstypischer, dann in den Standardableitungen II und III biphasisch und schließlich negativ werden (Abb. 4b). Mit zunehmendem Tiefertreten des Erregungsursprunges wird die Herzfrequenz langsamer. Mitunter erscheinen Ersatzsystolen.

5.3 Absolute Kammerarrhythmie bei Vorhofflimmern

Das Herz schlägt in einer absolut unregelmäßigen Folge.
Die *Ursache* der absoluten Arrhythmie ist ein *Vorhofflimmern*, d.h. eine vollständige „Fragmentarisierung" der Vorhoferregungen, die im EKG in unzähligen „Flimmerwellen" verschiedener Größe unmittelbar aufeinanderfolgen und die Nullinie vollständig verwischen. Je muskelstärker die Vorhöfe (es ist meistens der linke Vorhof), desto größer sind die Flimmerwellen (s. Abb. 1f.). Der Einfluß von Digitalisglykosiden läßt, wie jeder Vagusreiz, die Flimmerwellen kleiner und zahlreicher werden.

Das Bild der Kammerarrhythmie wird auch durch ein *Vorhofflattern* mit regellos wechselnder AV-Blockierung verursacht.

Die *Ursache des Vorhofflimmerns* ist am häufigsten eine Überdehnung des linken Vorhofs (Mitralinsuffizienz, Mitralstenose), eine toxische Einwirkung auf die Vorhöfe (z.B. bei der Hyperthyreose) oder eine ischämische Schädigung der Vorhöfe (z.B. infolge einer koronaren Herzkrankheit). Gelegentlich löst ein Myokardinfarkt Vorhofflimmern aus. Immer wieder einmal ist das Vorhofflimmern auch bei sonst Herzgesunden zu beobachten, gewöhnlich *paroxysmal,* z.B. während großer körperlicher Anstrengung. Das Vorhofflimmern führt gewöhnlich zu einer *tachykarden* Kammerarrhythmie *(Tachyarrhythmia absoluta)* (s. Abb. 1f).

Diagnose: Im EKG (Abb. 4c) folgen die Kammergruppen in jeweils verschiedenem Abstand aufeinander, ohne irgendeine Periodik erkennen zu lassen. P-Zacken sind nicht auszumachen, vielmehr ist die „Nullinie" gänzlich unregelmäßig gewellt (am deutlichsten in Abl. V_1 oder II).

Therapie der Tachyarrhythmia absoluta. Die Behandlung der Grundkrankheit (z.B. Hyperthyreose) darf nicht vergessen werden. Das erste Behandlungsziel ist (Tabelle 12) *die Beseitigung der meist gleichzeitigen Tachykardie.* Das Mittel der Wahl ist die rasche Aufsättigung mit einem Digitalisglykosid, z.B. Digotoxin (Digimerck) 0,5 mg (=2 Amp.) und mehr, langsam i.v. unter steter Pulskontrolle. (Wenn weniger dringlich, kann die Schnellsättigung auch durch die orale Therapie erfolgen.) Beseitigt wird auf diese Weise das Vorhofflimmern nur selten (es sei denn das paroxysmale).

Die *Konversion zum Sinusrhythmus* ist angezeigt,
wenn das Flimmern noch nicht zu lange andauert (weniger als 3-6 Monate),
wenn der linke Vorhof nicht zu groß ist,
wenn die Grundkrankheit behandelt, d.h. z.B. ein Mitralfehler korrigiert werden kann,
wenn der Kranke nicht zu alt ist (Myokardfibrose!).

Tabelle 12. Konversion einer Tachyarrhythmie (Vorhofflimmern, Vorhofflattern)

1. Beseitigung der Tachykardie

☐ Verhältnismäßig schnelle Digitalisierung, z. B. bis 0,75 mg Digoxin (Lanicor) oder 0,5-1 mg Digitoxin (z. B. Digimerck), langsam i.v.; wenn nötig, Wiederholung nach 2-3 h mit Digoxin bis 0,5 mg oder 0,25-0,5 mg Digitoxin

2. Beseitigung des Vorhofflimmerns

a) medikamentös
☐ Nach Aufsättigung mit Digitalisglykosiden (bei Vorhofflimmern meist 1,5-2 mg) evtl. zusätzlich Chinidinum sulfuricum (am 1.Tag 0,8 g, am 2.Tag 1,2 g, vom 3.-5.Tag 1,6 g) und dann zusätzlich Isoptin, 2- bis 3mal 80 mg (etwa 5 Tage lang)

b) elektrisch
Wenn die medikamentöse Therapie nicht gelingt:
Digitalis und Isoptin absetzen, nur die Chinidinmedikation fortführen und dann, nach einer Digitaliskarenz von etwa 5 Tagen, Kardioversion (in der Klinik). Bei Vorhofflattern primär rechtsatriale Hochfrequenzstimulation

---

Sonst kann der Sinusrhythmus nach der Konversion kaum gehalten werden. Die Entscheidung sollte der Kardiologe treffen. In der täglichen Praxis geht es mehr um das *plötzlich* aufgetretene Vorhofflimmern. Zunächst wird die *medikamentöse* Überführung des Vorhofflimmerns zum Sinusrhythmus versucht werden.

Sie beginnt mit einer mittelschnellen (in 5 Tagen) **Volldigitalisierung.** Nachdem der Vollwirkspiegel erreicht ist, wird im allgemeinen eine Erhaltungsdosis von täglich 0,1 mg Digitoxin als Basisdosierung ausreichend sein. Nunmehr verspricht eine konsequente Behandlung mit **Chinidin** Erfolg: bis 1,6 g täglich Chinidinum sulfuricum: am 1.Tag 0,8, am 2.Tag 1,2 vom 3.-5.Tag 1,6 g. Nach Eintritt des Sinusrhythmus wird eine Erhaltungsdosis von etwa 0,6 g Chinidin täglich erforderlich sein.

Wenn das Vorhofflimmern so nicht beseitigt werden konnte, sollte jetzt auch noch *Isoptin*, 2- bis 3mal 80 mg, eingenommen werden, etwa 5 Tage lang. Es kann auch primär die Kombination von Verapamil und Chinidin (Cordichin 2-4 Tbl. tgl. per os) mit relativ hoher Erfolgsrate versucht werden.

Bei einem Versagen dieser medikamentösen Konversionsversuche wird die **Elektrotherapie** (Kardioversion zum Sinusrhythmus), während eines 1- bis 2tägigen Klinikaufenthaltes, zur Therapie der Wahl, möglichst erst nach einer Digitaliskarenz von 5 (-7) Tagen und unter Kaliumschutz.

Nach erfolgreicher Kardioversion sollte eine **Prophylaxe** des Wiederauftretens von Vorhofflimmern mit Chinidin (2- bis 3mal 1 Tbl. Chinidin-Duriles oder Galactoquin) versucht werden. Die unterbrochene Digitalisierung muß, wenn nötig, wieder aufgenommen werden. Dabei ist zu beachten, daß bei gleichzeitiger Gabe von Chinidin und Digoxin die Digoxindosis um ⅓ verringert werden muß (Kontrolle durch Bestimmung des Digoxinspiegels). Auch mit β-Rezeptorenblockern (Dociton 3mal 20 mg, Beloc 2mal 50 bis 2mal 100 mg) gelingt es mitunter, ein Rezidiv zu verhindern. Bei einer Herzinsuffizienz ist jedoch die Therapie mit β-Rezeptorenblockern wegen deren negativ inotroper Wirkung kontraindiziert. War die Kardioversion erfolglos, dann ist bei den meisten Kranken mit Vorhofflimmern eine Dauerdigitalisierung angezeigt, auch wenn keine Herzinsuffizienz besteht. Immer, besonders aber bei Kranken mit Mitralfehlern und beim Auftreten von Embolien, ist zu überlegen, ob nicht zusätzlich eine **Thromboseprophylaxe** vorgenommen werden sollte, um eine Thrombenbildung im linken Vorhof zu verhindern.

Bei paroxysmalem Vorhofflimmern kommt es vor allem darauf an, zunächst mögliche Ursachen abzuklären (Klappenfehler, Hyperthyreose, koronare Herzerkrankung), dann mögliche Auslösemechanismen zu vermeiden. Prophylaktisch sollte bei gehäufter Wiederkehr der Anfälle auf Dauer digitalisiert werden, ein organisches Chinidinpräparat oder auch ein β-Rezeptorenblocker kann zusätzlich nützlich sein. Bei gehäuften und therapierefraktären Formen kommt ggf. auch die Ablation des His-Bündels durch Koagulation über einen Elektrodenkatheter in Betracht.

5.4 Extrasystolen

Extrasystolen sind vorzeitige, heterotop (fehlortig) ausgelöste Herzerregungen, die durch fehlortige fokale Impulsbildung oder Reentrymechanismen in organisch gesunden oder kranken Herzen entstehen können (Tabelle 13). Man unterscheidet supraventrikuläre und ventrikuläre Extrasystolen (Abb. 5).

5.4.1 Supraventrikuläre Extrasystolen

Sie unterbrechen den üblichen Rhythmus, der mit nur geringer Verzögerung fortgesetzt wird (Abb. 5a u. b). Sie werden kaum bemerkt und sind beim Pulsfühlen nicht immer sicher zu ermitteln. Das EKG der Kammergruppen ist gewöhnlich unauffällig. Das Vorhof-EKG läßt erkennen, ob die Extrasystolen vom Vorhof oder vom AV-Knoten ihren Ursprung nehmen.

Vorhofextrasystolen (Abb. 5a) sind zumeist Ausdruck einer Erkrankung oder Überdehnung der Vorhofmuskulatur, vor allem des linken Vor-

Tabelle 13. Ursachen von Extrasystolen

1. Supraventrikuläre Extrasystolie

Kein organischer Befund am Herzen
Koronarinsuffizienz
Myokardinfarkt
Kardiomyopathien
Herzklappenfehler
Überdigitalisierung

2. Ventrikuläre Extrasystolie

Kein organischer Befund am Herzen
Koronarinsuffizienz
Myokardinfarkt
Kardiomyopathien
Herzklappenfehler
Mitralklappenprolaps
Hypokaliämie
Überdigitalisierung
QT-Syndrom

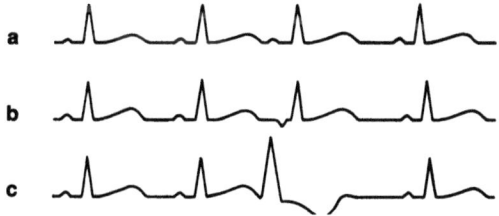

Abb. 5a-c. Extrasystolen. **a Vorhofextrasystole.** Die 3. Vorhoferregung fällt vorzeitig ein; sie hat eine annähernd normale Form und unterbricht den Herzrhythmus, der mit der Vorhofextrasystole neu ansetzt, ohne sonderliche Verzögerung der postextrasystolischen Herzerregung. **b AV-Extrasystole.** Die 3. Vorhoferregung fällt in Gestalt einer negativen P-Zacke vorzeitig ein; die PQ-Zeit ist verkürzt; die postextrasystolische Herzperiode ist nicht wesentlich, aber deutlich länger als die erste (normale). **c Kammerextrasystole.** Die 3. Herzerregung hat die Gestalt einer schenkelblockartig deformierten Kammergruppe mit diskordanter T-Zacke. Eine P-Zacke fehlt. Die postextrasystolische Pause ist lang und ergibt zusammen mit der verkürzten präextrasystolischen Herzperiode die Dauer von 2 normalen Herzperioden (kompensatorische Pause)

hofs. Vorhofextrasystolen haben Signalcharakter: Gewöhnlich gehen gehäufte Vorhofextrasystolen einem Vorhofflimmern voraus. Es sind auch die gleichen Zustände, von denen beide Rhythmusstörungen hervorgerufen werden können: die Überdehnung des linken Vorhofs (Mitralklappenfehler, besonders mit Mitralklappeninsuffizienz), toxische (Hyperthyreose), infektiös-toxische (Myokarditis), der Herzinfarkt sowie höheres Lebensalter. Nur verhältnismäßig selten lösen vegetativ-nervöse Stimuli Vorhofextrasystolen aus; auch Digitalis und eine Hypokaliämie können Vorhofextrasystolen erzeugen.

AV-Extrasystolen (Abb. 5b) treten verhältnismäßig selten, zumeist bei Herzgesunden, auf. Bei den Kranken sind es vor allem jene mit einer Erkrankung oder Dilatation des rechten Vorhofs (chronisches Cor pulmonale), die zu AV-Extrasystolen neigen.

5.4.2 Ventrikuläre Extrasystolen (Abb. 5c)

Sie fallen, wie die supraventrikulären Extrasystolen, vorzeitig ein, werden aber von einer längeren Pause gefolgt, die bis zum übernächsten erwarteten Normalschlag dauert *(kompensatorische Pause)*. Diese Pause ist so lang, daß sie als „Aussetzen des Herzens" empfunden werden kann, und der ihr folgende Normalschlag ist meist so gut gefüllt, daß er deutlich spürbar wird. Dieses „Stolpern des Herzens" führt die Betroffenen gewöhnlich zum Arzt. Ventrikuläre Extrasystolen (Kammerextrasystolen) sind die häufigsten Herzrhythmusstörungen überhaupt. Telemetrische Langzeituntersuchungen unter den Bedingungen des Alltags haben gezeigt, daß es kaum einen Menschen gibt, der nicht aus irgend einem Anlaß Kammerextrasystolen bekommt. Sie werden durch nervöse Reize ausgelöst, treten häufig in „Vorstartphasen" auf, bei oder nach Streßsituationen, nach dem Essen, bei abrupten Bewegungen, kurz nach dem Hinlegen, bei Kopfschmerzen, Schlaflosigkeit, Ärger, Angst, bei Aggressionen. Sie können durch Kaffee, Nikotin, Amphetamine ausgelöst werden, auch bei Operationen können Kammerextrasystolen entstehen. Mit dem Alter nimmt die Bereitschaft zu Kammerextrasystolen zu. Ein Kaliumverlust setzt die Schwelle für das Entstehen von Kammerextrasystolen herab.

Bei *Herzkranken* sind Kammerextrasystolen häufig. Bei Koronarinsuffizienz, Myokardinfarkt, Kardiomyopathien und Herzklappenfehlern kann es zu Kammerextrasystolen kommen. Hypokaliämie und Digitalismedikation begünstigen ihr Auftreten erheblich. Weitere Ursachen sind der Mitralklappenprolaps, bei dem bei 40–50% der Kranken gehäufte ventrikuläre Extrasystolen gefunden werden und das QT-Syndrom (Jervell-Lange-Nielssen-Syndrom) verbunden mit Innenohrschwerhörigkeit, bei dem es zu einer inhomogenen Störung der Repolarisation mit Verlängerung der QT-Zeit und wechselnden Veränderungen der T-Zacke kommt (s. Tabelle 13).

Das erste Zeichen einer *Digitalisintoxikation* kann ein Kammerbigeminus sein (auf jeden Normalschlag folgt eine Kammerextrasystole).

Tabelle 14. Einteilung der ventrikulären Extrasystolen (VES) nach Lown

Grad 0	:	keine VES

1. Einfache ventrikuläre Extrasystolen

Grad I	:	Einzeln monomorphe VES weniger 30/h
Grad II	:	Einzelne monomorphe VES mehr als 30/h

2. Komplexe ventrikuläre Extrasystolen

Grad III	a:	Polymorphe VES
Grad III	b:	Bigeminus
Grad IV	:	Repetitive ventrikuläre Extrasystolen
Grad IV	a:	VES-Paare (Couplets)
Grad IV	b:	Salven (3 oder mehr aufeinanderfolgende VES)
Grad V	:	R-auf-T-Phänomen

Gehäufte Kammerextrasystolen können einer *Kammertachykardie* vorausgehen! Polymorphe Kammerextrasystolen lassen auf einen polytopen Ursprung schließen; sie haben i. allg. eine schlechtere Prognose, als die an die vorausgehende normale Herzerregung festgekoppelten einförmigen (monomorphen oder monotopen) Kammerextrasystolen. Das Verschwinden oder das gehäufte Auftreten von Kammerextrasystolen bei körperlicher Belastung ist kein sicheres Unterscheidungskriterium für ihre Harmlosigkeit oder für den Hinweis auf eine Herzmuskelerkrankung. Höhere Herzfrequenz kann nämlich stabilisierend auf den Herzrhythmus wirken.

Üblicherweise erfolgt im klinischen Alltag die Klassifizierung der ventrikulären Extrasystolie nach der Einteilung von Lown (Tabelle 14). Dabei werden ventrikuläre Rhythmusstörungen mit Auftreten von Zweier- oder Dreiersalven (Couplets, Triplets), Kammertachykardien (bereits 1 Dreiersalve rechnet zur Kammertachykardie) und ventrikuläre Extrasystolen mit R- auf T-Phänomen als *höhergradige, maligne oder komplexe* ventrikuläre Rhythmusstörungen bezeichnet. VES-Paare und Kammertachykardien werden auch als *repetitive ventrikuläre Rhythmusstörung* zusammengefaßt, die durch Reentry von einem Erregungszentrum ausgehen, während bei der polymorphen, ventrikulären Extrasystolie mehrere heterotope Erregungsherde angenommen werden müssen. Repetitive Rhythmusstörungen können sich häufig spontan terminieren, aber auch zu längerdauernden Tachykardien führen.

Zu beachten ist bei dieser Einteilung, daß die Festellung einer hohen Lown-Graduierung bei einem Menschen nicht unbedingt mit dem Vorliegen einer schweren Herzkrankheit verbunden sein muß, da in Langzeit-

EKG-Untersuchungen bei Herzgesunden sämtliche Lown-Grade gefunden werden können. Zunehmend setzt sich auch die Ansicht durch, daß eine strenge medizinische Indikation zur antiarrhythmischen Therapie bei Herzkranken erst ab der Klasse IVb besteht. Bei den Klassen darunter besteht eine Indikation nur beim Vorliegen starker subjektiver Beschwerden.

5.4.3 Therapie der ventrikulären und supraventrikulären Extrasystolie

Für die Therapie der Extrasystolie wie der tachykarden Herzrhythmusstörungen steht heute ein ganzes Arsenal verschiedener antiarrhytmischer Substanzen zur Verfügung. Nach ihrem Wirkungsmechanismus unterscheidet man verschiedene Klassen (Tabelle 15).

Bei supraventrikulärer Extrasystolie besteht eine Indikation zur Behandlung nur bei Vorliegen von subjektiven Beschwerden oder zur Unterdrückung von durch Extrasystolie induzierten Tachykardien (intermittierendes Vorhofflimmern, supraventrikuläre Tachykardie). Neben der Behandlung des Grundleidens ist ein Versuch mit Chinidin (Chinidin-Duriles, 2- bis 4mal 1 Tbl. tgl., oder Galactoquin), mit Isoptin (2- bis 3mal 1 Drg. zu 80-120 mg) oder mit einem β-Rezeptorenblocker angezeigt (z.B. Dociton, 3mal 1-2 Tabl. zu 10-20 mg, Beloc mite, 2- bis 3mal 50 mg tgl., Tenormin, 1- bis 2mal 50-100 mg tgl.). Bei einer organischen Herzerkrankung mit latenter Herzinsuffizienz ist bei β-Rezeptorenblockergabe eine gleichzeitige Digitalisierung angezeigt.

Tabelle 15. Klassifizierung der Antiarrhythmika nach Vaughan Williams (modifiziert nach Singh)

1. Klasse I:	Membranstabilisierende Substanzen (Hemmung des schnellen Natriumkanals)
Klasse Ia:	mit Verlängerung des Aktionspotentials: Chinidintyp (Chinidin, Disopyramid, Procainamid)
Klasse Ib:	mit Verkürzung des Aktionspotentials: Lidocaintyp (Lidocain, Mexiletin, Diphenylhydantoin, Tocainid)
Klasse Ic:	Aktionspotential unbeeinflußt: Ajmalin, Aprindin, Encainid, Flecainid, Propafenon
2. Klasse IIb:	β-Rezeptorenblocker: Acebutolol, Atenolol, Metoprolol, Pindolol, Propranolol und andere
3. Klasse III:	Verlängerung der Repolarisationsphase: Amiodaron, Sotalol
4. Klasse IV:	Kalziumantagonisten: Hemmung des langsamen Kalziumeinstroms (Verapamil, Diltiazem, Gallopamil)

Die Behandlung einer **ventrikulären Extrasystolie** erübrigt sich bei sonst Herzgesunden meist. Wenn die auslösenden Ursachen nicht mehr einwirken, verschwinden auch die Extrasystolen. Auch ein Ausdauertraining ist geeignet, Kammerextrasystolen, die in Ruhe auftreten, zum Verschwinden zu bringen. Andererseits hilft im Moment die Erhöhung der Herzfrequenz. Das weiß, wer Extrasystolen am Schreibtisch bekommt; ihn befreit von der Rhythmusstörung bereits das Aufstehen oder ein kleiner Spaziergang. Bei Herzkranken muß das Grundleiden behandelt werden. Vor allem ist Kalium zu substituieren!

Die medikamentöse Therapie der gehäuften ventrikulären Extrasystolie ist nicht selten schwierig. Die Auswahl der Antiarrhythmika muß noch vorwiegend empirisch erfolgen, gelegentlich müssen Kombinationen von 2 Antiarrhythmika gewählt werden. Bei gehäufter Extrasystolie ist eine Beurteilung des Therapieerfolgs schon nach wenigen Tagen möglich. Wirkt ein Antiarrhythmikum bei gehäufter ventrikulärer Extrasystolie nach 3-4 Tagen nicht, dann muß eine andere Substanz versucht werden. Am besten wird der Therapieerfolg durch ein Langzeit-EKG über 24 h unter Antiarrhythmikabehandlung beurteilt. Wegen der Spontanvariabilität der ventrikulären Extrasystolie wird als therapeutische Wirkung eine Reduktion der Zahl singulärer Extrasystolen um 70-80% und von Paaren oder Salven um 60-70% gefordert.

In der Regel (Tabelle 16) beginnt man die Therapie einer höhergradigen ventrikulären Extrasystolie mit einer Substanz der Klasse I, z. B. Propafenon (Rythmonorm) 3mal 150-300 mg tgl., oder Prajmalium-Bitartrat (Neo-Gilurytmal) 2- bis 4mal 20 mg tgl. Recht gut wirksam sind weiterhin Mexiletin (Mexitil), 3mal 100-200 mg tgl. oder Flecainid (Tambocor), früh 200 und abend 100 mg tgl. p. o. Auch Disopyramid (Rythmodul, Norpace) ist gut geeignet. Tocainid (Xylotocan) und Aprindin (Amidonal) können versucht werden, wenn die obengenannten Substanzen nicht wirken, werden jedoch seltener eingesetzt. Bei therapierefraktären Fällen ist Amiodaron (Cordarex) das Mittel der Wahl. Man beginnt für 1-2 Wochen mit einer höheren Dosis von 600 bis 1000 mg per os und geht dann auf eine Erhaltungsdosis von täglich 200-400 mg zurück. Amiodaron ist in vielen Fällen noch wirksam, in denen andere Antiarrhythmika versagt haben, jedoch ist die Halbwertszeit außerordentlich lang und durch den hohen Jodgehalt der Substanz können Hyperthyreosen ausgelöst werden (über andere Nebenwirkungen orientiert Tabelle 18). Die Ablagerungen in der Hornhaut beeinträchtigen das Sehvermögen meist nicht und sind reversibel.

β-Rezeptorenblocker (z. B. Beloc, Dociton, Tenormin und andere) sind als Monotherapie der ventrikulären Extrasystolie meist nicht gut wirksam. Sotalex scheint aufgrund der zusätzlichen Klasse-III-Eigenschaften besser

Tabelle 16. Antiarrhythmika zur Behandlung von ventrikulären Extrasystolen

Klasse Ia:	Chinidin (Chinidin-Duriles): 3- bis 4mal 0,25 g per os Disopyramid (Rytmodul, Norpace): 4mal 100-200 mg per os (Norpace retard): 2mal 150-300 mg per os
Klasse Ib:	Lidocain (Xylocain) 50-100 mg i. v. als Bolus in 5 min Tocainid (Xylotocan): 3- bis 4mal 400 mg per os Mexiletin (Mexitil): 3mal 100-200 mg per os (Mexitil-Depot): 2mal 360 mg per os Diphenylhydantoin (Phenhydan): 2- bis 3mal 100 mg per os
Klasse Ic:	Ajmalin (Neo-Gilurytmal): 3- bis 4mal 20 mg per os Aprindin (Amidonal): 1- bis 2mal 50 mg per os Flecainid (Tambocor): 2mal 100 mg per os Propafenon (Rytmonorm): 3mal 150-3mal 300 mg per os
Klasse II:	Atenolol (Tenormin): 2mal 50-2mal 100 mg per os Metoprolol (Beloc): 2mal 50-2mal 100 mg per os
Klasse III:	Amiodaron (Cordarex): 1. und 2. Woche 600-1000 mg per os, dann Erhaltungsdosis von 200-400 mg per os Sotalol (Sotalex): 2mal 80-160 mg per os
Klasse IV:	Verapamil (Isoptin): 3mal 80-120 mg per os Diltiazem (Dilzem): 3mal 60 mg per os Gallopamil (Procorum): 3- bis 4mal 25 mg per os

geeignet (2mal 80-160 mg tgl.). In schwer beeinflußbaren Fällen können auch Kombinationen von Substanzen der Klasse I und Klasse II (Tabelle 13) versucht werden. Zu vermeiden ist eine Kombination von Substanzen der Klasse IA und IB sowie der Klassen II und III. Auch bei der Kombination von β-Blockern mit Verapamil ist wegen der depressorischen Wirkung auf den AV-Knoten Zurückhaltung geboten. Bewährte Kombinationen sind die Gabe von Mexiletin und β-Blockern, Mexiletin und Amiodaron oder Flecainid und Amiodaron (Tabelle 16).

Bei Herzkranken sind die allgemeinen Nebenwirkungen aller Antiarrhythmika zu beachten, die in Auslösung oder Verstärkung einer Bradykardie oder einer Herzinsuffizienz durch ihre negativ-inotrope Wirkung bestehen (besonders zu beachten bei β-Rezeptorenblockern (Tabelle 17)). In 10-15% der Fälle kann durch Antiarrhythmica die bestehende Extrasystolie sogar verstärkt werden (arrhythmogene Wirkung der Antiarrhythmika, die bis zum Kammerflimmern führen kann). Kammerflimmern infolge Antiarrhythmikagabe wurde vor allem nach Chinidin („Chinidin-Synkope"), aber auch nach Flecainid und anderen Antiarrhythmika beobachtet und kann bereits nach der 1. Dosis auftreten. Zu achten ist ferner auf spezielle Nebenwirkungen einzelner Antiarrhythmika (Cholestase durch Ajmalin, Tremor nach Aprindin, Blasenentleerungsstörungen nach Diso-

Tabelle 17. Mögliche kardiale Nebenwirkungen der Antiarrhythmika

Bradykardie (Depression des Sinusknotens)
AV-Knoten-Depression (Verlängerung der AV-Überleitung)
Hypotonie
Negative Inotropie (Gefahr der Herzinsuffizienz)
Arrhythmogene Wirkung (Kammerflimmern!)

Tabelle 18. Spezielle Nebenwirkungen von Antiarrhythmika

1. Ajmalin:	Cholestase	
2. Amiodaron:	Hypo- oder Hyperthyreose, Fotosensibilisierung, Einlagerung in Kornea und Haut, Lungenfibrose	
3. Aprindin:	Tremor, Ataxie, Sprachstörungen	
4. Chinidin:	Gastrointestinale Beschwerden, Ohrensausen, Thrombozytopenie, Synkopen, Interaktionen mit Digoxin	
5. Diphenylhydantoin:	Nystagmus, Ataxie, megaloblastäre Anämie, Gingivahyperplasie	
6. Disopyramid:	Mundtrockenheit, Störungen von Akkomodation und Miktion, Obstipation	
7. Lidocain:	Benommenheit, Sehstörungen, Krämpfe,	
8. Mexiletin:	Hypotonie, Übelkeit, Verwirrtheit	
9. Procainamid:	Erbrechen, LE-Phänomen	
10. Propafenon:	Gastrointestinale Symptome	
11. Verapamil:	Depression des AV-Knotens, Obstipation	

pyramid u. a. s. Tabelle 18). Wegen der Verstärkung oder Auslösung einer Bradykardie durch Antiarrhythmika ist in einzelnen Fällen eine Schrittmacherimplantation notwendig, unter deren Schutz dann eine Therapie mit Antiarrhythmika gefahrloser ist.

Trotz der heute erheblich verbesserten medikamentösen Möglichkeiten bleibt die Behandlung höhergradiger ventrikulärer Rhythmusstörungen in einzelnen Fällen unbefriedigend. Dies gilt insbesondere für ventrikuläre Rhythmusstörungen auf dem Boden einer koronaren Herzkrankheit (bei Herzwandaneurysma Aneurysmektomie erwägen) und bei dem seltenen QT-Syndrom mit Verlängerung der QT-Dauer (Jervell-Lange-Nielssen-Syndrom). In therapierefraktären Fällen einer höhergradigen ventrikulären Extrasystolie (Lown-Klasse IV B oder V) wird deshalb wie bei rezidivierenden Kammertachykardien (s. S. 247) die Frage einer chirurgischen Intervention zu prüfen sein, wenn sich ein Makroreentry nachweisen läßt (Überweisung an spezielle kardiologische Abteilungen, in denen die Analyse schwieriger Rhythmusstörungen durchgeführt wird).

5.5 Wettstreit zweier Automatiezentren

Die **einfache AV-Dissoziation** entsteht, wenn die Eigenfrequenz des Sinusknotens zeitweise ein wenig unter die des AV-Knotens sinkt. Der AV-Knoten übernimmt dann die Führung der Kammern. Elektrokardiographisch ist das Bild dadurch gekennzeichnet, daß die PQ-Zeit wechselnd lang ist und P durch den QRS-Komplex hindurchwandert.

Klinisch ist die AV-Dissoziation meist nicht festzustellen und sie besteht nur flüchtig, es sei denn, der Kammereigenrhythmus ist durch einen totalen AV-Block hervorgerufen. Sonst ist die AV-Dissoziation vor allem Folge neurovegetativer (vagaler) und nur selten toxischer (gesteigerte heterotope Automatie, Digitalis!) Einflüsse.

Die **Interferenzdissoziation** ist eine AV-Dissoziation von frequenterem AV- oder Kammerrhythmus, der mit einem langsameren Vorhofrhythmus abwechselt. Klinisch imponiert die flüchtige Interferenzdissoziation als Extrasystole. Der gelegentlich übergeleitete Vorhofrhythmus löscht kurzzeitig den schnelleren AV- oder Kammerrhythmus bzw. versetzt dessen Periodik (Interferenz).

Bei der **Parasystolie** ist das zweite Zentrum gegen die vom Sinusknoten kommenden Erregungen durch einen Block geschützt. Die Reizbildung des Parasystolie-Zentrums (das in Vorhöfen oder Kammern liegen kann) ist daher völlig ungestört. Im EKG erscheint eine Parasystolie häufig als Extrasystole mit *gleitender Kupplung,* d. h. die Extraschläge fallen in unregelmäßigen Abständen, gemessen vom Beginn des QRS-Komplex, ein (unter sich weisen die Parasystolieerregungen regelmäßige Abstände auf). Die Parasystolie tritt meist bei organisch geschädigten Herzen auf.

Eine typische Parasystolie entsteht dann, wenn nach Implantation von frequenzstarren Schrittmachern (auch bei Magnettest bei Demand-Systemen) der Sinusknoten zeitweilig die Führung der Kammern übernimmt und mit dem Schrittmacher um die Führung der Kammern wetteifert.

6 Erregungsleitungsstörungen

Definition. Bei den Überleitungsstörungen handelt es sich um partielle oder totale, vorübergehende oder ständige Blockierungen der Erregungsleitung zwischen Sinusknoten und Vorhof (sinu-aurikulärer Block = SA-Block) oder zwischen Vorhof und Kammer (atrioventrikulärer Block = AV-Block). Eine Übersicht gibt Tabelle 19.

Tabelle 19. Ursachen von Erregungsleitungsstörungen

1. *AV-Block 1. Grades* (PQ-Zeit > 0,2 s)	Vagotonie *Digitaliswirkung* *rheumatische Myokarditis* KHK
2. *AV-Block 2. Grades* *(Wenckebach*-Periodik)	Digitaliswirkung *rheumatische Myokarditis*
3. *AV-Block 2. Grades, Typ Mobitz*	KHK
4. *AV-Block 3. Grades* (totaler AV-Block)	angeboren Diphtherie KHK Kardiomyopathien Amyloidose Sarkoidose

5. *Ursachen von SA-Überleitungsstörungen*
  in der Jugend
  bei Älteren
	Diphtherie
	KHK

Die *Klinik* der bradykarden Herzrhythmusstörungen infolge Überleitungsstörungen ist durch das Auftreten von anfallsweise auftretender Bewußtlosigkeit, z. T. mit epileptiformen Erscheinungen oder durch kurze Absenzen gekennzeichnet (Morgagni-Adams-Stokes-Syndrom). Den Anfällen können auraartige Zustände vorausgehen. Im allgemeinen werden synkopale Erscheinungen bei Absinken der Herzfrequenz unter 40 pro Minute oder einer Asystolie von mehr als 2 s beobachtet und stellen dann eine Indikation zur Schrittmacherimplantation dar. Die gleiche klinische Symptomatik kann durch Kammerflimmern bedingt sein (hyperdyname Form der Adam-Stokes-Anfälle).

6.1 Atrioventrikulärer Block (AV-Block)

Störungen der Erregungsleitung zwischen Vorhof und Kammer sind die bei weitem häufigsten Überleitungsstörungen. Die einzige Stelle der Überleitung von der Vorhof- zur Kammermuskulatur (der AV-Knoten und anschließend das His-Bündel) ist eng; sie dient gleichzeitig der Leitungsverzögerung (die PQ-Zeit ist normalerweise bis 0,18 sec lang, Abb.6a) und damit der Koordination von Vorhof- und Kammertätigkeit; die PQ-Zeit hängt von der Herzfrequenz ab und ist um so kürzer, je schneller und um so länger, je langsamer das Herz schlägt. Auch mit dem Alter nimmt die

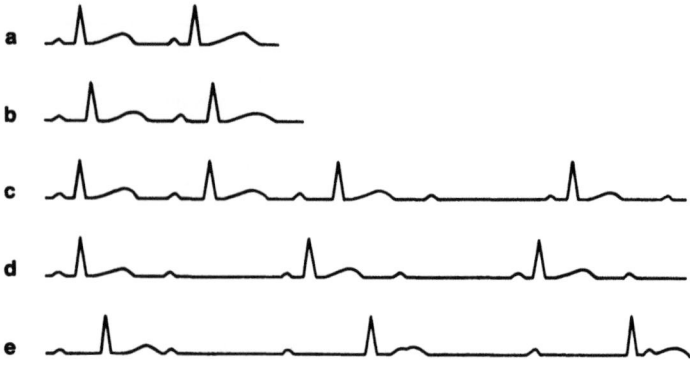

Abb. 6 a–e. AV-Leitungsstörungen. **a Normale atrioventrikuläre AV-Überleitung** (normale PQ-Zeit). **b AV-Block 1. Grades:** die PQ-Zeit ist verlängert. **c AV-Block 2. Grades** (Partieller AV-Block), Typ I (**Weckebach**-Periodik). Die zweite Vorhoferregung wird gegenüber der ersten verzögert übergeleitet, die dritte noch ein wenig stärker verzögert, während die vierte Vorhoferregung im AV-System total blockiert ist (die zugehörige Kammererregung fehlt); die nächste (fünfte) Vorhoferregung wird wieder normal übergeleitet. **d Partieller AV-Block Typ II**, hier dargestellt als 2:1-Block; jede zweite Vorhoferregung ist blockiert. Auf diese Weise entsteht eine Kammerbradykardie. **e AV-Block 3. Grades** (totaler) mit Kammerautomatie. Die Vorhoferregungen sind unabhängig von den sehr langsam aufeinanderfolgenden Kammererregungen, deren normale Form für einen Ursprung des Kammerersatzrhythmus oberhalb der Teilungsstelle des His-Bündels spricht. Die Vorhoferregungen haben die übliche Frequenz des Sinusrhythmus. Bei genauem Zusehen ist festzustellen, daß jene Abstände zwischen 2 Vorhoferregungen, in die eine Kammererregung fällt, etwas kürzer sind als die anderen (auch bei **d**): Phänomen der „ventrikulophasischen Sinusarrhythmie"

PQ-Zeit an Länge zu, wohl infolge einer zunehmenden Fibrosierung des AV-Systems. Der AV-Knoten ist für die Erregungsleitung ein empfindlicher Engpaß, der durch entzündliche und toxische Veränderungen, durch Störungen des Stoffwechsels und vor allem der Durchblutung leicht blockiert werden kann. Daher sind bereits Verzögerungen der AV-Erregungsleitung für die genannten Erkrankungen ein bedeutsames Signal, und das EKG ist die Untersuchungsmethode des Wahl, es sichtbar zu machen.

Betroffen sein kann: Die Zone der Überleitung zum AV-Knoten, der AV-Knoten selbst, der Stamm des His-Bündels oder die proximalen Abschnitte des rechten und linken Tawara-Schenkels. Diese Abschnitte des AV-Systems sind in den üblichen EKG-Ableitungen „elektrisch stumm" und werden während der PQ-Zeit von der Erregungswelle durchlaufen. Ableitungen vom His-Bündel selbst, mit Hilfe einer transvenös in den rechten Ventrikel eingeführten Katheterelektrode, zeigen dessen „Zacke"

1 = Sinusknoten
2 = AV-Knoten
3 = His-Bündel
4 = links-post.Faszikel
5 = links-ant. Faszikel
6 = rechter Schenkel
7 = rechter Vorhof

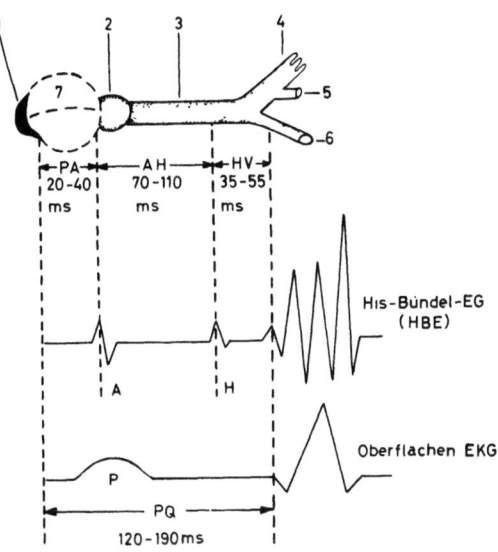

Abb. 7. Schematische Darstellung des His-Bündel-Elektrogramms in Beziehung zum Oberflächen-EKG und den anatomischen Strukturen des Reizleitungssystems

im EKG. Bei gleichzeitiger Schreibung des so gewonnenen intrakardialen Elektrogramms mit dem Oberflächen-EKG kann man die AV-Überleitungszeit (PQ-Zeit, normal 180 ms) unterteilen in die PA-Zeit (normal 40 ms), die AH-Zeit (normal 100 ms) und die HV-Zeit (50 ms) (Abb. 7). Eine AV-Leitungsverzögerung kann oberhalb des His-Bündels im AV-Knoten selbst oder im Anfangsteil des Bündels (proximaler AV-Block) oder unterhalb desselben (distaler AV-Block) liegen. Beim AV-Block 1. oder 2. Grades Typ Wenckebach handelt es sich meist um einen proximalen AV-Block, der prognostisch günstiger ist. Beim AV-Block 2. Grades Typ Mobitz oder dem totalen AV-Block liegt meist ein distaler AV-Block vor. Der totale AV-Block kann durch eine Unterbrechung des distalen Anteils des His-Bündels selbst oder durch eine Schädigung aller 3 Tawara-Schenkel bedingt sein (sog. trifaszikulärer AV-Block).

Die Erregungsleitungsstörungen lassen sich in **verschiedene Grade** unterteilen (s. Tabelle 19): *AV-Block 1. Grades* (Verlängerung der PQ-Zeit über 0,2 s), *AV-Block 2. Grades* (Typ Wenckebach: zunehmende Verlängerung der PQ-Zeit bis zum periodischen Ausfall einer Kammererregung, Typ Mobitz: Ausfälle von Kammererregungen ohne zunehmende Verlängerung der PQ-Zeit), *AV-Block 3. Grades (totaler AV-Block* mit Kammerautomatie). Treten bei einem AV-Block 3. Grades einzelne vom Vorhof übergeleitete Kammererregungen auf, so spricht man von einem subtotalen AV-Block.

Eine Rhythmusstörung entsteht nur durch den AV-Block 2. Grades, und zwar bei der **Wenckebach**-Periodik (AV-Block 2. Grades, Typ I) durch den periodischen Ausfall einer Kamererregung. Auch bei einem partiellen AV-Block Typ II kann durch einen ständigen Wechsel des Blockierungsverhältnisses (2:1-, 3:1-Block) eine unregelmäßige Herzschlagfolge zustande kommen.

6.1.1 AV-Block 1. Grades

Der AV-Block 1. Grades (Abb. 6b) ist der leichteste Grad einer Verzögerung der AV-Überleitung; er äußert sich in einer Verlängerung der PQ-Zeit im EKG (0,2 s und mehr), ist also nur elektrokardiographisch und nicht klinisch festzustellen.

Ist die *Ursache* ein erhöhter *Vagotonus,* dann ist die Herzaktion bradykard und die PQ-Zeit lang, sie wird aber bei Belastung unter dem erhöhten Sympathikusreiz kürzer. Zum typischen *Digitalis-EKG* gehört, neben der muldenförmigen Senkung von ST und der verkürzten QT-Dauer, eine lange PQ-Zeit. Immer muß angesichts einer verlängerten PQ-Zeit, aber einer normalen oder beschleunigten Herzfrequenz, bei jungen Menschen an eine schwelende *Myokarditis* gedacht werden. Besonders der Gelenkrheumatismus hat eine Affinität zum Gewebe des AV-System. Während und nach jeder hochfieberhaften Tonsillitis sollte der Arzt in der Praxis ein EKG schreiben, um, vielleicht über eine verlängerte PQ-Zeit, den Hinweis auf eine rheumatische Myokarditis zu bekommen. Bei älteren und alten Menschen kann eine lange PQ-Zeit das erste Zeichen einer *Koronargefäßerkrankung* sein und die Gefahr eines totalen Blockes ankündigen, besonders wenn zusätzlich ein Links- oder Rechtsblock auftritt oder schon besteht.

6.1.2 Partieller AV-Block (AV-Block 2. Grades)

Beim **AV-Block 2. Grades, Typ Wenckebach** (Abb. 6c), besteht eine zunehmende Verlängerung der PQ-Zeit mit periodischem Ausfall der Kammererregung (**Wenckebach-***Periodik*).

Die klinische Bedeutung dieses Blocks liegt, wie beim AV-Block 1. Grades, vor allem im Hinweis auf eine schwelende rheumatische *Myokarditis*. Die Wirkung des *Digitalis* kann ein ähnliches Bild erzeugen.

Der **AV-Block 2. Grades, Typ Mobitz,** ist durch regelmäßige oder unregelmäßige Ausfälle, auch mehrerer Kammererregungen, ausgezeichnet, während die PQ-Zeit (verlängert oder nicht) von Herzerregung zu Herzerregung gleich lang bleibt. Gelegentlich sind die Kammererregungen nach Art eines Schenkelblockbildes verändert. Bei diesen Formen ist der Übergang in den totalen AV-Block nicht selten. Die Überleitungsstörung kann sich in verschiedenen Blockierungsverhältnissen äußern. Beim partiellen AV-Block 5:4 oder 3:2 fällt nach jeder 5. bzw. jeder 3. Vorhoferregung die Überleitung aus. Der partielle AV-Block kann aber auch höhergradig sein. Bei einer 3:1- oder 4:1-Blockierung wird nur jede 3. oder 4. Vorhoferregung übergeleitet.

Die Rhythmusstörung des AV-Blocks 2. Grades Typ Mobitz entsteht gewöhnlich aufgrund einer Koronarsklerose bei älteren Menschen und hat eine schlechte Prognose. Die Implantation eines künstlichen Schrittmachers ist indiziert.

6.1.3 Totaler AV-Block (AV-Block 3. Grades)

Die Vorhoferregungen haben keine Beziehungen zu den Kammererregungen. Vorhöfe und Kammern schlagen unabhängig voneinander. Es besteht eine vollständige atrioventrikuläre Dissoziation (Abb. 6e).

Ein totaler AV-Block ist mit dem Leben nur dann vereinbar, wenn ein Kammereigenrhymthmus (Idioventrikularrhythmus) eintritt. Eine totale AV-Blockierung ohne Einsetzen der Kammerautomatie führt zu einem **Adams-Stokes-***Anfall,* der so lange dauert, bis entweder die Überleitung wieder in Gang kommt oder ventrikuläre Zentren die Führung der Kammern übernehmen. Die präautomatische Pause nimmt mit dem Alter zu.

Hat der Ersatzrhythmus seinen Ursprung im AV-Knoten oder im Stamm des His-Bündels (suprahisär), dann ist die Kammergruppe unauffällig, jedenfalls ist sie so wie beim Sinusrhythmus. Liegt der Ersatzrhythmus tiefer, jenseits der Teilungsstelle des His-Bündels (infrahisär), dann sind die Kammergruppen schenkelblockartig deformiert.

Die Frequenz des Kammereigenrhythmus als eines passiven Ersatzrhythmus ist sehr niedrig. Je älter der Mensch und je tiefer (weiter peripher im Herzen) der heterotope Schrittmacher liegt, desto niedriger ist die Kammerfrequenz. Sie beträgt bei Jugendlichen mit totalem AV-Block 50–60/min und steigt bei Belastung noch etwas an; sie liegt bei Erwachsenen gewöhnlich um 45/min und ändert sich bei Belastung nur wenig. Ein Schenkelrhythmus hat eine Frequenz von nur 30/min; die Kammereigenfrequenz kann aber noch niedriger sein (20/min) und soll im Extremfall

10/min betragen können. Die bradykarde Herzaktion ist regelmäßig. Nur gelegentlich wird die starre Eigenfrequenz von Kammerextrasystolen oder von über den Vorhof zurückgeleiteten Kammererregungen (Echophänomen) unterbrochen.

Ursachen des totalen AV-Blocks sind bei *jungen Menschen* gewöhnlich infektiös-toxische Erkrankungen, insbesondere die Diphtherie (kaum einmal der Rheumatismus), Stoffwechselerkrankungen (Amyloidose, Hämochromatose), Kollagenosen, Sarkoidose oder Kardiomyopathien. Ein angeborener totaler AV-Block ist selten und meist mit einem hohen Kammerseptumdefekt verbunden. *Bei Erwachsenen* ist der totale AV-Block gewöhnlich Ausdruck einer Koronargefäßerkrankung, zumal der kleinen und kleinsten Gefäße, entsteht aber auch bei einem Myokardinfarkt (Hinterwandinfarkt!) und ist dann eine jener verhängnisvollen Komplikationen, die den Tod herbeiführen können: Wie zunehmend häufigere Kammerextrasystolen das Kammerflimmern, so kündigen zunehmende AV-Leitungsverzögerungen den totalen AV-Block an. Wie jene (die gehäuften Kammerextrasystolen) die Vorbereitung zur Defibrillation, so signalisieren diese (die verstärkten AV-Leitungsstörungen) die Bereitstellung eines passageren Schrittmacherkatheters. Eine häufige Ursache des totalen „AV-Blocks" ist ein „intraventrikulärer trifaszikulärer Block" (Blockierung des rechten Schenkels des His-Bündels sowie der beiden linken Faszikel). Ein Vorstadium des trifaszikulären ist der bifaszikuläre Block (Kombination von überdrehtem Linkstyp und komplettem Rechtsschenkelblock, die durch eine Blockierung des vorderen Astes des linken Schenkels und des rechten Schenkels bedingt ist).

6.2 Sinuaurikulärer Block (SA-Block)

Er ist so selten, daß ein Hinweis genügt. Es handelt sich um einen regelmäßig wiederkehrenden (partieller SA-Block) oder dauernden Ausfall der Vorhoferregungen (totaler SA-Block) mit einem gewöhnlich vom AV-System ausgehenden Ersatzrhythmus (nichtdeformierte Kammergruppen). Ein partieller regelmäßiger 2:1-SA-Block imponiert im EKG als einfache Sinusbradykardie um 30-40/min. Ein totaler sinuaurikulärer Block ohne Ersatzrhythmus (**Adams-Stokes**-Anfall) läßt jede Herzerregung im EKG vermissen; auch die Vorhoferregungen fehlen (totaler Vorhof- und Kammerblock): absolute Kurvenruhe („Null-EKG"). Er ist vom Sinusknotenstillstand (Sinusarrest) nicht zu differenzieren.

Die häufigste *Ursache* eines SA-Blockes bei Jugendlichen ist die Diphtherie, bei Erwachsenen die Koronarsklerose.

6.3 Sinusknotensyndrom (Syndrom des kranken Sinusknotens, SSS-Syndrom)

Es handelt sich um eine Störung der Sinusknotenfunktion, meist bei älteren Personen auf dem Boden einer koronaren Herzerkrankung mit Minderperfusion des den Sinusknoten versorgenden Astes der rechten Koronararterie. Die Erkrankung tritt aber auch bei Jüngeren infolge einer rheumatischen Karditis oder von Herzklappenfehlern auf. Die Klinik der Erkrankung ist durch eine ständig oder intermittierend auftretende Sinusbardykardie, sinuatriale Leitungsstörungen und/oder Sinusstillstand einerseits und – damit wechselnd – durch tachykarde Phasen andererseits gekennzeichnet. Bei den tachykarden Phasen kann es sich um Vorhofflimmern, Vorhofflattern oder supraventrikuläre Tachykardien handeln. Die Kranken klagen über Synkopen, Schwindel und anfallsweises Herzjagen. Schwindel und Synkopen können aber auch durch eine vertebrobasiläre Insuffizienz oder ein Karotissinussyndrom bedingt sein, die mit dem Sinusknotensyndrom gemeinsam vorkommen. Wichtig ist insbesondere die Klärung der Frage, ob gleichzeitig eine vertebrobasiläre Insuffizienz vorliegt oder nicht. Sind die Synkopen oder die Schwindelerscheinungen bei einem Kranken mit Sinusknotensyndrom teilweise oder ganz durch eine vertebrobasiläre Insuffizienz bedingt, dann können die Beschwerden trotz Schrittmacherimplantation weiter bestehenbleiben. Es ist wichtig, die Kranken auf diese Möglichkeit hinzuweisen bzw. eine entsprechende Behandlung der vertebrobasilären Insuffizienz einzuleiten. Die medikamentöse Therapie des Sinusknotensyndroms ist unbefriedigend, unter Umständen auch gefährlich, da antiarrhythmische Substanzen, die man wegen der tachykarden Störung einsetzt, die bradykarde Rhythmusstörung verstärken können. Erst nach Implantation eines Schrittmachers können antiarrhythmische Substanzen zur Behebung der tachykarden Störungen gefahrlos gegeben werden.

6.4 Karotissinussyndrom

Bei diesen Patienten werden die Synkopen durch Reizung der Barorezeptoren in der Karotisgabel bei starker Drehung des Kopfes oder durch äußeren Druck (Kragen) ausgelöst. Dabei kommt es zu extremer Sinusbradykardie, Asystolie infolge Sinusarrest, SA-Block oder AV-Blockierung. In selteneren Fällen können die Synkopen auch durch starken Blutdruckabfall über 50 mm Hg ohne kritische Herzfrequenzverlangsamung bedingt sein (vasodepressorische Form des Karotissinussyndroms). Davon abzugrenzen ist der bei älteren Patienten viel häufigere **hypersensitive Karotissinus,** bei dem man durch leichten Druck auf den Karotissinus eine Bradykardie oder eine kurzfristige Asystolie auslöst. Einen hypersensitiven Karotissinusreflex findet man nicht selten auch bei Patienten mit Sinusknotensyndrom.

Differentialdiagnostisch muß eine vertebrobasiläre Insuffizienz ausgeschlossen werden. Die Therapie des Karotissinussyndroms besteht in der Schrittmacherimplantation, wobei die Interventionsfrequenz des Schrittmachers auf niedrige Frequenzen (40–50/min) eingestellt wird. Der hypersensitive Karotissinus ist als solcher nicht behandlungsbedürftig.

6.5 Behandlung der Erregungsleitungsstörungen

Die Beseitigung einer gleichzeitig bestehenden Herzinsuffizienz kann die AV-Leitungsfähigkeit verbessern und auf diese Weise die Blockierung aufheben. *β*-**Sympathikomimetika** fördern die AV-Erregungsleitung: Orciprenalin (Alupent) 0,05 mg/min als Infusion i.v. oder bis 6mal 20 mg per os). Alternativ kommt Ipratropiumbromid (Itrop) in Betracht (2- bis 3mal 10 mg). Die Kammerfrequenz auf diese Weise anzuheben, erweist sich für den Stoffwechsel des Herzmuskels auf die Dauer als unökonomisch.

Die „Dauertherapie" bei klinisch relevanten bradykarden Herzrhythmusstörungen besteht daher in der *Implantation eines künstlichen Herzschrittmachers.* Davon zu unterscheiden ist die temporäre Schrittmacherbehandlung im Notfall, z.B. bei höhergradigem AV-Block beim akuten Myokardinfarkt.

Die dauerhafte Implantation eines Herzschrittmachers ist absolut indiziert, wenn ein Adams-Stokes-Anfall (ein einziger genügt!) infolge eines partiellen oder totalen AV-Blocks auftritt. Fakultative Indikationen (Tabelle 20) sind, wenn bei einer Kammerbradykardie eine Herzinsuffizienz besteht oder die notwendige Gabe von Digitalis bzw. (bei tachykarden Rhythmusstörungen) die Gabe von Antiarrhythmika zu einer Bradykardie unter 40/min führt. Weitere Schrittmacherindikationen sind das Sinusknotensyndrom und das Karotissinussyndrom. Man sollte sich dabei immer darüber im klaren sein, daß die eindeutigste Indikation zum Schrittmacher immer in der Symptomatik des Patienten liegt (Synkopen durch

Tabelle 20. Indikationen zur Schrittmacherimplantation (bradykarde Rhythmusstörungen mit klinischer Symptomatik)

1. Intermittierender oder permanenter AV-Block 3. Grades
2. Intermittierender oder permanenter AV-Block 2. Grades Typ II
3. SA-Block
4. Sinusknotensyndrom
5. Bradyarrhythmie mit kardialer oder zerebraler Insuffizienz
6. Karotissinussyndrom

Adams-Stokes-Anfälle, Schwindel, Schwarzwerden vor den Augen, Leistungsminderung, rhythmogene Herzinsuffizienz).

An **Schrittmachern** werden heute nur noch sog. Demand-**Schrittmacher** verwandt, die elektrische Impulse nur dann abgeben, wenn die Eigenfrequenz des Herzens unter die eingestellte Schrittmacherfrequenz (meist 70/min) absinkt.

Zu unterscheiden sind dabei **Einkammersysteme** (Vorhof- oder Ventrikelschrittmacher) und **Zweikammersysteme,** die mittels zweier Schrittmachersonden (Vorhof und Kammer) die atrioventrikuläre Sequenz wieder herstellen, sog. AV-sequentielle Schrittmacher (Tabelle 21, Abb. 8). Auf Einzelheiten kann angesichts der Typenvielfalt und heute meist gegebenen Multiprogrammierbarkeit der Schrittmacher nicht eingegangen werden. Zunehmende Beachtung finden Schrittmacher mit Frequenzadaptation, bei der in Abhängigkeit von der körperlichen Aktivität die Schrittmacherimpulsfrequenz von beispielsweise 60 auf 120/min steigt (Activitrax). Die Parameter der neuen Schrittmacher können telemetrisch abgefragt werden, einige besitzen auch Memoryfunktionen und können die Zahl von abgegebenen Impulsen u. a. speichern. Die Überwachung der speziellen Schrittmachersysteme muß dem Kardiologen bzw. den implantierenden Zentrum überlassen werden.

Bei einem herkömmlichen Kammer-Demand-Schrittmacher mit rechtsventrikulärer Sondenlage sieht man bei der Eigenfrequenz des Herzens über 70/min im EKG keine Schrittmacherimpulse (R-Wellen-inhibierter Schrittmacher). Diese können jedoch durch Ausschalten der Demand-Funktion im Magnettest (Auflegen eines Magneten auf die Schrittmacherbatterie) sichtbar gemacht werden (Abb. 9a). Festfrequente Schrittmacher, die asynchron unabhängig von der Eigenfrequenz des Herzens ständig Impulse abgegeben, werden nicht mehr verwendet. Die Zuführung der Impulse der Schrittmacherbatterie erfolgt meistens über ein transvenös eingeführtes Elektrodenkabel, das z. B. im rechten Ventrikel verankert wird (endokardiale Stimulation eines ventrikelgesteuerten Schrittmachers). Nur selten ist bei großen Herzen die Verankerung der Elektroden operativ am Epikard oder im Myokard des Herzens notwen-

Tabelle 21. 3-Buchstaben-Kode zur Schrittmacherindentifizierung

1. Buchstabe:	Stimulationsort (*V* Ventrikel, *A* Vorhof, *D* Vorhof und Kammer)
2. Buchstabe:	Wahrnehmungsort spontaner Herzaktionen (V, A oder D)
3. Buchstabe:	Stimulationsmodus (*T* getriggert, *I* inhibiert, *D* Vorhof getriggert und kammerinhibiert)

Beispiele:
VVI:	Stimulation und Wahrnehmungsfunktion über 1 Elektrode in der Kammer
AAI:	Stimulation und Wahrnehmung über 1 Elektrode im Vorhof
DDD:	Sequentieller Schrittmacher, der über 2 Elektroden in Vorhof und Kammer sowohl stimuliert als auch Eigenaktionen wahrnimmt
DVI:	Sequentieller Schrittmacher, der über 2 Elektroden in Vorhof und Kammer stimuliert, Eigenaktionen aber nur in der Kammer wahrnimmt

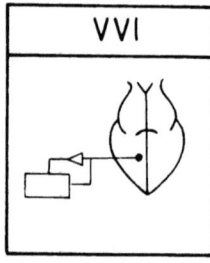

Ventrikel-Demand-
Schrittmacher

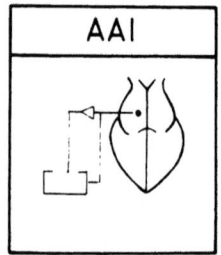

Vorhof-Demand-
Schrittmacher

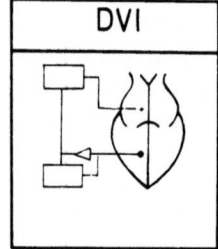

Sequentieller
Schrittmacher

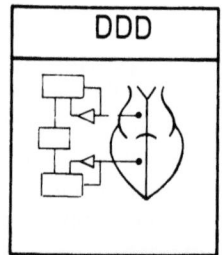

Sequentieller
Schrittmacher

+ Stimulation   • Stimulation und Wahrnehmung

Abb. 8. Schematische Darstellung von Stimulations- und Wahrnehmungsort von Ein- und Zweikammerschrittmachern (Abkürzungen s. Tabelle 21)

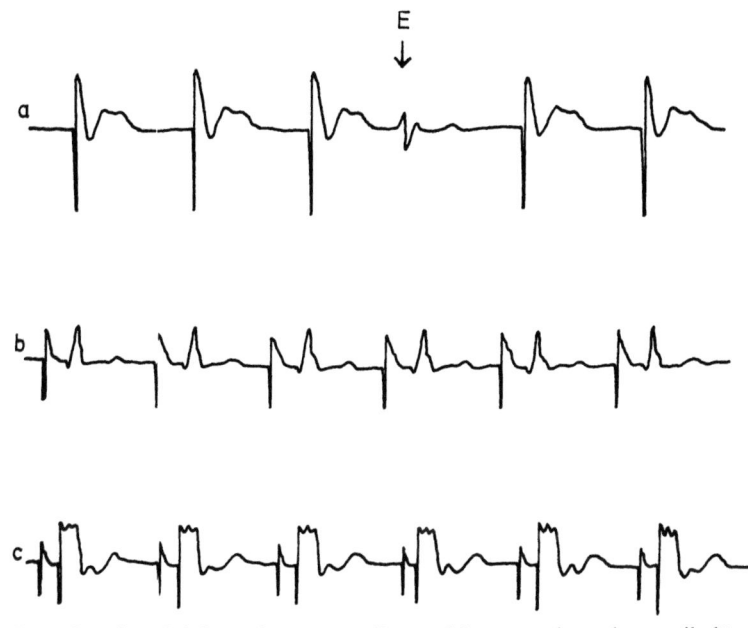

Abb. 9a–c. Häufige Schrittmachertypen. **a** Demand-System mit rechtsventrikulärer Sondenlage (Demand-Kammerschrittmacher). Eine Eigenaktion (↓) wird detektiert, daraufhin erfolgt das „reset" des Zeitgebers. **b** Der Vorhofschrittmacher wird in der Regel als Demand-System implantiert und gewährleistet bei intakter AV-Leitung weitgehend die physiologische Kontraktionssequenz. **c** Der AV-sequentielle Schrittmacher stellt quasi eine Kombination aus a und b dar, wobei meist Vorhof- und Kammersystem im Demand-Betrieb arbeiten. In c liegt die Eigenfrequenz sowohl der Vorhöfe wie der Kammern unter der programmierten Schrittmacherfrequenz

dig. Vorhofgesteuerte Schrittmacher (Abb. 9b) werden angewandt, wenn die AV-Überleitung noch intakt ist. Sie erlauben eine Steigerung der Kammerfrequenz entsprechend einer Zunahme der Vorhoffrequenz bei körperlicher Aktivität.

AV-sequentielle Schrittmacher (Abb. 9c) haben vor reinen Kammersystemen durch die Wiederherstellung der physiologischen Kontraktionssequenz von Vorhof und Kammer hämodynamische Vorteile und werden deshalb zunehmend implantiert. Allerdings kann es durch diese neuen Systeme auch unvorhergesehene Komplikationen ergeben, z. B. Reentrytachykardien, die durch von der Kammer in den Vorhof retrograd geleitete Impulse ausgelöst und über den Schrittmacher, der hier praktisch wie ein akzessorisches Bündel wirkt, in Gang gehalten werden.

Bei *Schrittmachersonden* müssen die bisher üblichen unipolaren Sonden mit deutlichem Impulsartefakt im Oberflächen-EKG von den neuerdings häufiger verwendeten bipolaren Sonden unterschieden werden, die diese deutlichen Impulsartefakte nicht mehr aufweisen, so daß die Schrittmacherimpulse (Spikes) schlecht zu sehen sind.

Die Schrittmacherbatterien hatten früher eine Lebensdauer von etwa 2 Jahren, die neuentwickelten Lithiumbatterien eine solche bis zu 10 Jahren. Störungen der Schrittmacherfunktion können durch Störung des Generators selbst (natürliche Erschöpfung der Batterie, vorzeitige Impulsgeberdefekte und anderes) oder durch Elektrodenstörungen (Kabelbruch, Elektrodendislokation) entstehen. Selten kommt es zur Myokardperforation, zur allmählichen Myokardpenetration oder zur schweren septischen Infektion. Eine Reizschwellenerhöhung mit fehlender Erregung des Myokards durch die Schrittmacherimpulse kann in den ersten Wochen nach Elektrodenimplantation auftreten und meist durch Umprogrammierung behandelt werden.

Das *Schrittmacher-EKG* (Abb. 9) kann je nach verwendetem Modell, programmierter Einstellung und Sondentyp sehr variabel sein. Beim herkömmlichen Kammersystem sieht man in regelmäßigen Abständen einfallende Impulse, die von schenkelblockartig deformierten Kammerkomplexen gefolgt sind. Ist die Eigenfrequenz des Herzens höher als die programmierte Schrittmacherfrequenz (Extrasystolie, intermittierender Block) fallen die Schrittmacherimpulse durch die Wahrnehmung (Sensing) der Eigenimpulse weg. Ist bei einem Bedarfsschrittmacher die sog. positive Hysterese einprogrammiert, folgt nach einer Eigenaktion des Herzens der 1. Schrittmacherimpuls nach einem längeren Stimulationsintervall (z. B. 1000 ms) als der eingestellten Schrittmacherfrequenz (Stimulationsintervall bei 70/min = 850 ms) entspricht.

Beim herkömmlichen Vorhofschrittmacher sind die entsprechenden Impulsartefakte im Oberflächen-EKG von nicht immer gut abgrenzbaren Vorhöfen gefolgt, die bei intakter AV-Leitung die übergeleiteten QRS-Komplexe nach sich ziehen. Beim AV-sequentiellen Schrittmacher findet man bei der herkömmlichen bipolaren Stimulation die aufeinander folgende Vorhof- und Ventrikelaktion des Schrittmachers je nach eingestelltem AV-Intervall.

Störungen der Schrittmacherfunktion können durch Störung am Generator selbst oder durch Elektrodenstörungen bedingt sein (Tabelle 22). Bei einem Frequenzabfall des Schrittmachers um 10% des Ausgangswertes oder mehr liegt beginnendes Batterieversagen vor und die Schrittmacherbatterie muß ausgetauscht werden. Ein Ausfall der Stimulation kann durch eine Dislokation der Sondenspitze in der rechten Herzkammer, Reizschwellenanstieg im Bereich des Elektrodenkopfes, Bruch der Schrittmacherelektrode oder Störungen der Konnektion der Sonde an der Batterie bedingt sein. Das *Schrittmachersyndrom* besteht in Schwindelerschei-

Tabelle 22. Störungen des Schrittmachersystems

Frequenzabfall bei Batterieversagen

Ineffektive Stimulation durch Dislokation der Sondenspitze im Herzen

Ineffektive Stimulation durch Reizschwellenanstieg (Mikrodislokation, Exitblock)

Sensingdefekt (Verlust der Demand-Funktion durch Entranceblock am Elektrodenkopf)

Bruch der Schrittmacherelektrode

Muskelkontraktionen im Bereich der Schrittmachertasche

Zwerchfellzuckungen

---

nungen und zeitweiligem Blutdruckabfall und tritt bei VVI-Schrittmachern dann auf, wenn schrittmacherausgelöste Kammeraktionen und Vorhofkontraktionen gleichzeitig erfolgen. Durch Vorhofpfropfung kommt es reflektorisch zum Blutdruckabfall. In diesen Fällen kann eine Umprogrammierung des Schrittmachers auf eine niedrigere Stimulationsfrequenz hilfreich sein.

Schrittmacherkontrollen

Die wichtigste und beste **Kontrolle der Schrittmacherfunktion** ist nach wie vor die Kontrolle durch Pulszählung (über eine volle Minute zählen!). Die Pulszählung kann evt. durch patienteneigene Zählgeräte erfolgen. Sinkt die Schrittmacherfrequenz um mehr als *10% der Ausgangsfrequenz* ab, dann muß wegen drohender Batterieerschöpfung ein Batteriewechsel vorgenommen werden. Der Patient ist dahingehend zu instruieren, daß die Pulsfrequenz *höher* als die eingestellte Schrittmacherfrequenz liegen kann. In seltenen Fällen kann die Pulsfrequenz durch frustrane Extrasystolen auch unter der Schrittmacherfrequenz liegen, obwohl die Schrittmacherfunktion nicht defekt ist. Der Patient muß aber dazu angehalten werden, bei Auftreten von Pulsunregelmäßigkeiten, bei Abweichung der Herzfrequenz bei wiederholter Kontrolle sowie bei Schwindel oder synkopalen Erscheinungen sofort den Hausarzt bzw. die zuständige kardiologische Abteilung zu konsultieren. Der Hausarzt sollte weiterhin darauf achten, daß der Patient die vereinbarten Termine zur Kontrolle der Schrittmacherfunktion (gewöhnlich alle 6 Monate) einhält. Dem Hausarzt obliegt eine weitere wichtige Aufgabe in der **Aufklärung des Patienten** über Sinn, Arbeitsweise und Funktionsdauer eines Herzschrittmachers. Ein Herzschrittmacher ist keine Krankheit, sondern in den meisten Fällen eine Schutzmaßnahme für den Patienten. Belastbarkeit, körperliche Aktivität (Sport) und Arbeitsfähigkeit werden durch den Schrittmacher selbst nicht eingeschränkt, sondern sind allein von der kardialen Grundkrankheit abhängig. Schrittmacherträger dürfen unbeschränkt reisen und fliegen. Eine elektromagnetische **Störung der Schrittmacherelektronik** wird bei den meisten Schrittmachern durch einen Metallmantel vermieden. Auch Röntgenaufnahmen und die auf Flughäfen verwendeten Waffensuchgeräte stören nicht. Zu vermeiden ist bei Schrittmacherträgern die Anwendung von Diathermie, Kurzwelle und Mikrowellenbestrahlungen. Vorsicht ist bei elektrochirurgischen Eingriffen gegeben. Elektromotoren (einschließlich entsprechender Haushaltgeräte) stören nicht, sollen aber nicht direkt in unmittelbarer Nähe mit dem Schrittmachergenerator kommen (s. Merkblatt im Anhang, s. S. 398).

Setzt die Kammerautomatie bei einem totalen AV-Block nicht sofort ein, dann führt die Asystolie zu einem Morgagni-Adams-Stokes-Anfall („hypodyname Form"). Der bedrohliche Zustand bedarf der **Soforttherapie:** Ein kräftiger Schlag auf die vordere Brustwand kann die Kammerautomatie in Gang bringen und es ist möglich, für einige Minuten durch rhythmische Faustschläge eine externe manuelle Stimulation des Herzens vorzunehmen (s. S. 4). Wenn das nicht gelingt, muß über Mund-zu-Mund-Beatmung und Herzmassage ein Minimalkreislauf aufrechterhalten werden. Dann kann ein Versuch mit einer Orciprenalin (Alupent)-Injektion (0,5-2 mg i. v.) oder -Infusion (10 ml = 5 mg, in 500 ml 5%iger Lävuloselösung, 60-120 Tropf/min) vorgenommen werden. Notfalls muß eine elektrische Stimulation erfolgen, die aber effektiv nur über eine transvenos eingeführte Katheterschrittmachersonde erfolgen kann.

Der Rhythmus des Herzens ist ein Urphänomen und seine Störung ein elementares Zeichen und Signal. Zum Bild des Arztes gehört, daß er die Hand am Puls seines Patienten hat. Das Pulsfühlen aber sollte heute ergänzt werden durch das Elektrokardiogramm.

Weiterführende Literatur

Hochrein H (Hrsg) (1980) Herzrhythmusstörungen. Springer, Berlin Heidelberg New York
Lüderitz B (Hrsg) (1979) Elektrische Stimulation des Herzens. Springer, Berlin Heidelberg New York
Lüderitz B (Hrsg) (1983) Herzrhythmusstörungen. Springer, Berlin Heidelberg New York (Handbuch der inneren Medizin, Bd 9/1)
Mengden HJ von (Hrsg) (1983) Vom EKG zur Diagnose. Thieme, Stuttgart
Nusser E, Trieb G (1979) Herzrhythmusstörungen, 2. Aufl. Schattauer, Stuttgart
Sandore E, Sigurd B (1984) Arrhythmica. Fachmed, St Gallen

Funktionelle kardiovaskuläre Syndrome

Helmut Lydtin und Peter Trenkwalder

1 Definition und Häufigkeit

Auf kaum einem anderen Gebiet der Medizin ist die Nosologie unübersichtlicher als im Bereich der funktionellen kardiovaskulären Syndrome, wie die Vielzahl der Synonyme und eine nicht nur im deutschen Sprachraum vertretene Begriffssemantik ausweisen (Tabelle 1). Wird „funktionell" im klaren Gegensatz zu „organisch" gesetzt, umfaßt die Definition *alle abnormen Funktionen und Regulationen des Herz-Kreislauf-Systems bei morphologisch intakten Organen.* Dazu treten Herzsensationen ohne nachweisbare Störung von Funktion und Regulation, die ein subjektives Krankheitsgefühl hervorrufen. Die Beschwerden treten in der Regel, aber nicht immer, anfallsweise auf.

Eine scharfe begriffliche Abgrenzung mit Ausschluß „organischer Krankheiten" ist zwar wünschenswert und vom pragmatischen Standpunkt aus notwendig. Dies ist aber nicht immer, auch nicht bei Einsatz aller heute zur Verfügung stehenden diagnostischen Hilfsmittel möglich. Die Diagnose beruht dann auf einem mehr oder weniger lückenhaften Indizienbeweis und nicht zuletzt auf einer kritischen Verlaufsbeobachtung. Es sei in diesem Zusammenhang an die Schwierigkeiten bei der Deutung der „Herzbeschwerden" nach einem kleinen Myokardinfarkt, nach einer Myokarditis, bei „hämodynamisch unbedeutenden" Vitien (also bei Vorliegen organischer Herzkrankheiten) erinnert. Hinter dem Erscheinungsbild „funktioneller Störungen" kann sich eine atypische Angina pectoris bei koronarer Herzkrankheit, ein Mitralklappenprolaps oder eine anlaufende Kardiomyopathie verbergen. Erinnert sei auch an die Häufigkeit abnormer EEG-Befunde bei Patienten mit labiler Blutdruckregulation (Temporallappenepilepsie!?) und an die herzzentrierte Symptomatik bei Hyperventilation (mit oder ohne begleitende EEG-Veränderungen).

Das Wissen um diese Zusammenhänge und um die Fragwürdigkeit des Gegensatzes von „organisch"-„funktionell" ist eine wesentliche Voraussetzung für einen sinnvollen Gebrauch der Diagnose funktioneller

Tabelle 1. Deutsche und englische Krankheitsbezeichnungen für funktionelle kardiovaskuläre Syndrome mit mehr oder weniger übereinstimmenden Begriffsinhalten. Einteilung nach den im Vordergrund stehenden Symptomen

Internistisches Schrifttum	Psychiatrisches Schrifttum
1. Herzschmerz Funktionelle Angina pectoris Angina pectoris vasomotorica Kardialgie	Angstneurose Anxiety reaction (Syndrome) Herzphobie Herzhypochondrie
2. Tachykardie Nervöses Herzklopfen Vegetative Ruhetachykardie Irritable heart (Da-Costa-Syndrom) Hyperkinetisches Herzsyndrom	Herzangstsyndrom Herzneurose Vasomotorische Neurose
3. Blutdruckerhöhung Hypertone Regulationsstörung	
4. Schwindel, Adynamie Neurozirkulatorische Asthenie (Dystonie) Effortsyndrom Vasoregulatorische Asthenie Hypotone Regulationsstörung	
5. Anfallsartige Beschwerden Sympathikovasale Krise Vagovasale Krise Hyperventilationssyndrom (nervöses Atemnotsyndrom)	

Herz-Kreislauf-Störungen durch den Arzt; er muß dem Wunsch nach möglichst weitgehender nosologischer und pathophysiologischer Analyse im Interesse einer gezielten Therapie ebenso wie dem psychophysischen Doppelaspekt (Abb. 1) dieser Krankheiten gerecht werden. Nur wenn man dem subjektiven Leiden des Patienten einen hohen Stellenwert im Krankheitsbegriff zuordnet, kann man das Vertrauen des Patienten gewinnen und damit hoffen, alle Faktoren aufzuklären und dem Patienten durch Vermittlung von Einsicht in die Zusammenhänge wirklich zu helfen. **Psychosomatische Beziehungen** spielen in der Ätiopathogenese dieser Störungen eine wichtige Rolle; Unruhe, Angst, Spannungsgefühl und Depressivität sind Teilaspekte der praktisch immer gestörten Emotionalität. Sie können *primär* als *Störfaktoren* wirken oder eine *Verstärkungsfunktion* ausüben. So führt dann z. B. - unabhängig von der primären Ursache - eine Herzrhythmusstörung durch ihr Bewußtwerden über die gestörte Emotion mit abnormer Symptomwertung zu einer Verstärkung der vegetativen

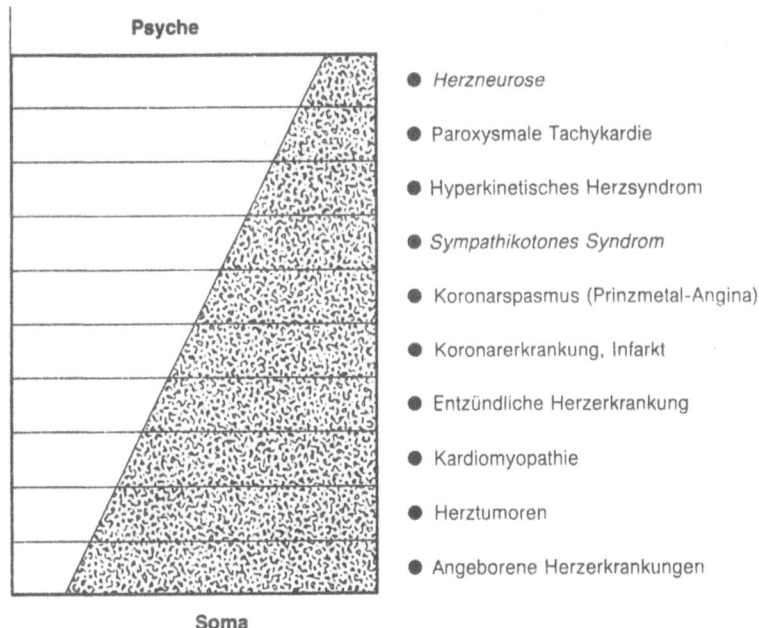

Abb. 1. Die Herzerkrankungen im Komplimentäritätsprofil (modifiziert n. Delius und Hahn)

Fehlsteuerung. Von besonderer Bedeutung ist bei diesen Störungen der **Einfluß von Umweltfaktoren** (Klima, psychosozialer Streß usw.). Die ihnen gegenüber individuell und auch beim einzelnen phasenweise *variable Reaktionsbereitschaft* erklärt den starken Wechsel im Beschwerdebild sowohl von einem zum anderen Patienten als auch in einer individuellen Lebens- und Krankengeschichte.

Die Häufigkeit der funktionellen kardiovaskulären Syndrome wurde auf 1,8% bei einem Anteil von 7,8% Herz-Kreislauf-Erkrankungen im Gesamtkrankengut einer Allgemeinpraxis geschätzt. Das jüngere und mittlere Lebensalter wird mit einem Häufigkeitsgipfel um das 30. Lebensjahr bevorzugt. Ob Frauen häufiger als Männer erkranken, was früher als gesichert galt, wird heute zu Recht diskutiert.

Die Angaben über die Häufigkeit funktioneller Störungen gehen in der Literatur auseinander. Zur Zeit liegen die Häufigkeitsdaten aus dem Schrifttum über den oben angegebenen Werten. Manche Kliniker schätzen den Anteil funktioneller Störungen unter ihren gesamten ambulanten und stationären Patienten auf 20–50%. Der Anteil funktioneller Störungen an einem Patientenkollektiv, das einer Kreislaufabteilung wegen Verdacht auf eine „organische" Herzerkrankung zugewiesen wurde, betrug etwa 30%. Die Unterschiedlichkeit in der Beurteilung der Häufigkeit dieser Störungen überrascht kaum angesichts des Fehlens einer einheitlichen, von allen Untersuchern akzeptierten Definition und der Schwierigkeiten sowohl in der Sicherung der Normabweichung als auch beim Ausschluß organischer Krankheiten. Insgesamt wird durch konsequenten Einsatz neuer diagnostischer Methoden (z. B. Echokardiographie, 24-h-EKG) das Gesamtfeld der bisher als funktionell eingestuften Krankheitsbilder eingeengt werden.

2 Einteilung

Besonders für die Therapie bietet eine Einteilung in *hyper-* und *hypodyname* Formen neben der Unterscheidung *anfallsweise* auftretender und *andauernder* funktioneller kardiovaskulärer Störungen klare Vorteile (Tabelle 2).

Tabelle 2. Einteilung der funktionellen kardiovaskulären Störungen

a) Hyperdyname Formen	Hyperkinetisches Herzsyndrom
	Vegetative Ruhetachykardie
	Hypertone Regulationsstörung
	Sympathikovasale Krise
b) Hypodyname Formen	Hypotone Regulationsstörung
	Asympathikotone Hypotonie
	Vagovasale Synkope
c) Funktionelle Herzschmerzen	

Tabelle 3. Gegenüberstellung der Abweichungen des Herzminutenvolumens (HMV), der Herzfrequenz (HF), des peripheren Gefäßwiderstandes (R per) und der Dehnbarkeit der Kapazitätsgefäße (C) von den Normalwerten

	HMV	HF	R_{per}	C
Hyperkinetisches Herzsyndrom/hypertone Regulationsstörung	↑	↑	↓	↓
Hypotone Regulationsstörung	↓	↑=↓	↓	↑

2.1 Hyperkinetisches Herzsyndrom

Vollbild der hyperdynamen Kreislaufstörung ist das hyperkinetische Herzsyndrom (Tabelle 3), das kreislaufdynamisch gekennzeichnet ist durch überhöhte Werte des Herzminutenvolumens, der Pulsfrequenz, der Blutdruckamplitude, der kardialen Kontraktilität und der Muskeldurchblutung bei vermindertem Gefäßwiderstand (vor allem in den Muskelgefäßen). Die *körperliche Leistungsfähigkeit* ist eingeschränkt. Dosierte Belastung führt zu einem übermäßigen Anstieg der Pulsfrequenz und des systolischen Blutdruckes. Es fehlen pathologisch-anatomisch oder hormonell faßbare Ursachen. Herzsensationen stehen unter den Beschwerden im Vordergrund.

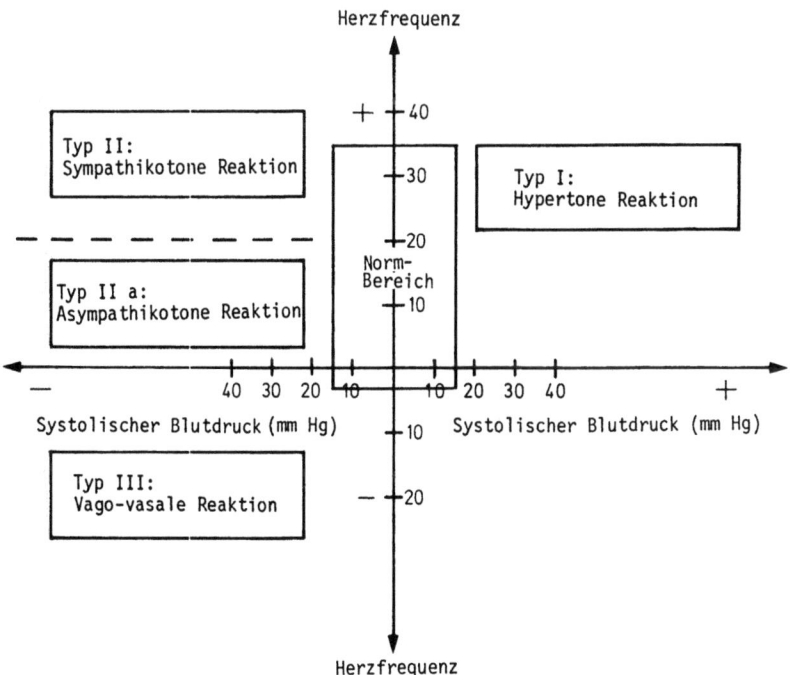

Abb. 2. Thulesius-Diagramm zur Differentialdiagnose orthostatischer Regulationsstörungen (*Sympathikotone Reaktion* entsprechend hypotoner Reaktion nach Schellong und hyperdiastolischer Reaktion nach Delius, *asympathikotone Reaktion* entsprechend hypodynamer Reaktion nach Schellong und hypodiastolischer Reaktion nach Delius)

2.2 Hypotone und hypodyname Formen

Dem hyperkinetischen Herzsyndrom und der hypertonen Regulationsstörung lassen sich nach Schellong hypotone, hypodyname und vagovasale Regulationsstörungen (bzw. nach Thulesius sympathikotone, asympathikotone und vagovasale Reaktionen – vgl. Abb. 2) gegenüberstellen. Es gibt Übergänge zwischen beiden Grundformen – der hyper- und der hypodynamen Regulationsstörung – auch innerhalb einer individuellen Krankengeschichte.

2.3 Herzschmerz

Als 3. Gruppe sind diejenigen funktionellen Störungen abzugrenzen, bei denen der Herzschmerz ganz im Vordergrund steht und die als funktionelle Herzschmerzen bezeichnet werden können.

3 Diagnose und Befund bei hyperdynamen funktionellen Störungen

3.1 Anamnese

Von besonderer Bedeutung für die Diagnose funktioneller Störungen ist die Anamnese. Bei dem stellvertretend für die hyperdynamen funktionellen Störungen abzuhandelnden **hyperkinetischen Herzsyndrom** ist das Beschwerdebild vielgestaltig. Im Vordergrund stehen „Herzbeschwerden" im weitesten Sinn, eine *verminderte körperliche Leistungsfähigkeit,* Globus- und Schwindelgefühl (Tabelle 4, Pkt. 1-4). Dazu treten allgemeine Symptome funktioneller Störungen (Tabelle 4, Pkt. 5-13). Demgegenüber stehen bei den hypotonen (hypodynamen) funktionellen Herz-Kreislauf-Störungen die körperliche und geistige Ermüdbarkeit und die Neigung zu Schwindel und Ohnmachten im Vordergrund.

Die Herzbeschwerden des Hyperkinetikers wie des Patienten mit hypotoner Regulationsstörung lassen im Gegensatz zur echten Angina pectoris, z. B. auf dem Boden einer koronaren Herzkrankheit, **keine Abhängigkeit** von **körperlicher Belastung** erkennen, sind meist in Ruhe stärker, bei

Tabelle 4. Beschwerdespektrum des hyperkinetischen Herzsyndroms

▷ 1. **„Herzbeschwerden"** (z. B. Palpitationen, Tachykardie) unbestimmtes, Stunden bis Tage andauerndes (pseudoanginöses) Druckgefühl in der Herzgegend, „Herzstechen", „Herzstolpern"

▷ 2. **Verminderte** körperliche **Leistungsfähigkeit** – rasche Erschöpfbarkeit, Muskelschwäche

▷ 3. Globusgefühl

▷ 4. **Schwindelgefühl** unsystematischer Schwindel, allgemeine Unsicherheit

▷ 5. **Dyspnoe** Zwang zu tiefem Durchatmen, „Reifengefühl", Gefühl der Atemnot (ähnlich wie bei „nervösem Atmungssyndrom"), Seufzeratmung

▷ 6. *Ohrensausen*

▷ 7. *Hitzegefühl*

▷ 8. *Kopfschmerzen*

▷ 9. Schweißausbruch

▷ 10. *Tremor* – motorische Unruhe

▷ 11. *Schlafstörungen* – ängstliche Gespanntheit

▷ 12. *Parästhesien* – Taubheitsgefühl, „inneres" Kältegefühl

▷ 13. Kalte Hände und Füße

---

körperlicher Tätigkeit geringer und werden oft nur in einem umschriebenen Präkordialbereich (über der Herzspitze) empfunden. Ihre Pathogenese ist nicht vollkommen geklärt. Die Annahme, daß die Herzschmerzen dieser Patienten durch tonische Spasmen der Interkostalmuskulatur entstehen, besitzt einen hohen Wahrscheinlichkeitsgehalt.

Wichtiger Teil einer sorgfältigen Anamnese sind Fragen nach der Dauer, den Umständen beim ersten Auftreten (Nachtruhe, Alkohol-, Nikotin-, Kaffee- oder Teegenuß, Einnahme von Arzneimitteln) und nach dem sozioökonomischen und psychischen Hintergrund.

3.2 Befunde beim hyperkinetischen Herzsyndrom

Einfach faßbares Leitsymptom ist eine mehr oder weniger ausgeprägte **Ruhetachykardie.** Bei einem Teil der Patienten besteht eine durch Zunahme des systolischen Blutdrucks vergrößerte Blutdruckamplitude. Häufig können ein systolisches Geräusch von der Art eines Austreibungsgeräusches, ein 3. Herzton und gelegentlich Kontinuageräusche im Bereich der Halsvenen („venous hum" - durch Valsalvamanöver unterdrückbar) festgestellt werden. Der Herzspitzenstoß ist an normaler Stelle kräftig und evtl. schnellend zu tasten. Die Herzgröße ist auch röntgenologisch unauffällig.

Der *elektrokardiographische* Kurvenverlauf ist entweder normal oder zeigt sympathikotone (evtl. auch tachykardiebedingte). Veränderungen (z. B. tiefer ST-Abgang mit ansteigendem ST-Verlauf, präterminale T-Negativität, P-Überhöhung in II, III, aVF), die im Stehversuch verstärkt werden.

Bei *Belastung* (Kniebeugen, Treppensteigen, Master-Test, Fahrradergometer) findet man einen überhöhten Anstieg der Pulsfrequenz und

Tabelle 5. Befundspektrum bei hyperkinetischem Herzsyndrom

▷ *a) Befunde in der Praxis*

1. *Tachykardie,* z. T. in *Ruhe,* vor allem bei Belastung

2. Vergrößerte *Blutdruckamplitude:*
   Erhöhung des systolischen Druckes,
   labile Blutdruckregulation im Stehversuch

3. Pulsqualität: Pulsus celer et altus

4. Hebender, schnellender Herzspitzenstoß an normaler Stelle

5. *Systolische* (Strömungs-) *Geräusche* über dem Herzen

6. Strömungsgeräusche über den Venen (venous hum)

7. Dritter Herzton (protodiastolischer Galopp)

8. Kalte, feuchte Akren

9. Tremor

10. Gesichtsrötung

11. Sympathikotone EKG-Veränderungen (besonders bei Stehversuch)

b) Befunde bei speziellen Untersuchungen

12. *Ansprechen auf β-Rezeptorenblocker*

13. Überhöhtes Herzminutenvolumen in Ruhe und bei Belastung

14. Überhöhte Ruhedurchblutung der Muskulatur

15. Überhöhte kardiale Kontraktilität des Herzens

16. Überhöhte Auswurfrate des Blutes aus dem Herzen

17. Erniedrigte arteriovenöse Sauerstoffdifferenz

18. Verminderte körperliche Belastbarkeit (Ergometerbelastung)

der Blutdruckamplitude durch Zunahme des systolischen Blutdrucks (s. Tabelle 5).

Von hier gibt es fließende Übergänge zur „hypertonen Regulationsstörung" mit nur gering erniedrigtem, normalem oder sogar gegenüber der Norm leicht erhöhtem peripheren Gefäßwiderstand. Fortlaufende Blutdruckmessungen zeigen wellenförmige Blutdruckschwankungen, die mit einer mangelnden Dämpfung der Blutdruckregelsysteme zusammenhänen dürften. Man spricht deshalb hier von einer dynamischen Labilität der Blutdruckregulation.

Der sich daraus plötzlich entwickelnde krisenhafte Blutdruckanstieg mit starker Frequenzsteigerung führt zum Vollbild des sympathikovasalen Anfalles (meist mit beschleunigter Atmung, weiten Pupillen, einer fleckig-marmorierten Haut und einem ausgeprägten Angstgefühl). Dabei muß auch eine Temporallappenepilepsie, die neben verschiedenen vegetativen Symptomen und Beschwerden das Vollbild eines sympathikovasalen Anfalles auslösen kann, differentialdiagnostisch in Betracht gezogen werden.

3.3 Differentialdiagnose

Differentialdiagnostisch müssen vor der Diagnose eines gegenständigen hyperkinetischen Herzsyndroms vor allem eine *Hyperthyreose* und andere Ursachen einer Hyperzirkulation ausgeschlossen werden (Tabelle 6). Ebenso wichtig ist die differentialdiagnostische Überlegung, ob Ruhetachykardie und eingeschränkte körperliche Leistungsfähigkeit mit einem pathologisch-anatomisch faßbaren *Myokardprozeß* (z. B. Myokarditis,

Tabelle 6. Differentialdiagnose der Hyperzirkulation

1. Hyperthyreose
2. Anämie
3. Arteriovenöse Fistel
4. Leberzirrhose
5. Chronischer Alkoholismus
6. Emphysem
7. Dumping-Syndrom
8. Phäochromozytom mit starker Adrenalinproduktion
9. Beriberi
10. M. Paget
11. Gravidität
12. Gefäßreiche Tumoren
13. Akute intermittierende Porphyrie

Kardiomyopathie, Z. n. Herzinfarkt) in Zusammenhang stehen. Auch bei einer besonders kritischen Wertung der Anamnese und des gesamten Befundspektrums einschließlich körperlicher Untersuchung, EKG und humoraler Befunde gelingt der Ausschluß einer Myokarditis bzw. einer Kardiomyopathie in der Praxis gelegentlich nur unvollkommen. Dies muß man vor dem nächsten diagnostischen Schritt - dem probatorischen Einsatz eines β-Rezeptorenblockers - klar vor Augen haben und evtl. vorher noch weitere Untersuchungen (Echokardiographie, Ergometrie, Myokardszintigraphie, evtl. sogar Herzmuskelbiopsien) veranlassen, um die Diagnose zu sichern.

Durch Substanzen, die eine selektive Blockade der adrenergen β-Rezeptoren bewirken, läßt sich die Größe des β-adrenergen Antriebs indirekt ermitteln. Mit Propranolol (Dociton) hat man am längsten Erfahrungen, gleichsinnig wirken neuere β_1-Rezeptorenblocker wie z.B. Metoprolol (Beloc, Lopresor), Atenolol (Tenormin) oder Acebutolol (Prent). Man bestimmt allgemein in der Praxis das Ansprechen auf eine Initial-Dosis von 10-20 mg Propranolol per os (bzw. z.B. 25-50 mg Metoprolol per os). Eine mindestens einstündige Beobachtung des Patienten ist nach der erstmaligen Verabreichung des Medikamentes notwendig. Die Gegenindikationen (v.a. Bronchialasthma und drohende Herzinsuffizienz) müssen unbedingt beachtet werden. Weiter ist zu berücksichtigen, daß auch die kardiovaskulären Symptome einer Hyperthyreose auf β-Blocker ansprechen und diese somit eine Überfunktion der Schilddrüse maskieren können.

3.4 Spezielle Untersuchungsmethoden

Reicht der bisher geschilderte Untersuchungsgang nicht zur Sicherung der Diagnose, so sind weitere Methoden - allerdings z.T. nur an Kliniken - verfügbar (z.B. Echokardiographie, Ergometrie, Angiographie, Messung von Herzminutenvolumen und Auswurffraktion).

4 Diagnose und Befunde bei hypotonen (hypodynamen) kardiovaskulären Störungen

4.1 Hypotonie

Eine Hypotonie liegt vor, wenn der systolische Blutdruck unter 100 mm Hg, der diastolische Blutdruck unter 60 mm Hg liegt. Wichtigstes Leitsymptom bei den hypotonen Regulationsstörungen (vgl. Thulesiusdiagramm) ist das Absinken des arteriellen Blutdrucks im Stehversuch. Eine Einengung der Blutdruckamplitude mit Anstieg des diastolischen Drucks und Zunahme der Herzfrequenz weist darauf hin, daß die Aktivität des sympathischen Nervensystems und die reflektorische Vasokonstriktion in Orthostase teilweise erhalten sind; das Wesen der Störung liegt offenbar darin, daß das Blut im Niederdrucksystem der unteren Körperhälfte versackt und der venöse Rückfluß damit unzureichend wird (hypotone bzw. sympathikotone Störung). Im Gegensatz dazu liegt bei Ausbleiben des Herzfrequenzanstiegs und Abfall des diastolischen Drucks eine hypodyname bzw. asympathikotone Regulationsstörung vor (Abb. 3). Unter definierten Arbeitsbedingungen (im Ergometerversuch, Stufentest) ist die Leistungsfähigkeit eingeschränkt. Eine für den Normalen als obere Leistungsgrenze geltende Herzfrequenz von 160-170 S/min wird in der Regel nicht erreicht und die Belastung wird wegen der subjektiv empfundenen Erschöpfung abgebrochen.

4.2 Vagovasale Synkope

Eine *plötzlich auftretende* hypodyname Regulationsstörung, bei der der Frequenzanstieg ausbleibt, leitet über zum Vollbild der vagovasalen Synkope. Schwäche, Schwindelgefühl, Gähnen, Übelkeit und Schweißausbruch können das Absinken des Blutdrucks einleiten. Die Auslöser sind vielfältig, oft situativ (Orthostase und Umgebung: „Blutentnahme", „Kirche", usw.).

4.3 Differentialdiagnose (Tabelle 7)

Differentialdiagnostisch darf eine vor allem im Stehversuch ausgewiesene hypotone oder hypodyname Regulationsstörung erst nach Ausschluß organischer Ursachen den funktionellen Störungen zugeordnet werden.

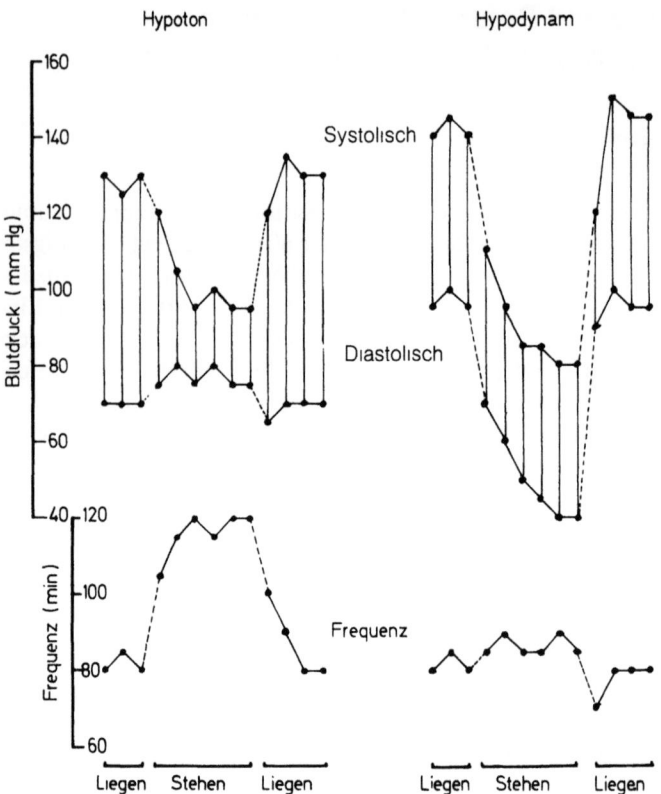

Abb. 3. Blutdruck und Herzfrequenz bei der hypotonen bzw. sympathikotonen und bei der hypodynamen bzw. asympathikotonen Form der hypotonen Kreislaufregulationsstörung. Messung jede Minute

Wichtig ist, daß ähnliche Beschwerdebilder bei *endogenen Depressionen* auftreten können. Abgegrenzt werden muß die *konstitutionelle Hypotonie;* bei ihr liegt der systolische Blutdruck bereits in Ruhe unter der Normgrenze von 100-110 mm Hg. Derartige Blutdruckwerte schließen eine völlig normale körperliche und geistige Leistungsfähigkeit keineswegs aus.

Eine besondere Stellung nimmt die *„idiopathische orthostatische Hypotonie"* des höheren Lebensalters ein, die wir nicht den funktionellen kardiovaskulären Störungen im engeren Sinne zuordnen. Sie wird praktisch nur bei Männern im höheren Lebensalter (jenseits des 50. Lebensjahres) beobachtet und mit degenerativ bedingten Störungen der nervalen Übermittlung bzw. Steuerung des Blutdrucks in Zusammenhang gebracht. Typischerweise fallen im Stehen der systolische und der diastolische Blut-

Tabelle 7. Differentialdiagnose hypotoner Kreislaufregulationsstörungen

1. *Hypotonie durch Kreislaufversagen*	
a) Volumenmangel	Blutverlust
	Dehydratation
	Kapillarschädigung
b) Periphere Vasodilatation	Anaphylaxie
	Reflektorisch (Husten, Miktion)
	Venöse Insuffizienz (Varikosis)
	Sympathektomie
2. *Kardiogene Hypotonie*	Myokardinfarkt
	Aortenstenose
	Pericarditis constrictiva
	Karotissinussyndrom
	Lungenembolie
	Tachykarde/bradykarde Rhythmusstörungen
3. *Konstitutionelle Hypotonie*	
4. *Idiopathische orthostatische Hypotonie* (postural hypotension, Bradbury-Egglestone-Syndrom)	
5. *Hypotonie bei innersekretorischen Störungen*	Hypothyreose
	Morbus Addison
	HVL-Insuffizienz
	(Morbus Sheehan)
6. **Neurogene Hypotonie** (sekundäre Positionshypotonie)	Polyneuropathie bei Diabetes mellitus
	Guillain-Barré-Syndrom
	Tabes dorsalis, Parkinson, Querschnittsyndrom
7. **Medikamentös induzierte Hypotonie**	Vasodilatatoren (Nifedipin, Hydralazin u. a.)
	Nitrate
	Diuretika
	α-Rezeptorenblocker
	L-Dopa
	Bromocriptin

druck ohne reflektorische Tachykardie ab (asympathikotone Reaktion). Beim Bradbury-Egglestone-Syndrom treten zusätzlich Potenzstörungen, Anhidrose und Störungen der Sphinkterfunktionen auf. Auch ohne neurologische Ausfälle gibt es im Jugendalter schwere orthostatische Hypotonien, bei denen offenbar eine totale Unerregbarkeit des Herzens und der Peripherie auf sympathikotone Reize besteht.

Differentialdiagnostisch ist auch die Hypotonie bei *innersekretorischen Erkrankungen* in Erwägung zu ziehen: Eine primäre Nebennierenrindeninsuffizienz hat als Leitsymptom eine starke Pigmentierung der Haut, bei sekundärer Nebenniereninsuffizienz ist die Haut blaß, die Axilla- und die Pubeshaare sind ausgefallen. Nicht selten ist eine autonome Neuropathie mit neurogener Hypotonie bei einem Diabetes mellitus. Immer ist bei der Anamnese nach der Einnahme *blutdrucksenkender Medikamente* zu fragen.

5 Therapie der funktionellen kardiovaskulären Syndrome

Bei der Therapie der funktionellen kardiovaskulären Syndrome ist wegen des Fehlens einer engen Beziehung zwischen Funktionsstörung und Krankheitsgefühl auf den Grundsatz der *„Verhältnismäßigkeit"* in der *Wahl der Mittel* sowie auf die Einhaltung einer *sinnvollen Reihenfolge* im Therapieplan zu achten. Kritikloser Einsatz der Pharmakotherapie kann bei diesen Patienten das Gefühl des Krankseins verstärken. Die Therapie gliedert sich in die körperliche Übungsbehandlung, die Pharmakotherapie im engeren Sinn, die Psychotherapie sowie die Therapie mit Psychopharmaka.

5.1 Körperliche Übungsbehandlung

Zahlreiche Untersuchungen belegen die günstige Wirkung eines richtig aufgebauten körperlichen Trainings bei den meisten Formen funktioneller Herz-Kreislauf-Störungen. Die objektiven Zeichen der Funktionsstörung sprechen oft früher und besser als die subjektiven Beschwerden an. Weniger wichtig als die spezielle Form des Trainings ist die von einer vernünftigen ärztlichen Führung bestimmte *schrittweise Änderung* der *Lebensweise;* der Patient muß lernen, sich regelmäßig (möglichst täglich) körperlich zu belasten. Eine stufenweise *Steigerung des Trainings* und eine positive Motivation des Patienten durch Spiel und Wettbewerb unterstützen diesen Teil der Behandlung in wesentlicher Weise. Geeignete Sportarten sind v. a. Schwimmen, Radfahren, Waldlauf und Skilanglauf - die Betonung liegt auf der Ausdauerbelastung. Bei Neigung zu Hypotonie zielen die physikalisch wirksamen Maßnahmen vor allem auf eine *Steigerung des venösen Rückflusses.* Dies gelingt durch Bandagieren der unteren Extremitäten (Wickeln mit elastischen Binden, Stützstrümpfe), aktive Beinbewegungen mit Vermeiden von längerem Stehen, Training v. a. der Beinmuskulatur,

Bürstenmassagen, kalt-warme Wechselbäder und Behandlung einer Varikose.

Für Extremformen der orthostatischen Dysregulation stehen heute exakt angepaßte Druckanzüge („antigravity suits") zur Verfügung.

5.2 Pharmakotherapie

5.2.1 Hyperdyname kardiovaskuläre Störungen

Da die Aufnahme eines körperlichen Trainings zumindest im Beginn der Behandlung durch mangelnde Bereitschaft des Patienten, seine Ängstlichkeit oder durch äußere Gründe erschwert ist, kommt vor allem in dieser Phase der Pharmakotherapie mit **β-Rezeptorenblockern (β-Sympathikolytika)** (Tabelle 8) besondere Bedeutung zu. Diese Substanzen haben sich als die wirksamsten Medikamente zur Behandlung hyperdynamer kardiovaskulärer Störungen erwiesen. Grundsätzlich sind von allen β-Rezeptorenblockern gleichsinnige Wirkungen zu erwarten, β_1-selektive (sog. kardioselektive) β-Rezeptorenblocker werden wegen des günstigen Nebenwirkungsspektrums bevorzugt; periphere Durchblutungsstörungen wie Raynaud-Syndrom, Hypoglykämien (besonders bei medikamentös behandelten Diabetikern) und Bronchospasmen treten unter β_1-selektiven Blockern signifikant seltener auf als bei nichtselektiven Blockern. Die wirksame Dosis von Metoprolol liegt für diese Indikation z. B. bei 2mal 25 bis 2mal 100 mg pro Tag, von Atenolol bei 1mal 50 bis 1mal 100 mg pro Tag. Oft gelingt es bei allen Blockern mit einer einmaligen Tagesdosis auszukommen. Es ist im Interesse der Arzneimittelsicherheit wünschenswert, sich auf ein begrenztes Präparate-Angebot zu beschränken und dabei die schon länger im Handel befindlichen Substanzen zu bevorzugen. Substanzspezifische Nebenwirkungen werden sich so leichter erfassen lassen.

Als Kontraindikationen gelten für alle β-Blocker neben der in diesem Zusammenhang weniger in Betracht kommenden manifesten Herzinsuffizienz AV-Überleitungsstörungen höheren Grades und Bronchialasthma. In der Allgemeinpraxis sollten diese Patienten von einer Behandlung mit β-Rezeptorenblockern ausgeschlossen werden. Unter entsprechenden Kautelen ist auch bei Patienten mit obstruktiven Lungenkrankheiten unter Ausschluß des allergischen Asthma bronchiale ein Therapieversuch mit β_1-selektiven Blockern evtl. unter gleichzeitiger Verabreichung von β_2-Stimulatoren (z. B. Bricanyl, Sultanol, Berotec) erlaubt.

Tabelle 8. In Deutschland zugelassene Handelspräparate von β-Rezeptorenblockern, geordnet nach Freinamen (Generic). ISA: Intrinsic Sympathomimetic Activity; Sel: Selektivität; MS: Membranstabilisierende Wirkung (t½ = Plasmahalbwertszeit)

Generic	Handelsname Deutschland	ISA	Sel.	MS	t½ (h)
Acebutolol	Neptal, Prent	+	β_1	+	3 - 4
Alprenolol	Aptin	+	–	+	2 - 3
Atenolol	Tenormin	–	β_1	–	5 - 7
Betaxolol	Kerlone	–	β_1	(+)	16 -22
Bunitrolol	Stresson	+	–	(+)	5 - 6
Bupranolol	Betadrenol, Panimit	–	–	+	1,3
Carazolol	Conducton	–	–	–	
Carteolol	Endak	+	–	–	(5 - 7)
Labetalol	Trandate	–	$\alpha + \beta$	+	(3 - 4)
Mepindolol	Corindolan	+	–	(+)	4 - 6
Metipranol	Disorat	–	(β_1)	–	2,5- 5
Metoprolol	Beloc, Lopresor, Prelis	–	β_1	(+)	3 - 4
Nadolol	Solgol	–	–	–	10 -12
Nifenalol	(Beta-Intensain)	(+)	–	+	
Oxprenolol	Trasicor	+	–	+	1,5- 3
Penbutolol	Betapressin	+	–	+	4 - 5
Pindolol	Visken, Pectobloc	+ +	–	+	3 - 4
Propranolol	Dociton, Indobloc, Propranolol-Stada, Propranur	–	–	+	3 - 4
Sotalol	Sotalex	–	–	–	10 -15
Talinolol	Cordanum (DDR)	?	β_1	?	
Timolol	Temserin	–	–	–	3 - 4
Toliprolol	Doberol, Sinorytmal	–	–	+	

5.2.2 Hypotone Regulationsstörung

Ziel der Pharmakotherapie der hypotonen Regulationsstörung ist es, die Auswurfleistung des Herzens zu erhöhen und den Blutdruck zu stabilisieren. Grundsätzlich ist festzustellen, daß der *Nutzen* dieser Therapie i. allg. *überwertet* wird. Sie sollte auf die Fälle mit häufiger, anders nicht zu beherrschender Kollapsneigung beschränkt werden, da sie bei hoher Dosierung nicht frei von Nebenwirkungen ist und für die Mehrzahl der Fälle die allgemein roborierenden Maßnahmen (s. 5.1) und erhöhte Flüssigkeits- und Kochsalzzufuhr ausreichen.

Die in Tabelle 9 angegebenen Dosisvorschriften können nur als erste Orientierung angesehen werden, da für jedes Medikament durch den Arzt eine wirksame individuelle Dosierung gefunden werden sollte. **Sympathikomimetika** wirken je nach ihrem Effekt auf die α- oder β-Rezeptoren mehr auf den peripheren Widerstand oder auf das Herzminutenvolumen, ihre Wirkung ist in der Regel kurzdauernd, die Resorption ist bei oraler Verabreichung schwankend. Präparate wie Novadral, Norphen oder Gutron mit überwiegender α-Wirkung sind bei hoher Herzfrequenz zu bevorzugen, während bei niedrigen Herzfrequenzen z. B. Effortil mit Vorteil eingesetzt wird. Eine Sonderstellung nimmt Dihydroergotamin ein, das – obwohl Derivat eines α-Blockers – v. a. das Niederdrucksystem tonisieren soll (Dihydroergotamin, Dihydergot, Dihydergot retard bzw. forte), und damit Blut aus dem peripheren venösen Kapazitätssystem mobilisiert. Als Nebenwirkung können Gefäßspasmen auftreten!

Theophyllinpräparate wie Akrinor wirken ähnlich wie Koffein. Natriumretinierende *Mineralokortikoide* wie Astonin-H erhöhen über eine

Tabelle 9. Medikamentöse Therapie hypotoner Kreislaufregulationsstörungen

	Richtdosen
1. Sympathikomimetika	
Effortil (Etilefrin)	3mal 1 Tbl.
Novadral (Norfenefrin)	1- bis 2mal 1 Drg.
Norphen (Octopamin)	2- bis 3mal 20 Tr. oder 1 Kps.
Gutron (Midodrin)	2mal ½–2mal 1 Tbl.
2. Mutterkornalkaloide	
Dihydergot (Dihydroergotamin)	2mal 1 Tbl.
Tonopren f. (Dihydroergotamin)	2mal ½–2mal 1 Tbl.
Tonopren	2mal 15–30 Tr.
3. Theophyllinderivate	
Akrinor (Theophyllin, Theodrenalin)	2- bis 3mal 1 Tbl.
4. Mineralokortikoide	
Astonin H (Fludrocortison)	1mal 1 Tbl. (3–8 Wochen)

verstärkte Natriumretention das intravasale Flüssigkeitsvolumen und - evtl. über eine Zunahme des intrazellulären Natriums - auch das Ansprechen der peripheren Gefäße auf die endogene adrenerge Stimulation. Auf Kontraindikationen und Nebenwirkungen (u. a. Ödemneigung, Kaliumverluste) dieser Medikamentengruppe ist besonders zu achten. Sie sollten i. allg. nur zeitlich begrenzt (für 3-8 Wochen) angewandt werden.

5.3 Psychopharmaka, Psychotherapie

5.3.1 Psychopharmaka

Psychopharmaka sollten unseres Erachtens *nur unterstützend* und keinesfalls als Monotherapie eingesetzt werden, da ihre Wirkung auf das Beschwerdebild nur indirekt, meist unbefriedigend und vorübergehend ist. Darüber hinaus können die Präparate von sich aus die Neigung zu *kardialen Rhythmusstörungen* (Extrasystolen, Tachykardie) und zu orthostatischen Hypotonien *verstärken*. In der ambulanten Therapie bevorzugen wir bei sehr ängstlichen, gespannten und unruhigen Patienten Metazepam (z. B. Nobrium, 2mal 5-10 mg/die), Diazepam (z. B. Valium, 2mal 2 mg/die), Chlordiazepoxid (z. B. Librium, 3mal 2 mg/die) oder Meprobamat (z. B. Miltaun, 3mal 400 mg/die). Überwiegt die depressive Komponente, kommen für die ambulante Therapie z. B. Lexotanil (¼-½ Tbl. abends), Limbatril (2- bis 3mal 1 Kps.) oder Melleril retard 30 (2mal ½ Tbl.), evtl. auch Ludiomil, in Betracht.

5.3.2 Psychotherapie

Die Bedeutung psychischer Komponenten, die Differenziertheit des Patienten sowie Zeit und Ausbildung des behandelnden Arztes bestimmen den Stellenwert der Psychotherapie im Behandlungsplan. Meist reicht eine kleine Psychotherapie (Fokalpsychotherapie) bzw. oft nur eine psychagogische Führung durch einen Arzt aus, um den Patienten aus dem Circulus vitiosus von Herzbeschwerden und - leider oft iatrogen verstärkter - Herzangst herauszuführen. Gute Erfolge lassen sich mit autogenem Training erzielen. Stehen Angst und depressive Verstimmtheit im Vordergrund des Krankheitsbildes, müssen vor allem echte psychiatrische Krankheitsbilder ausgeschlossen werden.

Zusammenfassend ergeben sich für den Umgang mit funktionellen Herz-Kreislauf-Störungen folgende **Grundsätze:**

Der Patient mit funktionellen Herz-Kreislauf-Beschwerden muß in seinem Leidensdruck ernst genommen werden, da er sonst immer wieder neue Ärzte aufsucht und eine Unzahl meist invasiver, kostspieliger und ihn weiter verängstigender Untersuchungen induziert.

Vor jeder medikamentösen Therapie sollten alle nichtmedikamentösen Behandlungsformen ausgeschöpft werden. Wenn medikamentöse Therapie, dann nur zeitlich begrenzt und unter laufender ärztlicher Überwachung!

Bei der Betreuung und Führung von Patienten mit funktionellen Herzbeschwerden sollte der Arzt offen für eine organische Diagnose bleiben und jede Änderung von Beschwerde- und/oder Erscheinungsbild ernst nehmen.

Weiterführende Literatur

Füllgraf G, Palm D (1984) Pharmakotherapie, klinische Pharmakologie. Fischer, Stuttgart

Lydtin H (1983) Hyperdyname kardiovaskuläre Störungen. In: Riecker G (Hrsg) Therapie innerer Krankheiten. Springer, Berlin Heidelberg New York

Lydtin H, Lohmöller G (1977) β-Receptorenblocker. Aesopus, Lugano München

Lydtin H, Trenkwalder P (1985) Gibt es eine Differentialtherapie mit Beta-Rezeptorenblockern? Herz und Gefäße 5: 69

Siegenthaler W (Hrsg) (1980) Differentialdiagnose innerer Krankheiten, 14. Aufl. Thieme, Stuttgart

Chronisch-arterielle Hypertonie

Dieter Klaus

1 Definition, Ursache und Pathogenese

Als chronisch-arterielle Hypertonie wird jede, die Norm überschreitende, **dauerhafte Steigerung** des arteriellen Mitteldrucks bezeichnet.
Als obere Norm wird für den Blutdruck des Erwachsenen ein Wert von 140/90 mm Hg und ein Hochdruck bei Werten von oder über 160/95 mm Hg angenommen (WHO). Dazwischen liegende Blutdruckwerte werden als Grenzwerthypertonie bezeichnet. Erhöhte Blutdruckwerte werden bei 5-10% aller Menschen gefunden. Von den über 40jährigen hat sogar fast jeder fünfte einen erhöhten Blutdruck.
Ätiopathogenetisch sind für die Manifestation der *essentiellen Hypertonie* genetische Faktoren Voraussetzung für die Wirkung der Realisationsfaktoren. Von diesen Realisationsfaktoren (Risikofaktoren) sind besonders veränderte Ernährung (hohe Kochsalz-, niedrige Kaliumzufuhr) und assoziierte Erkrankungen wie Diabetes mellitus, Übergewicht und Gicht zu nennen. Diese Faktoren wirken in erster Linie über eine erhöhte Aktivität des Sympathikus und andere neurohumorale Mechanismen (Renin-Angiotensin), die direkt oder indirekt über Katecholamine zu einer Steigerung des Herzzeitvolumens (frühe Phasen der essentiellen Hypertonie), vor allem aber zu einer Erhöhung des peripheren Widerstands führen. Für den *renovaskulären* Hochdruck spielt initial die erhöhte Renin- und Angiotensinsekretion die entscheidende Rolle. Für den *renoparenchymalen* Hochdruck sind eine positive Natrium- und Flüssigkeitsbilanz mit Zunahme des Extrazellulärvolumens bestimmend. Katecholamine, Renin-Angiotensin, Aldosteron wie auch erhöhte Natriumbilanz führen letztlich in gemeinsamer Endstrecke zu einer Erhöhung der intrazellulären Kalziumkonzentration, die wiederum eine Erhöhung des Tonus der glatten Gefäßmuskulatur und damit eine Erhöhung des peripheren Widerstandes nach sich zieht (Abb. 1). Für die *endokrinen* Hochdruckformen ist pathogenetisch die vermehrte Hormonproduktion von Aldosteron (primärer Aldosteronismus), Katecholaminen (Phäochromozytom) oder Kortisol (Cushing-Syndrom) entscheidend.

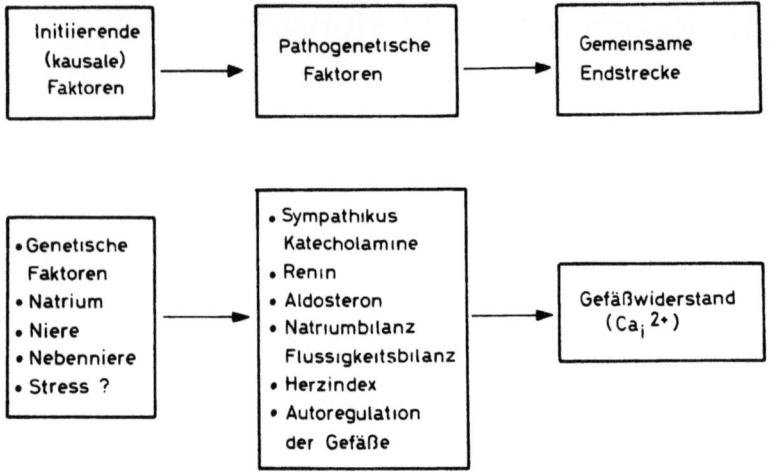

Abb. 1. Ätiologische und pathogenetische Faktoren für die Entwicklung der essentiellen Hypertonie. Gemeinsame Endstrecke ist die Erhöhung der intrazellulären Kalziumkonzentration (Ca_i^{2+})

2 Einteilung

Nach der *Ursache* trennen wir die **essentielle** (primäre) Hypertonie von den **symptomatischen** (sekundären) Hypertonien, zu denen renoparenchymaler, renovaskulärer, endokriner und kardiovaskulärer Hochdruck gehören. In Tabelle 1 ist die prozentuale Häufigkeit der Ursachen eines Hochdrucks angegeben. Die essentielle Hypertonie ist mit 85–90% die häufigste aller Hochdruckformen. Wenig bekannt ist bisher, daß wahrscheinlich 3% bis 5% der Hochdruckerkrankungen auf einen chronischen Alkoholismus zurückzuführen sind.

Temporäre Blutdrucksteigerungen werden ebenso wie der Schlagvolumen- und Minutenvolumenhochdruck definitionsgemäß nicht zur chronisch-arteriellen Hypertonie gezählt, müssen aber in differentialdiagnostischer und therapeutischer Hinsicht beachtet werden (Tabelle 2). Die *systolische Hypertonie* ist durch einen über 160 mm Hg erhöhten systolischen Blutdruck und einen normalen oder erniedrigten diastolischen Blutdruckwert gekennzeichnet. Sie tritt im Alter gehäuft auf und ist durch einen arteriosklerotisch bedingten Elastizitätsverlust des Aortenbogens bedingt („Windkesselhochdruck").

Als *Belastungshypertonie* wird ein systolischer Blutdruckanstieg über 210 bis 220 mm Hg bei definierter körperlicher Belastung (stufenweise Belastung am Fahrradergometer je 1 Minute von 50 bis 100 Watt) bezeichnet.

Tabelle 1. Einteilung der chronischen arteriellen Hypertonie und Häufigkeit der einzelnen Formen in Prozent

▷ I. Essentielle (primäre) Hypertonie	85-90%
▷ II. Symptomatische (sekundäre) Hypertonie	10-15%

1. Renoparenchymale Hypertonie
    Chronische Glomerulonephritis,
    Chronische Pyelonephritis,
    Einseitige kleine Niere,
    Zystennieren
	8-12%

2. Renovaskuläre Hypertonie Nierenarterienstenose	2-3%

3. Endokrine Hypertonie
    Cushing-Syndrom,
    Primärer Aldosteronismus,
    Phäochromozytom
	0,5%

4. Kardiovaskulärer Hochdruck Aortenisthmusstenose	0,5%
5. Hypertonie durch Alkohol	3-5%

Tabelle 2. Ursachen temporärer und rein systolischer Blutdrucksteigerungen

1. *Temporäre Blutdrucksteigerung* durch/bei
    a) Gestosen, Schwangerschaftshochdruck
    b) Ovulationshemmer
    c) Iatrogen (Indometacin und andere nichtsteroidale Antirheumatika, NNR-Steroide)
    d) ZNS-Erkrankungen (erhöhter Hirndruck, Poliomyelitis)
    e) Respiratorische Insuffizienz
    f) Akute Vergiftungen (Thallium, CO)
    g) Akute intermittierende Porphyrie

2. *Minutenvolumenhochdruck* bei
    a) Hyperthyreose
    b) Hyperkinetisches Herzsyndrom

3. *Schlagvolumenhochdruck* bei totalem AV-Block und Aorteninsuffizienz

4. *Systolische Hypertonie* durch Aortensklerose (Windkesselhochdruck)

Die prognostische Bedeutung von nur bei stärkerer körperlicher Belastung auftretenden überhöhten Blutdruckanstiegen ist ungeklärt.

Neben der Klassifizierung des Hochdrucks nach der Ursache ist eine Beurteilung des **Schweregrades** notwendig. Die WHO empfahl 1978 eine Einteilung des Hochdrucks in 3 Schweregrade.

Schweregrad I: Hochdruck ohne organische Veränderungen am Herz-Kreislauf-System.

Schweregrad II: Hochdruck mit Zeichen der röntgenologischen, elek-

Tabelle 3. Schweregrade des Hochdrucks

1. *Hochdruckgrenzwerte (WHO 1978)*
   Normale Blutdruckwerte   < 140/90 mm Hg
   Grenzwerthypertonie   140/90-159/94 mm Hg
   Stabile Hypertonie   ≧ 160/95 mm Hg

2. *Neue Einteilung (WHO 1982) der Hypertonieschweregrade*
   Milde Hypertonie   Pd 90-104 mm Hg
   Mittelschwere Hypertonie   Pd 105-114 mm Hg
   Schwere Hypertonie   Pd > 115 mm Hg

---

trokardiographischen oder echokardiographischen Linkshypertrophie, Augenhintergrundveränderungen des Stadiums I oder II, Proteinurie und/oder leichte Erhöhung der Plasmakreatininkonzentration.

Schweregrad III: Hochdruck mit Organläsionen, die durch den Hochdruck bedingt sind (Linkshypertrophie, Niereninsuffizienz, Encephalopathia hypertonica, Retinopathia hypertonica Stadium III/IV, Linksinsuffizienz).

Aufgrund mehrerer großer Studien bei Tausenden von Hochdruckkranken in Australien und den USA über den Verlauf der essentiellen Hypertonie und den Einfluß von Interventionsmaßnahmen wurde 1982 eine Schweregrad-Einteilung unabhängig vom Auftreten von Organveränderungen in *milde* (leichte) Hypertonie (Pd 90-104 mm Hg), *mittelschwere* (Pd 105-114 mm Hg) und *schwere* Hypertonie (Pd über 115 mm Hg) vorgenommen (Tabelle 3). Bei dieser Einteilung ist die Grenzwerthypertonie in der milden Hypertonie enthalten.

Eine *maligne Hypertonie,* die sowohl bei essentieller wie auch bei sekundären Hochdruckursachen auftreten kann, liegt vor, wenn die folgenden Symptome vorhanden sind: Konstante diastolische Blutdruckerhöhung über 120 mm Hg, Retinopathia hypertonica des Stadium III oder IV mit Blutungen und Exsudaten am Augenhintergrund, Einschränkung der Nierenfunktion, Hypokaliämie, rascher progredienter Verlauf.

3 Essentielle Hypertonie

3.1 Definition

Bei der essentiellen Hypertonie handelt es sich um eine *genetisch multifaktoriell* bedingte Blutdrucksteigerung, deren Ursache bis heute unbekannt ist. Die Diagnose der essentiellen Hypertonie gründet sich deshalb auf den *Ausschluß* aller Ursachen eines sekundären Hochdrucks. Die Häufigkeit der essentiellen Hypertonie wird auf 85-90% der Gesamtbevölkerung geschätzt. Möglicherweise handelt es sich bei der essentiellen Hypertonie nosologisch um keine einheitliche, sondern um eine inhomogene Gruppe.

3.2 Krankheitsbild

3.2.1 Klinischer Befund und Verlaufsformen

Nicht selten findet sich in der *Familienanamnese* eine Hochdruckbelastung, die aber für die Diagnose einer essentiellen Hypertonie nicht beweisend ist, weil eine Häufung von Hochdruckerkrankungen auch beim renalen Hochdruck vorkommt. Relativ oft ist eine Kombination mit *Fettsucht* und/oder *Diabetes* vorhanden. Fast ¼ der unbehandelten Hypertoniker weist eine Erhöhung der *Harnsäurewerte* im Blut auf. Bei vielen Patienten wird die essentielle Hypertonie zufällig entdeckt. Die Erkrankung beginnt meist zwischen dem 35. und 45. Lebensjahr.

Die subjektiv *häufigsten Beschwerden,* über die 20-30% der Kranken klagen, sind Herzklopfen, Schwindel, Nervosität, Präkordialschmerz und Kopfschmerzen. Keine dieser Beschwerden ist charakteristisch für eine Blutdrucksteigerung. Bei einer Reihe von Hochdruckkranken sind auch belastungsabhängige retrosternale Schmerzen wie bei einer Angina pectoris durch koronare Herzkrankheit vorhanden, die auf eine hypertensive Mikroangiopathie zurückgeführt werden (s. S. 306).

Bei der Untersuchung bietet der Kranke nicht immer das Bild des roten Hochdrucks. Viele Patienten sind im Aspekt unauffällig oder haben sogar eine blasse Gesichtsfarbe. Der Blutdruck weist initial wechselnde Werte auf, die phasenweise normal sein können (Stadium der Grenzwerthypertonie). Bei körperlicher Belastung steigt der Blutdruck stärker an als beim Gesunden. Über dem Herzen kann eine Akzentuierung des Aortenklappenschlußtones und ein funktionelles systolisches Strömungsgeräusch vorhanden sein. Die Grenzwerthypertonie bzw. milde Hypertonie kann jahrelang ohne Folgeerscheinungen bestehen und sich vor allem bei Jüngeren wieder zurückbilden. Verlaufsstudien bei 2000 Personen, die nach 2 Blutdruckmessungen diastolische Blutdruckwerte über 95 mm Hg aufwiesen, also in die Gruppe der milden Hypertonie eingereiht werden mußten, haben gezeigt, daß bei 48% dieser Personen nach 3 Jahren der diastolische Blutdruck unter 95 mm Hg lag. Nur bei 8% der Untersuchten kam es zum Auftreten von kardiovaskulären Komplikationen (koronare Herzkrankheit oder Hirninfarkt). Bei 12% der Untersuchten entwickelte sich ein schwerer Hochdruck, bei dem Rest (32%) blieb eine milde Hypertonie bestehen. Diese in Australien durchgeführte und 1982 veröffentlichte Studie hat vor allem für die Indikation zur medikamentösen Behandlung der milden Hypertonie große Bedeutung.

Nicht selten kommen die Kranken mit essentieller Hypertonie schon mit einem **stabilen Hochdruck** zur ersten Untersuchung, bei dem die Blutdruckwerte, auch wenn sie von Tag zu Tag schwanken, immer über die Norm erhöht sind (bei mehrfach Messungen immer über 160/95 mm Hg). In dieser Phase mit konstanter diastolischer Blutdruckerhöhung kommt es allmählich durch sekundäre hochdruckbedingte Gefäßveränderungen (Arteriolosklerose, Arteriosklerose) zu Organschäden an Herz, Gehirn, Nieren und Augenhintergrund.

Weitere Verlaufsformen sind die *maligne* Phase und die *hypertensive Krise*, die immer mit einem schweren Krankheitsbild einhergehen (s. S. 354).

3.2.2 Hochdruckfolgen (Tabelle 4)

Der Hochdruck begünstigt die Entwicklung der Arteriosklerose in den großen Gefäßen, das Entstehen von Charcot-Mikroaneurysmen in den kleinen Hirnarterien sowie das Auftreten einer Arteriolosklerose und von fibrinoiden Nekrosen in den Arteriolen (Übergang in die maligne Phase). Neben relativ hochdruckspezifischen Komplikationen (Linkshypertrophie, Herzinsuffizienz, Hirnblutung) gibt es Hochdruckfolgen durch Arteriosklerose, die auch von anderen Risikofaktoren begünstigt wird (Myokardinfarkt, Hirninfarkt, Nephrosklerose, s. Abb. 2). Eine strenge Trennung ist nicht möglich.

Die chronische Druckbelastung bedingt eine *Linkshypertrophie* des Herzens, die - begünstigt durch eine zusätzliche koronare Herzkrankheit - von einer myogenen Linksdilatation und von einer *Linksinsuffizienz* des Herzens gefolgt sein kann. Die Linksbelastung des Herzens durch einen Hochdruck zeigt sich im Elektrokardiogramm durch Übervoltage in den linkspräkordialen Ableitungen („wahrscheinliche" Linkshypertrophie), später durch zusätzliche Repolarisationsstörungen mit ST-Streckensenkungen und negativen T-Zacken in V_4 bis V_6 („definitive" Linkshypertrophie). Der Nachweis einer elektrokardiographischen Linkshypertrophie stellt ein prognostisch ungünstiges Zeichen dar. Das Risiko kardiovaskulärer Folgeerscheinungen an Hirn- und Herzkranzgefäßen wird bei Vorliegen einer elektrokardiographischen Linkshypertrophie um das 8fache erhöht. Eine elektrokardiographische Linkshypertrophie ist bei etwa 25% aller Hochdruckkranken vorhanden. Echokardiographisch findet sich in

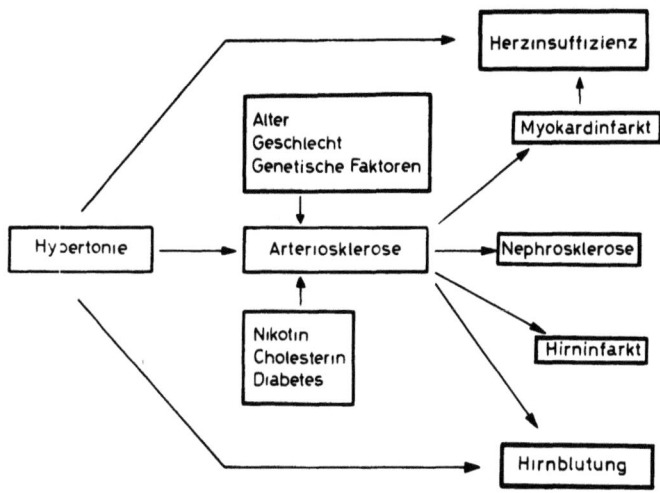

Abb. 2. Hochdruckfolgen und ihre Beziehungen zur Arteriosklerose, die auch von anderen Risikofaktoren begünstigt wird

Tabelle 4. Hochdruckfolgen bei essentieller Hypertonie

Herz	Linkshypertrophie Herzinsuffizienz Koronarinsuffizienz Myokardinfarkt
Hirn	Transitorische ischämische Attacke (TIA) Hirninfarkt Hochdruckenzephalopathie Massenblutung
Niere	Benigne Nephrosklerose Pyelonephritis
Auge	Retinopathia hypertonica

einem viel höheren Prozentsatz (50-60%) eine Linksherzhypertrophie, teilweise schon in den frühen Stadien der Grenzwerthypertonie.

Eine röntgenologisch nachweisbare Linksvergrößerung des Herzens bedeutet eine myogene Linksdilatation des Herzens. Eine **Koronarsklerose** weisen bis zu 40-50% der essentiellen Hypertoniker auf. Das häufig gemeinsame Vorkommen einer Linkshypertrophie und einer Arteriosklerose in den größeren Koronargefäßen führt zum Bild der *hypertensiven Herzkrankheit*. Die Herzbeteiligung beim Hochdruck besteht demnach aus einem myogenen Faktor (Druckbelastung→Linkshypertrophie→Linksinsuffizienz) und einem koronaren Faktor (Koronarsklerose→Koronarinsuffizienz→Angina pectoris, Myokardinfarkt).

Eine typische belastungsabhängige **stabile Angina pectoris** ist beim Hochdruckkranken nicht immer durch eine koronare Herzkrankheit infolge einer Koronarsklerose bedingt, sondern kann auch Folge der bei Hochdruck mit Linkshypertrophie verminderten Koronarreserve sein, die wiederum durch eine hypertensive Mikroangiopathie infolge Arteriolosklerose der Koronararterien verursacht wird.

An den Nieren entwickelt sich eine *benigne Nephrosklerose,* die lange Zeit nur durch spezielle Untersuchungen faßbar ist (Einschränkung der endogenen Kreatininclearance) und erst spät zu einer geringen Proteinurie (0,5-1‰) und Erythrozyturie führt. Eine fortschreitende Niereninsuffizienz ist nicht häufig.

Zerebrovaskuläre Komplikationen sind bei der essentiellen Hypertonie häufig und durch die Arteriosklerose bedingt. Sie können unter dem Bild der transitorischen ischämischen Attacken (TIA), des Hirninfarktes oder der Massenblutung verlaufen. Bei der *Massenblutung* kommt es akut, beim *Hirninfarkt* zu langsamer im Verlauf von Stunden fortschreitenden neurologischen Ausfallerscheinungen (apoplektischer Insult mit Halbseitenparese), die, wenn sich die Symptome in einigen Tagen zurückbilden, als PRIND bezeichnet werden (prolongiertes reversibles ischämisches neurologisches Defizit). Wiederholte passagere zerebrale Ischämien mit flüchtigen neurologischen Ausfällen gehören zum Bild der *Encephalopathia hypertonica.* Abbau der Persönlichkeit, Störungen der Merkfähigkeit, erhöhte Reizbarkeit, emotionale Labilität mit depressiven Zügen sind Folgen einer fortschreitenden Hirnarteriosklerose. Bei plötzlichem Blutdruckanstieg kann sich das Bild der akuten *Hochdruckenzephalopathie* mit Kopfschmerzen, Drehschwindel, Erbrechen, Amaurose, Bewußtseinsstörungen und Krämpfen entwickeln, die Folge eines Hirnödems sind.

Am **Augenhintergrund** finden sich nach der Einteilung von Keith-Wagener beim Schweregrad I und II des Fundus hypertonicus nur mehr oder minder diskrete Veränderungen an Arterien und Venen, während der Schweregrad III durch das Auftreten von *Blutungen* und der Grad IV zusätzlich durch *Papillenödem* und Exsudate charakterisiert sind. Eine Zentralvenenthrombose oder Zentralarterienthrombose mit plötzlicher Sehverschlechterung ist beim Hochdruckkranken infolge der stärkeren Gefäßveränderungen häufiger als beim Normotonen.

Aneurysmen der Aorta abdominalis werden beim älteren Hochdruckkranken häufiger als beim Normotonen beobachtet, weil der Blutdruck in der Bauchaorta etwas höher als im Brustteil der Aorta ist. Sie sind sonographisch sehr gut darstellbar. Bei einer Durchmesservergrößerung über 6 cm ist die Operation angezeigt.

Krisenhafte Blutdrucksteigerungen kommen bei der essentiellen Hypertonie vor und sind wegen der Auslösung eines Lungenödems, eines Myokardinfarktes, einer Amaurose oder eines apoplektischen Insults gefährlich (hypertensive Krise, hypertensive Notfallsituation).

Der Übergang in die **maligne Phase** wird bei 1% der Kranken mit essentieller Hypertonie, besonders im 40.-50. Lebensjahr beobachtet. Die maligne Phase ist neben der konstanten diastolischen Blutdruckerhöhung über 120 mm Hg durch ihre Progredienz und in den meisten Fällen durch eine *Niereninsuffizienz* gekennzeichnet (Anstieg des Serumkreatinins über 2 mg/dl und des Harnstoffs über 50 mg/dl). Typisch ist eine Retinopathia hypertonica des Stadiums III oder IV mit Blutungen, Exsudaten und Papillenödem. Häufig ist eine *Hypokaliämie* durch sekundären Aldosteronismus vorhanden. Neben einer Mikrohämaturie und Proteinurie kann es zeitweilig zu Makrohämaturien kommen.

3.2.3 Prognose

Die Lebenserwartung nimmt bei essentieller Hypertonie parallel dem Anstieg des diastolischen Blutdrucks ab, bei Männern stärker als bei Frauen. Bei unbehandelter schwerer Hypertonie (Pd > 120 mm Hg) lag früher die Fünfjahresüberlebensrate unter 50%. Der Tod erfolgt durch Herzinsuffizienz (30%), zerebrovaskuläre Komplikationen (20%), Myokardinfarkt (15%) oder Urämie (10%).

Nach amerikanischen Versicherungsstatistiken beträgt die Lebenserwartung bei 35 Jahre alten Männern mit einem Blutdruck von 150/100 nur noch 25 Jahre und bei 55 Jahre alten Männern noch 17 Jahre. Sie ist gegenüber Normotonen mit Blutdruckwerten von 120/80 mm Hg um 40 bzw. 26% herabgesetzt (Abb. 3).

3.3 Diagnose

Die Diagnose der essentiellen Hypertonie gründet sich auf den *Ausschluß* einer *sekundären Hypertonie*. Die Suche nach einer symptomatischen Hypertonie muß besonders intensiv bei Hochdruckkranken unter 40 Jahren erfolgen. Nicht selten bereitet bei Kranken unter 30 Jahren die Unterscheidung einer essentiellen Hypertonie von einer *hypertonen Regulationsstörung Jugendlicher* Schwierigkeiten. Bei der hypertonen Regulationsstörung Jugendlicher liegt meist eine Steigerung der Herzfrequenz und eine überwiegend systolische Blutdruckerhöhung vor. Differentialdiagnosti-

Blutdruck mm Hg	Lebenserwartung in Jahren	Verkürzung der Lebenserwartung in Jahren	in %
	Männer, 35 Jahre alt		
≤ 120/80	41	0	0
130/90	37	-4	-10
140/95	32	-9	-22
150/100	25	-16,5	-40
	Männer, 55 Jahre alt		
≤ 120/80	23	0	0
130/90	22	-1	-4
140/95	19	-4	-17
150/100	17	-6	-26

Abb. 3. Verkürzung der Lebenserwartung bei 35 und 55 Jahre alten Männern mit milder Hypertonie

sche Schwierigkeiten können sich auch gegenüber einer funktionellen Sinustachykardie und dem hyperkinetischen Herzsyndrom ergeben, die beide mit einem Minutenvolumenhochdruck einhergehen. Die Abgrenzung der hypertonen Regulationsstörung von einer essentiellen Hypertonie kann häufig nur nach dem Verlauf aufgrund einer zunehmenden diastolischen Blutdruckerhöhung getroffen werden.

4 Renoparenchymale Hypertonie

4.1 Definition

Unter renoparenchymaler Hypertonie verstehen wir einen chronisch-arteriellen Hochdruck infolge einer *ein- oder doppelseitigen Nierenerkrankung*. Zu den doppelseitigen Nierenerkrankungen mit Hochdruck zählen chronische Glomerulonephritis, chronische Pyelonephritis, Zystennieren, diabetische Glomerulosklerose, Gichtniere, Erythematodes, Periarteriitis nodosa und Nierenamyloidose (Tabelle 1). Bei den einseitigen Nierenerkrankungen mit Hochdruck liegt meist eine kleine Niere durch Nierendysplasie oder einseitige chronische Pyelonephritis vor.

Die **Häufigkeit** des renoparenchymalen Hochdrucks wird auf 10-15% aller Hochdruckkranken geschätzt, ⅔ des renoparenchymalen Hochdrucks entfallen auf chronische Glomerulo- oder Pyelonephritis.

4.2 Krankheitsbild

Das Krankheitsbild des renoparenchymalen Hochdrucks unterscheidet sich hinsichtlich des Blutdruckverhaltens und der Folgeerscheinungen an den Gefäßen und am Herzen nicht von dem der essentiellen Hypertonie. Nicht jeder Kranke mit renaler Hypertonie ist blaß, er kann auch ein rotes Gesicht aufweisen (Polyglobulie bei Zystennieren). Die Höhe des diastolischen Blutdrucks oder die Veränderungen am Augenhintergrund geben keinen Hinweis auf die renale Genese eines Hochdrucks.

Unterschiedlich gegenüber der essentiellen Hypertonie ist beim renoparenchymalen Hochdruck durch doppelseitige Nierenerkrankungen lediglich das *schnellere Auftreten einer Nierenfunktionsstörung* mit nachfolgender Niereninsuffizienz. Mit dem Auftreten einer Niereninsuffizienz weist der renale Hochdruck im allgemeinen höhere systolische und vor allem auch höhere diastolische Blutdruckwerte auf, so daß man therapeutisch nicht mehr mit einer Monotherapie auskommt, sondern eine Kombinationsbehandlung durchführen muß. Dies ist dadurch bedingt, daß der renoparenchymale Hochdruck meist ein Volumenhochdruck mit Salz- und Wasserretention ist. Mit dem schnellen Erreichen hoher diastolischer Blutdruckwerte kommt es beim renoparenchymalen Hochdruck auch häufiger als bei der essentiellen Hypertonie zu einem Übergang in die maligne Phase.

Die Blutdrucksteigerung bei *akuter Glomerulonephritis* ist meist passager und bildet sich bei Ausheilen der Erkrankung vollständig zurück.

Hochdruck bei **chronischer Glomerulonephritis:** Im Stadium der monosymptomatischen chronischen Nephritis und bei nephrotischer Verlaufsform ist der Blutdruck meist normal. Erst im fortgeschrittenen Stadium der chronischen Glomerulonephritis findet sich bei der *vaskulären,* später aber auch der *nephrotischen Verlaufsform* das Auftreten eines Hochdrucks. Diagnostisch wichtig sind eine Proteinurie über 2,5 g/Tag, Erythrozyten und granulierte Zylinder im Sediment, während die Harnkultur steril ist.

Bei 60% der Kranken mit **chronischer Pyelonephritis** ist ein Hochdruck vorhanden. Der Blutdruck ist bei chronischer Pyelonephritis lange Zeit normal und steigt erst an, wenn die Nierenfunktion auf ⅓ der Norm eingeschränkt ist. Bei den *obstruktiven* Formen der chronischen Pyelonephritis muß man in der Anamnese und bei der Untersuchung nach Steinleiden, Prostatahypertrophie, gynäkologischen Erkrankungen bzw. deren Folgen (Operationen und Bestrahlungen im Beckenbereich) suchen. Bei der primären *nichtobstruktiven* Form der chronischen Pyelonephritis, die bei Männern selten ist und besonders bei Frauen und Diabetes mellitus vorkommt, sind in der Anamnese gehäuft Blasen- oder Nierenbeckenentzündungen vorhanden. Prädisponierende Faktoren sind für die nichtobstruktiven Formen Diabetes mellitus, Gicht, Phenacetinabusus, Hypokaliämie und Hyperkalziämie.

Die *Harnbefunde* wechseln bei der chronischen Pyelonephritis häufig. Zeitweilig kann der Harnbefund völlig normal sein. Charakteristisch ist eine Leukozyturie, während die Erythrozyten im Sediment zurücktreten. Pathologisch (signifikante Bakteriurie) sind Keimzahlen über 100000/ml (bei Männern Mittelstrahlurin, bei Frauen Katheterurin). Im Blasenpunktionsurin ist jede Keimzahl pathologisch. Die Proteinurie ist meist gering und liegt unter 2,5 g/Tag. Unter den *Nierenmißbildungen,* die einen Hochdruck bedingen, sind an erster Stelle die Zystennieren zu nennen. Sie können nicht selten als doppelseitige, derbe, höckrige Tumoren im Abdomen getastet werden. Hochdruck und Niereninsuffizienz entwickeln sich bei diesen Kranken meist zwischen dem 25. und 35. Lebensjahr.

Hochdruck bei *diabetischer Glomerulosklerose, Panarteriitis nodosa* und *Erythematodes*. Bei diesen Erkrankungen sind Hochdruck und Nierenbeteiligung nur Teil der generalisierten Grundkrankheit, die auch andere Organe betrifft.

Der *ursächliche Zusammenhang* zwischen **einseitiger Nierenerkrankung** und Hochdruck ist häufig nicht zu beweisen. Ein Zusammenhang ist wahrscheinlich bei einseitig kleiner Niere infolge Nierendysplasie oder chronischer Pyelonephritis, er ist zweifelhaft bei einseitigen Nierenzysten, bei Nierentuberkulose und bei Nierentumoren.

4.3 Diagnose

Für die Diagnose eines renoparenchymalen Hochdrucks ist der Nachweis einer Nierenerkrankung aufgrund der zytologischen und bakteriologischen Harnbefunde, dem pathologischen Ausfall von *Nierenfunktionsproben* (endogene Kreatininclearance) und den *röntgenologischen Veränderungen* bei der i. v. Pyelographie (chronische Pyelonephritis, Zystennieren) erforderlich (Tabelle 5). Die *Sonographie* erlaubt häufig, aber nicht immer, den Verzicht auf eine Darstellung der ableitenden Harnwege mit Kontrastmittel. Sonographisch sind Zystennieren sehr gut nachweisbar. Den Verdacht auf eine doppelseitige chronische Pyelonephritis oder Glomerulonephritis kann man sonographisch erst erhärten, wenn ein fortgeschrittenes Stadium mit Entwicklung von Schrumpfnieren vorliegt. Einseitige Nierenerkrankungen lassen sich anhand einer Nierenverkleinerung ebenfalls sonographisch gut erfassen. Für die Diagnostik einer renoparenchymalen Hypertonie hat daher das Früh- und Späturogramm heute weniger

Tabelle 5. Diagnostik der renoparenchymalen und renovaskulären Hypertonie

▷ 1. Stenosegeräusche im Abdomen
○ 2. Mittelstrahlurin   Eiweiß
            Sediment
            Kultur
            Keimzählung
▷ 3. Nierensonographie
▷ (4. Früh- und Späturogramm)
○ 5. Blut   Kalium, Kreatinin, Harnstoff, Elektrophorese, ggf. serologische Untersuchungen
○ 6. Endogene Kreatininclearance

Tabelle 6. Differentialdiagnose zwischen chronischer Pyelonephritis, Glomerulonephritis und essentieller Hypertonie aufgrund des Harnbefundes

	Chronische PN	Chronische GN	Ess. Hypertonie (stabile Phase)
○ Proteinurie g/die	<2,5 g	>2,5 g	<0,5 g
○ Erythrozyturie	+	+ +	(+)
○ Leukozyturie	+ +	+	neg.
○ Zylindrurie	(+)	+	neg.
○ Signifikante Bakteriurie	+	neg.	neg.

Bedeutung, ist aber nicht völlig unentbehrlich (Diagnostik pyelonephritischer Veränderungen, intermittierender Abflußstörungen u.a.).

Für seltene renoparenchymale Hochdruckursachen sind *spezielle Untersuchungen* erforderlich (Antinukleäre Faktoren und DNS-Antikörper bei Erythematodes, Rektumbiopsie bei Amyloidose, positiver Rheumafaktor und Muskelbiopsie bei Panarteriitis nodosa).

Nicht einfach ist die Abgrenzung einer leichten chronischen Glomerulonephritis oder Pyelonephritis gegenüber einer *benignen Nephrosklerose,* die sich im Gefolge einer essentiellen Hypertonie entwickelt hat. Wenn die in der Praxis durchführbare Diagnostik (Tabelle 6) keine sichere Unterscheidung zuläßt, sind spezielle Untersuchungen (Clearance, Nierenbiopsie) angezeigt (Klinikeinweisung).

5 Renovaskuläre Hypertonie

5.1 Definition

Als renovaskulärer Hochdruck werden Blutdrucksteigerungen bezeichnet, die Folge einer ein- oder doppelseitigen *Minderdurchblutung der Nieren* durch Stenose oder Verschluß der A. renalis oder ihrer Äste sind. Ursächlich handelt es sich um angeborene Gefäßwandveränderungen (fibröse oder fibromuskuläre Dysplasie) oder eine stenosierende Arteriosklerose, seltener Arteriitis, Aneurysmen oder Embolien. Die Häufigkeit von Nierenarterienstenosen wird auf 2-3% aller Hochdruckkranken geschätzt.

5.2 Krankheitsbild

Funktionell wirksame Nierenarterienstenosen finden sich in jedem Lebensalter, nicht nur bei jüngeren Erwachsenen und Kindern, sondern auch bei älteren Menschen, z.T. auch doppelseitig. Der *Hochdruck* ist bald schweren Grades (diastolischer Blutdruck über 105 mm Hg) und kann *schnell* in die *maligne* Phase übergehen. Im Verlauf einer Nierenarterienstenose kommt es über die vermehrte Reninbildung und die Stimulierung der Nebennierenrinde zu einer vermehrten Aldosteronproduktion mit den Folgen einer *Hypokaliämie* und einer metabolischen Alkalose im Blut.

Bei Hochdruckkranken jenseits des 45. Lebensjahres finden sich gelegentlich arteriosklerotisch bedingte Nierenarterienstenosen, die wahrscheinlich erst im Gefolge eines Hochdrucks entstanden sind. Auf eine solche Entwicklung weist ein langjähriger Hochdruck hin, der therapeutisch schwerer beeinflußbar wird.

5.3 Diagnose

Der Nachweis einer Nierenarterienstenose muß angiographisch erfolgen. Als Vorfelduntersuchung ist das *Frühurogramm* (Aufnahmen 1, 3 und 5 min nach Kontrastmittelinjektion) nicht sehr sensitiv u. heute weitgehend überholt. Eine stenosierte Niere scheidet das Kontrastmittel verzögert aus und weist einen kleineren Längsdurchmesser als die nichtstenosierte Niere auf. Einen diagnostischen Hinweis stellt ein *systolisches Geräusch* links oder rechts im Oberbauch dar, das man entlang dem rechten oder linken Rippenbogen hören kann und das sich bei ⅓ der Kranken findet. Eine Hypokaliämie muß ebenfalls den Verdacht auf eine Nierenarterienstenose lenken, obwohl die Ursachen einer Hypokaliämie bei Hochdruck vielfältig sind (s. S. 314). Die *Isotopennephrographie* in Form der seitengetrennten Clearance nach Oberhausen ist als Suchmethode für die Nierenarterienstenose besser geeignet als das Frühurogramm. Bei begründetem Verdacht auf eine Nierenarterienstenose (Ausschluß anderer symptomatischer Ursachen eines schweren Hochdrucks) muß die *angiographische Darstellung* der Nierenarterien erfolgen. Über die Sensitivität der digitalen Subtraktionsangiographie (DSA) mit transvenöser Darstellung der Nierenarterien für die Diagnostik der Nierenarterienstenose liegen widersprüchliche Erfahrungen vor. Bei adipösen Patienten ist die Darstellung und Beurteilbarkeit der Nierenarterien mittels DSA erschwert. Die Bestimmung des Plasmarenins hat sich zur Diagnostik der Nierenarterienstenose nicht bewährt. Auch die früher geübte seitengetrennte Reninbestimmung in den Nierenvenen zum Nachweis einer funktionellen Wirksamkeit der Nierenarterienstenose ist überflüssig.

6 Endokrine Hypertonien

6.1 Definition

Zu den endokrin verursachten Hochdruckformen zählen primärer Aldosteronismus (Conn-Syndrom), Cushing-Syndrom und Phäochromozytom. Die Häufigkeit der endokrinen Hochdruckformen beträgt 0,1–1% der Hochdruckkranken.

6.2 Primärer Aldosteronismus (Conn-Syndrom)

Ursache: Adenom oder Hyperplasie der Zona glomerulosa der Nebennierenrinde mit Überproduktion von Aldosteron. Der Hochdruck ist meist benigne. *Symptome:* Polydipsie und Polyurie, Muskelschwäche, Adynamie. Im Blut fällt eine Hypokaliämie und eine metabolische Alkalose auf. Eine schwere Hypokaliämie ist aus dem EKG aufgrund der TU-Verschmelzungswellen zu erkennen, die ein langes QT-Intervall vortäuschen (Abb. 4).

Ein primärer Aldosteronismus mit normalen Kaliumwerten im Plasma (normokaliämischer Aldosteronismus) ist sehr selten.

Die *Differentialdiagnose* betrifft alle anderen Hochdruckerkrankungen mit Hypokaliämie (Hypokaliämie durch Gabe von Diuretika, maligne Hypertonie, salzverlierende Pyelonephritis, seltene Mineralokortikoidsyndrome bei Enzymdefekten der Nebenniere, Hochdruck durch Lakritze mit Hypokaliämie).

Diagnose des primären Aldosteronismus: Aldosteron ist im Plasma erhöht (Normalwerte 5-20 ng/dl), Plasmarenin vermindert (normal 2-4 ng AT II/ml/h). Die Ausscheidung von Aldosteron ist im Urin erhöht. Zur Lokalisationsdiagnostik und Unterscheidung zwischen einseitigem Adenom und doppelseitiger Hyperplasie wird eine Computertomographie der Nebennieren durchgeführt. In unklaren Fällen können Adenom oder Hyperplasie durch Jod131-Cholesterin dargestellt werden.

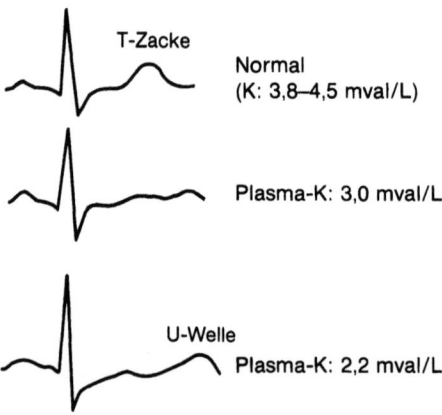

Abb. 4. EKG-Veränderungen bei Hypokaliämie

6.3 Cushing-Syndrom

Ursachen: a) zentrales Cushing-Syndrom durch basophiles Adenom der Hypophyse (selten) oder häufiger Mikroadenom, b) adrenales Cushing-Syndrom durch Nebennierenrindenadenom oder Nebennierenrindenkarzinom mit vermehrter Bildung von Kortisol, z. T. auch von Kortikosteron, Desoxykortikosteron und Androgenen.

Das *klinische Vollbild* mit Vollmondgesicht, Büffelnacken, Stammfettsucht, breiten frischen, rot-blauen Striae, aufgetriebenem Abdomen und Muskelatrophie der Extremitäten ist unverkennbar. Der Hochdruck steht meist nicht im Vordergrund des Krankheitsbildes, kann aber mittelschwer bis schwer sein.

Differentialdiagnostische Schwierigkeiten bereitet manchmal die in der Praxis häufige alimentäre Adipositas, wenn eine starke Gewichtszunahme in kurzer Zeit erfolgt. Dann können ebenfalls ausgedehnte Striae auftreten und erhöhte Blutdruckwerte gemessen werden.

Für die Abgrenzung ist neben dem Nachweis anderer Cushing-Symptome (Diabetes, Hypokaliämie, Osteoporose) die Bestimmung des *Plasmakortisols* zu verschiedenen Tageszeiten und nach mitternächtlicher Gabe von 2 mg Dexametason sowie der Ausscheidung von freiem Kortisol notwendig (Klinikeinweisung). *Weitere Diagnostik:* Unterscheidung von zentralem (hypophysärem) und peripherem (adrenalem) M. Cushing durch Bestimmung von ACTH im Plasma (erhöht bei hypophysärem Cushing, erniedrigt bei Nebennierenrindenadenom, Normalwerte 40–80 pg/ml). Die Computertomographie der Nebennieren läßt meist ein einseitiges Adenom oder Karzinom von der doppelseitigen Nebennierenrindenhyperplasie unterscheiden, die man bei hypophysär verursachtem Cushing findet. Zusätzlich kann in unklaren Fällen die Darstellung der Nebennieren mit Jod131-Cholesterin durchgeführt werden. Mikroadenome der Hypophyse sind häufig auch mit einem Schädel-CT nicht erfaßbar.

6.4 Phäochromozytom

Ursache: Ein Noradrenalin- und/oder Adrenalinbildender Tumor des chromaffinen Gewebes im Nebennierenmark oder im paraaortalen sympathischen Gewebe. In 10% aller Fälle liegen die Tumoren extraadenal neben der Aorta im Bauch- oder Brustraum. Die *Häufigkeit* des Phäochromozytoms wird auf 0,1–0,2% aller Hypertonien geschätzt.

Bei der Hälfte der Kranken treten *Blutdruckkrisen* auf, die mit Schweißausbrüchen, heftigen Kopfschmerzen, Tachykardien, Angina pectoris, anfallsweiser Atemnot und Lungenödem einhergehen. Bei vorwiegend Adrenalinbildenden Tumoren kann es auch zu Schockzuständen mit Blutdruckabfall kommen. Die Anfälle werden nicht selten durch abrupte Bewegungen oder beim Stehen am Morgen, seltener durch Palpation des Tumors ausgelöst. Bei der Hälfte der Kranken mit Phäochromozytom findet sich ein *Dauerhochdruck*. Der Übergang in die maligne Verlaufsform wird beobachtet.

Die *Diagnose* stützt sich auf den Nachweis einer erhöhten *Katecholaminausscheidung* im 24-h-Urin (normal unter 100 µg/Tag). Beim Sammeln des Harns ist zu beachten, daß eine bakterielle Zerstörung der Substanzen durch Zusatz von Salzsäure verhindert werden muß (10 ml konzentrierte Salzsäure in das Sammelgefäß geben). Von einigen Sachkennern wird die Bestimmung der Metaboliten von Noradrenalin im 24-h-Urin bevorzugt (Metanephrin). Die Bestimmung der Vanillinmandelsäure (Normalwerte unter 8 mg/die) ist weniger sensitiv. Im Intervall zwischen den Blutdruckkrisen kann die Ausscheidung der Katecholamine oder ihrer Metaboliten normal sein. Von blutdrucksenkenden Medikamenten soll α-Methyldopa 1 Woche vor der Sammelperiode abgesetzt werden, da sonst falschpositive Werte erhalten werden. Die Bestimmung der Katecholamine und ihrer Metaboliten im Harn hat die pharmakologischen Lysis- und Provokationsteste überflüssig gemacht.

Die Lokalisation des Phäochromozytoms erfolgt heute durch Computertomographie, evtl. auch durch Darstellung mit dem Radiopharmakon J131-Benzylguanidin. In den seltenen Fällen, in denen der Tumor mit diesen Methoden nicht gefunden wird, muß durch etagenweise Bestimmung der Katecholamine im Blut der V. cava caudalis der Sitz des Tumors näher eingegrenzt werden.

7 Kardiovaskulärer Hochdruck

7.1 Definition

Zum kardiovaskulären Hochdruck im engeren Sinne zählt nur die **Aortenisthmusstenose** (Coarctatio aortae). Die Blutdrucksteigerung bei Hyperthyreosen, hyperkinetischem Herzsyndrom, Aorteninsuffizienz und totalem AV-Block wird *nicht* zur chronischen arteriellen Hypertonie gerechnet, weil der arterielle Mitteldruck normal ist und Folgeerscheinungen des Hochdrucks an den Gefäßen nicht auftreten. Dagegen ist die *isolierte systolische Hypertonie* mit erhöhten systolischen und normalen oder erniedrigten diastolischen Blutdruckwerten, die vor allem bei älteren Personen beobachtet wird und durch einen Elastizitätsverlust in der Aorta bedingt ist, mit einem erhöhten kardiovaskulären Risiko verbunden.

7.2 Aortenisthmusstenose

Durch eine Stenose im absteigenden Teil der Aorta am oder nach dem Ansatz des Ductus arteriosus Botalli, meist im thorakalen, seltener im abdominalen Abschnitt der Aorta, ist der Blutdruck in der oberen Körperhälfte erhöht. Die poststenotische Aorta wird über Kollateralkreisläufe versorgt.

Der Hochdruck wird bei Kindern und Jugendlichen *häufig zufällig* festgestellt. Nur selten klagen die Kranken über Kopfschmerzen, Schwindel oder Durchblutungsstörungen in den Beinen. Wird die Operation nicht bis zum 25. Lebensjahr durchgeführt, entwickeln sich im Bereich der Aortenisthmusstenose arteriosklerotische Veränderungen, die eine spätere Operation erschweren und die tödliche Spontanruptur der Aorta in diesem Bereich begünstigen.

Die *Diagnose* ist in der Praxis durch Palpation der A. femoralis einfach zu stellen. Bei ausgeprägter Aortenisthmusstenose ist der Puls der A. femoralis nicht oder nur schwer zu fühlen. Die vergleichende Blutdruckmessung an Oberschenkel und Oberarm ergibt niedrigere Blutdruckwerte am Bein. Dabei ist zu beachten, daß infolge der größeren Weichteildicke die systolischen und diastolischen Blutdruckwerte am Oberschenkel normalerweise um 20-30 mm Hg höher liegen als am Arm (für die exakte Blutdruckmessung am Oberschenkel ist die Benutzung einer 18-20 cm breiten Manschette notwendig).

An den Knöchelarterien (A. tibialis posterior, A. dorsalis pedis) kann der Blutdruck auch mit der Armmanschette mittels Ultraschall-Doppler-Messung bestimmt werden.

Bei der *Röntgenuntersuchung* des Thorax sind auf dem p.a.-Bild in schweren Fällen Rippenusuren nachweisbar. Bei Darstellung der Speiseröhre mittels Kontrastmittel ist durch die poststenotische Dilatation der Aorta eine Doppelimpression der Speiseröhre zu erkennen. Die weitere Klärung erfordert spezielle Untersuchungen in der Klinik (Aortographie).

7.3 Systolische Altershypertonie (Elastizitätshochdruck)

Der Elastizitätshochdruck (Windkesselhypertonie) wird besser als isolierte systolische Hypertonie bezeichnet. Er ist durch eine Abnahme der Dehnbarkeit im Bereich des Aortenbogens bedingt, die zu einer rein systolischen Blutdruckerhöhung führt. Der diastolische Blutdruck ist normal oder erniedrigt, die Blutdruckamplitude erhöht und größer als der diastolische Blutdruckwert. Diese Hochdruckform wird entsprechend ihrer Verursachung häufig bei älteren Menschen jenseits des 65. Lebensjahres beobachtet. Sie ist ein Hinweis für die Schwere der Arteriosklerose.

Auch bei dieser Hochdruckform ist der periphere Widerstand und der arterielle Mitteldruck erhöht. Dementsprechend wurde auch für die systolische Hypertonie ein erhöhtes kardiovaskuläres Risiko nachgewiesen. Die Blutdruckwerte weisen bei dieser Form des Hochdrucks durch Abnahme der Empfindlichkeit der Barorezeptoren starke Schwankungen auf. Die Abnahme der Empfindlichkeit des Barorezeptorenreflexes bedingt aber auch, daß eine Monotherapie mit Vasodilatoren, die beim jüngeren Hypertoniker häufig zu einer Reflextachykardie führen, bei älteren Patienten mit systolischer Hypertonie keine Änderung der Herzfrequenz nach sich zieht. 20% aller älteren Hypertoniker haben eine solche systolische Hypertonie, bei jüngeren Hypertonikern kommt sie nur in 5% der Fälle vor.

8 Hochdruck in der Schwangerschaft, im Kindesalter, durch Ovulationshemmer und durch Alkohol

8.1 Definition des Hochdrucks in der Schwangerschaft

In der Schwangerschaft kann eine Blutdrucksteigerung durch a) die Schwangerschaft selbst (transitorische Schwangerschaftshypertonie), b) durch eine *genuine Gestose* (Schwangerschaftstoxikose) und c) durch eine schon vor der Schwangerschaft bestehende essentielle oder renale Hypertonie bedingt sein. Bei schon vor der Schwangerschaft bestehender Nierenerkrankung wird eine auftretende Toxikose auch als *Pfropfgestose* bezeichnet. Der obere Grenzwert für den Blutdruck in der Schwangerschaft beträgt 140/90 mm Hg, liegt also niedriger als der für die Hypertonie beim Erwachsenen (160/95 mm Hg).

8.2 Transitorische Schwangerschaftshypertonie

Hierbei kommt es bei Frauen, die vor der Schwangerschaft keinen Hochdruck aufwiesen und bei denen eine Nierenerkrankung ausgeschlossen werden kann, während der Schwangerschaft im 3. Trimester zu einem

Blutdruckanstieg über 140/90 mm Hg. Beschwerden sind meist nicht vorhanden. Im Gegensatz zur EPH-Gestose ist eine erhöhte perinatale Mortalität bei genuiner Schwangerschaftshypertonie nicht gesichert. Sie klingt bis zum 10. Tag nach der Entbindung wieder ab.

8.3 Genuine (essentielle) Gestose (EPH-Gestose)

Das Vollbild der Erkrankung ist durch eine mehr oder minder ausgeprägte Proteinurie (1-10‰), Ödeme und eine Blutdrucksteigerung über 140/90 mm Hg gekennzeichnet. Die genuine Gestose kann aber auch monosymptomatisch verlaufen. Sie tritt meist bei **Erstgebärenden** im letzten Drittel der Schwangerschaft auf. Zur Beurteilung des Schwangerschaftsverlaufes kommt bei Gestosen der Bestimmung der Serumharnsäure eine große Bedeutung zu (kritischer Grenzwert über 5 mg/dl). Im Stadium der *Präeklampsie* kommt es zu Kopfschmerzen, Augenflimmern, Sehstörungen und Erbrechen. Manchmal treten heftige Magenschmerzen in den Vordergrund. Im Stadium der *Eklampsie* entwickeln sich Bewußtseinsstörungen, Bewußtseinsverlust und Krämpfe. Die kindliche Mortalität ist durch Plazentainsuffizienz, fötale Wachstumsretardierung, Untergewicht und Frühgeburten erhöht. Der Hochdruck bildet sich nach der Entbindung völlig zurück.

8.4 Pfropfgestose

Bei der Pfropfgestose ist der Hochdruck durch eine primäre oder sekundäre Hypertonie bedingt, die schon *vor* der Schwangerschaft bestanden oder sich zufällig während der Gravidität entwickelt hat. Pfropfgestosen finden sich häufig bei *Frauen, die schon mehrfach geboren* haben.
 Proteinurie, Ödeme und Blutdrucksteigerung sind im Gegensatz zur genuinen Gestose schon im ersten oder zweiten Drittel der Gravidität nachweisbar. Nicht jede primäre Hypertonie oder jede anhyperton verlaufende Nierenerkrankung führt aber zu einer Pfropfgestose. Der Hochdruck bildet sich nach Beendigung der Schwangerschaft nicht zurück.
 Die *kindliche Mortalität* ist bei Entwicklung einer Pfropfgestose hoch, Spontanaborte sind häufig. Die Schwangerschaftsunterbrechung in den ersten 3 Monaten ist angezeigt, wenn bereits in früheren Schwangerschaften Zeichen einer Pfropfgestose bestanden hatten oder eine Niereninsuffizienz (Serumkreatinin über 3 mg/dl) besteht, die sich in der Schwangerschaft meist verschlechtert.

8.5 Hypertonie durch Ovulationshemmer

Bei 1-15% der Frauen, die regelmäßig Ovulationshemmer einnehmen, steigen die systolischen Blutdruckwerte um 5-10, die diastolischen um 1-2 mm Hg an. Ein Hochdruck mit Überschreiten des Grenzwertes von 140/90 mm Hg entwickelt sich bei 0,5-1%. Ursächlich sind für diesen temporären Hochdruck sowohl die in Ovulationshemmern enthaltenen Östrogene als auch die synthetischen Gestagene bedeutsam. Ein durch Ovulationshemmer bedingter Hochdruck ist in der Regel benigne und bildet sich nach Absetzen des Präparates innerhalb von spätestens 3 Monaten wieder zurück, in seltenen Fällen wurde allerdings das Auftreten einer malignen Nephrosklerose beobachtet.

8.6 Hypertonie bei chronischem Alkoholismus

Lange Zeit wurde die Bedeutung des Alkohols für die Blutdruckhöhe verkannt. Es konnte gezeigt werden, daß bei einer täglichen Alkoholaufnahme von 180 g die Hälfte der Alkoholiker einen erhöhten Blutdruck über 140/90 mm Hg aufweisen. Hoher Alkoholkonsum dürfte bei mindestens 5% der Hypertoniker Ursache der Blutdrucksteigerung sein. Diese Patienten sprechen auf die konventionelle antihypertensive Therapie auch schlecht an, solange kein Alkoholentzug durchgeführt wird. Alkoholmengen bis 40 g pro Tag scheinen den Blutdruck auch bei Langzeit-Einnahme nicht zu beeinflussen, sondern eher leicht zu senken. Wein soll weniger schädlich als Bier sein, da die kardiovaskuläre Mortalität in England höher als in Frankreich und Italien ist.

8.7 Hoher Blutdruck im Kindesalter

Bei 5 bis 10% der Kinder im Alter von 4 bis 15 Jahren muß mit der Entwicklung eines Hochdrucks gerechnet werden. Bei Säuglingen und Kleinkindern sind exakte und reproduzierbare Blutdruckwerte häufig schwer zu erhalten. Die Wahl der richtigen Manschettenbreite, Ruhe und Entspannung des Kindes sind für eine verwertbare Blutdruckmessung entscheidend. Die Manschette muß so breit sein, daß sie mindestens ⅔ des Oberarmes bedeckt (siehe Seite 322). Eine zu schmale Manschette führt zu falsch erhöhten Werten. Der systolische Blutdruck wird beim ersten Auftreten, der *diastolische* beim *Leiserwerden* der Korotkoff-Geräusche (Phase IV) gemessen (in Abweichung vom Erwachsenen). Die Blutdruck-Grenzwerte sind beim Kind enger mit der Körpergröße als mit dem Körpergewicht oder mit dem Lebensalter korreliert. Bei jedem Kind sollte eine erste Blutdruckmessung spätestens beim Eintritt in die Grundschule und eine zweite im 10. bis 12. Lebensjahr erfolgen. Häufigere Blutdruckmessungen sind bei Kindern zu empfehlen, deren Eltern an Bluthochdruck leiden. Der Verdacht auf eine Hypertonie ergibt sich, wenn bei wiederholten Blutdruckmessungen die Blutdruckwerte oberhalb der in Tabelle 8 angegebenen Grenzwerte liegen. Im Kindes- und Jugendlichenalter ist im Gegensatz zum Erwachsenen die sekundäre Hypertonie häufiger als die essentielle (etwa 50%). Als sekundäre Hochdruckursachen kommen vor allem Aortenisthmusstenose, Nierenarterienstenose, Nierenerkrankungen und endokriner Hochdruck in Betracht.

9 Diagnose und Differentialdiagnose der chronischen arteriellen Hypertonie

9.1 Zur Technik der Blutdruckmessung

Bei der indirekten Blutdruckmessung nach Riva-Rocci ist darauf zu achten, daß sich der **Unterarm in Herzhöhe** befindet. Am herabhängenden Arm werden systolischer und diastolischer Druck um durchschnittlich 10 mm Hg zu hoch bestimmt. Bei abnorm dickem Oberarm (Umfang > 40 cm) liegen systolische und diastolische Blutdruckwerte um etwa 10-15 mm Hg zu hoch. Eine Korrektur soll aber, entgegen der früheren Auffassung, nicht vorgenommen werden, da sich die vorgeschlagenen Tabellen nicht bewährt haben. Die Messung soll in diesen Fällen statt mit der Normalmanschette (12-14 cm breit) mit einer breiteren Manschette (18-20 cm breit) vorgenommen werden. *Zu hohe* indirekte *Blutdruckwerte* werden erhalten, wenn der Meßpunkt unter der Herzhöhe liegt, der Manschettendruck zu schnell abgelassen wird (Ablaßgeschwindigkeit 3 mm Hg/s), die Manschette nur lose befestigt oder zu schmal ist, die Stauung zu lange vorgenommen wird oder oberhalb der Meßstelle der Arm durch Kleidung eingeengt ist. *Zu niedrige Blutdruckwerte* werden bei zu großem Manschettenumfang und bei proximalen Gefäßstenosen gemessen. Für die auskultatorische Bestimmung der diastolischen Blutdruckwerte gilt als Meßpunkt das völlige Verschwinden der Korotkoff-Geräusche (Phase V). Wenn dieses Kriterium nicht vorhanden ist (beispielsweise bei Aorteninsuffizienz), gilt für die Ermittlung des diastolischen Blutdrucks das plötzliche Leiserwerden der Korotkoff-Geräusche (Phase IV). Bei Rhythmusstörungen (absolute Arrhythmie) ist für systolischen und diastolischen Blutdruck der Durchschnittswert aus mehreren Messungen zu ermitteln.

Der Blutdruck soll wenigstens einmal an **beiden Oberarmen** gemessen werden (seitendifferente Werte durch einseitige stenosierende Arterienveränderungen). Ergeben sich Seitenunterschiede, so gilt der höhere Wert für Diagnostik und Therapie des Hochdrucks. Für die Messung am *Oberschenkel* müssen längere und breitere Manschetten (18–20 cm breit) als am Arm (12–14 cm breit) verwendet werden. Bei *Kindern* ist auf ausreichende Beruhigung zu achten, evtl. ist Sedierung notwendig. Bei Kindern müssen kleinere Manschetten (Breite im Kleinkindesalter 4–6 cm, im Schulalter 9 cm) gewählt werden. Für die *Blutdruckmessung in der Praxis* (Tabelle 7) gilt die Übereinkunft, die auch epidemiologischen Untersuchungen zugrunde gelegt wird: Bestimmung des diastolischen Blutdrucks in Phase V, der Patient muß sitzen, der Blutdruck wird nach 3 min Ruhe 2- bis 3mal im Abstand von 1–2 min gemessen. Für die Beurteilung wird der niedrigste Wert verwandt.

Bei elektronischen, aber auch manometrischen Blutdruckmeßgeräten für die *Selbstmessung* liegen die diastolischen Werte bei einigen Fabrikaten um 5–10 mm Hg höher. Zum Teil sind die Differenzen darauf zurückzuführen, daß die auskultatorische Ermittlung der Korotkoff-Geräusche nicht über der A. cubitalis, sondern über der A. brachialis erfolgt. Nach Möglichkeit sollte der Arzt nur solche Geräte zur Selbstmessung empfehlen, die er selbst getestet hat.

9.2 Normalwerte

Als **basalen Blutdruck** bezeichnet man den am Morgen, unmittelbar nach dem Erwachen, am liegenden Patienten gemessenen Blutdruckwert. Der am Tage zuhause, während der Arbeit oder in der Sprechstunde gemessene Blutdruck liegt immer höher (basaler Blutdruck + Supplementärdruck) und wird als **Gelegenheitsblutdruck** (Casualblutdruck) bezeichnet. Am höchsten sind die Blutdruckwerte in den späten Vormittags- und den frühen Abendstunden. Die Schwankungen des Alltagsblutdrucks (Tabelle 7) sind auch beim Gesunden erheblich und betragen systolisch bis zu 40, diastolisch bis zu 20 mm Hg, beim Hochdruckkranken noch mehr. Diese Schwankungen werden durch Messungen des Gelegenheitsblutdrucks nur

Tabelle 7. Alltagsblutdruck

Der Alltagsblutdruck resultiert aus:
1. Basisblutdruck plus
2. Supplementärblutdruck durch:
   a) Emotion (Schmerz, Erregung)
   b) Situation (Sprechstunde, Krankenhausaufnahme)
   c) Zirkadiane Schwankungen (Schlaf, Tag, Nacht)
   d) Körperliche Einflüsse (Arbeit, Körperlage, Nahrungsaufnahme, Blasenfüllung)

---

selten erfaßt, die Selbstmessung des Blutdrucks erlaubt eine bessere Beurteilung der Variabilität des Blutdrucks im Verlaufe des Tages.

Neue Verfahren erlauben die **Langzeitblutdruckmessung** über eine serielle indirekte Blutdruckbestimmung. Dabei hat sich entgegen früheren Untersuchungen gezeigt, daß der mittlere systolische oder diastolische Blutdruck aus den 24-h-Werten nicht mit dem Gelegenheitsblutdruck übereinstimmt. Für die Folgen des Hochdrucks, wie beispielsweise die Linkshypertrophie des Herzens, ist der mittlere systolische Blutdruck am Tage der wichtigste Faktor (s. Abb. 5). Dagegen haben die Variabilität des systolischen Blutdrucks oder Blutdruckspitzen für die Hochdruckfolgen keine besondere Bedeutung.

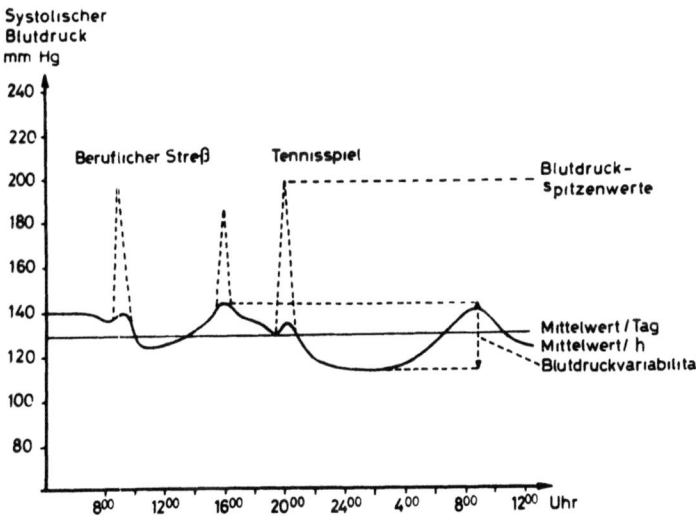

Abb. 5. Tag-Nacht-Rhythmus des systolischen Blutdrucks bei Langzeitblutdruckmessung mit Spitzenwerten, Mittelwert pro Tag, Mittelwert pro Stunde und Blutdruckvariabilität

Tabelle 8. Obere Blutdruckwerte bei Kindern (mit Spezialmanschette gemessen)

Alter	RR-Werte
2-4 Jahre	130/80
6-11 Jahre	135/85
über 12 Jahre	140/90

Im Durchschnitt steigt mit *zunehmendem* **Alter** der systolische Blutdruck bis zum 80. Lebensjahr an, bei Männern auf 160, bei Frauen bis auf 175 mm Hg. Nach dem 80. Lebensjahr fällt er wieder leicht ab. Dagegen bleibt der diastolische Blutdruck auch im Alter gleich oder sinkt sogar etwas. Diese Zahlen wurden aus Querschnittsuntersuchungen gewonnen. Die nach dem 80. Lebensjahr wieder rückläufigen Blutdruckwerte könnten durch eine Selektion von längerlebigen Normotonikern bedingt sein.

Deshalb können nicht für jedes Lebensalter die gleichen *Grenzwerte* für den Blutdruck angesetzt werden. Als Grenzwert gilt bis zum 60. Lebensjahr 160/95 mm Hg, jenseits des 60. Lebensjahres für den systolischen Blutdruck die Zahl 100 + Lebensalter. Der Grenzwert für den diastolischen Blutdruck beträgt in jedem Lebensalter 95 mm Hg.

Bei **Kindern** liegen die durchschnittlichen Blutdruckwerte in Abhängigkeit vom Lebensalter und von *der Körpergröße* niedriger. Tabelle 8 gibt die Grenzwerte für den Blutdruck bei Kindern wieder, bei deren Überschreiten ein erhöhter Blutdruck vorliegt.

9.3 Basis- und Stufendiagnostik des Hochdrucks

Zunächst ist festzustellen, ob der gemessene Blutdruck oberhalb der vom Alter bestimmten Norm (s. oben) liegt.

Findet man beim Erwachsenen einen über 140/90 mm Hg erhöhten Blutdruck, so ist durch wiederholte Messung an mehreren darauffolgenden Tagen zu prüfen, ob eine **transitorische Blutdrucksteigerung** (Erstkonsultation, psychosomatische Einflüsse) vorliegt. Weiterhin muß eine isolierte systolische Blutdruckerhöhung infolge eines hyperkinetischen Herzsyndroms, einer Hyperthyreose, einer Aorteninsuffizienz oder eines totalen AV-Blocks ausgeschlossen werden.

Ist eine **konstante Blutdruckerhöhung** mit ständigen Werten über 160 und/oder 95 mm Hg nachweisbar, so ergeben sich die Fragen nach Ursache (primäre oder sekundäre Hypertonie, s. Tabelle 1) und Schweregrad (s. Tabelle 2). Für die Klassifizierung als milde Hypertonie sind mehrfache Blutdruckmessungen bis zu 3 Monaten entscheidend. Erst wenn auch nach 3 Monaten der diastolische Blutdruck über 95 mm Hg erhöht ist, kann eine milde Hypertonie angenommen werden. Ist der Patient *jünger als 40 Jahre,* wird man besonders sorgfältig nach einem symptomatischen (sekundären) Hochdruck suchen, insbesondere nach einem Phäochromozytom, einer Nierenarterienstenose oder einer Aortenisthmusstenose, wenn es sich um einen mittelschweren oder schweren Hochdruck mit Blutdruckwerten über diastolisch 105 mm Hg handelt.

Besteht bei der Erstuntersuchung vor einer Behandlung ein diastolischer Blutdruckwert über 115 mm Hg, so muß eine medikamentöse Blutdrucksenkung den diagnostischen Untersuchungen vorangehen oder sie begleiten (evtl. Klinikeinweisung).

9.4 Untersuchungen

Die obligaten Untersuchungen des Basisprogramms (Anamnese, körperliche Untersuchung, mehrfache Blutdruckmessung, Protein im Harn, Harnsediment, Kreatinin und Kalium im Serum) beginnen mit einer eingehenden körperlichen Untersuchung. Bei jungen Patienten darf die **Palpation** der **A. femoralis** (Pulse bei Aortenisthmusstenose nicht fühlbar) und die Auskultation des Abdomens nach Gefäßgeräuschen nicht vergessen werden (Abb. 6).

Aus der Anamnese interessieren frühere Nierenerkrankungen, familiäre Hochdruckbelastung oder Folgekrankheiten eines Hochdrucks wie apoplektischer Insult oder Myokardinfarkt. Die in Tabelle 9 zusammengestellten Untersuchungen ermöglichen die Festlegung des Schweregrads und lassen erste Hinweise für eine Ursache des Hochdrucks zu. Hier sind auch bereits über das Basisprogramm (s. oben) hinausgehende Untersuchungen wie EKG, Nierensonographie, Katecholaminausscheidung und Augenhintergrundspiegelung enthalten, deren Durchführung bei jedem mittelschweren Hochdruck mit diastolischen Blutdruckwerten über 105 mm Hg zu empfehlen ist. Linkspräkordiale *EKG-Veränderungen* mit Übervoltage von R (Linkshypertrophie) und röntgenologische Linksdilatation des Herzens zeigen an, daß es sich um einen mittelschweren bis schweren Hochdruck handelt. *Proteinurie,* Nachweis von granulierten Zylindern und Erythrozyten lenken den Verdacht auf eine renale Genese (chronische Glomerulonephritis, Zystennieren). Ein bakteriologischer Keimnachweis im Urin sowie eine erhöhte Keimzahl (Uricult) machen eine chronische Pyelonephritis wahrscheinlich. Die Sonographie läßt eine Aussage über eine einseitige Nierenerkrankung (kleine Niere), Schrumpfnieren, Zystennieren oder eine Harnstauung zu und hat die i.v. Urographie weitgehend, aber nicht völlig überflüssig gemacht (s. S. 311).

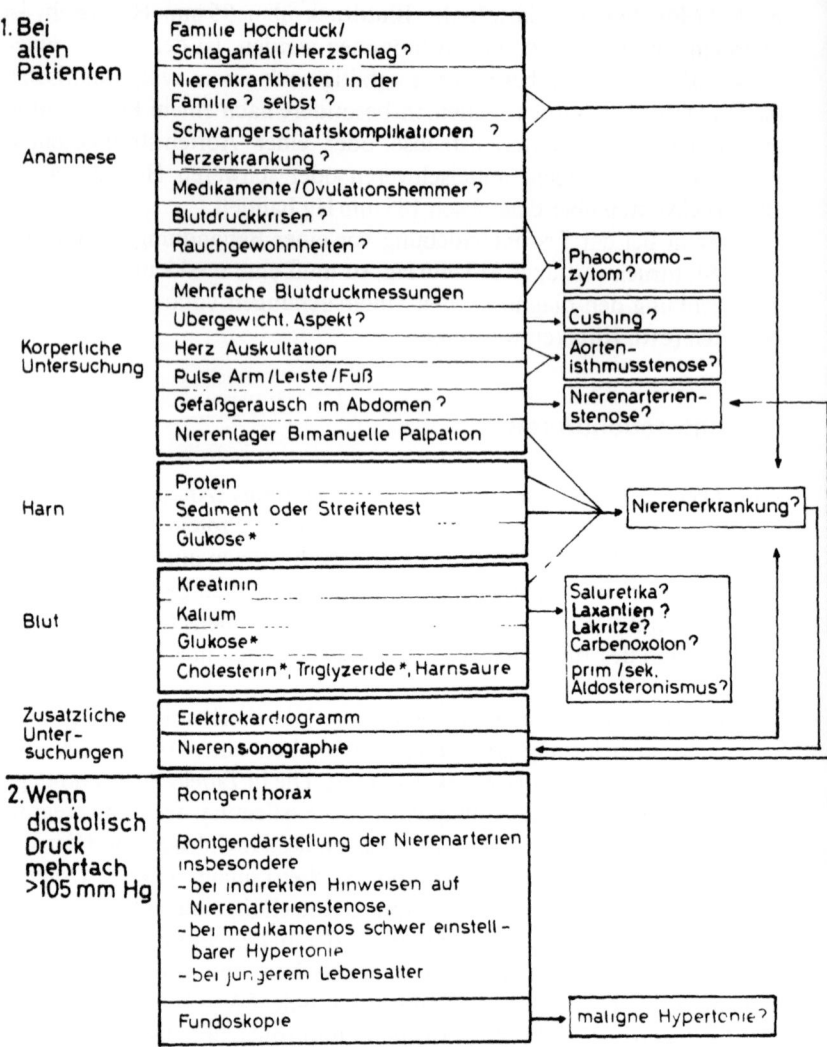

Abb. 6. Empfehlungen zur Basisdiagnostik des Hochdrucks (Deutsche Liga zur Bekämpfung des hohen Blutdrucks, Heidelberg, 1985). Die mit * bezeichneten Untersuchungen sind zur Hochdruckdiagnostik nicht unbedingt erforderlich, aber zur Erfassung weiterer kardiovaskulärer Risikofaktoren empfehlenswert

Tabelle 9. Untersuchungsprogramm bei Hochdruck

1. *Diastolischer Blutdruck* > 115 mm Hg	Baldiger Beginn einer antihypertensiven Therapie, gleichzeitig Diagnostik
2. *Ausschließen*	Transitorische Blutdrucksteigerung, Minutenvolumenhochdruck bei Hyperthyreose, Aorteninsuffizienz, hyperkinetisches Herzsyndrom
3. *Abgrenzen durch Verlaufsbeobachtung*	Hypertone Regulationsstörung bei Jugendlichen Hypertonie durch Ovulationshemmer
4. *Schweregrad festlegen*	Diastolischer Blutdruck, EKG, Augenhintergrund
5. *Ätiologie klären*	a) Femoralispulse fehlen: *Aortenisthmusstenose* b) Plasmakalium unter 3,5 mval/l: *Hypokaliämische Hypertonie* c) Sonogramm der Nieren pathologisch: *Renoparenchymale Hypertonie* d) Katecholamine im Urin erhöht: *Phäochromozytom* e) Harn (Eiweiß, Sediment, Kultur, Keimzahl), Blut (Kreatinin, Harnsäure) pathologisch: *Renoparenchymaler Hochdruck* f) Seitengetrennte Isotopenclearance pathologisch: *Renovaskuläre Hypertonie*

Eine besondere Hochdruckgruppe stellen diejenigen Kranken dar, bei denen im Blut ein Kaliummangel festgestellt wird. Beim Nachweis einer solchen **hypokaliämischen Hypertonie** ist zunächst zu prüfen, ob der Kaliummangel Folge einer vorangegangenen Hochdruckbehandlung mit Saluretika ist (Tabelle 10). Bleibt auch nach Absetzen der Saluretika der Kaliumwert niedrig, sind weitere spezielle Untersuchungen zur Klärung notwendig (Klinikeinweisung). Als Ursache kommen Nierenarterienstenose, primärer Aldosteronismus, salzverlierende Pyelonephritis, maligne Hypertonie und Cushing-Syndrom in Frage. Bei der *Kaliumbestimmung im Serum* ist zu beachten, daß das Blut möglichst bald nach der Entnahme zentrifugiert werden muß, um ein hämolysefreies Serum zu erhalten (Blutabnahme mit Schaum bedeutet Hämolyse. Bei langem Stehen tritt aus den Erythrozyten Kalium in das Serum über).

Zu den **speziellen Untersuchungsverfahren,** die in der Klinik zur weiteren Klärung eines Hochdrucks durchgeführt werden, zählen *Nierenfunktionsproben* (endogene Kreatininclearance). Weiterhin gehören hierzu die angiographischen Untersuchungen bei Verdacht auf Nierenarterienstenose (DSA oder konventionelle Angiographie). Die Bestimmung von Renin und Aldosteron im Plasma ist für die Klärung der Frage eines primären

Aldosteronismus notwendig. Bei Verdacht auf primären Aldosteronismus oder Phäochromozytom ist eine Lokalisation durch Computertomographie erforderlich.

10 Therapie des Hochdrucks

Die Therapie des Hochdrucks besteht in **Blutdrucksenkung** auf oder unter den oberen Normalwert von 140/90 mm Hg und ggf. Behandlung und Prävention von **Hochdruckfolgen** (Herzinsuffizienz, Niereninsuffizienz, koronare Herzkrankheit, zerebrovaskuläre Folgen). Für die Blutdrucksenkung ist bei der Mehrzahl der Hochdruckkranken eine symptomatische medikamentöse Therapie erforderlich. Nur bei 5% der Hypertoniker ist eine kausale Behandlung des Hochdrucks möglich (Tabelle 11).

10.1 Kausale Therapie des Hochdrucks

10.1.1 Endokrine Hochdruckformen

Eine kausale Therapie des Hochdrucks gelingt beim *primären Aldosteronismus* durch einseitiges Nebennierenrindenadenom durch Entfernung des Adenoms. Bei einem primären Aldosteronismus durch doppelseitige

Tabelle 10. Differentialdiagnose eines hypokaliämischen Hochdrucks

1. *Essentielle Hypertonie unter Diuretikagabe*	Kaliumnormalisierung nach Absetzen der Saluretika
2. *Chronische salzverlierende Pyelonephritis*	Natriumausscheidung im Harn unter natriumarmer Kost erhöht (Klinik)
3. *Maligne Hypertonie*	Fundusbefund Grad III-IV, Niereninsuffizienz (Kreatinin > 1,2 mg/dl)
4. *Renovaskuläre Hypertonie*	Seitengetrennte Isotopenclearance DSA Konventionelle Angiographie der Nierenarterien
5. *Primärer Aldosteronismus*	Plasmaaldosteron erhöht, Plasmarenin erniedrigt

Tabelle 11. Therapie der chronisch-arteriellen Hypertonie

---

1. *Kausale Behandlung*

a) Endokrine Hypertonie	Primärer Aldosteronismus, Phäochromozytom, Cushing-Syndrom: Tumorentfernung
b) Nierenarterienstenose	Katheterdilatation
c) Einseitige kleine Niere	Evtl. Nephrektomie
d) Aortenisthmusstenose	Operation möglichst vor dem 30. Lebensjahr

2. *Allgemeine und symptomatische Therapie*
   a) Lebensführung
   b) Diät (Kochsalzreduktion, Übergewicht beseitigen)
   c) Pharmakotherapie (Antihypertonika)

Hyperplasie der Nebennieren ist dagegen eine Operation nicht angezeigt. In diesen Fällen muß die erhöhte Aldosteronsekretion medikamentös durch hohe Gaben von Aldosteronantagonisten unwirksam gemacht werden (initial 400, später 200 mg Spironolactone/die).

Der Nachweis eines *Phäochromozytoms* ist eine absolute Operationsindikation. Präoperativ wird die erhöhte Sekretion von Noradrenalin und Adrenalin durch Gabe von α-Rezeptorenblockern peripher inhibiert (Phenoxybenzamin 10–30 mg/die). Bei Fortbestehen der Tachykardie können zusätzlich β-Rezeptorenblocker in kleinen Dosen gegeben werden (Propranolol 2- bis 3mal 20–40 mg/die).

Beim zentralen *Cushing-Syndrom,* dem meist Mikroadenome der Hypophyse zugrunde liegen, wird eine transsphenoidale Adenektomie vorgenommen. Bei Cushing-Syndrom durch Nebennierenrindenadenom wird das Adenom entfernt. Postoperativ kann der teilweise schwere Hochdruck beim Cushing-Syndrom bestehen bleiben und muß dann mit Antihypertensiva behandelt werden.

10.1.2 Nierenarterienstenose

Ein- oder doppelseitige Nierenarterienstenosen durch fibromuskuläre Dysplasie oder Arteriosklerose werden heute überwiegend nicht mehr operativ, sondern durch Dilatation mit Ballonkathetern erweitert (transluminale Angioplastie). Die Erfolgsquote liegt bei 80–90%. Rezidive treten bei 10–20% der Kranken innerhalb des ersten Jahres auf. Kontraindikationen für diesen Eingriff gibt es nicht, der auch bei älteren Hochdruckkranken durchgeführt wird. Eine vorherige Untersuchung auf hämodynamische Wirksamkeit der Nierenarterienstenose (Plasmarenin, Renin in den

Nierenvenen, Druckgradient über der Stenose) ist nicht erforderlich, da keine eindeutigen Ergebnisse erzielt werden konnten. Bei 80% der Patienten kommt es nach Beseitigung der Nierenarterienstenose durch Katheterdilatation zu einer Blutdrucknormalisierung. Bei dem Rest der Patienten ist auch nach erfolgreicher Dilatation eine medikamentöse Hochdrucktherapie, häufig aber in reduzierter Dosis, notwendig. Nach erfolgreicher Dilatation sollen zur Verhinderung von Restenosierungen Thrombozytenaggregationhemmer (Asasantin) über 1–2 Jahre verabfolgt werden. Die operative Revaskularisation der stenosierten Niere ist nur noch in Einzelfällen notwendig.

10.1.3 Einseitige Nierenerkrankung

Die Operationsindikation bei einseitiger Nierenerkrankung mit Hochdruck (sog. **„urologischer Hochdruck"**) ist schwierig. Eine Operation, die meist in der Entfernung der einseitig kleinen Niere besteht, kommt nur dann in Betracht, wenn die Funktion der betroffenen Niere erheblich (auf $\frac{1}{10}$ der Norm) eingeschränkt ist und der Hochdruck nicht länger als 2 Jahre besteht. Weist die betroffene Niere noch eine relativ gute Funktion auf und besteht der Hochdruck länger als 2 Jahre, so ist der ursächliche Zusammenhang zwischen einseitiger Nierenerkrankung und Hochdruck fraglich oder der Hochdruck bereits unabhängig von der auslösenden Nierenerkrankung geworden (Perpetuierung des Hochdrucks).

10.1.4 Aortenisthmusstenose

Eine absolute Operationsindikation stellt der kardiovaskuläre Hochdruck durch eine Aortenisthmusstenose dar.

10.2 Konservative Behandlung des Hochdrucks

10.2.1 Indikationen und Kontraindikationen

Therapeutisches Ziel der konservativen Hochdruckbehandlung ist zur Verhinderung einer Progredienz, möglicherweise auch zur Rückbildung von Arteriolo- und Arteriosklerose die Senkung des Blutdrucks auf Werte von oder unter 140/90 mm Hg. Bei über 70jährigen soll der systolische Blutdruck nicht unter 160 mm Hg gesenkt werden, beim systolischen Al-

Tabelle 12. Indikationen und Beginn der medikamentösen Hochdrucktherapie

I. Obligate Indikationen

1. Hypertensive Notfälle: Sofortige Blutdrucksenkung innerhalb von 1-2 h
2. Maligne Hypertonie (diastolischer Blutdruck über 120 mm Hg): RR-Senkung in wenigen Tagen
3. Chronisch-arterielle Hypertonie (RR > 160/95 mm Hg): RR langsam innerhalb von 1-3 Wochen senken

II. Eingeschränkte Indikationen (Beurteilung des Individualrisikos):

1. Milde Hypertonie
2. Systolische Altershypertonie

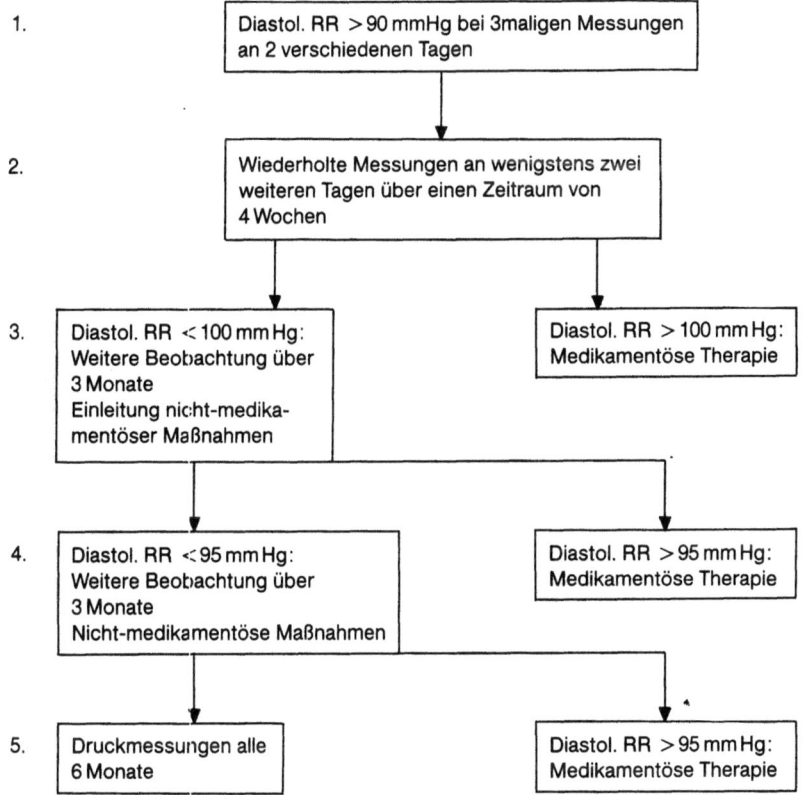

Abb. 7. Empfehlungen zur Behandlung der milden Hypertonie. (WHO 1985)

Tabelle 13. Risikofaktoren bei milder Hypertonie

Alter: > 50 Jahre
Männliches Geschlecht
Familiäre Belastung mit Hochdruck, KHK oder Apoplexie
Serumcholesterin > 240 mg/dl
Zigarettenrauchen
Übergewicht
Diabetes mellitus

Tabelle 14. Zielorganbeteiligung bei chronisch-arterieller Hypertonie

Koronare Herzkrankheit
Herzinsuffizienz
Linkshypertrophie im EKG

Hirninfarkt
Transitorische ischämische Attacken
Hypertensive Enzephalopathie

Retinopathia hypertonica III/IV

Niereninsuffizienz
Proteinurie

tershochdruck nicht unter 180 mm Hg. Die kardiovaskulären Komplikationen nehmen, wie die Veterans Administration-Studie und die HDFP-Studie (Hypertension Detection and Follow-up Program) in den USA bei 10.000 Hochdruckkranken und die australische Studie bei milder Hypertonie Ende der 70er Jahre bei 4000 Hochdruckpatienten gezeigt haben, durch eine effektive antihypertensive Therapie um 50-70% ab. Die stärkste Abnahme ist für die zerebrovaskulären Komplikationen (Hirninfarkt, Massenblutung, transitorische ischämische Attacken) und Herzinsuffizienz zu verzeichnen. Weniger deutlich sind die Erfolge von medikamentösen Interventionsmaßnahmen für das Auftreten eines Myokardinfarktes.

Relative Indikation zur medikamentösen Hochdruckbehandlung. Bei milder Hypertonie (diastolische Blutdruckwerte zwischen 90 und 105 mm Hg) soll zunächst das Verhalten der Blutdruckwerte über mehrere Wochen bis zu 3 Monaten beobachtet werden (Abb. 7). Liegen die Blutdruckwerte bei mehrfachen Kontrollen innerhalb von 3-6 Monaten ständig im Bereich von systolisch 140-160 und/oder diastolisch zwischen 90 und 95 mm Hg, so muß das individuelle Risiko abgewogen werden. Das individuelle Risiko ist erhöht, wenn außer dem Hochdruck noch andere Risikofaktoren vorliegen (Tabelle 13 u. 14) oder wenn eine Zielorganbeteiligung durch teilweise auch unabhängig vom Hochdruck entstandene Erkrankungen vorliegt (koronare Herzkrankheit, zerebrovaskuläre Erkrankungen, chronische Glomerulonephritis mit Niereninsuffizienz u. a.).

Nicht indiziert ist eine medikamentöse Therapie beim isolierten systolischen Hochdruck älterer Personen jenseits des 70. Lebensjahres mit normalen oder erniedrigten diastolischen Blutdruckwerten, sofern der systolische Blutdruck 180 mm Hg nicht übersteigt.

Vorsichtig und schonend muß eine blutdrucksenkende Therapie bei fortgeschrittener *stenosierender Arteriosklerose* von großen Gefäßen, besonders im Bereich der Arteria carotis oder Koronararterien, durchgeführt werden, da unter diesen Umständen eine rasche Blutdrucksenkung durch Verminderung des Perfusionsdrucks zur akuten Verschlechterung der koronaren bzw. zerebralen Durchblutung führt.

Kontraindiziert ist eine Therapie mit Antihypertonika bei *symptomatischer Blutdruckerhöhung* infolge totalem AV-Block, Aorteninsuffizienz oder Hyperthyreose.

10.2.2 Allgemeinbehandlung

Die Allgemeinbehandlung betrifft Lebensführung und Ernährung und ist als Erstmaßnahme und Basisbehandlung bei allen Hochdruckkranken, insbesondere zunächst bei milder Hypertonie angezeigt. **Diätetisch** ist eine natriumarme Kost notwendig (5 g Kochsalz/die). Diese kochsalzarme Kost wird erreicht durch Weglassen von Kochsalz bei und nach Zubereitung des Essens. Stark gesalzene Nahrungsmittel (Senf, Wurst- und Fischkonserven, Fleischextrakte, scharf gesalzene Wurst und Käse, Pökel- und Räucherwaren) müssen gemieden. Zu beachten ist, daß 100 g Brot bereits 0,75 g Kochsalz enthalten. Zu beachten ist auch der Natriumgehalt von Mineralwässern, der zum Teil beträchtlich hoch ist. Bevorzugt werden müssen Mineralwässer mit einem Natriumgehalt unter 50 mg/kg (siehe Tabelle 15).

Die kochsalzarme Kost kann durch Kaliumzulagen in Form von Obst und Gemüse unterstützt werden, auch wenn die blutdrucksenkende Wirkung von Kalium bisher nicht eindeutig gesichert ist. Das gleiche gilt für eine Erhöhung der täglichen Calciumzufuhr (1 g Calcium pro Tag). Auch für die Erhöhung der Calciumzufuhr ist eine blutdrucksenkende Wirkung bisher nicht gesichert.

Außerordentlich wichtig ist die **Bekämpfung weiterer Risikofaktoren,** insbesondere Verbot von Nikotininhalation. Die tägliche Cholesterinaufnahme soll unter 300 mg pro Tag gesenkt werden, der Cholesteringehalt im Plasma soll unter 200 mg/dl liegen. Dazu tragen die Zufuhr von Pflanzenfetten mit einem hohen Anteil von ungesättigten Fettsäuren und Fisch-

Tabelle 15. Natriumgehalt von Versandheilbrunnen und Mineralwässern (mg/kg)

1. Selters	1,3
2. Brückenauer	2,4
3. Meinberger Neubrunnen	6,1
4. Wildunger Reinhardtsquelle	13,4
5. Göppinger Sauerbrunnen	26,9
6. Wildunger Helenenquelle	653,1
7. Apollinaris	747,0
8. Heppinger	856,0
9. Neuselters	874,9
10. Fachinger	887,0
11. Überlinger	977,0
12. Nauheimer Kurbrunnen	5393,0

Tabelle 16. Empfehlungen für eine Diät zur Praevention und Therapie des Hochdrucks

1. *RR-Senkung:*
   - NaCl-Aufnahme ↓   (<5 g/d)
   - Übergewicht ↓   (Ziel: Sollgewicht)
   - Kalium-Aufnahme ↑   (>80 mval/d)
   - Calcium-Aufnahme ↑   (~1,2 g/d)
   - Alkohol ↓   <40 g/d
   - ω3-Fettsäuren ↑: Fisch, Lebertran

2. *Bekämpfung weiterer Risikofaktoren:*
   - Cholesterin ↓   (<300 mg/d)
   - Coffein ↓
   - Nikotin: Stop

konsum bei. In Fischen sind vom menschlichen Organismus nicht synthetisierbare ω3-Fettsäuren enthalten, die eine blutdruck- und cholesterinsenkende Wirkung ausüben sollen. Empfehlungen für die Diät zur Praevention und Allgemeintherapie des Hochdrucks sind in Tabelle 16 zusammengestellt. Bei *Adipositas* ist eine Reduktionsdiät von 1000 kcal oder weniger bis zur Erreichung des Idealgewichts nötig.

Genußmittel sollen eingeschränkt werden. Bei guter Verträglichkeit sind Kaffee, schwarzer Tee und auch alkoholische Getränke in kleinen Mengen (<40 g/d) gestattet, sofern nicht aus anderen Gründen (Leber) Kontraindikationen bestehen.

Ein Dogmatismus ist in diätetischen Fragen nicht zu vertreten. Dies gilt auch für gut gemeinte Ratschläge für die Änderung der *Lebensführung*. Erstrebenswert ist, daß im Beruf eine regelmäßige Arbeitszeit mit Mittagspause eingehalten werden kann und daß genügend Freizeit und regelmäßiger Urlaub zur Verfügung steht. Zusätzliche Verpflichtungen sollen aufgegeben werden. Zu empfehlen ist weiterhin ein dosiertes körperliches Ausdauertraining. Trainingseffekte werden aber nur erreicht, wenn 2- bis 3mal pro Woche eine Belastung über 30–45 min erfolgt. Dynamische Sportarten sind zu bevorzugen (Radfahren, Wandern, Schwimmen, Golf). Ein blutdrucksenkender Effekt ist für das Ausdauertraining nicht nachgewiesen, jedoch dämpft körperliches Training die Blutdruck- und Herzfrequenzanstiege unter Belastung und führt damit auch zu einem geringeren Sauerstoffverbrauch des Herzens. Sportarten oder Übungen mit isometrischer (statischer) Muskelarbeit wie z. B. Expanderübungen sind für den Hochdruckkranken nicht günstig, da es hierbei zu starken Blutdruckanstiegen kommt. Nicht zu empfehlen sind auch Sportarten mit Höchstbelastung oder Wettkampfcharakter wie Tennis und Tischtennis. Als *Trainingsfrequenz* gilt: Ruheherzfrequenz + ⅓ der Differenz zwischen Herzfrequenz bei submaximaler Belastung und Ruheherzfrequenz. Nehmen die Patienten β-Rezeptorenblocker ein, so kann diese Formel auch für die Trainingsherzfrequenz verwandt werden, wenn die Belastung am Fahrradergometer unter β-Blockergabe erfolgte, anderenfalls müssen 20 Schläge/min abgezogen werden. Bei Schwimmen im Thermalbad über längere Zeit ist wegen Blutdrucksenkung Vorsicht geboten. Kühle Bäder steigern den Blutdruck und begünstigen Herzrhythmusstörungen. Sauna ist für diejenigen, die sie gewohnt sind, erlaubt. Ungünstig ist für den Hochdruckkranken intensive Sonnenbestrahlung, die eine Verstärkung von orthostatischen Nebenwirkungen der Antihypertonika hervorrufen kann. Von Flugreisen ist Kranken mit schwerer Hypertonie (diastolischer Blutdruck über 120 mm Hg) abzuraten. Vorsicht ist bei Flugreisen auch dann geboten, wenn bei gut eingestelltem Hochdruck ½ Jahr vorher ein Myokardinfarkt oder ein Schlaganfall aufgetreten ist oder eine schwere Angina pectoris besteht.

Bei Urlaub in den Tropen sind Wasserverluste durch Schwitzen und Hitzeeinwirkungen zu beachten, nicht selten muß die Antihypertonikadosis reduziert werden (Selbstmessung des Blutdrucks). Gebirgsurlaub ist bis in Höhen von 1500 Metern erlaubt. Von Hochgebirgstouren ist abzuraten.

Die *Verkehrstüchtigkeit* ist bei Hochdruckkranken beeinträchtigt, wenn Antihypertonika mit starken orthostatischen oder sedierenden Nebenwirkungen gegeben werden müssen, also insbesondere bei schwerem Hochdruck.

Eine *Selbstmessung* des Blutdrucks zur Kontrolle der individuellen Blutdruckschwankungen unter Alltagssituationen und ihre therapeutische Kontrolle ist grundsätzlich für alle Hochdruckkranken zu empfehlen, ausgenommen die wenigen Patienten mit neurotischer Fehlhaltung oder Patienten mit zerebrovaskulärer Insuffizienz, die zur Selbstmessung nicht in der Lage sind. Die Selbstmessung soll 2mal am Tage, jeweils morgens und abends nach 3minütiger Ruhe im Sitzen vorgenommen werden. Bei den

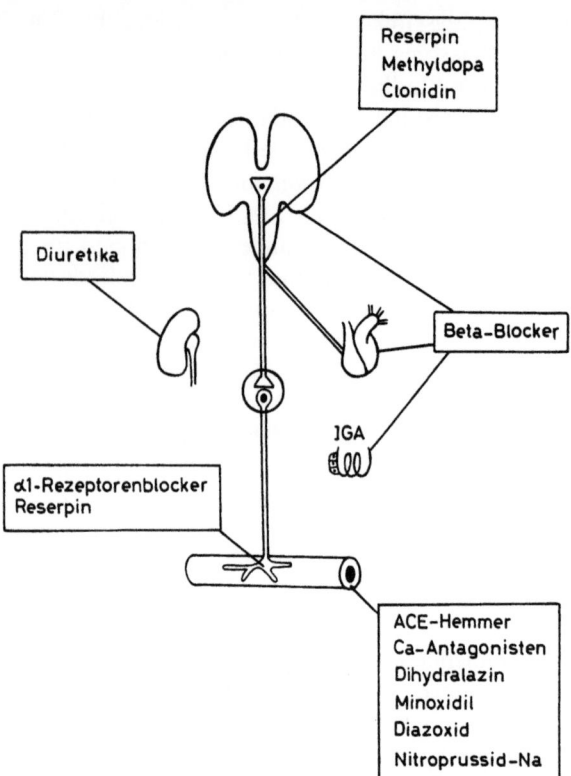

Abb. 8. Angriffspunkte der Antihypertonika. *IGA* Juxtaglomulärer Apparat

Geräten ist ein Mikrophon in die Blutdruckmanschette eingebaut, das über der A. brachialis an der Innenseite des Oberarms plaziert werden muß. Die Registrierung der Korotkoff-Geräusche wird auskultatorisch über ein Stethoskop oder elektronisch vorgenommen (s. S. 321).

10.2.3 Pharmakotherapie der chronischen arteriellen Hypertonie

Die Mehrzahl der heute verwandten Antihypertonika (Abb. 8, Tabelle 17) senken die *Aktivität des sympathischen Nervensystems* (Reserpin, β-Rezeptorenblocker, α-Methyldopa, Clonidin, postgangliäre Sympathikushemmer, postsynaptische α_1-Rezeptorenblocker) oder setzen direkt oder indirekt den *Tonus der glatten Gefäßmuskulatur* herab (Diuretika, Kalziumantagonisten, ACE-Hemmer, Hydralazin, Minoxidil). Gemeinsame Endstrecke aller Antihypertensiva ist wahrscheinlich eine Senkung der

Tabelle 17. Antihypertonika

Chemische Kurzbezeichnung	Angriffspunkte
1. β-Rezeptorenblocker	β_1-Rezeptoren des Herzens, β_2-Rezeptoren der Bronchien und Gefäße
2. Thiazide (Diuretika)	Indirekte Vasodilatoren
3. Kalziumantagonisten	Indirekte Vasodilatoren
4. Reserpin	Zentrales und peripheres Sympathikolytikum
5. Clonidin	Zentrale α_2-Rezeptoren
6. α-Methyldopa	Zentrale α_2-Rezeptoren
7. ACE-Hemmer (Konversionshemmer)	Indirekte Vasodilatoren
8. α-Rezeptorenblocker	Periphere postsynaptische α_1-Rezeptoren
9. Hydralazin	Direkter Vasodilator
10. Minoxodil	Direkter Vasodilator
11. Labetalol	Periphere α-Rezeptoren, kardiale β-Rezeptoren

intrazellulären Kalziumkonzentration in der glatten Gefäßmuskulatur, die zu einer Verminderung des Tonus der glatten Gefäßmuskulatur und damit zu einer peripheren Widerstandsabnahme führt. Eine Ausnahme machen lediglich die β-Rezeptorenblocker, deren antihypertensive Wirkung über mehrere Mechanismen (Senkung des Herzzeitvolumens, Resetting der Barorezeptoren, Readaptation der Autoregulation und Reninsuppression) erfolgt.

β-Rezeptorenblocker (Tabelle 21) haben sich als Monotherapie bei milder Hypertonie bewährt, besonders bei jüngeren Hochdruckkranken. β-Rezeptorenblocker führen zur Bradykardie und zum Abfall des Herzzeitvolumens. Sie dämpfen die Blutdruckanstiege unter Belastung und bedingen – allerdings erst nach Monaten – über autoregulatorische Vorgänge eine Abnahme des peripheren Widerstandes. Als zusätzliche blutdrucksenkende Mechanismen ist die Suppression der Reninsekretion und eine Adaptation der Barorezeptoren (Resetting) zu nennen. Die frequenzsenkende Wirkung setzt innerhalb von 30–45 min ein und klingt je nach pharmakokinetischen Eigenschaften der Substanz in 4–8 h wieder ab. Ein antihypertensiver Effekt ist meist erst 3–7 Tage nach Behandlungsbeginn nachweisbar (Tabelle 18). Neben β-Blockern, die sowohl die β_1- wie auch die β_2-Rezeptoren blockieren (β_1-/β_2-Blocker, *unselektive* Blocker) weisen sog. *„kardioselektive"* β-Blocker, zumindest in niedrigen Dosen, eine höhe-

Tabelle 18. Pharmakodynamik und Dosierung von Antihypertonika bei Langzeittherapie

Freiname	Handelsname	Wirkungs-eintritt	Vollwirkung nach	Wirk-dauer[a]	Orale durchschnittl. Tagesdosis (mg)
1. β-Rezeptorenblocker	s. Tabelle 17	1–2 Wochen	2–3 Wochen	1 Woche	s. Tabelle 17
2. Diuretika (Thiazide)	s. Tabelle 21	1–2 Wochen	2–3 Wochen	1 Woche	s. Tabelle 21
3. Kalziumantagonisten	s. Tabelle 22	3–4 Tage	1–2 Wochen	1 Woche	s. Tabelle 22
4. ACE-Hemmer					
Captopril	Lopirin, Tensobon	15–30 min	60–90 min	12 h	2 × 25 bis 2 × 50 mg
Enalapril	Pres, Xanef	60–90 min	2– 3 h		1 × 10 bis 1 × 40 mg
5. α_1-Rezeptorenblocker					
Prazosin	Minipress	30–60 min	120–180 min	6 h	2 × 0,5 bis 3 × 5 mg
Terazosin	Heitrin	30–60 min	120 min	12 h	1 × 1 bis 2 × 5 mg
Urapidil	Ebrantil	1–2 h	3–4 h	4 h	1–2 × 30–60 mg
6. Zentrale Antisympathikotonika (Sympathikushemmer)					
Clonidin	Catapresan	20–30 min	2–8 h	6– 8 h	2 × 75 bis 3 × 300 µg
α-Methyldopa	Presinol, Sembrina	1– 3 h	6–8 h	6–24 h	2 × 250 bis 4 × 250 mg
Guanfacin	Estulic	1– 3 h	3–4 h	12 h	1 × 1 bis 1 × 4 mg
7. Zentrale und periphere Antisympathikotonika (Sympathikolytika)					
Reserpin	in Kombinationen	1–3 Tage	3–5 Tage	2 Wochen	1 × 0,25 bis 1 × 0,5 mg
Co-Dergocrinmesilat	Hydergin spezial	1–2 Tage	4–6 Tage	1–2 Tage	1 × 4 bis 2 × 4 mg
8. Vasodilatoren					
Dihydralazin	Nepresol	20–30 min	2–3 h	12–24 Stunden	3- bis 4 × 25 mg

[a] Wirkdauer nach Absetzen der Substanz

Tabelle 19. Verstärkung der orthostatischen Nebenwirkungen

Schlaf
Stehen
Arbeit
Narkose, Sedativa
Alkohol
Hitze, Fieber
Flüssigkeitsverluste
Kochsalzverarmung (Diuretika)
Anämie

---

re Affinität zu β_1-Rezeptoren auf. Unterschiede in der antihypertensiven Wirkung bestehen nicht.

Die Erhöhung des Bronchialwiderstandes ist bei diesen kardioselektiven β-Blockern etwas geringer. β-Blocker mit *ISA* (Intrinsic sympathicomimetic activity) haben eine geringere negativ-inotrope Wirkung und die Senkung der Ruhe-Herzfrequenz ist weniger ausgeprägt. Weitere Unterschiede zwischen den β-Blockern betreffen die Halbwertszeit. Es hat sich gezeigt, daß die antihypertensive Wirkung von β-Blockern mit kurzer Plasmahalbwertszeit bei einmaliger Gabe ebenso gut ist wie die von β-Blockern mit langer Halbwertszeit, bedingt dadurch, daß die biologische Halbwertszeit wesentlich länger ist als die Plasmahalbwertszeit. *Hydrophile β-Blocker* werden bevorzugt, wenn zentrale Nebenwirkungen (Schlafstörungen) auftreten, die besonders bei den liquorgängigen lipophilen β-Blockern beobachtet werden.

Die Dosierung von β-Blockern mit vorwiegend renaler Elimination muß bei *terminaler Niereninsuffizienz* reduziert werden (für Atenolol und Sotalol auf ¼ der üblichen Tagesdosis). Bei vorwiegend durch Metabolisierung eliminierten β-Blockern kann eine Kumulation nierengängiger blutdruckwirksamer Metaboliten eintreten, so daß auch bei Propranolol, Metoprolol und Acebutolol ggf. eine wirkungsangepaßte Dosisreduktion notwendig ist.

Nebenwirkungen: Bradykardie unter 50/min, AV-Block I. Grades, Orthostase, Raynaud-Phänomene (überwiegend bei nichtselektiven Blockern), zentralnervöse Symptome (Schlafstörungen, Depression bei lipophilen Blockern), Impotenz. Bei Insulinbehandelten Diabetikern wird die Gefahr von Hypoglykämien durch nichtselektive Blocker verstärkt. Bei diesen Patienten sind kardioselektive Blocker vorzuziehen. Nach abruptem Absetzen einer β-Blocker-Langzeittherapie kann es zu einem „Absetz"-Syndrom kommen. Dieses ist wahrscheinlich durch eine überschießende Katecholaminwirkung bedingt, da unter chronischer β-Blockertherapie die Zahl der β-Rezeptoren im Gewebe ansteigt. Die Patienten klagen über die Symptome einer gesteigerten Noradrenalinwirkung (Herzklopfen, Unruhe, Zittern). Bei Patienten mit koronarer Herzkrankheit sind nach abruptem Absetzen von β-Blockern Todesfälle beobachtet worden (wahrscheinlich durch Kammerflimmern). Bei Hochdruckkranken ohne KHK sind Absetzphänomene nicht zu erwarten. Sicherheitshalber sollte man aber bei notwendiger Beendigung einer β-Blockertherapie bei Hochdruck mit KHK die Dosis für 2 Tage auf die Hälfte und dann für 4 Tage auf ¼ der letzten Dosis reduzieren.

Kontraindikationen von β-Blockern sind Asthma bronchiale, AV-Überleitungsstörungen, manifeste Herzinsuffizienz und periphere Durchblutungsstörungen.

Diuretika (s. Tabelle 23). Der Mechanismus der blutdrucksenkenden Wirkung der Diuretika ist noch nicht völlig geklärt. Initial senken Diuretika das Extrazellulärvolumen, später kommt es dann durch Dämpfung vasokonstriktorischer Effekte zu einer Abnahme des peripheren Widerstandes. Weiterhin verhindern Diuretika eine Resistenzentwicklung gegen Antihypertonika, die zu einer renalen Natriumretention führen. Auch bei Anwendung von Diuretika soll eine kochsalzarme Kost von etwa 5 g Kochsalz pro Tag angestrebt werden. Die Behandlung eines Hochdrucks mit Diuretika als Monotherapie wird für ältere Hochdruckkranke mit leichter bis mittelschwerer Hypertonie empfohlen. Die antihypertensive Wirkung setzt langsam innerhalb einiger Tage ein (s. Tabelle 18) und beträgt im Durchschnitt wie bei den β-Blockern 20/10 mmHg. Muß ein Hochdruck mit mehreren Antihypertonika behandelt werden, so ist die Gabe von Diuretika unerläßlich. In Kombinationspräparaten werden meist mittelschnell wirkende Diuretika (Thiazide) den schnellwirkenden (Typ Furosemid) vorgezogen. Bei einem Serumkreatinin über 2 mg/dl sind Thiazide unwirksam. In diesen Fällen kommen als Diuretika nur Furosemid, Etacrynsäure oder Muzolimin in Betracht. *Nebenwirkungen* der Diuretika sind Kaliummangel (nach Thiaziden tritt bei 33% der Patienten eine leichte Hypokaliämie bis 3,3 mval/l auf), Hyperurikämie und (selten) Verschlechterung der Glukosetoleranz. Deshalb ist bei Langzeittherapie mit Thiaziden eine Kaliumkontrolle nach 3–4 Wochen zu empfehlen. Sinkt der Kaliumgehalt im Serum unter 3,5 mval/l, so sollen pro Tag zusätzlich 30–40 mval KCl zugegeben werden (Kalium-Duriles 4 Dragee/die). Eine vorsorgliche Kaliumsupplementierung ist zu empfehlen, wenn die Patienten Digitalis erhalten.

Zur Vermeidung eines Kaliummangels werden vielfach auch *Kombinationspräparate aus Thiaziden und Kaliumsparern* (Spironolacton oder Triamteren) eingesetzt (Dytide H, Diucomb, Moduretik). Kaliumsparendes Spironolacton ist in den Kombinationspräparaten Aldactone-Saltucin und Osyrol-Lasix enthalten. Bei Niereninsuffizienz (Kreatinin über 2 mg/

dl) sind Kaliumsparer und auch Kombinationspräparate aus Thiaziden und Kaliumsparern kontraindiziert, da es zur Entwicklung einer Hyperkaliämie kommen kann (s. Tabelle 23).

Kalziumantagonisten (Tabelle 22). Kalziumantagonisten, die zunächst zur Therapie der koronaren Herzkrankheit eingesetzt wurden, haben wegen ihrer geringen Nebenwirkungsquote und ihrer guten antihypertensiven Wirkung zunehmend Bedeutung für die Hochdruck-Therapie erlangt. Ein weiterer Vorteil ist die fehlende Beeinflussung des Lipidstoffwechsels. Es handelt sich um indirekte Vasodilatoren, die den Gefäßtonus durch Senkung des intrazellulären Gehaltes an freiem Kalzium herabsetzen. Nifedipin (Adalat) weist den stärksten blutdrucksenkenden Effekt auf, führt aber zu einer deutlichen reflektorischen Tachykardie. Diltiazen (Dilzem retard) und Verapamil (Isoptin) senken die Herzfrequenz, Verapamil hat einen zusätzlichen Effekt auf die Erregungsleitung im Herzen (Hemmung der Überleitung im AV-Knoten). Die sublinguale Verabfolgung von Adalat (10 mg) führt zu einer raschen, innerhalb von 15 min eintretenden Blutdrucksenkung, die 1-2 h anhält. Deshalb wird Nifedipin (Adalat) sublingual als Mittel der Wahl bei hypertensiven Krisen angewandt. Die sublinguale Nifedipingabe kann auch als Test zur Beurteilung der Ansprechbarkeit auf eine Kalziumantagonistentherapie bei Hochdruck benutzt werden. Bei peroraler Verabfolgung von Nifedipin tritt ebenso wie nach Verapamil und Diltiazem die Blutdrucksenkung langsamer innerhalb von 1-2 Wochen ein (Tabelle 18). Die Tagesdosen liegen für Nifedipin bei 30-60 mg, für Verapamil bei 120-240 mg und für Diltiazem bei 180 mg. Ebenso wie Verapamil (Isoptin RR) kann auch Nitrendipin (Bayotensin) in einer Einmaldosis verabfolgt werden. Eine bevorzugte Indikation für Kalziumantagonisten ist die antihypertensive Therapie bei älteren Hochdruckkranken mit niedrigem Plasmarenin, eine Gruppe, die früher bevorzugt mit Diuretika behandelt wurde. Eine weitere Indikation sind Hochdruckkranke mit koronarer Herzkrankheit. Als *Nebenwirkungen* sind für Nifedipin Flush und Kopfschmerzen, für Verapamil Obstipation und für alle Kalziumantagonisten periphere Ödeme zu nennen.

Reserpin. Von den in der Rauwolfia vorhandenen Alkaloiden hat das Reserpin die größte Bedeutung erlangt. Seine Wirkung besteht in der Dämpfung sympathischer vasokonstriktorischer Impulse durch Entleerung der zentralen und peripheren Noradrenalinspeicher. Reserpin wird heute nur noch in Kombination mit Thiaziden bei milder und mittelschwerer Hypertonie gegeben (Briserin, Modenol). Ob die zugunsten von anderen Antihypertonika zurückhaltende Verordnung berechtigt ist, wird die Zukunft zeigen. Es darf nicht vergessen werden, daß die großen Erfolge von Interventionsmaßnahmen bei Hypertonie in den Studien in den USA und Australien mit Reserpin und Thiaziden erzielt wurden. Die Wir-

Tabelle 20. Wichtige Nebenwirkungen von Antihypertonika

Substanz	Orthostase	Sonstige Nebenwirkungen
1. β-Rezeptorenblocker	(+)	Bradykardie, Bronchialobstruktion, Raynaud, Schlafstörungen
2. Thiazide	(+)	K-Mangel, Hyperurikämie
3. Kalziumantagonisten (Nifedipintyp)	−	Tachykardie, Kopfschmerz, Flush
4. Kalziumantagonisten (Verapamiltyp)	−	Bradykardie
5. Reserpin	(+)	Sedierung, verstopfte Nase
6. Clonidin	+	Sedierung, Mundtrockenheit, Gesichtsblässe
7. α-Methyldopa	+	Sedierung, hämolytische Anämie, Cholestase
8. ACE-Hemmer	−	Proteinurie, Leukopenie, Geschmacksstörungen
9. Dihydralazin	+	Tachykardie, Stenokardie, LE
10. $α_1$-Rezeptorenblocker	+	(Tachykardie)

kung (Tabelle 18) setzt langsam innerhalb von 1-3 Tagen ein und klingt auch allmählich erst in einigen Tagen wieder ab. Die Tagesdosis von 0,25-0,5 mg (bis 1,0 mg) kann in einer einzigen Dosis am Morgen oder Abend verabfolgt werden.

Von *Nebenwirkungen* (Tabelle 20) sind die initiale Sedierung (bei Dosen über 0,5 mg) zu nennen, die nach einigen Tagen nachläßt. Gelegentlich wird über Nasenschleimhautschwellung oder Diarrhö berichtet. Depressionen sind bei Dosen unter 0,5 mg selten. *Kontraindikationen* sind chronisches peptisches Ulkusleiden und Depression.

Angiotensin-Converting-Enzym-Hemmer (ACE-Hemmer, Konversionshemmer). ACE-Hemmer (Captopril, Enalapril) sind indirekte Vasodilatoren, die ihre Wirkung über eine Hemmung der Bildung von vasokonstriktorisch wirksamem Angiotensin II entfalten. Das Angiotensin-converting-enzym hemmt die Umwandlung des blutdruckunwirksamen Angiotensin I in das blutdruckwirksame Angiotensin II. Konsekutiv wird die Aldosteronsekretion gehemmt. Ein weiterer Wirkungsmechanismus liegt möglicherweise in einer Hemmung des Abbaues blutdrucksenkender Kinine (Bradykinin). Bei oraler Gabe kommt es nach Captopril bereits nach 20 min zu einem Blutdruckabfall, der 60-90 min später sein Maximum erreicht und für etwa 8-12 h nachweisbar ist. Wird Captopril nicht auf leeren Magen gegeben, setzt die Wirkung später ein. Für Captopril

(Lopirin, Tensobon) liegen die Tagesdosen zwischen 25 und 75 mg, verteilt auf 2-3 Einzeldosen, für Enalapril (Pres, Xanef) bei 20-40 mg, die in einer Einzeldosis gegeben werden können. Aktivierung des Renin-Angiotensin-Systems durch Diuretika verstärkt die antihypertensive Wirkung erheblich, so daß ACE-Hemmer häufig in der Kombination mit Diuretika gegeben werden (Capozide, Tensobon comp.). Die früher bei hohen Dosen von Captopril beobachteten *Nebenwirkungen* (Proteinurie, membranöse Glomerulopathien, Leukopenie, Hautexantheme, Geschmacksstörungen) werden bei den jetzt verwandten niedrigeren Dosen außerordentlich selten beobachtet. Bei höhergradiger Niereninsuffizienz (Kreatinin über 2,5 mg/dl) soll die Substanz nicht gegeben werden, da Verschlechterungen der Nierenfunktion beobachtet wurden. Bei doppelseitiger Nierenarterienstenose kann es zu einer erheblichen, aber reversiblen Abnahme der Nierenfunktion kommen, so daß hierbei die Gabe von ACE-Hemmern *kontraindiziert* ist. Bei Immunkomplexkrankheiten (LE) sind ACE-Hemmer ebenfalls kontraindiziert, da hierbei häufiger eine Neutropenie auftritt. Hervorzuheben ist die gute Verträglichkeit der ACE-Hemmer (keine reflektorische Tachykardie, keine Orthostase, keine Impotenz, keine Beeinflussung des Kaliumhaushaltes).

Postsynaptische α_1-Rezeptorenblocker. Prazosin (Minipress) führt zu einer isolierten Hemmung der postsynaptischen α_1-Rezeptoren ohne Induktion einer stärkeren reflektorischen Tachykardie. Die erste Dosis von 0,5 mg soll am Abend vor der Nachtruhe gegeben werden, um einen First-Dose-Effect mit starkem orthostatischem Blutdruckabfall zu vermeiden. Die Dosis wird anschließend langsam je nach Wirkung von 2mal 0,5 mg bis auf 3mal 1-2 mg gesteigert. Nebenwirkungen (Orthostase) sind bei diesem Vorgehen selten. *Terazosin* (Heitrin) hat eine etwas längere Wirkdauer als Prazosin und soll weniger zu Toleranzentwicklung führen (Tagesdosen 1mal 1 bis 2×5 mg). *Urapidil* (Ebrantil) hemmt vorwiegend postsynaptische $\alpha 1$-Rezeptoren. Es kann sowohl oral als auch parenteral zur schonenden Blutdrucksenkung eingesetzt werden (Dosis 1×30 bis 2×60 mg Ebrantil pro Tag per os).

Kombinierte α- und β-Blocker. Labetalol (Trandate) weist überwiegend (nichtselektive) β-blockierende Eigenschaften auf, hat aber zusätzlich eine schwache α-rezeptorenblockierende Wirkung. Die Kombination eines α- mit einem β-Blocker hebt die Zunahme des peripheren Widerstandes durch β-Blocker auf. Besonders gut wird durch Labetalol der belastungsbedingte Blutdruck- und Herzfrequenzanstieg gebremst, so daß es für Hochdruckkranke mit Angina pectoris besonders geeignet erscheint (Tagesdosen 2mal 100-200 mg). Nebenwirkungen und Kontraindikationen entsprechen denen von β-Blockern.

Dihydralazin führt zur direkten Tonussenkung der glatten Gefäßmuskulatur (direkter Vasodilator), die Nierendurchblutung wird vermehrt. Bei oraler Gabe setzt der blutdrucksenkende Effekt in 30-60 min ein und hält 24 h an, so daß die Tagesdosis (25-150 mg/die in 1-2 Einzeldosen gegeben werden kann. Hydralazin (Nepresol) wird wegen der durch Sympathikusaktivierung bedingten reflektorischen Tachykardie meist in Kombination mit β-Blockern gegeben. Es ist in einer ganzen Reihe von Kombinationspräparaten, gemeinsam mit β-Blockern und Thiaziden enthalten (Treloc, Trepress). Indikation: milde bis mittelschwere Hypertonie.

Clonidin (Catapresan) ist ein zentral angreifendes Antisympathikotonikum. Die blutdrucksenkende Wirkung beruht auf der Stimulation zentraler α_2-Rezeptoren, die den Sympathikus hemmen und so zur peripheren Widerstandsabnahme führen. Initial wird das Herzzeitvolumen vermindert. Die Wirkung tritt nach 20-30 min ein und hält 3-6 h an, so daß die Tagesdosis (150-1200 µg) in 3-4 Einzeldosen gegeben werden soll (Dosierung nur 2mal am Tag mit Catapresan-Depot möglich). Eine ähnliche Wirkung hat *Guanfacin* (Estulic 1-2 mg/die). Unter den *Nebenwirkungen* sind in erster Linie Sedierung, Mundtrockenheit und Impotenz zu nennen. Bei manchen Patienten fällt eine Gesichtsblässe auf. Orthostatische Nebenwirkungen sind zu beachten. Gelegentlich kommt es zu Parotisschmerz. Plötzliches Absetzen von Catapresan kann gegenregulatorisch krisenhafte Blutdruckansteigerungen (Reboundeffekt) auslösen, die an eine Blutdruckkrise bei Phäochromozytom erinnern (Therapie: hohe Dosen Catapresan oral oder i.v. und langsam absetzen, evtl. Depotpräparate von Clonidin versuchen).

α-Methyldopa (Presinol, Sembrina). Die antihypertensive Wirkung dieser Substanz beruht entgegen einer früheren Annahme nicht auf der Bildung von Methylnoradrenalin, das als Neurotransmitter peripher genauso wirksam ist wie Noradrenalin. Methylnoradrenalin wirkt vielmehr hypotensiv durch Stimulierung von α_2-Rezeptoren im Gehirn, was zu einer Hemmung der Vasomotorenzentren führt. Die Blutdrucksenkung tritt nach 1-3 h ein und klingt in 6-8 h ab, so daß die Tagesdosis von 0,5-1,5 g in 3 Einzeldosen gegeben werden muß. Unter den *Nebenwirkungen* stehen die anfängliche Sedierung und Orthostase im Vordergrund. Selten treten Depression, Parkinson-Syndrom, Cholestase, hämolytische Anämie oder Pseudo-LE auf.

Hydrierte Mutterkornalkaloide. Hydrierte Mutterkornalkaloide vom Typ des Dihydroergotoxin (Co-Dergocrinmesylat) besitzen eine blutdrucksenkende Wirkung wahrscheinlich über eine Stimulierung präsynaptischer α-Rezeptoren und eine Blockade postsynaptischer α-Rezeptoren. Die Herzfrequenz wird nicht beeinflußt, orthostatische Nebenwirkungen fehlen. Die Substanz wird vor allem für die Hochdrucktherapie beim älteren Patienten empfohlen (Hydergin spezial täglich 1-2 Tbl. à 4 mg).

Minoxidil. Minoxidil führt zu einer Blutdrucksenkung durch direktere laxierende Wirkung auf die glatte Gefäßmuskulatur. Die blutdrucksenkende Wirkung wird durch eine über die Barorezeptoren vermittelte adrenerge Stimulierung mit konsekutiver Zunahme von Herzfrequenz und Herzzeitvolumen sowie durch einen Anstieg der Plasmareninaktivität mit Retention von Natrium abgeschwächt. Die Substanz sollte nur bei schweren Hochdruckformen in der Klinik in Kombination mit starkwirksamen Diuretika und β-Blockern eingesetzt werden. Die Dosierung beträgt für Minoxidil (Lonolox) pro Tag 2,5-50 mg in 1-2 Einzeldosen. An Nebenwirkungen sind neben Tachykardie und Ödemen EKG-Veränderungen mit T-Negativierung sowie ein Perikarderguß zu erwähnen, der klinisch meist nicht in Erscheinung tritt. Weiterhin wird bei vielen Patienten eine Hypertrichose und eine verstärkte Pigmentierung beobachtet, die 3-6 Wochen nach Therapiebeginn auftritt. Deshalb soll das Präparat bei Frauen zurückhaltend eingesetzt werden.

Adrenerge postganglionäre Neuronenblocker (Ismelin) führen als postganglionäre Sympathikushemmer zu einer pharmakologischen Sympathektomie. Die Noradrenalinspeicher in den postganglionären sympathischen Neuronen werden entleert, die Erregungsübertragung gehemmt. Nebenwirkungen sind starke Orthostase- und Ejakulationsstörungen. Die Substanz wird wegen der erheblichen Nebenwirkungen nicht mehr eingesetzt.

Nebenwirkungen der Antihypertonika. *Orthostatische Nebenwirkungen* werden bei Clonidin, Guanfacin und α-Methyldopa häufiger als bei anderen Antihypertonika beobachtet, können aber auch bei Diuretika und bei α_1- und β-Rezeptorenblockern auftreten. Die orthostatische Nebenwirkung wird durch alle Einflüsse verstärkt, die zur Vasodilation führen (Hitze, Sonnenbestrahlung, körperliche Arbeit, Alkohol, Sedativa, Narkose) (s. Tabelle 19). Die Orthostase wird auch durch Einflüsse verstärkt, die das Blutvolumen vermindern (Diuretika, Flüssigkeitsverluste). Weitere substanzspezifische Nebenwirkungen sind in Tabelle 20 zusammengestellt, in der nur die wichtigsten Nebenwirkungen aufgeführt werden konnten.

10.2.4 Praktische Durchführung der Pharmakotherapie des Hochdrucks

Wenn die Indikation zur Pharmakotherapie eines Hochdrucks gestellt ist, müssen die folgenden **Grundregeln** beachtet werden:
1. Es handelt sich meist um eine lebenslängliche **Dauertherapie.**
2. Ein **Absetzen** der Behandlung nach Erreichen normaler Blutdruckwerte ist nicht zu empfehlen. Meist steigt der Blutdruck nach Wochen oder

Monaten wieder an. Lediglich bei milder Hypertonie kann nach 1- bis 2jähriger Behandlung und mehrmonatiger Normalisierung der Blutdruckwerte ein Auslaßversuch unternommen werden.
3. Ein **Wechsel** der Antihypertonika ist ohne zwingenden Grund **nicht zu empfehlen,** da dadurch die Resistenzentwicklung gefördert wird.
4. Anzustreben ist eine **Normalisierung** des Blutdrucks auf Werte von oder unter 140/90 mmHg (Ausnahme ältere Patienten jenseits des 70. Lebensjahres und isolierte systolische Hypertonie, s. S. 353).
5. Bei milder und mittelschwerer Hypertonie soll zunächst eine **Monotherapie** mit β-Rezeptorenblockern, Diuretika oder Kalziumantagonisten begonnen werden (Abb. 9).

Mit den genannten Antihypertensiva kann man im Durchschnitt eine Blutdrucksenkung von systolisch 15 bis 30 und diastolisch 5 bis 15 mmHg erzielen. Die Wirkung setzt bei Kalziumantagonisten etwas schneller als bei β-Rezeptorenblockern und Diuretika ein. Im allgemeinen ist nach 3 Wochen der maximale blutdrucksenkende Effekt erreicht, so daß man dann bei ungenügender Blutdrucksenkung entscheiden muß, ob man die Dosis erhöht, auf eine andere Monotherapie übergeht oder eine Kombinationstherapie beginnt.

Tabelle 21. β-Blocker in der Hochdrucktherapie

Freiname	Präparatenamen	Tagesdosis (mg)	HW-Zeit (h)
1. Relativ „kardioselektive" β_1-Blocker			
Acebutolol	Prent	2mal 200-400	7-12
Atenolol	Tenormin	1mal 50-2mal 100	6- 9
Metoprolol	Beloc Lopresor	2mal 50-2mal 100	3- 4
2. β_1/β_2-Blocker mit ISA			
Carteolol	Endak	1mal 5-10 mg	5- 7
Mepindolol	Corindolan	1mal 5-10 mg	4
Oxprenolol	Trasicor	2mal 80-2mal 160	1- 3
Penbutolol	Betapressin	1mal 40 mg	
Pindolol	Visken	2mal 5-2mal 15	3- 4
3. Nichtkardioselektive β_1/β_2-Blocker			
Nadolol	Solgol	1mal 60-2mal 120	14-24
Propranolol	Dociton	2mal 40-2mal 160	3- 4
Sotalol	Sotalex	2mal 80-2mal 320	15

6. Eine **Monotherapie** mit **β-Rezeptorenblockern** ist vorzugsweise bei milder und mittelschwerer Hypotonie jüngerer Hochdruckkranker (unterhalb des 50. Lebensjahres) indiziert (s. Tabelle 21). Die Kontraindikationen von β-Rezeptorenblockern müssen beachtet werden (Atemwegsobstruktion, AV-Block, manifeste Herzinsuffizienz). In solchen Fällen wird mit einer Monotherapie mit Kalzium-Antagonisten oder Diuretika begonnen.

Im allgemeinen werden „kardioselektive" $β_1$-Blocker oder β-Blocker mit langer Halbwertszeit (Vorteile für die Compliance des Patienten) bevorzugt. Kommt es unter der Gabe von β-Blockern zu einer Bradykardie unter 55/min, so können β-Blocker mit ISA versucht werden.

7. **Monotherapie mit Diuretika.** Eine Monotherapie mit Diuretika bei milder und mittelschwerer Hypertonie ist vorzugsweise bei Hochdruckkranken mit latenter oder manifester Herzinsuffizienz angezeigt (Ta-

Tabelle 22. Monotherapie der milden und mittelschweren Hypertonie mit Kalziumantagonisten

Freiname	Handelsname	Tagesdosis	Bevorzugt bei
Diltiazem	Dilzem ret.	3mal 60 mg	Tachykardie
Nifedipin	Adalat ret.	3mal 20 mg	Bradykardie
Nitrendipin	Bayotensin	1mal 20–40 mg	Bradykardie
Verapamil	Isoptin RR	1mal 120 mg	Tachykardie

Tabelle 23. Monotherapie der milden und mittelschweren Hypertonie mit Diuretika (vorzugsweise bei Älteren nach dem 50. Lebensjahr)

Freiname	Handelsname	Tagesdosis in mg
1. Clortalidon	Hygroton	50–100, jeden 2. oder 3. Tag
2. Clopamid	Brinaldix	10–20
3. Hydrochlorothiazid	Esidrix	25–75
4. Mefrusid	Baycaron	25–75
5. Xipamid	Aquaphor	20–40
Kombinationen mit Kaliumsparern		
1. Amilorid (5 mg) + Hydrochlorothiazid (50 mg)	Moduretik	1- bis 2mal 1 Tbl.
2. Triamteren (50 mg) + Hydrochlorothiazid (50 mg)	Dityde H	1- bis 2mal 1 Tbl.
3. Triamteren (50 mg) + Bemetizid	Diucomb	1- bis 2mal 1 Tbl.
4. Spironolacton (50 mg) + Thiabutazid (5 mg)	Aldactone 50 – Saltucin	1- bis 2mal 1 Drg.

belle 23). Bei älteren Hochdruckkranken jenseits des 50. Lebensjahres wird man entscheiden müssen, ob man die Monotherapie besser mit Kalziumantagonisten oder mit Diuretika beginnt. Die großen Erfolge in der Sekundärprävention von kardiovaskulären Hochdruckfolgen sind, was nicht vergessen werden darf, mit Diuretika erzielt worden. Ein Beweis für eine gleiche Wirkung von Kalziumantagonisten steht aus. Wegen der Neigung zur Hypokaliämie wird in der Praxis häufig die Kombination von Diuretika und Kaliumsparern bevorzugt (Tabelle 23).
8. **Monotherapie mit Kalziumantagonisten.** Kalziumantagonisten sind als Monotherapie bei älteren Hochdruckkranken und bei Hochdruckpatienten mit koronarer Herzkrankheit zu bevorzugen (s. Tabelle 22). Nifedipin oder Nitrendipin kommen bei Neigung zu Bradykardie in Betracht, Verapamil und Diltiazem bei Neigung zur Tachykardie.
9. **Kombinationstherapie** (Abb. 9). Führt eine Monotherapie nicht innerhalb von 3-4 Wochen zu einer Blutdrucknormalisierung, so wird eine Kombinationstherapie durch Zugabe eines weiteren Antihypertensivums durchgeführt (Tabelle 24). Gegebenenfalls wird die Kombinationstherapie stufenweise gesteigert. Durch die Kombination von Substanzen mit unterschiedlichem Angriffspunkt ergibt sich eine Addition der Wirkung, wodurch auch eine Dosiseinsparung der einzelnen Komponenten und dadurch eine Minderung des Risikos der dosisabhängigen Nebenwirkungen erreicht wird.

Die Kombinationstherapie ist notwendig, wenn bei mittelschwerer Hypertonie eine Monotherapie mit β-Blockern, Diuretika oder Kalziumantagonisten nicht zum Ziel führt. Im Einzelfall können diese Pharmaka nacheinander getestet werden. Bei schwerem Hochdruck mit diastolischen Blutdruckwerten über 115 mmHg wird man meist sofort mit einer Kombinationstherapie beginnen. Die Vielzahl der heute zur Verfügung stehenden Antihypertonika erlaubt eine große Auswahl an Kombinationsmöglichkeiten, die leicht zur Verwirrung führen kann. Man beschränke sich daher auf einige Kombinationen und sammle damit Erfahrungen.

a) Hat man mit einer Monotherapie mit einem *β-Blocker* bei einem jüngeren Hochdruckkranken begonnen, so bietet sich als Kombination die Zugabe eines *Saluretikums* oder eines Kalziumantagonisten vom Nifedipintyp an (die Kombination eines β-Blockers mit Verapamil oder Diltiazem ist wegen der gleichartigen Wirkung auf den AV-Knoten nicht zu empfehlen) s. Tabelle 24.

b) Hat man die Monotherapie bei einem älteren Hochdruckkranken mit einem *Saluretikum* begonnen, so wird man einen Kalziumantagonisten oder Reserpin hinzugeben. Sehr zu empfehlen ist für die

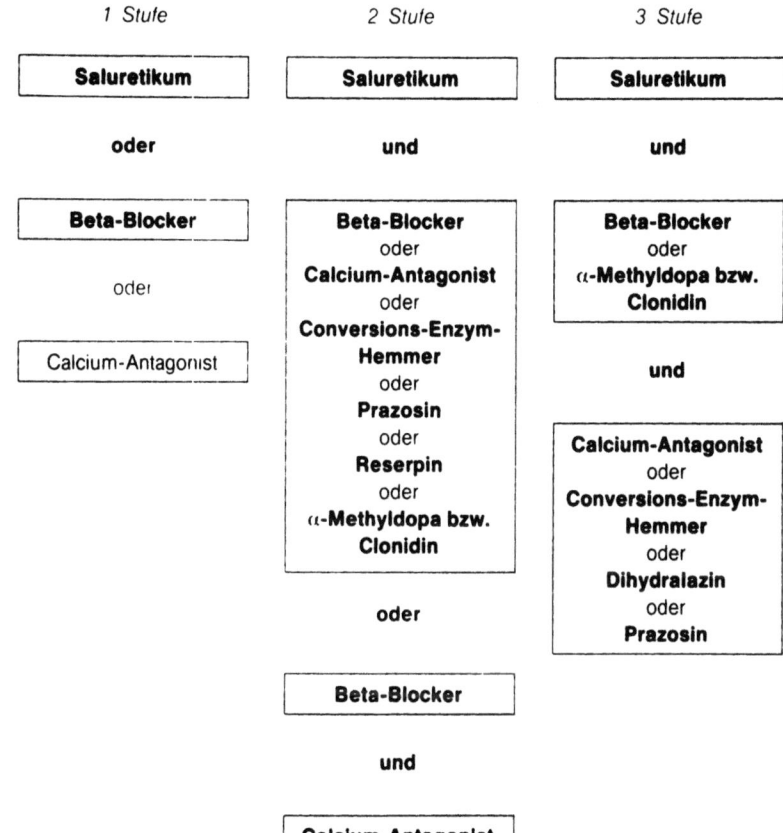

Abb. 9. Stufenschema der Hochdrucktherapie nach den Empfehlungen der Deutschen Liga zur Bekämpfung des hohen Blutdrucks, Heidelberg (1984)

zweite Stufe auch die Kombination eines Saluretikums mit einem ACE-Hemmer.

c) Hat man die Monotherapie bei einem älteren Hochdruckkranken mit einem Kalziumantagonisten begonnen, so kommt die Zugabe eines Saluretikums in Betracht.

10. **Dreier- und Mehrfachkombinationen.** Führen auch Zweierkombinationen nicht zu einer Blutdrucknormalisierung, wird zusätzlich ein drittes Antihypertonikum gegeben (Dreierkombinationen, Tabelle 25). Diese Kombinationspräparate kommen bei mittelschwerer und schwerer Hypertonie in Betracht. Zusätzlich werden Clonidin, Guanfacin oder α-Methyldopa verwendet. In schwierigen Fällen ist eine Überweisung

Tabelle 24. Zweierkombinationen (Auswahl)

1. β-Blocker und Diuretikum (Thiazid)	Beloc comp.
	Betasemid
	Saliprent
	Solgeretik
	Teneretic
	Torrat
	Viskaldix
2. β-Blocker und Ca-Antagonist	Tredalat
3. Diuretikum (Thiazid) und Reserpin	Bendigon
	Briserin
	Modenol
4. Diuretikum und Ca-Antagonist	Sali-Adalat
5. Diuretikum und ACE-Hemmer	Capozide
	Tensobon comp.
6. Diuretikum und zentrale Antisympathikotonika	Combipresan
	Salipresinol
7. Diuretikum und periphere α_1-Blocker	Polypress

an eine Spezialabteilung ratsam, nicht zuletzt auch zum Ausschluß symptomatischer Hochdruckursachen. Bei Niereninsuffizienz und bei malignem Hochdruck ist ebenfalls eine Einstellung in der Klinik zu empfehlen.

Werden Antihypertensiva täglich in mehreren Einzeldosen verabreicht, so ist auf deren *gleichmäßige Verteilung* über den Tag zu achten, jedoch ist es manchmal günstig, die erste Dosis bereits unmittelbar nach dem Aufwachen einzunehmen, um morgendliche Blutanstiege zu vermeiden, und die letzte Dosis spät abends zu geben, unter Umständen als lang wirkendes Depotpräparat (Catapresan-Depot-Perlonguetten). Fixe Kombinationen sind nützlich, um die Zahl der täglich einzunehmenden Tabletten zu vermindern. Blutdrucksenkende Medikamente sollen nicht abrupt abgesetzt werden, da es besonders bei mittelschwerer und schwerer Hypertonie zu reaktiven Blutdruckanstiegen kommen kann. Solche Reboundphänomene werden nicht nur nach plötzlichem Absetzen von Clonidin, sondern auch nach dem Absetzen anderer Antihypertonika beobachtet.

11. Bei Durchführung einer Kombinationstherapie ist neben der Potenzierung der antihypertensiven Wirkung auch die mögliche **Addition von Nebenwirkungen** zu beachten. Eine Bradykardie wird durch die gleichzeitige Gabe von Clonidin mit Rezeptorenblockern oder Reserpin verstärkt. Durch Kombinationen können aber auch Nebenwirkungen

verringert werden, wie z. B. die Tachykardie nach Hydralazin durch die Zugabe von β-Rezeptorenblockern. Ferner ist auf Interaktionen zu achten (Tabelle 26). Die antihypertensive Wirkung von Diuretika wird durch die gleichzeitige Gabe von Antirheumatika aufgehoben.

10.2.5 Hochdrucktherapie bei renaler Hypertonie

Bei renoparenchymaler Hypertonie im Stadium der kompensierten oder dekompensierten Niereninsuffizienz, auch bei Dialysepatienten und besonders zu Beginn der Dialyse ist die Einstellung der Hypertonie oft schwierig, weil es sich um einen Volumenhochdruck handelt. Als Diuretika kann nur Furosemid (250 bis 1000 mg) oder Muzolimin in hohen Dosen verabfolgt werden (s. Tabelle 25). Zusätzlich werden Vasodilatoren (Nifedipin, Hydralazin), α-Rezeptorenblocker (Prazosin Terazosin) und/oder β-Rezeptorenblocker gegeben. Bei starker Blutdrucksenkung kann es zu vorübergehender Verschlechterung der Nierenfunktion kommen.

10.2.6 Hochdrucktherapie in der Schwangerschaft, bei Gestosen, Schwangerschaftshypertonie und Ovulationshemmern

Tritt bei einer Patientin mit Hochdruck eine Schwangerschaft ein, so soll die antihypertensive Behandlung in den ersten 3-4 Monaten nach Möglichkeit ausgesetzt werden (teratogene Phase), es sei denn, es werden kardioselektive β-Blocker verwandt. Therapeutisch sollen zunächst Allgemeinmaßnahmen zur Blutdrucksenkung versucht werden: weitgehende körperliche Schonung, Ruhe, bevorzugt in Linksseitenlage, milde Sedierung. Die Kost soll im Gegensatz zu den Empfehlungen für den Hochdruckkranken *normal gesalzen* werden und nicht salzarm sein. Bei einem in der Schwangerschaft erstmals aufgetretenen Hochdruck (Blutdruckwerte über 140/90 mmHg) kommen - sofern die genannten Allgemeinmaßnahmen nicht ausreichen - als Antihypertensiva kardioselektive β-Blocker oder α-Methyldopa in Betracht. Als $β_1$-selektive Rezeptorenblocker werden Atenolol (Tenormin), Metoprolol (Beloc, Lopresor) und Acebutolol (Prent) verwandt. Die β-Blockergabe soll 24-48 h vor der Entbindung beendet werden. Die α-Methyldopa-Therapie soll nicht zwischen der 16. und 20. Schwangerschaftswoche begonnen werden, da verminderte Kopfumfänge bei Neugeborenen festgestellt worden sind. Eine Beeinträchtigung neurologischer Funktionen oder der intellektuellen Entwicklung fand sich bei diesen Kindern aber nicht. Nicht geeignete Antihyper-

Tabelle 25. Dreier- und Mehrfachkombinationen von Antihypertonika bei mittelschwerer und schwerer Hypertonie (Auswahl)

1. Dreierkombinationen	Freinamen
a) Adelphan-Esidrix	Reserpin + HCT[a] + DH[b]
b) Treloc	Metoprolol + HCT + DH
c) Trepress	Oxprenolol + Chlortalidon + DH
d) Trinormin	Atenolol + Chlortalidon + DH
e) Pertenso	Brupranolol + Bemetizid + Triamteren + DH

2. Mehrfachkombinationen bei schwerer Hypertonie	
a) Capozide + Adalat	Captopril + HCT + Nifedipin
b) Capozide + Catapresan	Captopril + HCT + Clonidin
c) Capozide + Presinol	Captopril + HCT + αMethyldopa

3. Schwere renoparenchymale Hypertonie	
a) Lasix 500 + Nepresol + Tenormin	Furosemid + DH + β-Blocker
b) Lasix 500 + Minipress + Catapresan	Furosemid + Prazosin + Clonidin

[a] HCT = Hydrochlorothiazid
[b] DH = Dihydralazin

tonika in der Schwangerschaft sind Reserpin, Nifedipin, Diuretika und Captopril. Bei schwerer Hypertonie (diastolischer Blutdruck über 120 mmHg) in der Spätschwangerschaft mit Proteinurie (Gestose) wird Dihydralazin parenteral gegeben (initial 6,25 mg Nepresol i. v.). Diese Therapie wird mittels Infusionspumpe in der Klinik fortgeführt (Nepresol 4-8-12 mg/h), unterstützt durch antikonvulsive Maßnahmen (Gabe von Magnesiumsulfat, Sedierung).

Indikationen zum Abraten von einer Schwangerschaft oder zu einer *Schwangerschaftsunterbrechung* sind: Hochdruck mit kardiovaskulären Folgen, maligne Hypertonie, Niereninsuffizienz über 2 mg/dl.

Hochdruck bei Ovulationshemmern. Nach der Einnahme von Ovulationshemmern kommt es im Durchschnitt zu einem systolischen Blutdruckanstieg von 5-10 und einem diastolischen Blutdruckanstieg von 1-2 mmHg. Treten Blutdruckwerte über 140/90 mmHg auf, so ist zunächst nur eine Beobachtung erforderlich. Bei Überschreiten von Blutdruckwerten von 160/95 mmHg sollen Ovulationshemmer abgesetzt werden. Im allgemeinen bildet sich eine Blutdruckerhöhung nach Ovulationshemmern 3 Monate später wieder zurück. Die Blutdruckerhöhung kann - bei notwendiger Weitergabe der Ovulationshemmer - medikamentös mit β-Rezeptorenblockern oder Diuretika behandelt werden.

10.2.7 Therapie der isolierten systolischen Hypertonie

Systolische Blutdruckerhöhungen durch Aorteninsuffizienz, totalen AV-Block oder Hyperthyreose werden nicht mit Antihypertensiva behandelt. Eine antihypertensive Therapie ist nur beim isolierten systolischen Hochdruck durch Elastizitätsverlust des Aortenwindkessels notwendig, wenn der systolische Blutdruck über 180 mmHg ansteigt, da es dann zu einer Mehrbelastung des Herzens mit Erhöhung des Sauerstoffverbrauchs kommt. Als Antihypertonika sind Kalziumantagonisten (Verapamil, Nifedipin) vorzuziehen. Aber auch Saluretika und ggf. α-Methyldopa können gegeben werden. Neuerdings werden auch hydrierte Mutterkornalkaloide (Hydergin spezial) empfohlen.

10.2.8 Therapieresistente Hypertonie

Eine Therapieresistenz liegt vor, wenn 3 oder 4 Antihypertonika in Kombination gegeben, zu keiner Blutdrucksenkung unter 160/95 mmHg führen. Meist handelt es sich um schwer kontrollierbare Hochdruckformen, die sich durch zunehmende Niereninsuffizienz vor allem bei essentieller und renaler Hypertonie entwickeln. Häufige Ursache ist eine Unterdosierung von Diuretika. Für diese Patienten steht heute – nach Ausschöpfung der gebräuchlichen Antihypertonika – als stark wirksamer Vasodilator Minoxidil (Lonolox) zur Verfügung. Die Substanz führt jedoch zu Ödemen und Tachykardie, so daß immer die gleichzeitige Gabe von β-Rezeptorenblockern und hohen Dosen von Diuretika notwendig ist. Als Nebenwirkungen können vermehrte Behaarung (besonders bei Frauen zu beachten), EKG-Veränderungen und eine Herzvergrößerung auftreten. Bei „Therapieresistenz" ist auch auf symptomatische Hochdruckursachen, insbesondere eine Nierenarterienstenose zu achten. Auch die Compliance des Patienten muß überprüft werden, da es sich bei der „Therapieresistenz" häufig um eine Pseudoresistenz handelt.

10.2.9 Hochdrucktherapie bei kardiovaskulären Komplikationen (Myokardinfarkt, Hirninfarkt) und Zweiterkrankungen

Nach einem abgelaufenen Myokardinfarkt bildet sich überraschenderweise bei 40% der Hochdruckkranken die Hypertonie spontan zurück, zumindest für längere Zeit oder manifestiert sich nur als Belastungshypertonie. Für Hochdruckkranke mit abgelaufenem Myokardinfarkt sind als Antihypertonika in erster Linie Kalziumantagonisten oder β-Blocker indiziert (Tabellen 27 und 28).

Tabelle 26. Interaktionen von Antihypertensiva

Antihypertensivum	Zusatzpharmakon	Interaktionen
Thiazide	Lithium	Verstärkung der toxischen Lithiumwirkung
Thiazide	Indometazin	Abschwächung der antihypertensiven Wirkung
Spironolacton	Acetylsalicylsäure	Abschwächung der antihypertensiven Wirkung
Spironolacton	Antirheumatika	Abschwächung der diuretischen Wirkung
β-Blocker	Clonidin	Verstärkung der Bradykardie
Beta-Blocker	Verapamil	Verstärkung der Bradykardie, Verstärkung der kardiodepressiven Wirkung
Reserpin	Laevodopa	Verstärkung von extrapyramidalen Nebenwirkungen
α-Methyldopa	Antidepressiva	Blutdrucksenkende Wirkung abgeschwächt
α-Methyldopa	Phenothiazine	Paradoxe Blutdruckanstiege
Clonidin	Antidepressiva	Verminderung des antihypertensiven Effekts
ACE-Hemmer	Acetylsalicylsäure	Wirkungsabschwächung der Blutdrucksenkung
ACE-Hemmer	Indometazin	Abschwächung der blutdrucksenkenden Wirkung

Bei *akutem Myokardinfarkt* soll eine leichte Blutdrucksteigerung in den ersten Stunden nicht brüsk gesenkt werden. In vielen Fällen bildet sich diese (vorübergehende) Blutdrucksteigerung durch Schmerzbekämpfung allein zurück. Bei fortbestehender Hypertonie ist eine schonende Blutdrucksenkung auf Werte um systolisch 150 mmHg zu empfehlen, vorzugsweise mit β_1-Blockern oder Kalziumantagonisten, in resistenten Fällen auch mit Clonidin. Bei Hirninfarkt soll ein erhöhter Blutdruck ebenfalls *langsam* gesenkt werden. Der systolische Blutdruck soll nicht unter einen Wert von 170 mmHg fallen, da die Autoregulation der Gehirngefäße beim Hochdruckkranken auf höhere Werte verschoben ist und es bei zu starker Blutdrucksenkung zu einem Abfall der Hirndurchblutung kommt. Nur bei einem apoplektischen Insult durch *Massenblutung* ist eine *schnelle* Blutdrucksenkung, jedoch ebenfalls nicht unter Werte von 170 mmHg systolisch angezeigt.

Bei Hochdruckkranken mit *chronischer Enzephalopathia hypertonica* ist

Tabelle 27. Bevorzugte Indikationen für Antihypertonika bei Multimorbidität

Zweiterkrankung bei Hochdruck:	Bevorzugtes Antihypertonikum:
KHK	β-Blocker, Kalziumantagonisten
Herzinsuffizienz	Diuretika, ACE-Hemmer, α_1-Blocker
Rhythmusstörungen	β-Blocker, Kalziumantagonisten vom Verapamiltyp
Arterielle Verschlußkrankheit	Diuretika, ACE-Hemmer, α_1-Blocker, Kalziumantagonisten
Diabetes	ACE-Hemmer, α_1-Blocker, Kalziumantagonisten

Tabelle 28. Antihypertonika, die bei Zweiterkrankungen weniger zu empfehlen oder kontraindiziert sind

Hochdruck und:	weniger günstig oder kontraindiziert:
KHK	Diuretika
Bradykardie	β-Blocker, Kalziumantagonisten vom Verapamiltyp
Herzinsuffizienz	β-Blocker, Kalziumantagonisten vom Verapamiltyp
Arterielle Verschlußkrankheit	β-Blocker
Niereninsuffizienz	ACE-Hemmer, Kaliumsparer
Orthostase	α-Methyldopa, Clonidin
Obstruktive Atemwegserkrankungen	β-Blocker
Diabetes	nichtselektive β-Blocker
Depression	zentrale Sympatholytika, Diuretika

Tabelle 29. Hypertensive Notfälle

1. Vorkommen	Essentielle Hypertonie Maligne Hypertonie Renale Hypertonie Präeklampsie und Eklampsie Phäochromozytom
2. Klinik	Enzephalopathia hypertonica Hirn-Massenblutung Lungenödem Angina pectoris Myokardinfarkt Amaurose

eine gute Blutdruckeinstellung durch mangelnde Kooperation und ausgeprägte orthostatische Nebenwirkungen häufig sehr erschwert.

Bei *Niereninsuffizienz* mit Serumkreatininwerten über 2 mg/dl sind Aldosteronantagonisten und Kaliumsparer kontraindiziert, da es zu Hyperkaliämie kommen kann. Bei terminaler dialysepflichtiger Niereninsuffizienz ist in vielen Fällen eine Blutdrucknormalisierung nur nach Einsetzen der chronischen Hämodialyse durch Regulierung der Natrium- und Flüssigkeitsbilanz zu erreichen.

Über bevorzugte oder weniger günstige Antihypertonika bei Zweiterkrankungen orientieren Tabelle 27 und 28.

10.2.10 Hochdrucktherapie bei Linkshypertrophie des Herzens

Eine (elektrokardiographisch nachweisbare) Linkshypertrophie stellt einen erheblichen Risikofaktor für Hochdruckkranke in bezug auf die Häufung späterer kardiovaskulärer Komplikationen dar (s. S. 304). Bei Hochdruckkranken mit Linksherzhypertrophie ist die Koronarreserve stark herabgesetzt, mit Rückbildung der Hypertrophie wird sie verbessert. Im Tierversuch und auch beim Menschen wurde beobachtet, daß einzelne Antihypertonika, insbesondere α-Methyldopa und ACE-Hemmer zu einer sehr guten Rückbildung der Linksherzhypertrophie innerhalb von 6-9 Monaten führen, während andere Antihypertonika, wie β-Blocker und Kalziumantagonisten weniger oder erst nach längerer Wirkungszeit (1 Jahr) wirksam sind. Thiazide und α-Rezeptorenblocker beeinflussen die Linksherzhypertrophie nur gering oder überhaupt nicht. Werden sie jedoch in Kombination mit regressionsfördernden Antihypertensiva verwandt, so tritt eine Rückbildung der Linksherzhypertrophie ein. Die Indikation für den Einsatz besonders gut die Linksherzhypertrophierückbildung fördernder Antihypertensiva ist derzeit noch offen. Der Einsatz dieser Antihypertensiva ist zu erwägen, wenn sich nach mehrmonatiger antihypertensiver Behandlung keine Rückbildungstendenz eine elektrokardiographischen Linksherzhypertrophie zeigt.

Tabelle 30. Klinik der akuten hypertensiven Enzephalopathie

Heftige Kopfschmerzen
Bewußtseinsstörungen
Erbrechen
Drehschwindel
Amaurose
Paresen, Aphasie
Epileptiforme Krämpfe

10.2.11 Therapie hypertensiver Notfälle

Krisenhafte Blutdruckerhöhungen werden als hypertensive Krisen oder als hypertensive Notfälle bezeichnet, wenn es zu kardiovaskulären Folgeerscheinungen kommt (Lungenödem, Angina pectoris, Myokardinfarkt, Aortendissektion, akute hypertensive Enzephalopathie) (s. Tabelle 29). Ein Blutdruckgrenzwert, der eine Blutdruckkrise definiert, kann nicht festgelegt werden. Im allgemeinen liegen aber die Blutdruckwerte bei hypertensiven Notfällen über 220/130 mmHg. Krisenhafte Blutdruckerhöhungen kommen beim Phäochromozytom, aber auch bei allen anderen Hochdruckformen vor, so auch bei der essentiellen, der renoparenchymalen und der malignen Hypertonie. Die klinisch häufigste Erscheinung ist die akute hypertensive Enzephalopathie, die mit Bewußtseins- und Sehstörungen sowie fokalen neurologischen Ausfällen einhergeht (Tabelle 30).

Therapie hypertensiver Notfälle (Tabelle 31). Eine schnelle Blutdrucksenkung innerhalb der ersten 30 min ist nur beim Aneurysma dissecans der thorakalen Aorta erforderlich. Im Unterschied zu früheren Empfehlungen ist festzuhalten, daß bei allen anderen hypertensiven Notfällen die Blutdrucksenkung nicht abrupt innerhalb weniger Minuten erzwungen werden soll, sondern im allgemeinen eine langsame Blutdrucksenkung innerhalb von 60-90 min ausreicht. Weiterhin ist zu beachten, daß eine Normalisierung des Blutdrucks unter 140/90 mmHg nur bei Aneurysma dissecans und bei Lungenödem erzielt werden muß. Bei der akuten hypertensiven Enzephalopathie, Hirninfarkt, Myokardinfarkt oder instabiler Angina pectoris soll eine Blutdrucksenkung lediglich bis auf systolisch 160 bis 170 mmHg angestrebt werden. Eine Blutdrucknormalisierung oder ein zu starker oder zu schneller Blutdruckabfall ist in diesen Fällen mit der Gefahr einer Minderperfusion von Hirn oder Herz verbunden, wenn zusätzlich eine stenosierende Arteriosklerose der zuführenden Organgefäße vorliegt. Erblindungen, Auftreten eines Hirninfarktes oder eines Myokardin-

Tabelle 31. Therapie hypertensiver Notfälle

1. Nifedipin (Adalat) sublingual	10-20 mg
2. Catapresan oral	75-150 µg p. o.
3. Catapresan i. v.	75-150 µg i. v.
4. Dihydralazin (Nepresol)	12,5-25 mg i. v. (½-1 Amp.)
5. Furosemid (Lasix)	20-40 mg i. v. (1-2 Amp.)
6. *Bei Verdacht auf Phäochromozytom*	
Regitin	5-10 mg i. v. (½-1 Amp.)

farktes wurden bei abrupter und zu starker Blutdrucksenkung bei Patienten mit Blutdruckkrisen beobachtet. *Vorsicht* ist insbesondere bei asymptomatischen Patienten geboten, bei denen mehr oder minder zufällig ein Blutdruckanstieg auf systolische Werte über 240 mmHg beobachtet wird.

Für die Blutdrucksenkung ist bei hypertensiven Notfällen Nifedipin sublingual das Mittel der Wahl (10-20 mg Adalat). Die Wirkung von Nifedipin setzt innerhalb von 15-30 min ein und erreicht ihr Maximum nach 1 h. Wird 30 min nach Gabe von Nifedipin kein Blutdruckabfall beobachtet, so wird oral oder intravenös 75-150 µg Clonidin (Catapresan) gegeben. Beim Lungenödem wird zusätzlich Furosemid (20-40 mg Lasix) verabfolgt.

In der Klinik wird zur Behandlung hypertensiver Notfälle häufig eine Kombination von Clonidin und Dihydralazin über eine maschinelle Infusion intravenös zugeführt, mit der die Blutdrucksenkung biologisch titriert werden kann. Das früher verwandte schnellwirksame Diazoxid (Hypertonalum) wird kaum mehr verwandt. Das gleiche gilt für Nitroprussid-Natrium. Bei Verdacht auf Phäochromozytom ist Regitin (5-10 mg i.v.) das Mittel der Wahl.

Für die Prophylaxe von wiederholten hypertensiven Notfällen ist zu beachten, daß diese meist bei Hochdruckkranken vorkommen, bei denen schon längere Zeit eine Hypertonie bekannt ist oder eine Einschränkung der Nierenfunktion besteht. Nicht selten wurden vor der Krise Antihypertonika mit kurzer Wirkungsdauer abgesetzt. Zur Prophylaxe hypertensiver Notfälle ist deshalb die Verordnung von Antihypertensiva mit langer Wirkungsdauer angezeigt. Auch sollen Patienten, die zu hypertensiven Krisen neigen, ihre Antihypertonika sofort nach dem Aufwachen einnehmen, da sich plötzliche Blutdruckanstiege besonders in den frühen Morgenstunden entwickeln.

Weiterführende Literatur

Bock KD (1975) Hochdruck, 2. Aufl. Thieme, Stuttgart
Genest J, Koiw E, Kuchel O (1983) Hypertension. McGraw Hill, Boston New York
Rosenthal J (Hrsg) (1986) Arterielle Hypertonie, 3. Aufl. Springer, Berlin Heidelberg New York Tokyo
Vetter H, Vetter W (1982) Praktische Hypertonie. Thieme, Stuttgart

Für den Patienten empfehlenswerte Literatur

Bock KD (1971) ABC für Hochdruckkranke, Thieme, Stuttgart
Maul F (1975) Moderne Diät bei Bluthochdruck und bei Herzkrankheiten. Gräfe & Unzer, München
Wolff HP (1978) Sprechstunde: Bluthochdruck. Gräfe & Unzer, München

Pulmonale Hypertonie
Akutes und chronisches Cor pulmonale

Dieter Klaus

1 Definition und Häufigkeit

Unter pulmonaler Hypertonie verstehen wir eine anhaltende Blutdrucksteigerung im kleinen Kreislauf, die primär den arteriellen Teil (pumonal-arterielle Hypertonie, präkapilläre pulmonale Hypertonie) oder primär den venösen Teil (pulmonal-venöse Hypertonie, postkapilläre pulmonale Hypertonie) der Lungenstrombahn betreffen kann. Eine pulmonale Hypertonie liegt vor, wenn der systolische Druck in der Pulmonalarterie höher als 30 mm Hg ist. Eine *pulmonal-arterielle* Hypertonie besteht, wenn der Druck in der Pulmonalarterie erhöht, in der Pulmonalkapillare und im linken Vorhof aber normal ist. Ein *pulmonal-venöser* Hochdruck besteht, wenn der Druck bereits im linken Vorhof und in der Pulmonal-Kapillare höher als normal (12 bis 15 mm Hg) ist. Als (chronisches) *Cor pulmonale* wird eine Rechtshypertrophie des Herzens bezeichnet, die durch eine parenchymatöse und/oder vaskuläre Lungen- oder eine obstruktive Bronchialerkrankung mit pulmonaler Hypertonie bedingt ist. Bei fast allen Formen des Cor pulmonale handelt es sich um eine sekundäre pulmonale Hypertonie. Die primäre pulmonale Hypertonie ist ein seltenes Krankheitsbild bei jüngeren Frauen, dessen Ursache unbekannt ist. Nicht als Cor pulmonale wird eine Rechtshypertrophie bezeichnet, die sich infolge einer pulmonal-venösen Hypertonie durch Erkrankungen des linken Herzens entwickelt. Als *akutes Cor pulmonale* wird die akute Rechtsbelastung des Herzens infolge plötzlicher Drucksteigerung im Lungenkreislauf, meist infolge einer massiven Lungenembolie, bezeichnet.

Die *Häufigkeit* des chronischen Cor pulmonale beträgt im Obduktionsgut bei über 50jährigen 5-7%. Davon entfallen 50% auf obstruktive Atemwegserkrankungen, 18% auf Thoraxdeformitäten, 23% auf Silikosen, 10% auf Lungenfibrosen und 2-3% auf Gefäßprozesse.

2 Einteilung des chronischen Cor pulmonale

Entsprechend den pathogenetischen Mechanismen kann der pulmonale Hochdruck bei Lungenerkrankungen eingeteilt werden in:
1. das Cor pulmonale parenchymale,
2. das Cor pulmonale durch alveoläre Hypoventilation und
3. das Cor pulmonale vasculare (Tabelle 1).

Es ist zu betonen, daß sich die pathogenetischen Mechanismen beim einzelnen Kranken kombinieren können. So sind für die Entwicklung des Cor pulmonale bei obstruktiven Atemwegserkrankungen sowohl Parenchymveränderungen als auch die alveoläre Hypoventilation bedeutsam. Die Lungenerkrankungen, die zu einem chronischen Cor pulmonale führen, sind im allgemeinen doppelseitig, diffus und chronisch.

Das *Cor pulmonale parenchymale* ist durch eine Einengung des Gesamtquerschnitts des Lungenkreislaufs auf unter ein Drittel der Norm infolge perivaskulärer Parenchymveränderungen mit Kompression der Ar-

Tabelle 1. Ätiologie des pulmonalarteriellen Hochdrucks (Chronisches Cor pulmonale)

1. *Cor pulmonale parenchymale*

    Obstruktive Atemwegserkrankungen

    Pneumokoniosen (Silikose)

    Lungenfibrosen (Sarkoidose)

    Lungentuberkulose (fortgeschritten)

    Lungenresektion

    Großbullöses Lungenemphysem

2. *Cor pulmonale durch alveoläre Hypoventilation*

    Thoraxdeformitäten (Kyphoskoliose)

    Pleuraschwarten (ausgedehnt)

    Obstruktive Atemwegserkrankungen

    Pickwick-Syndrom

3. *Cor pulmonale vasculare*

    Primäre pulmonale Hypertonie

    Embolisch-thrombotische pulmonale Hypertonie (rezidivierende Mikroembolien aus Beckenvenen)

teriolen und Kapillaren und durch Übergreifen entzündlicher Prozesse auf die Gefäßwände bedingt. Es findet sich vor allem bei obstruktiven Atemwegserkrankungen (chronische asthmoide Bronchitis, obstruktives Lungenemphysem), bei Bronchiektasen, Pneumokoniosen, Lungenfibrosen, fortgeschrittener ausgedehnter Lungentuberkulose mit operativen Eingriffen und nach Lungenresektionen.

Beim *Cor pulmonale durch alveoläre Hypoventilation,* das in reiner Form selten ist, kommt es zunächst ohne morphologische Gefäßveränderungen im Gefolge einer Verminderung des alveolären Sauerstoffpartialdrucks durch pulmonale oder extrapulmonale Hypoventilation reflektorisch zu einer funktionellen Verengung der kleinen Lungengefäße und damit zur Widerstandszunahme im Lungenkreislauf. Von praktischer Bedeutung ist das Cor pulmonale durch alveoläre Hypoventilation bei Thoraxdeformitäten (Kyphoskoliose) und ausgedehnte Pleuraschwarten. Auch das Cor pulmonale bei obstruktiven Atemwegserkrankungen ist partiell durch eine Hypoventilation bedingt.

Weiterhin gehört zu dieser Gruppe das *Pickwick-Syndrom,* das durch extreme Adipositas, Somnolenz, Cheyne-Stokes-Atmung und Polyglobulie gekennzeichnet ist. Die alveoläre Hypoventilation ist Folge einer Störung der Ventilation mit Zwerchfellhochstand durch die Adipositas.

Das *Cor pulmonale vasculare* wird bei primärer pulmonaler Hypertonie, einem seltenen Krankheitsbild bei jüngeren Frauen beobachtet, das mit schwerer arterieller Hypoxie einhergeht. Schon mehrere Jahre zurückliegend, wurde eine primäre pulmonale Hypertonie infolge der Einnahme von Appetitzüglern beobachtet. Eine weitere, häufigere Untergruppe stellt das Cor pulmonale vasculare durch obliterierende embolisch-thrombotische Prozesse infolge rezidivierender Mikroembolien aus Beckenvenen dar, das besonders bei Frauen, auch unter der Einnahme von Ovulationshemmern auftritt.

3 Pulmonale Hypertonie bei Herzerkrankungen

Eine Übersicht über die pulmonale Hypertonie bei Herzerkrankungen gibt die Tabelle 2. Meist handelt es sich um eine *pulmonal-venöse* Hypertonie infolge von Klappenfehlern des linken Herzens (Mitralstenose, Mitralinsuffizienz, Aorteninsuffizienz, Aortenstenose) oder Kardiomyopathien mit Erhöhung des enddiastolischen Drucks im linken Ventrikel.

Im Gegensatz zu diesen primär pulmonal-venösen Formen ist die pulmonale Hypertonie, die sich bei angeborenen Herzfehlern mit großem

Tabelle 2. Pulmonale Hypertonie bei Herzerkrankungen

1. *Primär pulmonal-venöse Hypertonie*

   Mitralstenose

   Mitralinsuffizienz

   Aortenstenose

   Aorteninsuffizienz

   Arterielle Hypertonie

   Kardiomyopathien

2. *Pulmonal-arterielle Hypertonie*

   Großer Links-rechts-Shunt (bei Vorhofseptumdefekt, Ventrikelseptumdefekt oder offenem Ductus arteriosus Botalli)

   Eisenmenger-Syndrom

Links-Rechts-Shunt entwickeln kann, pulmonal-arteriell bedingt. Die pulmonale Hypertonie bei angeborenen Herzfehlern ist entweder auf ein über das Doppelte erhöhtes Stromvolumen im kleinen Kreislauf bei großem Links-Rechts-Shunt (Vorhofseptumdefekt, offener Ductus arteriosus Botalli) oder eine direkte Druckerhöhung durch einen großen Ventrikelseptumdefekt zurückzuführen. Steigt infolge adaptativer Vorgänge in den Lungenarteriolen (Mediahypertrophie, Intimafibrose) der pulmonale Druck weiter an, so kommt es zur Eisenmenger-Reaktion. Als *Eisenmenger-Syndrom* wird eine pulmonale Hypertonie durch hohen pulmonalen Gefäßwiderstand bezeichnet, die sich bei angeborenen fehlerhaften Verbindungen zwischen großem und kleinem Kreislauf durch Ventrikelseptumdefekt, Vorhofseptumdefekt oder offenen Ductus arteriosus Botalli entwickelt und bei der es durch den pulmonalen Druckanstieg zur Umkehrung eines initialen Li-Re-Shunt in einen Re-Li-Shunt kommt.

4 Krankheitsbild und Verlauf des chronischen Cor pulmonale

Das klinische Bild der pulmonalen Hypertonie ist wegen der unterschiedlichen Ätiologie und Pathogenese nicht einheitlich. Hinsichtlich der Klinik der pulmonalen Hypertonie bei *Herzerkrankungen* wird auf S. 87 verwiesen. Das klinische Bild und der Verlauf des chronischen Cor pulmonale durch *Lungenerkrankungen,* insbesondere durch obstruktive Atemwegserkrankungen, ist zunächst durch pulmonale Befunde (Giemen, Brummen, exspiratorischer Stridor) gekennzeichnet.

Beim Cor pulmonale durch *primäre pulmonale Hypertonie* oder *rezidivierende Mikroembolien* stehen Atemnot und Zyanose mit schwerer arterieller Hypoxie, besonders bei Belastung im Vordergrund. Von den Patienten werden nicht selten auch stenokardische Beschwerden (relative Koronarinsuffizienz durch die arterielle Hypoxie) und synkopale Anfälle angegeben. Später kommt es dann zum Auftreten einer Rechtsherzinsuffizienz, die therapeutisch schwer zu bessern ist.

Der Verlauf weist beim Cor pulmonale vasculare innerhalb von 1-10 Jahren eine mehr oder minder rasche Progredienz auf. Die Prognose muß als sehr ernst bezeichnet werden, da bisher keine Pharmaka bekannt sind, mit denen eine dauerhafte Senkung des Pulmonalisdrucks gelingt.

5 Diagnose des chronischen Cor pulmonale

Die Diagnose eines *Cor pulmonale* bei obstruktiven Bronchial- und Lungenerkrankungen ist i. allg. leicht, da der Entwicklung des pulmonalen Hochdrucks jahrelang Symptome der Atemwegserkrankung vorausgehen.

Dagegen ist die Diagnose einer beginnenden primären pulmonalen Hypertonie schwierig. Initial sind sowohl Elektrokardiogramm als auch Echokardiogramm normal. Nur bei der Druckmessung in der Pulmonalarterie weist der überhöhte Blutdruckanstieg bei Belastung auf die Möglichkeit einer beginnenden pulmonalen Hypertonie hin. In fortgeschrittenen Stadien läßt sich über dem Herzen die Hypertrophie der rechten Kammer im Bereich der absoluten Herzdämpfung palpatorisch oder als epigastrische Pulsation erfassen. Auskultatorisch hört man einen betonten Pulmonalklappenschlußton, einen frühsystolischen Austreibungston und ein systolisches Strömungsgeräusch über dem erweiterten Truncus pulmonalis. Bei hochgradiger pulmonaler Hypertonie kann über dem Erb-Punkt zusätzlich ein diastolisches Geräusch durch eine relative Pulmonalinsuffizienz (Graham-Steel-Geräusch) vorhanden sein. Im Stadium der Rechtsinsuffizienz ist am linken unteren Sternalrand das systolische Geräusch einer relativen Trikuspidalinsuffizienz zu hören.

Eine *Zyanose* entwickelt sich beim Cor pulmonale vasculare erst im fortgeschrittenen Stadium, in dem dann auch eine arterielle *Hypoxie* und eine *Polyglobulie* vorhanden ist.

Tabelle 3. EKG-Veränderungen bei chronischem Cor pulmonale (Rechtshypertrophiekriterien)

1. Drehung der Herzachse $> +90°$ (altersabweichender Steil- oder Rechtstyp)
2. Summe von S in V_5 oder V_6 *und* R in V_1 $>1{,}05\,mV$
3. P-dextrocardiale
4. Quotient R/S in V_1 >1
5. R in aVR $>0{,}3\,mV$
6. Quotient R/S in V_5 oder V_6 <2
7. S in V_5 oder V_6 $>0{,}7\,mV$

EKG: Zeichen der Rechtsherzbelastung sind erst dann nachweisbar, wenn die Muskelmasse des rechten Ventrikels auf das Doppelte der Norm zugenommen hat. Eine weitere Voraussetzung für den elektrokardiographischen Nachweis einer Rechtsherzhypertrophie ist, daß keine gleichzeitige Linksbelastung vorliegt. Im Stadium des latenten Cor pulmonale fehlt jeder elektrokardiographische Hinweis für eine Rechtsbelastung. Finden sich 3 der 7 in Tabelle 3 aufgeführten elektrokardiographischen Veränderungen, so ist eine Rechtsbelastung des Herzens sehr wahrscheinlich, deren erster Hinweis häufig ein altersabweichender Steil- oder Rechtstyp ist.

Die *Lungenfunktion* ist beim Cor pulmonale vasculare lange Zeit nicht verändert. Die Bestimmung der Blutgase ergibt bei arterieller Hypoxie häufig eine Hyperventilation mit Erniedrigung des pCO_2, während beim Cor pulmonale parenchymale eine respiratorische Azidose mit Erhöhung des PCO_2 vorliegt.

Röntgenbefunde: Bei allen Formen der pulmonal-arteriellen Hypertonie findet sich zunächst eine Erweiterung, später eine Prominenz des Truncus pulmonalis mit Ausfüllung der Herztaille, eine Ausdehnung der beiden zentralen Aa. pulmonales (Durchmesser größer als 15 mm) sowie eine abrupte Kaliberabnahme der erweiterten Lappenarterien zur Peripherie hin (Kalibersprung). Die peripheren Lungenabschnitte sind hell. Das Herz ist zunächst normal groß, später entwickelt sich eine Herzverbreiterung durch Dilatation der rechten Kammer nach links und bei eingetretener Trikuspidalinsuffizienz mit Vergrößerung des rechten Vorhofs auch nach rechts. Bei pulmonal-venöser Hypertonie findet sich demgegenüber eine vermehrte zentrale und periphere Lungengefäßzeichnung mit Kerley-Linien.

Die *Differentialdiagnose* der primären pulmonalen Hypertonie gegenüber sekundären pulmonalen Hypertonien durch parenchymatöse Lun-

Tabelle 4. Therapie des chronischen Cor pulmonale vasculare (primäre pulmonale Hypertonie)

☐ 1. Glykoside (Erhaltungsdosis)	Lanitop 0,1-0,15 mg/die
☐ 2. Diuretica	Aldactone 50-Saltucin 1- bis 2mal 1 Tbl./die
☐ 3. Antikoagulanzien	

generkrankungen ist meist nicht schwierig, weil bei letzteren klinisch und röntgenologisch ein pathologischer pulmonaler Befund, pathologische Lungenfunktionswerte und bei der Blutgasbestimmung eine respiratorische Azidose nachweisbar sind. Bei der primären pulmonalen Hypertonie ist hinsichtlich der Symptomatologie am ehesten eine Verwechslung mit dem *Eisenmenger-Syndrom* möglich, das sich aber durch die schon frühzeitig vorhandene Zyanose, arterielle Hypoxie und den Nachweis eines Rechts-Links-Shunts unterscheiden läßt.

6 Therapie des chronischen Cor pulmonale

In Tabelle 4 sind die wenigen therapeutischen Möglichkeiten der Behandlung des chronischen Cor pulmonale vasculare zusammengestellt. Wichtig ist, an die Verursachung durch rezidivierende Mikroembolien zu denken, und zwar besonders bei Frauen, die Ovulationshemmer einnehmen. Wirksame Pharmaka zur Senkung des Drucks im Pulmonalkreislauf stehen noch nicht zur Verfügung, vorübergehend kann der Pulmonalisdruck durch Nitroglyzerin gesenkt werden. Fragwürdig ist auch die Wirkung von Dihydralazin, ACE-Hemmern oder Kalziumantagonisten, die sogar zu einer Verschlechterung des Bildes führen können. So kann lediglich eine eingetretene *Rechtsherzinsuffizienz* behandelt werden. Hierbei ist zu beachten, daß die Glykosidtoleranz bei dekompensiertem Cor pulmonale oft herabgesetzt ist und es leicht zu Digitalisintoxikationen kommt. Bei Verabfolgung von Saluretika beim Cor pulmonale treten nicht selten Hypokaliämien und damit eine erhöhte Glykosidempfindlichkeit mit Neigung zu Rhythmusstörungen auf. Als Diuretikum ist Spironolacton (Aldactone) zu empfehlen.

Streng verboten ist die Gabe von β-Rezeptorenblockern. Bei Polyglobulie mit einem Hämatokrit von über 55% sind wiederholte kleine Aderlässe von 250 ml günstig.

Tabelle 5. Therapie des chronischen Cor pulmonale bei obstruktivem Emphysem

☐ 1.	Broncholyse	Euphyllin retard 2- bis 3mal 1 Kaps./die Berotec-Dosieraerosol 3mal 1-2 Hub
☐ 2.	Sekretolyse	Mucosolvan 3mal 1 Tbl./die Fluimucil 3mal 1 Btl./die
☐ 3.	Antibiotika	Vibramycin 1-2 Kaps./die
☐ 4.	Glykoside (Erhaltungsdosis)	Lanicor 1 Tbl. à 0,25 mg/die oder Novodigal 0,2-0,3 mg/die
☐ 5.	Diuretika	Aldactone 50-Saltucin 1- bis 2mal 1 Tbl.
☐ 6.	Kleine Aderlässe (200-300 ml)	bei Hämatokrit > 55%
☐ 7.	Atemgymnastik	
☐ 8.	Fakultativ	Steroide

Der Beginn der *Antikoagulanzientherapie* muß bei Verursachung eines Cor pulmonale vasculare durch rezidivierende Mikroembolien frühzeitig erfolgen, da dadurch eine Progredienz verhindert werden kann. In einzelnen Fällen wurde bei Patienten mit primärer pulmonaler Hypertonie eine Herz-Lungen-Transplantation vorgenommen.

Im Vergleich zu den begrenzten Möglichkeiten beim Cor pulmonale vasculare ist das therapeutische Arsenal beim *Cor pulmonale parenchymale* reichhaltiger (Tabelle 5).

7 Akutes Cor pulmonale durch Lungenembolie

7.1 Definition und Häufigkeit

Das akute Cor pulmonale ist durch eine plötzliche Drucksteigerung im kleinen Kreislauf bedingt, am häufigsten ausgelöst durch eine größere *Lungenembolie,* die von einer Phlebothrombose der Bein- oder Beckenvenen oder wandständigen Thromben im rechten Herzen ausgeht. In 50-60% der Fälle wird eine Lungenembolie bei gleichzeitiger Lungenstauung (Herzinsuffizienz) von einem *Lungeninfarkt* gefolgt.

Ein Drittel aller Lungenembolien tritt postoperativ, ein weiteres Drittel bei Herzinsuffizienz und das restliche Drittel bei älteren Patienten mit primär nichtkardialen Erkrankungen als Komplikation auf. Lungenembolien werden bei etwa 5% aller Obduktionen als unmittelbare Todesursache gefunden.

7.2 Krankheitsbild und Verlauf

Die Lungenembolie tritt häufig nach Ereignissen auf, die zu einem Anstieg des Venendrucks führen (Pressen beim Stuhlgang, Lagewechsel, Hustenanfälle, Bewegungsübungen).

Kleine Lungenembolien können ohne alle Symptome verlaufen. Als Zeichen *rezidivierender Embolien* infolge einer Phlebothrombose können sich bei solchen Kranken subfebrile Temperaturen, Tachykardie oder eine zunehmende Rechtsherzinsuffizienz finden. Wiederholte Mikroembolien, die klinisch nicht in Erscheinung treten, führen zum Bild des chronischen Cor pulmonale.

Nur bei einem Drittel bis zur Hälfte der Patienten mit kleiner oder mittelgradiger Lungenembolie kommt es zu einem relativ typischen klinischen Bild mit plötzlicher Atemnot und linksthorakalen Schmerzen, die sich bei Einatmung verstärken. Bei *massiver Embolie* tritt sofort ein lang anhaltender Schock auf. Dabei können durch zerebrale Minderdurchblutung neben Bewußtseinstrübung und Bewußtlosigkeit auch Hirnstammsyndrome (Atemstillstand) entstehen. Der fulminante plötzliche Verschluß des Truncus pulmonalis ist in der Regel tödlich. Bei leichten Lungenembolien (Grad I und II) mit einer Gefäßobstruktion unter 30% bleiben die Blutgaswerte im Bereich der Norm, bei schweren Lungenembolien (Grad III und IV) mit einer Gefäßobstruktion von mehr als 30% sinkt der Sauerstoffdruck im Blut unter 50-60 Torr ab und es ist eine Erniedrigung des pCO_2 durch Hyperventilation nachweisbar.

Schließt sich an die Lungenembolie ein *Lungeninfarkt* an, so treten atemabhängige Schmerzen durch die begleitende Pleuritis, Husten mit blutigem Sputum und Temperaturen auf. Aus dem Lungeninfarkt kann sich bei bakterieller Superinfektion eine *Infarktpneumonie* entwickeln, die manchmal abszediert. Eine Einteilung der Lungenembolien nach Schweregraden zeigt Tabelle 6.

Nach einer Lungenembolie ist mit einer längeren Rekonvaleszenz zu rechnen, in der die Patienten über Belastungsdyspnoe und Neigung zu Tachykardien klagen, die bis zu 6 Monate andauern kann.

Bei etwa 15-20% der Patienten mit Lungenembolie ist der erste Anfall letal. Bei einem Drittel der Patienten mit letalen Lungenembolien gehen der tödlichen Embolie eine oder mehrere nichtletale Embolien voraus.

Tabelle 6. Einteilung der Lungenembolien nach klinischem Schweregrad (nach Heinrich)

Schweregrad	Kleine LE (I)	Mittelgradige LE (II)	Massive LE (III)	Fulminante LE (IV)
Gefäßbefall	Verlegung peripherer Äste	Verlegung von Segmentarterien	Verlegung eines PA-Astes oder mehrerer Lappenarterien	Verlegung des PA-Hauptstamms
Klinik	Thoraxschmerz	Dyspnoe Tachykardie	Dyspnoe Zyanose später Schock	Plötzlicher Schock Zyanose Kreislaufstillstand
RR im großen Kreislauf	Normal	Normal	Erniedrigt	Stark erniedrigt
Pulmonalarteriendruck	Normal	Normal	Über 30 mmHg	Über 30 mmHg
PaO_2 (Torr)	Über 80	80	65	Unter 50
$PaCO_2$ (Torr)	Normal	35	Unter 30	Unter 30
Spontanprognose	Gut	Gut, Einschränkung der kardiopulmonalen Reserve	Tödlich durch protrahiertes Rechtsherzversagen	Tödlich durch akutes Rechtsherzversagen

7.3 Diagnose

Die Diagnose einer Lungenembolie wird nur bei 20–50% der Betroffenen gestellt. Wichtige anamnestische Hinweise (Tabelle 7) sind eine bis zu 2 Wochen vorangegangene Operation, Geburt oder Unfall, fieberhafte oder marantische Erkrankungen mit längerer Bettruhe. Begünstigende Faktoren sind Herzinsuffizienz, besonders bei Durchführung einer massiven diuretischen Therapie, Polyzythämie, Adipositas, höheres Lebensalter, Ovulationshemmer.

Körperliche Befunde (s. Tabelle 7): Eine periphere Thrombose ist häufig nicht zu finden oder nur aus diskreten Zeichen zu vermuten (Druckschmerz oder leichte Schwellung im Bereich der großen Venen des Oberschenkels oder an der Wade). Eine *Tachypnoe* und eine *Tachykardie* sind bei größeren Embolien regelmäßig vorhanden. Der Beginn ist häufig durch einen vorübergehenden *Schockzustand* mit flüchtigem Blutdruckab-

Tabelle 7. Diagnose der massiven Lungenembolie

1. Anamnestische und klinische Hinweise (vorangegangene Operation, längere Bettruhe, Adipositas, Herzinsuffizienz)
2. Plötzliche Atemnot
3. Plötzlicher Schmerz im Thorax
▷ 4. Tachykardie
▷ 5. Flüchtiger oder länger anhaltender Schock
○ 6. EKG
○ (7. Thorax-Röntgenaufnahme)
  (8. Echokardiogramm)

---

fall markiert. Eine Hämoptoe tritt nur bei einem Lungeninfarkt und bei diesem nur bei 30-40% der Patienten auf. Über dem Herzen ist auskultatorisch neben der Tachykardie ein Galopprhythmus nachweisbar. Bei schweren Lungenembolien findet sich eine Einflußstauung (Halsvenen im Sitzen beobachten). Über den Lungen ist bei Ausbildung eines Lungeninfarktes nach 1-2 Tagen über dem betroffenen Bezirk Bronchialatmen mit klingenden RGs und/oder pleuritisches Reiben oder der physikalische Befund eines Ergusses zu hören.

Im *EKG* finden sich flüchtige, nur in den ersten 1-2 Tagen bei 10-20% der Patienten nachweisbare Veränderungen, die in den Extremitätenableitungen denen des Hinterwandinfarktes ähneln. *Unterscheidung:* Beim Hinterwandinfarkt gleichen sich Abl. II und III (Q II und Q III). Bei der Lungenembolie gleichen sich dagegen Abl. I und II (S I und S II), d.h. bei der Lungenembolie besteht ein S I/Q III-Typ. Im Gegensatz zum Hinterwandinfarkt finden sich bei der Lungenembolie in den rechtspräkordialen Ableitungen V_1-V_3 terminale T-Negativierungen und gelegentlich ein inkompletter, seltener ein kompletter Rechtsblock.

Im *Echokardiogramm* findet sich bei großen Lungenembolien eine Erweiterung des rechten Ventrikels.

Thorax-Röntgen: Am häufigsten (70%) ist auf der betroffenen Seite bei großen Lungenembolien ein Zwerchfellhochstand nachweisbar, die Lungenfelder weisen keine Infiltrationen auf. Beim Lungeninfarkt stellt sich dagegen eine keilförmige Verschattung dar, nicht selten sind auch herdförmige Infiltrate, die von bronchopneumonischen Herden nicht zu unterscheiden sind. Häufig ist ein kleiner Winkelerguß zu sehen.

Differentialdiagnose: Hinsichtlich des plötzlichen Schmerzes und der Atemnot kommen in erster Linie Myokardinfarkt, Angina pectoris und Spontanpneumothorax in Betracht (s. S. 22). Steht der Schock im Vordergrund des klinischen Bildes, so ist die Abgrenzung gegenüber Myokardinfarkt und Hypovolämie durch massive Blut- und Flüssigkeitsverluste notwendig (s. S. 12).

Tabelle 8. Therapie der massiven und fulminanten Lungenembolie

1. Notarztwagen bestellen		
☐ 2. Schmerzbekämpfung	Novalgin 5 ml i. v.	
☐ 3. Sedierung	Valium 5 mg i. v.	
☐ 4. Glykoside	Novodigal 0,4 mg (1 Amp.) i. v.	
☐ 5. Schock	Dopamin-Infusion (s. Tabelle 10, S. 15)	
☐ 6. Sauerstoff		
7. Keine i. m. Injektionen		
☐ 8. Streptokinase oder Urokinase hochdosiert i. v.		

7.4 Therapie

Als Sofortmaßnahmen sind Schmerz- und Schockbekämpfung sowie die Gabe von Herzglykosiden notwendig (Tabelle 8). Bei fulminanter und massiver Lungenembolie ist nur der schnelle Beginn einer Fibrinolyse mit Streptokinase oder Urokinase oder die Embolektomie lebensrettend. Schneller Transport in das Krankenhaus ist daher notwendig. Wegen der notwendigen fibrinolytischen oder gerinnungshemmenden Behandlung dürfen keine i. m. Injektionen verabfolgt werden.

Nach Klinikentlassung wird die Antikoagulanzienbehandlung fortgesetzt, deren Dauer sich nach der Ursache der Lungenembolie richtet. Bei Herzklappenfehlern oder rezidivierenden Phlebothrombosen ist die Dauer der Antikoagulanzienprophylaxe unbegrenzt. Bei postoperativen Lungenembolien kann die Antikoagulanziengabe i. allg. nach 4–6 Wochen beendet werden. Bei rezidivierenden Lungenembolien infolge Beckenvenen- oder Thrombosen in den tiefen Beinvenen ist die Cava-caudalis-Unterbindung bzw. das Einsetzen eines Cavafilters zu erwägen.

Kleinere Lungenembolien ohne hämodynamische Auswirkungen (keine Tachykardie, keine Tachypnoe) sowie Lungeninfarkte werden symptomatisch mit Analgetika (Indometacin) und Calciparin (3mal 5000 IE subkutan) behandelt.

Weiterführende Literatur

Heinrich F, Klinik der Lungenembolie (1984) Springer, Berlin Heidelberg New York Tokyo

Risikofaktoren, Vorsorge und Früherkennung kardiovaskulärer Erkrankungen
Dieter Klaus

1 Risikofaktoren

Risikofaktoren sind angeborene oder erworbene biologische Normabweichungen, die bei (noch) gesunden Individuen auftreten und Krankheitsgefährdung anzeigen und/oder bedingen. Ihre Wirkung kann auf Verursachung, Manifestation (Realisation) oder Fortschreiten von Erkrankungen gerichtet sein. Für die Krankheitspathogenese wirken genetische Disposition sowie exogene und endogene Realisationsfaktoren (Risikofaktoren) zusammen (Abb. 1). Kenntnis von diesen Risikofaktoren gewinnen wir durch die Epidemiologie, die die Verteilung von Krankheiten in der Bevölkerung, ihre Ausbreitung und Abhängigkeit von Umweltfaktoren erforscht.

Risikofaktoren können in falscher Ernährung, Mißbrauch von Genußmitteln, Drogen und Medikamenten, in falscher Lebensführung und Umweltschäden im weitesten Sinne bestehen. Krankheiten wie Fettsucht, Hochdruck, Diabetes mellitus und Gicht werden durch Risikofaktoren begünstigt, stellen aber selbst für Folgekrankheiten (Arteriosklerose) einen Risikofaktor dar. Die Risikofaktoren für die Arteriosklerose (Tabelle 1)

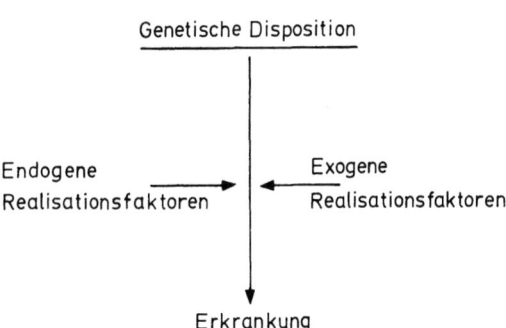

Abb. 1. Zusammenwirken von genetischen Faktoren mit endogenen und exogenen Realisationsfaktoren

Tabelle 1. Risikofaktoren der Arteriosklerose (nach Schettler)

Risikofaktoren 1. Ordnung	Risikofaktoren 2. Ordnung	Fragliche Risikofaktoren
Hypercholesterinämie	Diabetes mellitus	Psychosozialer Streß
Zigarettenrauchen	Gicht	Immunkomplexe
Hypertonie	Übergewicht	Ovulationshemmer
Alter	Bewegungsmangel	Wasserhärte
Geschlecht		
Genetische Faktoren		

Tabelle 2. Rangordnung der Risikofaktoren

I. *Für die Koronare Herzkrankheit*	1. Serumcholesterin > 240 mg/dl
	2. Zigarettenrauchinhalation
	3. Hypertonie
	4. Hyperglykämie-Diabetes mellitus
	5. (indirekt) Adipositas
	6. Körperliche Inaktivität?
II. *Für die Apoplexie*	1. Hypertonie
	2. Diabetes mellitus
	3. Adipositas
III. *Für die periphere arterielle Verschlußkrankheit*	1. Zigarettenrauchinhalation
	2. Diabetes mellitus
	3. Hypercholesterinämie/Hypertriglyzeridämie
IV. *Für den Hochdruck*	1. Übergewicht
	2. Erhöhter Kochsalzkonsum

haben für die wichtigsten kardiovaskulären Erkrankungen eine unterschiedliche Rangordnung. So hat beispielsweise eine Erhöhung des Serumcholesterins oder Zigarettenrauchinhalation für zerebrale Gefäßveränderungen eine weit geringere Bedeutung als für die koronare Herzkrankheit und die periphere arterielle Verschlußkrankheit (Tabelle 2).

Eine *primäre Prävention* kardiovaskulärer Erkrankungen ist nur möglich, wenn wir alle Kausalfaktoren einer Erkrankung kennen. Da auch die Arteriosklerose, wie viele andere Erkrankungen, eine genetische Disposition zur Voraussetzung hat und erst durch exogene und endogene Realisationsfaktoren manifest wird, kann eine primäre Prävention nach dem der-

Tabelle 3. Todesfälle in der BR Deutschland 1985

Kardiovaskuläre Krankheiten 50,9%		Alle anderen Krankheiten 49,1%	
davon:		davon:	
1. Ischämische Herzkrankheiten	39,0%	1. Bösartige Neubildungen	43,9%
2. Krankheiten des zerebrovaskulären Systems	26,1%	2. Krankheiten der Atmungsorgane	12,8%
3. Herzinsuffizienz	18,2%	3. Verletzungen und Vergiftungen	10,2%
4. Sonstige	16,7%	4. Krankheiten der Verdauungsorgane	9,6%
	100,0%	5. Unfälle	6,8%
		6. Sonstige	16,7%
			100,0%

zeitigen Stand unseres Wissens nur in der frühzeitigen Erkennung und Ausschaltung bekannter Risikofaktoren schon im Kindesalter bestehen.

Eine *Sekundärprävention*, d.h. die Ausschaltung von Risikofaktoren nach Ausbildung der Arteriosklerose, wird naturgemäß weit weniger wirksam sein und kann allenfalls das Fortschreiten der Erkrankung verlangsamen. Die Tatsache, daß unter den Todesursachen heute die Herz- und Kreislauferkrankungen (koronare Herzkrankheit, Schlaganfall, Hochdruck) an erster Stelle stehen (Tabelle 3) fordert die Anstrengung aller Ärzte heraus, neben der kurativen auch präventive Medizin zu betreiben. Die Zunahme von Risikofaktoren der kardiovaskulären Erkrankungen geht in Deutschland daraus hervor, daß der Anteil dieser Erkrankungen an den Todesursachen 1924 nur 14,6% betrug, bis 1961 auf 41,1% anstieg und 1985 50,1% der Gesamtmortalität erreicht hat. Seit Beginn des nationalen Blutdruckprogramms und anderer Gesundheitserziehungsprogramme 1972 ist es in den USA bis 1982 zu einer Abnahme der Mortalität der koronaren Herzkrankheit um 15% und der Apoplexie um 30% gekommen.

Die folgende Darstellung epidemiologischer Aspekte von kardiovaskulären Erkrankungen soll den Arzt für Allgemeinmedizin in der Beratung seiner Patienten unterstützen. Man kann erwarten, daß beim Vorweisen entsprechender Daten (Zunahme der koronaren Erkrankungen bei Zigarettenkonsum, sprunghafter Anstieg der Wahrscheinlichkeit einer Koronarsklerose bei Zusammentreffen mehrerer Risikofaktoren) der Arzt für Allgemeinmedizin eine größere Überzeugungskraft auf den Patienten ausstrahlt und dadurch die Einhaltung präventiver Ratschläge nachhaltig unterstützt wird.

Aktuelle epidemiologische Daten und Hinweise für die primäre und sekundäre Prävention der Arteriosklerose und des Hochdrucks können bezogen werden von der *Deutschen Herzstiftung*, 6000 Frankfurt a.M. 70, Hans-Thoma-Str. 10 und von der *Deutschen Liga zur Bekämpfung des hohen Blutdrucks*, Postfach 10 20 40, 6900 Heidelberg 1.

2 Koronare Herzkrankheit

2.1 Epidemiologische Aspekte

Eine Koronarsklerose ist nach pathologisch-anatomischen Untersuchungen bei der Hälfte der Männer bereits im Alter zwischen dem 45. und 50. Lebensjahr nachweisbar, eine koronare Herzkrankheit bei jedem 10. Mann. Ihr *Beginn* ist in das 20.-30. Lebensjahr zu legen. Vom eigentlichen Beginn der Koronarsklerose ist der sog. *Manifestationszeitpunkt* zu unterscheiden, der den klinischen Beginn der Erkrankung markiert, d. h. den Zeitpunkt, an dem die Minderdurchblutung von Organbezirken zu klinischen Erscheinungen der KHK (Angina pectoris, Myokardinfarkt) führt. Der Manifestationszeitpunkt der Arteriosklerose liegt 15-20 Jahre nach ihrem Beginn, die Entwicklung der Gefäßveränderungen geht also sehr langsam vor sich.

Der Manifestationszeitpunkt der Arteriosklerose ist für die *einzelnen Gefäßgebiete* unterschiedlich. Die Arteriosklerose der Hirngefäße tritt im Durchschnitt 1-2 Lebensjahrzehnte später auf als der Befall der Herzkranzgefäße. Das Manifestationsalter der Arteriosklerose ist im Verlauf der letzten Jahrzehnte nicht konstant geblieben, was auf den Einfluß äußerer, die Arteriosklerose begünstigender Faktoren hinweist. Für den Myokardinfarkt wurde eine *Vorverlagerung* des Manifestationszeitpunktes beobachtet. Der Anteil der Myokardinfarkte bei unter 40jährigen Männern, die früher nur sehr selten von diesem Leiden betroffen wurden, stieg von 1958 bis 1965 auf das Sechsfache. Die gewaltige Zunahme des Anteils der Herz- und Kreislauferkrankungen an der Gesamtmortalität von 15% im Jahre 1924 auf 50,1% im Jahre 1985 ist nur zum Teil durch die *Überalterung* unserer Bevölkerung bedingt, die die Komplikationen der Arteriosklerose häufiger erleben läßt. In Deutschland stieg die mittlere *Lebenserwartung* von 36 Jahren im Jahr 1850 auf 69 Jahre im Jahr 1959. Während um 1900 die über 65jährigen nur 5% der Gesamtbevölkerung ausmachten, ist ihr Anteil heute auf 14% gestiegen.

Bemerkenswert ist die *Übersterblichkeit des männlichen Geschlechts*. Betrug 1933 der Unterschied der Lebenserwartung zwischen männlichem und weiblichem Geschlecht nur 3 Jahre, so war in den Jahren 1960/1962 die Differenz auf 5,5 Jahre gestiegen. Diese Geschlechtsunterschiede sind vorwiegend der bei Männern häufigeren und früher auftretenden Koronarsklerose (z. T. auch dem bei Männern häufigeren Bronchialkarzinom) zuzuschreiben.

Die Zunahme der Sterblichkeit an KHK ist aber nur zu 25% durch die geänderte Altersverteilung, zum weit überwiegenden Teil (75%) durch eine *Zunahme der kausalen Faktoren* bedingt.

2.2 Ursachen

Die Arteriosklerose und damit auch die Koronarsklerose ist wie viele innere Erkrankungen nicht durch eine, sondern durch mehrere Ursachen (multifaktoriell) bedingt. Für die Erkennung dieser Ursachen sind prospektive Studien wichtig geworden, die das Auftreten und die Entwicklung der Koronarsklerose über viele Jahre verfolgen. Hier ist die Framingham-Studie zu nennen, eine Untersuchung in dem Städtchen Framingham bei Boston mit 20000 Einwohnern, von denen seit 1949 5000 Menschen auf bestimmte Daten (Körpergewicht, Zigarettenkonsum, Blutdruck, Serumcholesterin, Vitalkapazität, EKG u.a.) in regelmäßigen Intervallen untersucht werden. Nach den Ergebnissen der Framingham-Studie sind die **wichtigsten Risikofaktoren** für die Koronarsklerose die Höhe der Cholesterinkonzentration im Serum, Blutdruck, Zigarettenkonsum und Diabetes mellitus (Tabelle 2). Es ist zu betonen, daß es sich bei diesen Risikofaktoren nicht um die eigentlichen Ursachen der Erkrankung, sondern nur um Faktoren handelt, die das Auftreten der Koronarsklerose begünstigen. Auch ist festzustellen, daß unsere derzeitigen Kenntnisse auf die untersuchten Daten beschränkt sind. Es ist möglich, daß die Analyse weiterer, heute unbekannter Faktoren in der Zukunft noch andere Risikofaktoren aufdeckt.

Das wichtigste Ergebnis der Framingham-Studie ist neben der Analyse von Risikofaktoren der Befund, daß beim **Zusammentreffen mehrerer Risikofaktoren die Wahrscheinlichkeit, an einem Myokardinfarkt zu erkranken, sprunghaft ansteigt** (Abb. 2). Personen mit 1 Risikofaktor erkranken inner-

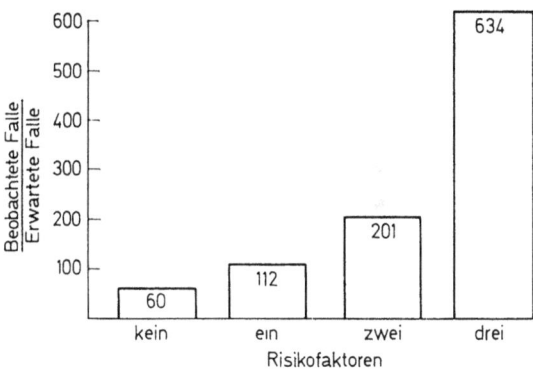

Abb. 2. Abhängigkeit der Zehnjahresmorbidität an koronarer Herzkrankheit bei Cholesterin > 250 mg%, systolischer Blutdruck > 160 mmHg, > 20 Zigaretten/die bei 2170 Männern im Alter von 30–59 Jahren

halb der nächsten 10 Jahre doppelt so häufig wie Personen, die bei der Erstuntersuchung keinen Risikofaktor aufweisen. Bei Personen mit 2 Risikofaktoren steigt die Wahrscheinlichkeit auf das Dreifache und bei 3 Risikofaktoren sogar auf das Zehnfache.

Zu den aufgrund der Framingham-Studie gefundenen Risikofaktoren kommen noch hinzu: **Diabetes mellitus** und **genetische Anlage,** wahrscheinlich auch mangelnde körperliche Aktivität. Hypertriglyzeridämie, Gicht (Hyperurikämie) und Übergewicht üben einen nur indirekten Einfluß aus (s. unten). Die Faktoren, die die Koronarsklerose begünstigen, gelten wahrscheinlich auch für das Auftreten der arteriellen Verschlußkrankheit an den Gliedmaßen. Die **Verbreitung der Risikofaktoren** ist sehr groß, in den USA weisen nur 10-15% der Bevölkerung keinen einzigen der bisher bekannten Risikofaktoren auf.

2.3 Bedeutung des Cholesterins

Die Bedeutung des Cholesterins für das Auftreten der Koronarsklerose geht aus der Beobachtung von Familien mit angeborenen Fettstoffwechselstörungen (primäre Hypercholesterinämie Typ II a nach Frederickson) hervor, bei denen sich frühzeitig eine Arteriosklerose entwickelt und bei denen gehäuft Myokardinfarkte schon in jungen Jahren vorkommen. Nach den Ergebnissen der Framingham-Studie haben Männer mit einem Serumcholesterin über 260 mg/dl ein 3- bis 4mal so hohes Risiko an einem Myokardinfarkt zu erkranken, wie Personen mit einem Cholesterinwert unter 200 mg/dl (Abb. 4).

Einen Normalwert oder Normbereich für das Serumcholesterin gibt es nicht. Die nationale Consensus Conference in den USA hat 1985 aufgrund der vorliegenden epidemiologischen Daten festgelegt, daß bei 40jährigen ein mittleres koronares Risiko bei einem Cholesteringehalt im Serum über 240 mg/dl und ein hohes Risiko bei einem Cholesterinwert von über 260 mg/dl vorliegt (s. Tabelle 4). Je niedriger das Gesamtcholesterin, desto niedriger auch das Erkrankungsrisiko für die koronare Herzkrankheit (Abb. 4). Bei Afrikanern ist, auch wenn sie rauchen und einen erhöhten Blutdruck haben, die koronare Herzkrankheit selten, weil der Cholesteringehalt unter 180 mg/dl liegt. Noch aussagekräftiger als das Gesamtcholesterin ist für das koronare Risiko der Quotient HDL-/LDL-Cholesterin oder der Quotient Gesamtcholesterin/HDL-Cholesterin (normal 4,4-5,1, bei KHK 5,3-5,8). HDL-Cholesterin ist in Lipoproteinen hoher Dichte (high density) enthalten, denen eine Schutzwirkung gegen die Arteriosklerose zugeschrieben wird (Abtransport der LDL von LDL-Re-

Tabelle 4. Cholesterin im Serum und koronares Risiko
(Consensus Conference, Bethesda, 1985)

Alter (Jahre)	Gesamtcholesterin im Serum (mg/dl)	
	Mittleres Risiko	Hohes Risiko
2-19	>170	>185
20-29	>200	>220
30-39	>220	>240
>40	>240	>260

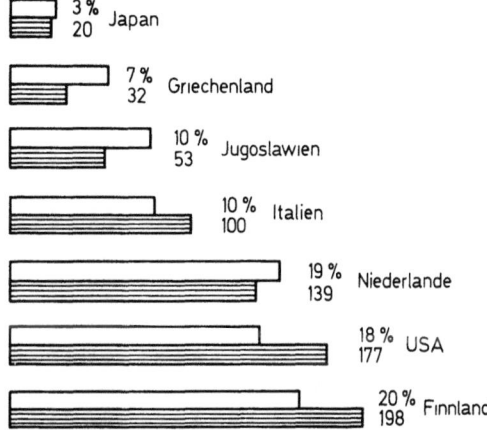

Abb. 3. Häufigkeit der koronaren Herzkrankheit (pro 10000 Männer und Jahr) bei Männern im Alter von 40-59 Jahren (schraffiert) und Gehalt der Nahrung an gesättigten Fettsäuren (% der Kalorien). (nach Keys, 1970)

zeptoren der Gefäßwände). HDL-Cholesterin ist erhöht bei Sportlern, bei Frauen - besonders vor der Menopause - und in der Schwangerschaft. Bei Verminderung des HDL-Cholesterins unter 40-50 mg/dl ist auch bei normalem Gesamtcholesterin ein erhöhtes koronares Risiko vorhanden. Das LDL-Cholesterin ist in Lipoproteinen niedriger Dichte (low density) enthalten und korreliert mit dem Risiko der koronaren Herzkrankheit. LDL-Cholesterin kann rechnerisch aus Gesamtcholesterin, HDL-Cholesterin und Triglyzeriden ermittelt werden: LDL-Cholesterin = Gesamtcholesterin − (Triglyzeride/5 + HDL-Cholesterin). Die von Friedewald ermittelte Formel gilt nur für Triglyzeridwerte bis 400 mg/dl. Besondere Bedeutung kommt der Senkung des Serumcholesterins durch Verminderung der Cholesterinaufnahme unter 250-300 mg/Tag zu. Cholesterinreiche Nahrungsmittel (s. Tabelle 6) sind streng zu meiden. Die amerikani-

Tabelle 5. Zusammensetzung verschiedener Nahrungsfette

	Gesättigte Fettsäuren	Mehrfach ungesättigte Fettsäuren
Butter	50-70%	1- 5%
Margarine	15-50%	20-40%
Olivenöl	5-15%	4-12%
Sonnenblumenöl	5-10%	60-65%
Maiskeimöl	10-15%	55-60%
Spezialmargarine	20-25%	50-55%

Tabelle 6. Cholesteringehalt der Nahrungsmittel

Je 100 g Nahrungsmittel enthalten:	Cholesterin in mg
Getreide	0
Kartoffeln	0
Obst	0
Gemüse	0
Fisch	29-50
Hering/Aal	50-60
Geflügel	75
Wurstwaren	70-100
Schlachtfleisch	65-90
Wild	110
Leber und Innereien	250-350
Hirn	3150
Magerjoghurt	Spuren
Speisequark mager	Spuren
Trinkmilch	7-12
1 Eigelb	280
Käse 10-20% i. Tr.	7-30
Käse 50-60% i. Tr.	82-105
Butter	280
Gänseschmalz	75
Mayonnaise	142
Diätmargarine	0

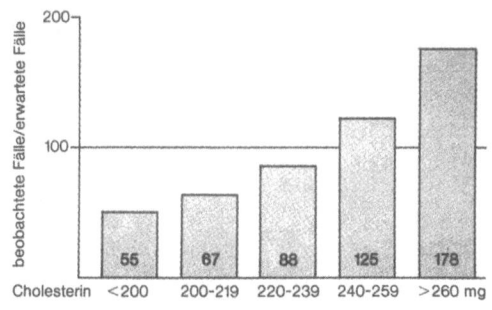

Abb. 4. Abhängigkeit der Zehnjahresmorbidität an koronarer Herzkrankheit bei 2123 Männern und Frauen im Alter von 30–59 Jahren vom Cholesteringehalt im Blut (Framingham-Studie)

sche LRC-Studie, bei der bei 7000 Personen mit erhöhtem Cholesterin in 7 Jahren durch Cholestyramin und Diät eine Senkung des Serumcholesterins um 20 mg/dl erreicht wurde, hat gezeigt, daß durch Abnahme des LDL-Cholesterins um 11% eine Abnahme der Inzidenz für die koronare Herzkrankheit um 19% erzielt wird. Die Höhe des Serum-Cholesterins hat eine *prognostische Bedeutung* vor allem für das *jüngere und mittlere Lebensalter*. Langfristige Beobachtungen zeigen, daß der Serum-Cholesteringehalt auch durch *Modifikation der Art des Nahrungsfetts* und nicht nur durch eine Einschränkung des Nahrungscholesterins gesenkt werden kann. Wichtig ist dabei die *Reduktion der Zufuhr von Fetten mit hohem Anteil an gesättigten Fettsäuren (Molkerei- und Fleischprodukte) und eine Steigerung des Anteils von Fetten mit mehrfach ungesättigten Fettsäuren* (Sonnenblumenöl, Maiskeimöl, Sojaöl, Baumwollsamenöl, s. Tabellen 5 und 6, Abb. 3).

2.4 Zigarettenkonsum

Die Abhängigkeit der Entwicklung der Arteriosklerose vom Zigarettenkonsum gründet sich auf die deutliche Häufung von Myokardinfarkten bei Rauchern (Abb. 5). Personen, die mehr als 10 Zigaretten pro Tag rauchen, erkranken doppelt bis dreifach so häufig an einem Myokardinfarkt wie Nichtraucher. Schädlich ist das inhalierte und über die Lunge aufgenommene Nikotin. Nikotin führt über eine Steigerung der Herzfrequenz und des Blutdruckes zu einer Zunahme der Herzarbeit, die einen höheren Sauerstoffbedarf des Herzmuskels erfordert. Dieser erhöhte Sauerstoffbe-

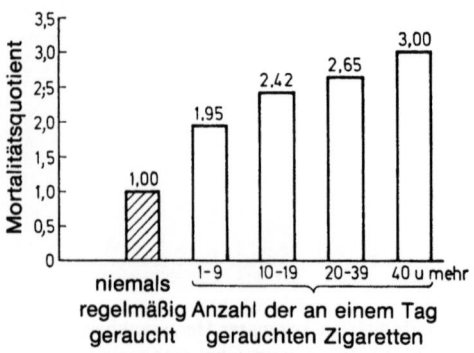

Abb. 5. Anstieg der Todesfälle an koronarer Herzerkrankung mit der Menge der gerauchten Zigaretten (ausgedrückt im Mortalitätsquotienten) für die Altersgruppe von 40–59 Jahren (nach Hammond)

darf kann aber bei bestehender Koronarsklerose, die eine Zunahme der Durchblutung verhindert, nicht befriedigt werden. Bei Rauchern besteht zusätzlich im Blut ein Sauerstoffmangel, weil ein Teil des Hämoglobins durch das beim Rauchen entstehende Kohlenmonoxyd blockiert wird und für den Sauerstofftransport ausfällt. Die Sauerstoffversorgung des Rauchers entspricht einem Aufenthalt in 2300 m Höhe. Zigarettenrauchen begünstigt auch die Entwicklung der Arteriosklerose in den Gliedmaßenarterien, während die Arteriosklerose der Hirngefäße vom Nikotinkonsum offenbar unabhängig ist. Bei Zigarettenrauchern, die das Rauchen aufgeben, sinkt das Infarktrisiko wieder ab. Es ist umstritten, ob Mit-Rauchen (Passiv-Rauchen) eine generelle Gesundheitsgefährdung darstellt.

2.5 Hochdruck

Der Hochdruck stellt nach dem Serumcholesterin und dem Nikotinkonsum den wichtigsten Risikofaktor dar, der die Entwicklung arteriosklerotischer Herde in den Gefäßen fördert. Der erhöhte Blutdruck, und zwar sowohl der systolische wie auch der diastolische schädigt mechanisch die Gefäßinnenwände und begünstigt so die Ablagerung von Fetten. Männer mit einem Blutdruck über 180 mmHg (systolischer Wert) erleiden 4mal so häufig einen Herzinfarkt wie Gesunde mit Blutdruckwerten unter 120 mmHg (Abb. 6).

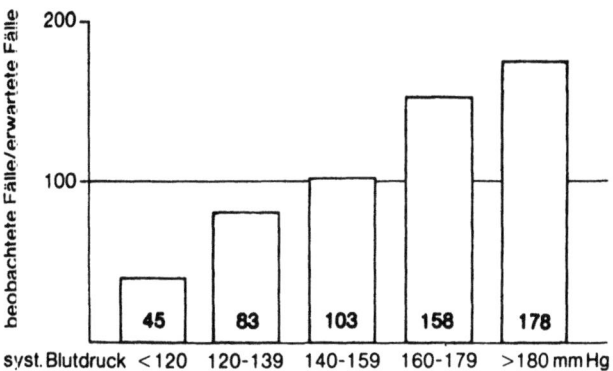

Abb. 6. Abhängigkeit der Zehnjahresmorbidität an koronarer Herzkrankheit bei 4994 Männern und Frauen im Alter von 30-59 Jahren vom systolischen Blutdruck (Framingham-Studie)

2.6 Diabetes mellitus

Erhöhte Blutfettwerte (Cholesterin, Triglyzeride) finden sich auch im Rahmen der Stoffwechselstörung des Diabetes mellitus. Die Arteriosklerose tritt beim Diabetiker, besonders beim schlecht eingestellten Diabetiker mit hohen Blutzuckerwerten früher und schwerer auf als bei Gesunden. 10% aller Patienten mit Koronarsklerose leiden an einem Diabetes.

2.7 Gewichtszunahme

Bei einer Gewichtszunahme mit vermehrter Zufuhr von Fett und Kohlenhydraten und damit auch von cholesterinreichen Nahrungsmitteln kommt es zu einem Anstieg des Serumcholesterins, der durch Gewichtsreduktion wieder gesenkt werden kann. Diesem Zusammenhang liegt die Abhängigkeit der Koronarsklerose von der *Höhe des Fettkonsums* zugrunde, die also nur indirekter Natur ist. Dagegen hat Übergewicht, besonders wenn es bereits in jungem Lebensalter auftritt, eine Bedeutung für das Auftreten späterer Hirninfarkte. Die größte Häufigkeit der Koronarsklerose findet sich in Finnland und den USA, die auch den höchsten Fettverbrauch (40% der Gesamtkalorienzufuhr) der Welt aufweisen. In Japan, wo die Quote an koronaren Erkrankungen sehr niedrig ist, ist der Anteil der Fette in der Ernährung gering (15%) und der Fettverbrauch liegt nur bei 20-40 g/die (vorwiegend Fette mit mehrfach ungesättigten Fettsäuren). Der durchschnittliche Serumcholesteringehalt beträgt bei Japanern nur 150-170 mg%. Auch die starke Abnahme der Myokardinfarkthäufigkeit in den ersten Nachkriegsjahren (später wieder Zunahme!) unterstreicht den Zusammenhang zwischen Fettkonsum und Koronarsklerose. Enger noch als mit der Höhe des Fettkonsums korreliert die Häufigkeit der Koronarsklerose aber mit dem Anteil der gesättigten Fettsäuren an der Kalorienzufuhr. Bei Japanern machen die gesättigten Fettsäuren nur 3%, in den USA 18% und in Finnland 20% der zugeführten Kalorien aus (s. Abb. 3).

2.8 Bedeutung der Triglyzeride

Neben dem Serumcholesterin muß auch ein erhöhter Triglyzeridgehalt des Blutes, dessen Wert 200 mg% nicht übersteigen soll, als Risikofaktor gewertet werden. Wie die Studien in Albany und Göteborg (1973) gezeigt haben, ist die Bedeutung des Triglyzeridgehaltes im Blut nicht so groß wie die des Cholesterins. Er wirkt sich als Risikofaktor für die koronare Herzkrankheit vorwiegend bei Frauen nach der Menopause aus. Der Triglyzeridgehalt wird sehr stark vom Zeitpunkt und der Zusammensetzung der Mahlzeiten beeinflußt. Er steigt nach übermäßiger Zufuhr von Fetten (besonders mit hohem Anteil an gesättigten Fettsäuren), Kohlenhydraten (besonders einfache Zucker, weniger nach Stärke) und Alkohol an. Er ist auch direkt abhängig von der Höhe der Gesamtkalorienzufuhr. Ein direkter Zusammenhang zwischen Zuckerkonsum und Häufigkeit des Myokardinfarktes besteht dagegen nicht.

Der Einfluß von Cholesterin- und Triglyzeridgehalt im Blut sowie Überernährung auf die Entwicklung arteriosklerotischer Veränderungen in den Gefäßen ist nicht nur dadurch bedingt, daß eine Erhöhung des Fettspiegels im Blut die Ablagerung dieser Stoffe in der Gefäßwand begünstigt, sondern auch die Folgeerscheinungen der Arteriosklerose gefördert werden. In einem fettreichen Plasma ist die Thrombozytenaggregation erhöht, was Störungen der Mikrozirkulation begünstigt. Auflagerungen von Thrombozytenaggregaten an arteriosklerotischen Gefäßveränderungen stellen den Beginn von arteriellen Thrombosen dar.

2.9 Genetische Anlage

Die Bedeutung der genetischen Anlage zeigt sich in der Tatsache, daß in bestimmten Familien Todesfälle an Myokardinfarkt und Schlaganfall gehäuft auftreten. Zum Teil liegen einer familiären Häufung eine vererbte

Stoffwechselstörung oder gleiche Umweltbedingungen in der Familie (hoher Fettverbrauch, Nikotinkonsum, Übergewicht) zugrunde. Ein noch unbekannter genetischer Faktor muß aber für diejenigen Familien zusätzlich angenommen werden, bei denen diese Erklärung nicht zutrifft und bei denen Todesfälle an Myokardinfarkt und Schlaganfall schon in jungen Jahren auftreten. Jenseits des 50. Lebensjahres bei Männern und jenseits des 60. Lebensjahres bei Frauen weist die Verteilung der Koronarsklerose eine Abhängigkeit von einer genetischen Belastung nicht mehr auf. Die Natur der genetischen Anlage für die Arteriosklerose ist bisher unbekannt.

2.10 Andere Faktoren

Rassische Faktoren sind für die Entwicklung der Arteriosklerose weniger wichtig als Ernährungs- und Lebensgewohnheiten der Völker. Für das seltene Vorkommen einer Koronarsklerose bei Indianern, Eskimos und anderen Völkern ist auch die unterschiedliche Lebenserwartung und die stärkere Gefährdung dieser Völker durch Infektionskrankheiten zu berücksichtigen.

Die Bedeutung von **psychischem Streß** ist umstritten. Zwar ist der Myokardinfarkt in hochindustrialisierten Ländern mit starker beruflicher Beanspruchung sehr häufig, er hat aber in Japan trotz schneller Industrialisierung nicht zugenommen. In den Jahren um 1950 wurde der Myokardinfarkt als typische Managerkrankheit angesehen. Eingehende Untersuchungen haben aber gezeigt, daß der Myokardinfarkt in allen Bevölkerungsschichten gleich häufig auftritt. Die Bedeutung von sozialem Streß, Belastung durch Konkurrenzkampf, beruflichen Ehrgeiz oder das Aufzwingen eines Fremdrhythmus wurde überschätzt. Die scheinbare Häufung des Myokardinfarktes bei Managern in der damaligen Zeit ist wahrscheinlich dadurch bedingt, daß die Angehörigen dieser Berufsschichten besser als die anderen Gruppen untersucht wurden. Heute weist die Berufsgruppe der Direktoren und Abteilungsleiter eine niedrige Quote an Myokardinfarkt auf. Ein weiterer scheinbarer Zusammenhang zwischen psychischem Streß und Koronarsklerose ist wahrscheinlich darauf zurückzuführen, daß bei seelischen Belastungen der Tabakkonsum gesteigert wird. Der Nikotinkonsum kann als Barometer innerer Spannungen angesehen werden.

Viel zitierte Untersuchungen über das seltenere Auftreten eines Myokardinfarktes bei Schaffnern gegenüber Omnibusfahrern, bei Briefträgern gegenüber Telefonisten und bei Weichenstellern gegenüber Bahnbeamten haben die Ansichten über den Schutz vor einem Myokardinfarkt durch

körperliches Training sehr populär gemacht. Die Mehrzahl entsprechender Untersuchungen haben einen direkten Zusammenhang zwischen Entwicklung der Arteriosklerose und mangelnder körperlicher Tätigkeit aber bisher nicht wahrscheinlich machen können. Auch in denjenigen Studien, die über eine höhere Morbidität an koronarer Herzkrankheit bei körperlicher Inaktivität berichten, wird darauf hingewiesen, daß körperliche Aktivität nur dann als Schutzfaktor für eine koronare Herzkrankheit angesehen werden kann, wenn der Betreffende gleichzeitig Nichtraucher, Normotoniker, Nichtdiabetiker ist und ein niedriges Serumcholesterin aufweist. Körperliche Bewegungsarmut kann daher nicht als hoher Risikofaktor für eine Arteriosklerose angesehen werden. Es ist auch nicht gesichert, daß durch körperliches Training prophylaktisch eine bessere Durchblutung des Herzmuskels erreicht wird.

Einen indirekten Einfluß übt körperliches Training durch Anstieg des HDL-Cholesterins, Abnahme des Gesamtcholesterins und Unterstützung einer Gewichtsabnahme aus. Auch hat sich gezeigt, daß die Mortalität an akutem Myokardinfarkt bei Patienten mit Bewegungsmangel höher ist als bei solchen, die körperlich trainiert waren.

Andere Hypothesen über eine Förderung der Arteriosklerose, z. B. durch erhöhten Zuckerkonsum haben sich als nicht stichhaltig erwiesen. *Kaffee,* aber nicht Tee und auch nicht Koffein selbst haben einen Einfluß auf das Serum-Cholesterin. Bei erhöhtem Serum-Cholesterin kann durch Entzug des Kaffees eine Senkung der Cholesterinkonzentration erzielt werden. In Regionen mit hoher *Trinkwasserhärte,* bedingt durch hohen Calcium- und Magnesiumgehalt wurde eine niedrigere kardiovaskuläre Mortalität als in Regionen mit weichem Trinkwasser beobachtet. Hohe Calciumzufuhr wird als kardioprotektiver Schutzfaktor diskutiert, ist aber bisher nicht bewiesen. Chronischer Alkoholkonsum über 40 g pro Tag fördert den Hochdruck und kann damit als indirekt arteriosklerosebegünstigend angesehen werden.

2.11 Primäre und sekundäre Prävention

Eine primäre Prävention der Koronarsklerose muß, wenn sie das Auftreten der Erkrankung verhindern soll, schon im 2. Lebensjahrzehnt einsetzen. Bei einem späteren Beginn wird es – nach Manifestation der Koronarsklerose – nur möglich sein, das Auftreten des Myokardinfarktes hinauszuschieben oder die Schwere der Arteriosklerose zu mildern (Sekundärprävention). Die wichtigsten Maßnahmen sind **Senkung des Cholesteringehaltes** im Blut durch Verminderung der Cholesterinaufnahme mit der Nahrung, Änderung der Zusammensetzung des Nahrungsfetts und

Gewichtsreduktion auf das Idealgewicht, die nicht erst mit 50 Jahren, sondern bereits im 2. und 3. Lebensjahrzehnt beginnen soll. Wichtig ist ferner eine drastische Einschränkung des **Zigarettenkonsums** auf 1-2 Zigaretten pro Tag bzw. Rauchen ohne Inhalation (Zigarre, Pfeife), noch besser natürlich völlige Abstinenz. Bestehen Erkrankungen, die die Arteriosklerose fördern (Diabetes, Gicht, Hochdruck, Fettstoffwechselstörung), so ist die Behandlung dieser Erkrankungen notwendig: Normalisierung des Blutdrucks, gute Einstellung des Diabetes durch Diät, im Bedarfsfall zusätzlich orale Antidiabetika oder Insulin, diätetische und medikamentöse Senkung des Serum-Cholesterins und der Triglyzeride, Beseitigung einer Hyperurikämie über 8,0 mg/dl. Wenn auch ein direkter prophylaktischer Wert verschiedener körperlicher Trainingsprogramme auf die Morbidität des Myokardinfarktes bisher nicht gesichert ist, so gewinnt ein **regelmäßiges körperliches Training** indirekten Einfluß auf den Verlauf der Arteriosklerose durch seine unterstützende Wirkung auf Gewichtsabnahme und damit wiederum auf Blutdruck und diabetische Anlage. Nicht unterschätzt werden darf der günstige Effekt eines körperlichen Trainings auf Muskel- und Knochenentwicklung und das physische und psychische Allgemeinbefinden.

3 Hochdruck

Bei 5-10% aller Menschen sind die Blutdruckwerte erhöht, wenn Lebensalter und Geschlecht nicht berücksichtigt werden. Da aber der Blutdruck mit dem Alter etwas ansteigt, wird jenseits des 40. Lebensjahres bei 20-25% der Bevölkerung ein erhöhter Blutdruck beobachtet. Unter den verschiedenen Hochdruckformen stellt anteilsmäßig die **essentielle Hypertonie** die größte Gruppe dar (85-90%). Ebenso wie die Arteriosklerose ist auch die essentielle Hypertonie **multifaktorell** bedingt.

Zu den bekannten *Ursachen* zählen eine genetische Anlage (familiäre Häufung von Hochdruckerkrankungen), ein erhöhter Kochsalzverbrauch und Übergewicht. In Nordjapan, wo der **Kochsalzverbrauch** besonders hoch ist, steigt der Prozentsatz der Hochdruckkranken bis auf fast 40%. Offenbar steigert hoher Kochsalzgehalt die Reaktionsfähigkeit der Gefäße gegenüber blutdrucksteigernden Stoffen. Nikotin und Koffein sind ohne Einfluß, dagegen fördert chronischer Alkoholkonsum die Hochdruckentwicklung.

Viele Untersuchungen wurden der Frage gewidmet, ob **psychoemotionaler Streß** den Hochdruck begünstigt, wie aus dem Blutdruckanstieg im

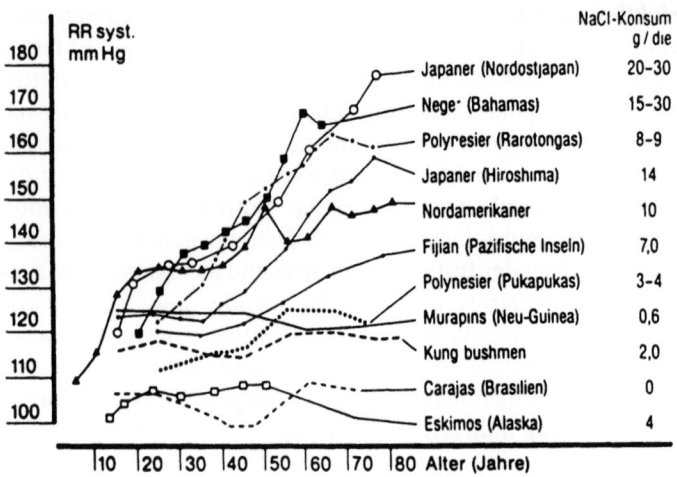

Abb. 7. Zunahme der Morbidität an Hochdruck in Abhängigkeit vom Kochsalzverbrauch

Affekt vermutet werden könnte. Beobachtungen an der Leningrader Bevölkerung ergaben während der jahrelangen Belagerung im 2. Weltkrieg eine Zunahme der Hochdruckerkrankungen. Doch ist die Bedeutung eines Gruppenstreß nicht allgemein anerkannt und die essentielle Hypertonie kann auch nicht als eigentliche Zivilisationskrankheit bezeichnet werden. Obwohl Länder der dritten Welt i. allg. einen niedrigeren Blutdruck als Industrienationen aufweisen, besteht zwischen Zivilisationsgrad und Blutdruckhöhe keine strikte Parallelität. Noch deutlicher geht der Zusammenhang zwischen Kochsalzaufnahme und Blutdruck aus Beobachtungen über den Altersanstieg des Blutdrucks hervor. In Populationen mit niedrigem Kochsalzverbrauch (unter 5 g pro Tag) bleibt ein Altersanstieg des Blutdrucks aus (siehe Abb. 7). Die populären Ansichten über den Einfluß des Berufs, der körperlichen Aktivität, der geistigen Beanspruchung und des sozialen Status auf den Blutdruck sind bisher nicht durch sichere Untersuchungsdaten belegt.

Das sprunghafte Ansteigen der Hochdruckerkrankungen nach dem Ende des 2. Weltkrieges unterstreicht nachdrücklich die Bedeutung des **Übergewichts** für das Auftreten der essentiellen Hypertonie.

Präventivmaßnahmen für den Hochdruck bestehen in der Reduktion des Körpergewichts auf das Idealgewicht und einer Einschränkung des Kochsalzverbrauches auf 5 g/die, besonders bei denjenigen Personen, bei denen eine familiäre Hochdruckbelastung vorliegt. Neuere Untersuchungen weisen auf die Möglichkeit hin, durch Erhöhung der *Kaliumzufuhr* den Blutdruck zu senken. In den Entwicklungsländern mit niedriger Natrium- und hoher Kaliumzufuhr ist der Hochdruck seltener als in den Industrienationen mit hoher Kochsalz- und niedriger Kaliumzufuhr. *Kalziumgaben* sollen ebenfalls zur Blutdrucksenkung beitragen (s. auch S. 334).

4 Präventive Ernährung, präventive Lebensführung

An erster Stelle der uns heute möglichen Präventivmaßnahmen steht eine Ernährung, die Risikofaktoren verringert oder ihnen entgegenwirkt. Es muß aber betont werden, daß einseitiger Dogmatismus fehl am Platz ist und der Arzt bei Ratschlägen, die Ernährung, Genußmittel und Lebensführung betreffen, nicht weltanschaulich, moralisch oder modisch, sondern medizinisch begründete Maßnahmen empfehlen soll. Andererseits wird die Ernährung der meisten Menschen nicht von unseren heutigen wissenschaftlichen Erkenntnissen bestimmt, sondern hängt noch immer von Tradition und Gewohnheit, vom Zufall, Lust oder Laune ab. Es muß daher mit allen Möglichkeiten, die uns durch Massenmedien zur Verfügung stehen, versucht werden, die individuelle Initiative für Ernährungsfragen rechtzeitig zu wecken.

Die Durchführung einer **präventiven Ernährung** ist schon für junge Menschen im 2. und 3. Lebensjahrzehnt zu empfehlen, wenn in der Familie Erkrankungen an Myokardinfarkt, Hochdruck, Fettsucht oder Diabetes beobachtet worden sind. Dazu kommen alle diejenigen Personen, bei denen Risikofaktoren, z. B. ein erhöhtes Serumcholesterin (s. Tabelle 4) bei einer Vorsorgeuntersuchung nachgewiesen wurden. Allgemein soll ab dem 30.–35. Lebensjahr in der Ernährung die Entwicklung der Arteriosklerose und das Vermeiden von Übergewicht berücksichtigt werden.

4.1 Leichtes Untergewicht

Aus amerikanischen Statistiken geht hervor, daß Personen mit leichtem Untergewicht (nach jüngsten Untersuchungen aber auch mit leichtem Übergewicht) die höchste Lebenserwartung besitzen [*Normal*gewicht (nach Broca) in kg = Größe in Zentimetern minus 100]. Das Idealgewicht liegt um 10% unter dem Normalgewicht, hängt aber auch vom Geschlecht und von der Stärke des Knochenbaus ab. Am besten ist die Berechnung nach Bornhardt:

$$\text{Idealgewicht} = \frac{\text{Brustumfang (cm)} \times \text{Körperlänge (cm)}}{240}$$

die die Statur berücksichtigt. „Alle angenehmen Dinge des Lebens sind illegal, unmoralisch oder machen dick." Das Erreichen des Normal- oder besser des Idealgewichts ist nur durch eine Beschränkung der Kalorienzufuhr möglich.

4.2 Kalorienbedarf

Der Kalorienbedarf richtet sich nach Körpergewicht (Normalgewicht), Alter, Geschlecht und der körperlichen Belastung. Auf eine detaillierte Darstellung einer präventiven Ernährung muß an dieser Stelle verzichtet werden. Hingewiesen sei nur darauf, daß bei einer erlaubten Fettmenge von 70-90 g/Tag wegen des sog. kaschierten Fettes in Fleisch, Wurst und Käse nur je 20 g als **Streich- und als Kochfett** zur Verfügung stehen. 50% dieser Fettmenge sollen als pflanzliche Fette zugeführt werden, die einen hohen Prozentsatz mehrfach ungesättigter und nur geringe Mengen von gesättigten Fettsäuren enthalten (Tabelle 5). Margarinesorten, die diese Forderung erfüllen, sind beispielsweise Becel-Margarine und Mazola soft. Für das Braten und Kochen kommen als Öle mit hohem Anteil an ungesättigten Fettsäuren Mazola Maiskeimöl oder Sonnenblumenöle von Eden, Vitaquell oder Wertkost in Betracht. Olivenöl enthält zwar wenig gesättigte Fettsäuren, aber auch wenig ungesättigte Fettsäuren. Reich an gesättigten Fettsäuren sind Bratfette wie Biskin, auch wenn sie als „Pflanzenfett" angeboten werden. Eine einseitige Kohlenhydratkost mit sehr starker Reduktion des Fettanteils ist nicht günstig, weil darunter der Triglyzeridgehalt des Blutes ansteigt. Nicht unwesentlich ist auch die Verteilung der Mahlzeiten. Verteilung des Kalorienbedarfs auf 6 statt 3 Mahlzeiten verhindert Übergewicht und Anstieg der Serumfette, auch die Verwertung der Kohlenhydrate ist unter diesen Bedingungen besser. Kalium (Obst, Gemüse) und Kalzium (Milch, Brot) sollen reichlich zugeführt werden. Ein hoher Anteil an Faserstoffen soll einen antiatherogenen Effekt haben.

4.3 Kochsalzverbrauch

Der Kochsalzverbrauch soll etwa 4-5 g/die betragen (jetziger durchschnittlicher Verbrauch 10-20 g Kochsalz). Wenn beim Kochen keinerlei Salz zugesetzt und beim Essen nicht nachgesalzen wird, dann beträgt die tägliche Kochsalzaufnahme bei Durchschnittskost etwa 5 g. Reichlich

Kochsalz enthalten Dauerwurst, Fleischkonserven, Fleischextrakte, Pökelwaren, Marinaden, Senf, Tomatenmark und Gemüsekonserven. Auf diese Nahrungsmittel sollte verzichtet werden, wenn eine Blutdruckerhöhung besteht oder eine Neigung zu Hochdruck in der Familie bekannt ist (s. auch S. 334).

4.4 Genußmittel

Unter den Genußmitteln steht hinsichtlich seiner schädigenden Wirkungen an erster Stelle das **Zigarettenrauchen.** Bereits bei Inhalation von 4-5 Zigaretten täglich ist das Risiko, an einem Bronchialkarzinom zu erkranken, 3fach höher als bei einem Zigarettenverbrauch von 1-2 Zigaretten. Ärztlicherseits muß daher das Inhalieren von Zigaretten vollständig verboten werden. Das Ausweichen auf Zigarre und Pfeife wird insofern verharmlost, als es auch hierbei zweifellos zur Inhalation von Verbrennungsprodukten kommt. Nichtraucher im strengen Sinne gibt es nicht, solange überhaupt geraucht wird. Bei einer einstündigen Fahrt im verqualmten Eisenbahnabteil ohne eigenes Rauchen wird ein Äquivalent von 1-2 Zigaretten inhaliert. Das passive Rauchen in einem verqualmten Konferenzzimmer entspricht sogar 4-5 Zigaretten pro Stunde. Der starke Raucher (über 25 Zigaretten täglich) wählt sich seine Todesart selbst: Myokardinfarkt oder Bronchialkarzinom. Der Risikofaktor Nikotin für die Entwicklung der Koronarsklerose kann nicht nachdrücklich genug betont werden. Trotz der Aufklärung der Bevölkerung über die schädigende Wirkung des Nikotins bzw. des Zigarettenrauchens hat der Zigarettenkonsum weiter zugenommen.

Alkohol soll wegen seiner hypertonie- und übergewichtbegünstigenden Wirkung beschränkt werden.

4.5 Körperliches Training

Regelmäßiges körperliches Training (Wandern, Radfahren, Golf, Schwimmen) wird zur Prophylaxe einer Arteriosklerose, insbesondere auch der Koronarsklerose, vielseits empfohlen. Der direkte präventive Wert dieser Maßnahmen für die Arteriosklerose ist nicht gesichert. Untersuchungen sprechen aber dafür, daß durch allmählich gesteigertes körperliches Training nach Überstehen eines Myokardinfarktes die Entwicklung von Kollateralgefäßen gefördert und damit eine bessere Durchblutung des Herzmuskels erreicht wird. Indirekten Einfluß auf die Entwicklung der

Arteriosklerose hat körperliches Training über das Körpergewicht und die Zunahme von HDL-Cholesterin. Am wichtigsten ist jedoch die Ökonomisierung der Herzarbeit. Bei körperlichem Ausdauertraining steigen im Vergleich zum Untrainierten Herzfrequenz und Blutdruck und damit der Sauerstoffbedarf des Herzens geringer an. Dynamische Muskelarbeit ist hierbei statischer Muskelarbeit vorzuziehen, bei der es zu starken Blutdruckanstiegen kommen kann. Ein Trainingseffekt (Anstieg der anaeroben Schwelle) wird durch Training nur dann erreicht, wenn mindestens 3mal in der Woche 30 min trainiert wird. Man kann annehmen, daß für die steigende Zahl Übergewichtiger neben der erhöhten Nahrungsaufnahme der Bewegungsmangel eine gewisse Rolle spielt. Analysen der Verteilung von Erwerbstätigen mit körperlicher Belastung im Beruf haben gezeigt, daß seit der Jahrhundertwende der Anteil der Schwerarbeiter von 40% auf heute 13% zurückgegangen ist, dafür aber die Zahl der Leichtarbeiter zugenommen hat. Kuren als Präventivmaßnahmen einer Arteriosklerose sind medizinisch derzeit nur zu begründen, wenn es sich um Entfettungskuren bei Übergewicht oder um die diätetische Einstellung bei Anlage zur Zuckerkrankheit handelt.

4.6 Sozialhygienische Forderungen

Zur gesunden Lebensführung gehören auch die sozialhygienischen Forderungen nach geregelter Arbeitszeit und genügendem Urlaub. Ob gut gemeinte Ratschläge, emotionalen Streß zu meiden und die berufliche und persönliche Situation so zu regeln, daß Überforderungen vermieden werden, in die Tat umgesetzt werden, hängt dagegen sehr vom Charakter des Einzelnen ab.

5 Früherkennung kardiovaskulärer Erkrankungen

Bei rechtzeitiger Erkennung von Risikofaktoren ist zu hoffen, daß es durch entsprechende Maßnahmen (Diätetik, u.U. auch Pharmaka) gelingt, die Manifestation kardiovaskulärer Erkrankungen um Jahre hinauszuschieben. Dazu sind **Vorsorgeuntersuchungen** notwendig, deren Beginn und deren Intervalle sich nach der Natur der gesuchten Erkrankung und dem Lebensalter richten. Vom 20.–35. Lebensjahr werden Vorsorgeuntersuchungen alle 2 Jahre, vom 35.–50. Lebensjahr jährlich und jenseits des 50. Lebensjahres alle 6 Monate empfohlen. Angestrebt wird durch Vorsor-

Tabelle 7. Vorsorgeuntersuchungen für kardiovaskuläre Erkrankungen

	Laborbefunde	Einfache Messungen und Untersuchungen	Familien- und eigene Vorgeschichte
Blut	Cholesterin Triglyzeride Harnsäure Blutzucker	Körperlänge Körpergewicht Blutdruck (EKG) (Röntgen-Thorax)	Erbliche Belastung Nikotin Alkohol
Harn	Eiweiß Zucker	Berechnung von Ideal- oder Sollgewicht	

geuntersuchungen neben dem frühzeitigen Nachweis von Risikofaktoren für Koronarsklerose und Hochdruck, die Erkennung von Diabetes, Gicht, Blutarmut, chronischer Bronchitis, Lungentuberkulose und bösartigen Neubildungen. Ein Programm für die kardiovaskulären Erkrankungen ist in Tabelle 7 angegeben. Leider sind solche eingehenden Vorsorgeuntersuchungen heute noch durch ihre Kosten und den notwendigen Personalbedarf begrenzt.

Eine frühzeitige Erkennung der Arteriosklerose selbst bereitet bis heute große Schwierigkeiten, da diese nicht konstant mit Veränderungen im Blut verbunden ist. Es fehlt auch bis heute an einfachen Methoden, beginnende Durchblutungsstörungen im Bereich der Herzkranzgefäße oder der Hirngefäße zu erfassen. Auch wenn uns Verfahren für eine frühzeitige Erkennung von Durchblutungsstörungen zur Verfügung stünden – einem Stadium, in dem noch keine Beschwerden vorhanden sind – handelt es sich bereits um eine fortgeschrittene Arteriosklerose, bei der Präventivmaßnahmen den sich weiterentwickelnden Prozeß nur verlangsamen, organische Veränderungen aber nicht mehr zur Rückbildung bringen können. Es kann deshalb nicht nachdrücklich genug betont werden, daß die uns heute zur Verfügung stehenden Präventivmaßnahmen für die Arteriosklerose so früh wie möglich, d.h. schon im 2.-3. Lebensjahrzehnt beginnen und sich auf alle Risikofaktoren erstrecken müssen.

Weiterführende Literatur

Bock KD (Hrsg) (1982) Risikofaktoren – Medizin. Vieweg, Braunschweig
Hüllemann KD (Hrsg) (1982) Präventivmedizin. Thieme, Stuttgart
Schlierf G, Oster P, Mordasini R (1980) Risikofaktoren. Deutscher Ärzteverlag, Köln

Merkblätter für Patienten nach überstandenem Myokardinfarkt, mit Herzschrittmachern und mit künstlichen Herzklappen

Dieter Klaus

Im folgenden sind die an der Medizinischen Klinik Mitte der Städtischen Kliniken Dortmund verwendeten Merkblätter zusammengestellt, die Patienten mit überstandenem Myokardinfarkt, Bypassoperation, Herzschrittmacher oder künstlicher Herzklappe erhalten. Diese einfach gestalteten Merkblätter sollen dem Patienten helfen, sich die vom Arzt empfohlenen Maßnahmen durch wiederholtes Lesen einzuprägen.

Empfehlungen für Patienten nach überstandenem Myokardinfarkt

Für die meisten von Ihnen ist der Herzinfarkt völlig unerwartet aufgetreten, und Sie sehen deshalb der näheren Zukunft mit Befürchtungen und Sorge entgegen. Wir möchten versuchen, Ihnen einige Fragen zu beantworten, die sich für Ihre weitere Lebensführung ergeben. Vor allem kommt es darauf an, daß Sie wieder Zutrauen zu Ihrer Leistungsfähigkeit gewinnen und nicht dem Gefühl unterliegen, sich nunmehr ständig schonen zu müssen, in der Angst vor dem nächsten Infarkt.

Wichtige Punkte
- Rauchen völlig einstellen.
- An Gewicht abnehmen.
- Cholesterinarme Kost.
- Körperliches Training.

Körperliches Training

1. In der *1. Woche nach* der Klinikentlassung sollen Sie soviel leisten wie in den letzten Tagen im Krankenhaus, z. B. 2- bis 3mal am Tage 10 min in der Ebene gehen und 1mal Treppensteigen, maximal 1 bis 2 Stockwerke. Wenn Brustschmerzen auftreten, müssen Sie Ihre Leistung reduzieren oder vor Auftreten der Schmerzen stehenbleiben. Bei stärkeren Schmerzen müssen Sie Nitroglyzerin nehmen (1 Kapsel zerbeißen oder 1-2 Spraystöße auf die Zunge geben). Bitte zählen Sie Ihren Puls in Ruhe und nach Belastung und notieren Sie die Zahlen. Beachten Sie auch, ob der Puls regelmäßig oder unregelmäßig ist.

2. Ab der *2. Woche* können Sie die körperliche Belastung steigern:
   a) Täglich 2mal 10-30 min Spazierengehen (in der Ebene). Der Herzschlag sollte dabei nicht stärker als um 20 Punkte ansteigen.
   b) Einmal am Tag sind gymnastische Übungen zu empfehlen (Atemübungen, leichte Lockerungsübungen zum Aufwärmen für 5-10 min, dann 10 min lang Übungen einzelner Muskelgruppen).
   c) Nach dem Treppensteigen oder Bergangehen soll die Herzfrequenz nicht über 110 min ansteigen.

3. In der *3. bis 7. Woche* wird – sofern Sie nicht ein Anschlußheilverfahren antreten – zusätzlich ein *Konditions*training begonnen. Dieses wird so durchgeführt, daß Sie an jedem Tag je 2-5-10 min auf einem Heimfahrrad trainieren und die Belastung allmählich von 25 auf 50 oder 75 Watt steigern. Beim Spazierengehen können Sie die Belastung dadurch erhöhen, daß Sie für 5 min schneller gehen oder Wege benutzen, die leicht berganführen. Die Herzfrequenz soll dabei nicht höher als um 20 Punkte ansteigen.

4. *Bei der körperlichen Belastung müssen Sie beachten*
   a) Alle körperliche Aktivität soll erst 1 h nach einer Mahlzeit erfolgen.
   b) Nach der Belastung sollen Sie 30 min ruhen (liegen).
   c) Nach dem Essen soll 1 h Ruhe eingehalten werden.
   d) Nach durchgeführter Belastung soll nicht heiß oder kalt geduscht werden. Beim Duschen nur mittlere Wärme einstellen.
   e) Ungewohnte langdauernde oder plötzliche Belastungen sollen Sie vermeiden (Wagen anschieben, klemmendes Fenster öffnen, schwere Gegenstände vom Boden aufheben u. a.).
   f) Wenn Sie bei der körperlichen Belastung Herzschmerzen haben, sich müde oder schwach in den Gliedern fühlen oder einen Infekt haben, sollen Sie die Belastung vermindern (Trainingszeit auf die Hälfte ver-

kürzen) oder 1-2 Tage ganz mit dem körperlichen Training aussetzen. Im Zweifelsfalle fragen Sie immer den Hausarzt um Rat.
g) Die angegebenen *Belastungszeiten* stellen *nur Richtwerte* dar. Beginnen Sie mit kurzen Zeiten und steigern Sie die Trainingsdauer alle 3-4 Tage, sofern keine Beschwerden auftreten.

Wiederaufnahme der Arbeit
Im allgemeinen können Sie damit rechnen, daß nach einem Herzinfarkt die Arbeit 2-3 Monate später wieder aufgenommen werden kann. Viele Patienten können in ihren früheren Beruf zurückkehren, ausgenommen diejenigen, die vor dem Herzinfarkt schwere und schwerste körperliche Arbeit geleistet haben. Diese müssen eine körperlich leichtere Arbeit erhalten, evtl. müssen Umschulungsmaßnahmen eingeleitet werden.

„Streß"
Viele Patienten sind besonderen beruflichen oder außerberuflichen Belastungen (Ehrenämter, Mitgliedschaft in Vereinen u.a.) ausgesetzt. Sie sollten überlegen, wie Sie Ihr persönliches Leben in bezug auf Beruf und Freizeit so einrichten können, daß Sie Überforderungen und Überlastungen vermeiden, die Arbeitszeiten regelmäßig sind und nach Möglichkeit Ruhepausen eingeschaltet werden können.

Diät
Alle Herzinfarktpatienten, die übergewichtig sind, sollten unbedingt an Gewicht abnehmen. Das normale Gewicht beträgt in Kilogramm: Körpergröße minus 100 (bei einem Patienten, der 168 cm groß ist, beträgt also das Normalgewicht 68 kg). Für eine Gewichtsabnahme ist es meistens erforderlich, die Kalorienzufuhr auf 1000 Kalorien am Tage zu reduzieren, bei Frauen häufig sogar auf 800 Kalorien. Vor allem muß Fett reduziert werden. Es ist zu empfehlen, Fett zur Hälfte als Butter und zur Hälfte als Diätmargarine zuzuführen. Eier müssen weitgehend gemieden werden, da ihr Cholesteringehalt sehr hoch ist. Die tägliche Cholesterinzufuhr soll unter 300 mg/Tag liegen (s. Merkblatt Cholesteringehalt).

Rauchen
Werden Sie unbedingt Nichtraucher!

Autofahren, Sauna, Geschlechtsverkehr
Im allgemeinen können Sie 3-4 Monate nach Krankenhausentlassung wieder selbst Autofahren. In die *Sauna* sollten Sie erst 5-6 Monate nach dem Infarkt gehen und nur dann, wenn Sie es gewohnt waren.
Die körperliche Anstrengung beim *Geschlechtsverkehr* wird von vielen Patienten unterschätzt (häufig sehr starker Anstieg von Herzfrequenz und Blutdruck). Deshalb ist in den ersten 2-3 Monaten nach einem Infarkt Enthaltsamkeit geboten.

Flugreisen
Längere Flugreisen können 6 Monate nach dem Infarkt wieder unternommen werden.

Höhenaufenthalte
Aufenthalte und Wanderungen sind auf ebenen Wegen in Höhen bis zu 1500 Meter ab dem 4.-5. Monat nach einem Herzinfarkt erlaubt. Vermeiden Sie Kabinenbahnen, die Höhenunterschiede von mehr als 1000 Metern überwinden.

Koronarsportgruppen (Infarktsportgruppen)
Nach einem Herzinfarkt ist regelmäßiges körperliches Training als Ausdauertraining einer der wichtigsten Maßnahmen für eine Ökonomisierung der Herzarbeit. Durch regelmäßiges Training ist der Puls- und Blutdruckanstieg unter einer Belastung geringer als bei einem nichttrainierten Herzen. Wenn Sie nach durchgeführtem Rehabilitationsverfahren eine Leistungsfähigkeit von 75 Watt erreichen, können Sie an diesem Training für Patienten nach Herzinfarkt teilnehmen. Nähere Auskünfte erhalten Sie von Ihrem Hausarzt.

Neuauftreten von Herzbeschwerden
Nicht jeder Herzschmerz bedeutet Gefahr. Oft sind Herzschmerzen bzw. Schmerzen in der Herzgegend rein funktionell-nervös bedingt. Wer einen Herzinfarkt durchgemacht hat, muß aber daran denken, daß ein erneut auftretender Herzschmerz Ausdruck einer Minderdurchblutung der Herzkranzgefäße sein kann. Treten Herzschmerzen besonders hinter dem Brustbein in Ruhe oder nach Belastungen auf, so nehmen Sie bitte eine Kapsel Nitroglyzerin (oder 1 Spraystoß) und testen Sie, ob danach der Schmerz in wenigen Minuten verschwindet. Berichten Sie darüber Ihrem

Arzt, der dann ggf. weitere Untersuchungen veranlaßt. Vor allem für jüngere Patienten (unterhalb des 50. Lebensjahres) mit Herzinfarkt wird heute empfohlen, die Herzkranzgefäße röntgenologisch darzustellen (Koronarangiographie). Man kann durch diese Untersuchung erkennen, ob Verengerungen der Herzkranzgefäße vorhanden sind und ob durch operative Maßnahmen eine Verbesserung der Durchblutung des Herzmuskels erzielt werden kann. Besonders notwendig ist diese Untersuchung, wenn nach einem Herzinfarkt erneut starke Herzschmerzen auftreten und sich durch Medikamente nicht bessern lassen.

Hochdruck
Leiden Sie an einem Hochdruck, so sollten Sie sich den Blutdruck - nach Rücksprache mit Ihrem Arzt - täglich selbst kontrollieren. Zur Vorbeugung eines weiteren Fortschreitens der Arterienverkalkung in den Herzkranzgefäßen ist eine Normalisierung des Blutdrucks dringend notwendig.

Zukunftsaussichten
Falls es gelingt, die Risikofaktoren Nikotin, Fettstoffwechselstörungen, Übergewicht und übermäßigen Streß auszuschalten, der Blutdruck normal wird und eine evtl. vorhandene Zuckerkrankheit gut eingestellt ist, dann sind Ihre gesundheitlichen Chancen gut und ein 2. Herzinfarkt braucht nicht aufzutreten. Verbessert werden Ihre Chancen auch durch regelmäßiges körperliches Training.

Tagesplan für die ersten 1-2 Wochen nach einem Herzinfarkt:
7.30 Uhr	Frühstück
8.30 Uhr	Aufwärmübungen (Atemübungen) 5 min, Gymnastik 10 min, anschließend 1 h ruhen
10.30 Uhr-11.00 Uhr	20-30 min (je nach Stadium, s. oben!) Spazierengehen in der Ebene, anschließend 1 h ruhen
12.30 Uhr	Mittagessen, anschließend 1 h ruhen
15.00 Uhr-15.30 Uhr	20-30 min Spazierengehen in der Ebene, anschließend 1 h ruhen
18.00 Uhr-18.05 Uhr	5-10 min Radfahren, Treppensteigen oder etwas schnelleres Gehen als Konditionstraining ab der 3.-7. (!) Woche *nach* Krankenhausentlassung, anschließend 0,5 h ruhen
19.00 Uhr	Abendbrot

Empfohlene Literatur
„Sprechstunde Herzinfarkt" von M. u. C. Halhuber, Gräfe und Unzer-Verlag.

Merkblatt für Patienten mit Herzschrittmachern

Aufgrund von Herzrhythmusstörungen haben Sie einen Herzschrittmacher erhalten. Es gibt a) Herzschrittmacher mit fester oder verstellbarer Herzfrequenz, die nur über die Herzkammer (Kammerbedarfsschrittmacher), und b) Schrittmacher, die sowohl über die Herzkammer als auch den Herzvorhof wirken (Zweikammerschrittmacher). Die Schrittmacher geben nur dann Impulse ab, wenn eine bestimmte untere Herzfrequenz (50, 60 oder 70/min) unterschritten wird (Bedarfsschrittmacher).

Dieses Merkblatt soll Ihnen einige Hinweise für Kontrolle und mögliche Störquellen Ihres Herzschrittmachers geben.

1. **Selbstkontrolle** des Schrittmachers durch regelmäßige Pulskontrolle: Die Pulsfrequenz kann *über* der eingestellten Schrittmacherfrequenz liegen. Liegt die von Ihnen gezählte Pulsfrequenz *unter* der angegebenen Schrittmacherfrequenz, muß in jedem Falle eine Überprüfung der Schrittmacherfunktion durch den Arzt erfolgen.

2. Die **normale Funktionskontrolle** Ihres Schrittmachers sollte das erste Mal etwa 4 Wochen nach Einsetzen des Herzschrittmachers erfolgen, im weiteren in etwa halbjährlichen Abständen.

3. **Ungefährlich** sind folgende **Elektrogeräte**: Heizkissen, Rasierapparate, Fernseh- und Radiogeräte, Waffensuchgeräte an Flughäfen, Haushaltsmaschinen, Radarmeßwagen, Mikrowellenherde, Bohrmaschinen. Zu beachten ist aber, daß diese Maschinen (beispielsweise Bohrmaschinen) nicht unmittelbar auf die Schrittmacherbatterie aufgesetzt werden sollen.

4. Durch Unterdrückung des Schrittmachers können u. U. folgende **Geräte zum Ausfall des Schrittmachers** führen:
   Diathermie (sollte bei Schrittmacherpatienten immer unterbleiben), Reizstromtherapie, *Kurzwellengeräte,* elektrische Zahnvitalitätsmesser beim *Zahnarzt,* Elektrocauter (werden besonders bei urologischen Operationen eingesetzt), Funkgeräte, Elektroschweißgeräte.

5. **Schrittmacher** können an folgenden **Orten beeinflußt** werden: Industrieanlagen mit hohem Stromverbrauch, wie Transformatoren, Induktionsöfen, starke Elektromotoren, starke Elektromagneten, nähere Umgebung von Elektroschweißgeräten, Funkstationen.
6. Bitte weisen Sie jeden behandelnden Arzt auf Ihren Herzschrittmacher hin, auch Ihren Zahnarzt. Im Zweifelsfalle wenden Sie sich an die Klinik, die Ihren Herzschrittmacher implantiert hat. Gegebenenfalls muß mit EKG-Kontrolle geprüft werden, ob die vorgesehene Untersuchung oder Behandlung durchführbar ist.

Empfehlungen für Patienten mit aortokoronaren Bypassoperationen

1. Unbedingt zum Nichtraucher werden.
2. Reduktion des Körpergewichtes auf Sollgewicht anstreben (Sollgewicht = Körpergröße − 100).
3. Cholesterinarme Kost: Die Cholesterinzufuhr pro Tag soll weniger als 300 mg betragen. 1 Ei enthält im Eigelb bereits fast den ganzen Cholesterinbedarf am Tag, nämlich 280 mg. Bei **cholesterinarmer Kost** werden Obst, Gemüse, fettarme Milchprodukte, Teigwaren, Kartoffeln und Fisch bevorzugt. Fleisch- und Wurstwaren müssen reduziert werden. In jedem Fall ist **fettarme** Wurst und Fleisch günstig (s. Cholesterintabelle auf S. 400).
4. Anzustreben ist ein **Cholesteringehalt** im Blut unter 200 mg/dl. Evtl. müssen zusätzliche Medikamente gegeben werden.
5. **Kontrolliert** werden sollen alle 6−12 Monate Belastungs-EKG und Cholesteringehalt im Blut.

Cholesteringehalt der Nahrungsmittel

Je 100 mg Nahrungsmittel enthalten	Cholesterin in mg
Getreide	0
Kartoffeln	0
Obst	0
Gemüse	0
Fisch	29-50
Hering/Aal	50-60
Geflügel	75
Wurstwaren	70-100
Schlachtfleisch	65-90
Wild	110
Leber und Innereien	250-350
Hirn	3150
Magerjoghourt	Spuren
Speisequark mager	Spuren
Trinkmilch	7-12
1 Eigelb	280
Käse 10-20% i.Tr.	7-30
Käse 50-60% i.Tr.	82-105
Mayonnaise	142
Butter	280
Gänseschmalz	75
Diätmargarine	0

Merkblatt für Patienten
mit künstlichen Herzklappen oder durchgemachter Herzklappenentzündung (Endokarditis)

Bei allen Patienten mit künstlichen Herzklappen und bei Patienten, die eine Endokarditis durchgemacht haben, ist die Gefahr einer Entzündung der künstlichen Herzklappen oder eines Rückfalls der Herzklappenentzündung erhöht.

Folgende Maßnahmen können dieses erhöhte Risiko herabsetzen:
1. Bei **Fieber** über mehrere Tage sollte unbedingt der Hausarzt aufgesucht werden.
2. Bei **ärztlichen Eingriffen** ist eine **vorbeugende Behandlung** mit Antibiotika zur Verhinderung einer erneuten Klappeninfektion dringend erforderlich. Zu diesen Eingriffen zählen Operationen und Eingriffe jeder Art, auch Zahnextraktionen, Nasennebenhöhlenpunktionen oder die Spiegelung von Magen, Darm oder Blase.
3. **Behandlungsvorschläge**
3.1. **Kleine Eingriffe** (Zahnextraktionen, Magenspiegelung u.ä.): 2 Stunden vor dem Eingriff Einzeldosis von 3 g Amoxicillin per os (Clamoxyl). Bei Penizillinüberempfindlichkeit Clindamycin (600 mg per os).
3.2. Eingriffe mit **höherem Risiko** (Operationen)
2 h vor dem Eingriff 3 g Amoxicillin per os und in den folgenden 48 h alle 8 h (d.h. 3mal am Tag) je 750 mg Amoxicillin (Clamoxyl).
Bei Penizillinüberempfindlichkeit 2 h vor dem Eingriff 1 g Vancomycin i.v. und dann alle 12 h über 2 Tage jeweils nochmals Vancomycin i.v.
3.3. Zusätzlich kann bei Eingriffen mit hohem Risiko Gentamycin *(Refobacin)* gegeben werden: 2 h vor dem Eingriff 120 mg i.m. (bei Patienten, die unter Marcumar stehen, i.v.). Gentamycin kann nach dem Eingriff über 2 Tage in einer Dosis von 2mal 80 mg weiter verabfolgt werden.
4. Wir bitten, dieses Merkblatt aufzubewahren und es **vor jedem geplanten Eingriff** dem behandelnden Arzt vorzulegen.

Sachverzeichnis

ACE-Hemmer 110, 342
Adams-Stokes-Anfall 269
Adrenalin bei Reanimation 10
Aldosteronismus, primärer 314, 328
Alkohol 389
Altershypertonie, systolische 317
Aneurysmen, Aorta abdominalis 306
Anfälle, synkopale 16f.
-, Ursachen 16f.
Angeborene Vitien mit Zyanose 156
Angina pectoris, chirurgische und Dilatationsbehandlung 228
-, medikamentöse Dauerbehandlung 225
-, Diagnose 221
-, Einteilung 217
-, instabile 218
-, Prinzmetal-Angina 219
-, Prognose 217
-, stabile 218, 306
-, -, Walk-Through- oder Second-Wind-Phänomen 218
-, Therapie 223
-, Variant-Angina-pectoris (Prinzmetal) 217
-, Verlaufsformen 218
Angina pectoris-Anfall, Therapie 225
Angioplastie, perkutane transluminale koronare 215, 229
Angiotensin-Converting-Enzym-Hemmer 342
Antiarrhythmika 262
-, Klassifizierung 260
-, Nebenwirkungen, kardiale 263
-, -, spezielle 263
-, therapeutische Plasmaspiegel 37
Antihypertonika 337
-, Interaktionen 354
-, bei Multimorbidität, Indikationen 355

-, Nebenwirkungen 342
-, -, orthostatische 345, 339
Antikoagulantientherapie 214
Antistreptolysintiter 35, 164
Aortenisthmusstenose 148, 316f., 330
Aortenklappeninsuffizienz 106, 138
-, relative 139
Aortenklappenstenose 135
-, angeborene 156
Aortenklappenvitium, kombiniertes 140
Aortenstenose, relative 137
Apexkardiogramm 40
Arbeitstachykardie 238
Arrhythmie, respiratorische 236, 252f.
Arterienpulsschreibung 43
Arteriosklerose, Manifestationszeitpunkt 374
-, Risikofaktoren 198, 372
-, Ursachen 375
Asystolie 7
atrioventrikulärer Block (AV-Block) 265f.
Augenhintergrund, Hochdruck 306
Ausdauertraining, körperliches bei Hochdruck 334f.
- bei koronarer Herzkrankheit 212
AV-Block 265ff.
-, 1. Grades 266ff.
-, 2. Grades 266f.
-, -, Typ Mobitz 269
-, -, Typ Wenckebach 268
-, 3. Grades 252, 266f.
-, partieller, Typ II 266
-, totaler 252, 269
-, -, Ursachen 270
AV-Dissoziation, einfache 264
AV-Ersatzrhythmus 249
AV-Extrasystole 257
AV-Knoten-Tachykardie 237

Barlow-Syndrom 132
Basisuntersuchung, Anamnese 23
-, kardiologische 23
Beatmung, wirksame bei Reanimation 9
Belastungselektrokardiogramm 41
-, Abbruchkriterien 42
-, Indikationen 41
-, Kontraindikationen 41
Belastungsherzinsuffizienz 92
α- und β-Blocker kombinierte 343
β-Rezeptorenblocker 337
Blutdruck, Alltagsblutdruck 321, 323
-, basaler 323
-, Gelegenheitsblutdruck 322
-, Langzeitblutdruckmessung 323
-, Selbstmessung 335
-, Supplementärblutdruck 323
Blutdruckmessung, Technik 321
Blutdrucksteigerungen, krisenhafte 307
-, transitorische 324
-, rein systolische, Ursachen 301
-, temporäre 300
-, -, Ursachen 301
Blutkultur 38, 170
Bradykardie 3, 107, 235 f.
-, durch Training erworbene 248
-, Ursachen 249

Cabrera-Kreis 66
Captopril 342
Chinidin 241, 255
Cholesteringehalt der Nahrungsmittel 378
Chorea minor 162
Click 132
Clicksyndrom 132
Clonidin 344
Conn-Syndrom 314
Cor pulmonale, akutes 359
-, -, durch Lungenembolie 366
-, chronisches 359
-, -, Diagnose 363
-, -, Einteilung 360
-, -, Krankheitsbild 362
-, -, Therapie 365
Coxsackie-B-Myokarditis 178
Cushing-Syndrom 315, 329

Da-Costa-Syndrom 280
Diät nach Herzinfarkt 395
Digitalisintoxikation (s. auch Glykosidintoxikation) 258

Dihydralazin 343
Diphtherie 180, 271
Diuretika 107, 340
Dressler-Syndrom 192
DSA (digitale Subtraktionsangiographie) bei Hochdruck 327
Ductus arteriosus Botalli, offener 150
Dyspnoe 88

Echokardiographie 45
-, Indikationen 45
-, Normalwerte bei Erwachsenen 45
Einflußstauung 26
Einschwemmkatheterisierung 50
Eisenmenger-Syndrom 153, 362
EKG, orthogonale Ableitungen nach Frank 57
-, Ableitungssysteme 57
-, Brustwandableitungen, Nehb 57
-, -, Wilson 57
-, Elektrolytstörungen 76
-, Gliedmaßenableitungen, bipolare 57
-, -, unipolare 57
-, Hypertrophieformen im 67
-, Kammeranfangsschwankung 64
-, Kammerendteil 74
-, Linkshypertrophie (LVH) 68
-, Myokardinfarkt 78
-, normale Grenzwerte 58
-, PQ-Dauer 63
-, Q-Zacke 64
-, Rechtshypertrophie (RVH) 68
-, technische Fehlerquellen 55
-, Veränderungen der P-Zacke 62
-, Wahl der Ableitungen 55
Elastizitätshochdruck 317
Elektrographie, intrakardiale 46
Elektrostimulation, programmierte 46
Elektrotherapie bei Rhythmusstörungen 255
Enalapril 342
Encephalopathia hypertonica 306
Endocarditis parietalis fibroelastica 175
Endokardfibrosen 175
Endokarditis 161
-, bakterielle 167f., 171
-, -, akute 169
-, -, Diagnose 170
-, -, Prophylaxe 174
-, -, Therapie 172
-, Differentialdiagnose 172

–, rheumatische 161
–, subakute 168
Endokarditis Libman-Sacks 175
Endomyokardfibrose 175
Entkopplung, elektromechanische 11
Enzephalopathia hypertonica, chronische 354
Enzephalopathie, akute hypertensive, Klinik 356
Ergometrie, diagnostische 41, 221
Ermüdungsschenkelblock 246
Ernährung, präventive 387
Erregungsleitungsstörungen, Ursachen 265
Ersatzrhythmus 251
Erythema anulare marginatum 162
–, nodosum 162
Erythematodes 310
Extrasystolen 258
–, supraventrikuläre 256
–, –, Therapie 260
–, Ursachen 257
–, ventrikuläre 260, 258
–, –, Einteilung nach Lown 259
–, Vorhofextrasystolen 256

Fibroelastose 175
Fieber, rheumatisches 161
–, –, akutes 162
–, –, Diagnose 162
–, –, klinisches Bild 162
Früherkennung kardiovaskulärer Erkrankungen 390
–, Vorsorgeuntersuchungen 391
Frühurogramm 313

Gelenkrheumatismus, akuter 161
genetische Anlage 382
Genußmittel 389
Gesamtcholesterin, koronares Risiko 376
Gestose, genuine 318
–, (essentielle), EPH-Gestose 319
Globalinsuffizienz des Herzens 82, 86
–, akute 97
–, –, Therapie 97
Glomerulonephritis, chronische 310
Glomerulosklerose, diabetische 310
Glykosidbedarf 102 f.
Glykoside (s. auch Herzglykoside), Erhaltungsdosis 102
–, Wechsel 107

Glykosidinteraktionen 104
Glykosidintoxikation 102
–, Symptome 103
–, Therapie 103 f.
Glykosidkonzentration, Blut 102
Glykosidtherapie, Erfolg 105
Glykosidtoleranz 102
–, erhöhte 104
–, verminderte 104
Glykosidwirkung, Kriterien 105

HDL-Cholesterin 376
Hemiblöcke 72
Herz, physikalische Untersuchung 26
Herzbeuteltamponade 190
Herzbinnenraumszintigraphie 47
Herzfrequenz, Ausbelastungsherzfrequenz 239
–, maximale 239
–, submaximale Belastungsherzfrequenz 239
Herzgeräusche, Ausbreitung 28
–, diastolische 31
–, Fortleitung 28
–, kontinuierliche 33
–, Lageabhängigkeit 28
–, Punctum maximum 28
–, systolische 31
Herzglykoside 95, 99
–, Abklingquote 100
–, Bioverfügbarkeit 100
–, Erhaltungsdosis 100, 101
–, Indikationen 100
–, Kontraindikationen 100
–, mittelschnelle Sättigung 101
–, Resorptionsquote 100
–, Vollwirkdosis 100
–, Wirkungsunterschiede 99
Herzinsuffizienz 81
–, akute, Therapie 96
–, chronische 89
–, –, Komplikationen bei der Therapie 114
–, –, –, Langzeittherapie 115
–, –, Langzeittherapie 114
–, Definition 81
–, diagnostisches Vorgehen 89
–, Einteilung 81
–, –, backward failure 81
– – forward failure
–, Kompensationsmechanismen 83

405

Herzinsuffizienz
-, Komplikationen 87 f.
-, koronare Herzkrankheit 230
-, Krankheitsbild 86
-, Pathophysiologie 82
-, Schweregrad 82
-, Therapie, kausale 93
-, -, Prinzipien 95
-, -, symptomatische 94
-, therapierefraktäre 93
-, -, Ursachen 93
-, Ursachen 82, 84
-, Vasodilatoren 109
Herzkatheteruntersuchung 51
-, Normalwerte für Drucke 51
-, Sauerstoffsättigung 51
Herzklappen, künstliche 122
Herzklappenfehler, Häufigkeit 117
-, operative Behandlung 122
-, operierte, Nachbehandlung von Kranken 123
-, organische 117
-, relative 118
Herzkrankheit, koronare 374
-, -, angiographischer Schweregrad 222
-, -, Prävention 231 f.
-, -, Prognose 217
Herz-Kreislauf-Stillstand, Soforttherapie 7
-, Ursachen 6
-, Zeichen 6
Herzmassage, extrathorakale 9
Herzneurose 280
Herzphobie 280
Herzreserve 81
Herzrhythmusstörungen, Häufigkeit 233
-, durch koronare Herzkrankheit 231
-, Ursachen 2
Herzschrittmacher (s. auch unter Schrittmacher) 398
-, Beeinflussung durch Elektrogeräte 398
Herzstillstand, plötzlicher 5
-, -, Diagnose 5
-, -, Ursachen 5
Herzsyndrom, hyperkinetisches 238, 283 ff.
Herztod, plötzlicher 189
Herzton, dritter 30
-, vierter 30
Herztöne 29

Herztransplantation 113
Herzwandaneurysma 200, 209, 230
Herzwandruptur 209
Herzzeitvolumen 82
High-risk-Patienten bei koronarer Herzkrankheit 215
Hirninfarkt 306
His-Bündel-Elektrogramm 46, 267
Hochdruck (s. auch unter Hypertonie)
  Allgemeinbehandlung 333
-, Basis- und Stufendiagnostik 324, 326
-, hypokaliämischer, Differentialdiagnose 328
-, kardiovaskulärer 316
-, konservative Behandlung 330
-, bei Ovulationshemmern 352
-, Pharmakotherapie 345
-, -, Dreier- und Mehrfachkombinationen 349
-, -, Kombinationstherapie 348
-, -, Monotherapie 345
-, Präventivmaßnahmen 386
-, pulmonalarterieller, Ätiologie 360
-, Schweregrade 302
-, Therapie 328
-, -, kausale 328
-, Untersuchungsprogramm 327
-, urologischer 330
Hochdruckfolgen 304
Hochdrucktherapie, Beginn 332
-, Indikationen 332
-, bei Linkshypertrophie des Herzens 356
-, Ovulationshemmer 351
-, renale Hypertonie 351
-, Schwangerschaft 351
-, Schwangerschaftshypertonie 351
-, Stufenschema 349
Hyperkaliämie 76
hyperkinetisches Herzsyndrom 280
hypertone Regulationsstörung 280
Hypertonie, chronisch arterielle 301
-, -, Einteilung 301
-, -, Häufigkeit 301
-, -, Pharmakotherapie 336
-, -, Ursachen 299
-, -, Zielorganbeteiligung 332
-, bei chronischer Glomerulonephritis 310
-, bei chronischer Pyelonephritis 310

-, endokrine 313
-, essentielle 300, 302, 306f.
-, -, Diagnose 307
-, -, Krankheitsbild 303
-, -, maligne Phase 302, 307
-, hypokaliämische
-, isolierte systolische 316
-, -, Therapie 353
-, milde 302
-, -, Risikofaktoren 332
-, mittelschwere 302
-, durch Ovulationshemmer 318, 320
-, primär pulmonale 361, 363
-, pulmonal-arterielle 359
-, pulmonale 359
-, -, Definition 359
-, pulmonal-venöse 359, 361
-, renale, Hochdrucktherapie 351
-, renoparenchymale, Diagnose 311
-, -, Diagnostik 311
-, -, Krankheitsbild 309
-, renovaskuläre 312
-, -, Diagnostik 311
-, Schwangerschaft 318
-, schwere 302
-, symptomatische (sekundäre) 300
-, systolische 300
-, therapieresistente 353
Hypoglykämie 15
Hypokaliämie 108
Hypotonie 289
-, idiopathische orthostatische 290
Hypoventilation, alveolare 361
Hypoxie, arterielle 91

Idealgewicht 387
Indikatorverdünnungskurven 43
Infarktpneumonie 367
Interferenzdissoziation 264
Ischämiezeit des Gehirns 7
Isosorbiddinitrat (ISDN) 225
Isosorbid-5-Mononitrat (IS-5-MN) 225
Isotopennephrographie 313

Jugularispuls 26

Kaliumsparende Diuretika 109
Kalorienbedarf 388
Kalziumantagonisten 224, 227, 341
-, pharmodynamische Eigenschaften 227

Kammerarrhythmie, absolute 253
-, -, bei Vorhofflimmern 254
Kammerextrasystole (s. auch Extrasystolen, ventrikuläre) 257
Kammerflattern 247
Kammerflimmern 7, 10, 247
Kammertachykardie 4, 237, 245
-, Behandlung 246
Kardiaka, therapeutische Plasmaspiegel 37
Kardiologischer Notfall 1
-, Ausrüstung 1
Kardiomyopathien 159
-, Definition 182
-, Einteilung 182
-, primäre 182
-, restriktive, obliterierende 186
-, sekundäre 182, 186
Kardiomyopathie, alkoholische 186
-, dilatative (kongestive)
-, - (CCM) 182, 183
-, hypertrophische 182ff.
-, -, mit Obstruktion (HOCM) 184
-, -, ohne Obstruktion (HNCM) 185
-, konstriktive 182
-, obliterative 182
-, obstruktive 184
-, restriktive 182
Kardiomyopathie, Amyloidose 187
-, Dermatomyositis 189
-, Doxorubicin-Kardiomyopathie 189
-, Glykogenspeicherkrankheit 188
-, Hämochromatose 188
-, Kollagenosen 189
-, Lupus erythematodes 189
-, Neuromuskuläre Erkrankungen 188
-, Periarteriitis nodosa 189
-, Sklerodermie 189
-, Vitamin-B_1-Avitaminose 188
-, Zytostatika 189
kardiovaskuläre Erkrankung, Sekundärprävention 373
-, primäre Prävention 372
kardiovaskuläre Syndrome, funktionelle, Einteilung 282
-, -, hyperdyname Formen 282
-, -, hypodyname Formen 282, 289
-, funktionelle Herzschmerzen 282
-, -, Häufigkeit 279
-, -, Therapie 292
Kardioversion bei Vorhofflimmern 255

407

Karditis, rheumatische 163
-, -, Therapie 166
Karotissinus, hypersensitiver 250, 272
Karotissinussyndrom 251, 271
Karzinoid des Dünndarms, Endokardbeteiligung 175
Katecholaminausscheidung im 24-h-Urin 316
Knotenrhythmus 251
Kochsalzarme Kost bei Herzinsuffizienz 111
-, bei Hochdruck 333
Kochsalzverbrauch 385, 388
Kollaps 12
Kontraktionsstörungen des linken Ventrikels 53
Konversionshemmer 342
Koronarangiographie 52, 215, 222
Koronararterien, Anatomie 53
Koronardurchblutung 197
koronare Herzkrankheit 195
-, Häufigkeit 195
-, Pathophysiologie 196
-, Verlaufsformen 195
Koronargruppen, ambulante Sportgruppen 212, 396
Koronarreserve 197
Koronarsklerose 305
-, Prävention, primäre 384
-, -, sekundäre 384
Koronarspasmen 219
Koronartherapeutika 224
-, Nebenwirkungen 228
Kreislaufregulationsstörungen, hypotone, Differentialdiagnose 291

Lagetypen im EKG 65
-, pathologische 66
Langzeitelektrokardiogramm 47
LDL-Cholesterin 377
Lebensführung, präventive 387
Leitungsstörung, intraaurikuläre 61
Leitungsstörung, atrioventrikuläre 252
LGL-Syndrom 73, 243
Linksherzinsuffizienz 81 f., 86, 88
Linksherzinsuffizienz bei Hochdruck 304
Linkshypertrophie bei Hochdruck 304
Lungenembolie 367
-, Diagnose 368
-, fulminante, Therapie 370

-, klinischer Schweregrad 368
-, massive 20, 99, 370
-, -, Diagnose 369
Lungeninfarkt 367
Lungenödem 19, 98 f., 106
Lupus erythematodes visceralis 175

Massenblutung im Gehirn bei Hochdruck 306
Mechanokardiogramm 40
Merkblätter für Patienten 393 ff.
α-Methyldopa 344
Minoxidil 345
Minutenvolumenhochdruck 301
Mitralklappeninsuffizienz 128, 163
-, relative 130
Mitralklappenöffnungston 132
Mitralklappenprolaps (Barlow-Syndrom, Clicksyndrom) 132
Mitralklappenvitium, kombiniertes 131
Mitralöffnungston 30
Mitralstenose 106, 125
-, relative 127
Mutterkornalkaloide bei Hochdruck 344
Myokardfibrose 196
Myokardinfarkt 189, 192
-, akuter 21
-, Anteroseptalinfarkt 203
-, Belastbarkeit, körperliche, Steigerung 211
-, Diagnose 202
-, Erwerbsfähigkeit 216
-, Fermentaktivitäten 201
-, inferiorer (diaphragmaler) 203
-, Innenschichtinfarkt 202
-, Klinik 201
-, Komplikationen 200
-, Langzeitprognose 216
-, medikamentöse Therapie 212
-, Nachbehandlung 210
-, rechtsventrikulärer 204
-, Schweregrade 208
-, Soforttherapie 206
-, strikt posteriorer Hinterwandinfarkt 203
-, stummer 201
-, transmuraler 202
-, Ursachen 200
-, Veränderungen im EKG 203
-, Vorderwandinfarkte 203
-, intramuraler 202

Myokarditis 177, 179
-, allergische 181
-, Ätiologie 176
-, Diagnose 177
- Therapie 181
Myokardszintigraphie 47

Nachlast des Herzens 82
Nephrosklerose, benigne 306
Neuronenblocker, adrenerge postganglionäre 345
Niederspannung im EKG 63
Nierenarterienstenose 329
Nierenerkrankung, einseitige 310, 330
Nierenfunktionsproben (endogene Kreatininclearance) 327
Niereninsuffizienz 107
Nitrate 225
Nitrattoleranz 225
Nitroglyzerin 109
Nonnensausen 150
Notfälle, hypertensive, Therapie 357
-, -, Vorkommen 355

Ödeme 92
Ostium-primum-Defekt 152
Ovulationshemmer, Hochdruck 353

P cardiale 61
P dextrocardiale 60
P sinistrocardiale 61
Panarteriitis nodosa 310
Papillarmuskelabrisse 209
Parasystolie 264
Patienten-Merkblatt 393 ff.
-, bei künstlichen Herzklappen 399
-, für Schrittmacherpatienten 398
-, nach Herzinfarkt 393
-, nach Herzoperationen 399
-, -, Cholesteringehalt der Nahrungsmittel 400
Pericarditis constrictiva 193
-, klinisches Bild 193
Perikarditis, akute 191
-, -, Therapie 193
-, Ätiologie 190
-, eitrige 192
-, idiopathische 191
-, klinisches Bild 190
-, rheumatische 192
-, urämische 192

Perikardreiben 33
Pfropfgestose 319
Phäochromozytom 315, 329
Pharmaka, inotrope 113
Phonokardiogramm 40
Pickwick-Syndrom 361
Plasmaersatzmittel 14
Postkardiotomiesyndrom 192
Postmyokardinfarktsyndrom (Dressler-Syndrom) 209
Präexzitationssyndrome 73, 243
Psychopharmaka 296
Psychosoziale Risikofaktoren 198
Psychotherapie bei funktionellen kardiovaskulären Syndromen 296
Pulmonalstenose, Infundibulumstenose 155
-, valvuläre 154
Pyelonephritis, chronische 310

QT-Dauer, Verkürzung 64
-, Verlängerung 64

R auf T-Phänomen 246
rassische Faktoren beim Hochdruck 383
Realisationsfaktoren bei kardiovaskulären Erkrankungen 371
Reanimation, Dauer der 11
-, kardiopulmonale 7
Rechtsherzinsuffizienz 81, 87, 90
-, akute, Therapie 98
Rechtsschenkelblock, inkompletter 70
-, kompletter 70
Regulationsstörung, hypertone 287
-, -, bei Jugendlichen 307
-, hypotone 295
-, orthostatische 283
Reinfarkt, Sekundärprävention 213
Reserpin 341
α_1-Rezeptorenblocker postsynaptische 343
β-Rezeptorenblocker 227, 244, 261, 293 f., 337
Rezidivprophylaxe 247
Rhythmusstörung, repetitive ventrikuläre 259
Rhythmusstörungen, höhergradige 259
-, komplexe 259
-, maligne 259
-, ventrikuläre 259

Risikofaktoren 371
-, Arteriosklerose 372
-, Rangordnung 372
Ruhebradykardie 248
Ruhesinustachykardie 238

Sarkoidose 179, 181
Scharlach 180
Schenkelblock, doppelseitiger 73
Schlagvolumenhochdruck 301
Schleifendiuretika 107
Schmerzen, präkordiale 24
Schock 11
-, anaphylaktischer 16
-, Diagnose 14
-, erste therapeutische Maßnahmen 15
-, hypoglykämischer 16
-, kardiogener 13, 15, 208
-, Leitsymptome 14
-, septischer 15
-, Ursachen 12f.
-, durch Volumenmangel 13
Schraubenkammertachykardie, Torsades des Points 247
Schrittmacher 273
-, AV-sequentielle Schrittmacher 273, 275
-, Einkammersysteme 273
-, Selbstkontrolle 398
-, vorhofgesteuerter 275
-, Ventrikelschrittmacher 273
-, wandernder 253
-, Zweikammersysteme 273
Schrittmacher-EKG 276
Schrittmacherelektronik, elektromagnetische Störung 278
Schrittmacheridentifizierung, 3-Buchstaben-Kode 274
Schrittmacherimplantation 112
Schrittmacherkontrollen 277
Schrittmachersystem, Störungen 277
Schrittmachertypen 275
Schwangerschaftshypertonie, transitorische 318
Schwangerschaftstoxikose 318
Sepsis 15
Septumperforation bei Myokardinfarkt 209
Serumcholesterin, „Normbereich" 376
Shunt, Links-Rechts- 43
-, Rechts-Links- 43

sinuaurikulärer Block (SA-Block) 270
Sinusarrhythmie 252
-, regellose 252
Sinusbradykardie 248
-, Ursachen 249
Sinusknoten, Syndrom des kranken 250, 271
Sinusknotenerholungszeit 251
Sinustachykardie 237
-, Ursachen 239
Situationstachykardie 239
small vessel disease 196
sozialhygienische Forderungen 390
Stauungsleber 91
Strahlenmyokarditis 181
Strahlenperikarditis 192
Streß 395
-, psychischer 383, 385
Subaortenstenose, idiopathische hypertrophische 184
Subtraktionsangiographie, digitale 313
Sympathicolytica 293
β-Sympathikomimetika 272
Sympathikomimetika 295
Synkope 12
-, vagovasale 250, 289
-, kardiale 17
-, metabolische 17
-, vaskuläre 17
-, zerebrale 17

Tachyarrhythmia absoluta 237
-, Therapie 254
Tachyarrhythmie 106
Tachykardie 235f., 237
-, paroxysmale supraventrikuläre 4, 106, 242
-, -, Anfallsprophylaxe 245
-, -, Behandlung 244
-, regelmäßige 4
-, Ursachen 238
Tawara-Schenkelblock 70
Thiazide 108
Thorax, Röntgenuntersuchung 34
Thrombosephrophylaxe 113
Toxoplasmose 179
Training, körperliches 224, 384, 389, 394
Trainingsfrequenz des Herzens 335
Trainingszustand 239
Triglyzeridgehalt des Blutes 382
Trikuspidalinsuffizienz, relative 143

Trikuspidalklappenfehler, kombinierte 145
Trikuspidalklappeninsuffizienz 140
Trikuspidalklappenprolaps 146
Trikuspidalklappenstenose 143
Trikusspidalstenose, relative 145
Trommelschlegelfinger 26

Uhrglasnägel 26
Urapidil 342

Vagus-EKG 249
Vasodilatoren, Kontraindikationen 111
-, bei schwerer Herzinsuffizienz 109
-, bei Hochdruck 343 f.
Venenbypassoperationen, aortokoronare 228
Venendruck 90
Ventrikelseptumdefekt 153
Verapamil 241
Verhaltenstyp A 198
Verkehrstüchtigkeit bei Hochdruck 335
Virusmyokarditis 178
Virus-Pericarditis 191
Vorhofextrasystole 257

Vorhofflattern 4, 237, 241
Vorhofflimmern 4
-, Elektrotherapie 255
-, paroxysmales 256
-, Prophylaxe 255
Vorhofseptumdefekt 151
Vorhoftachykardie 241
-, mit AV-Blockierung 240
Vorlast des Herzens 82

Warnarrhythmien bei Myokardinfarkt 208
Weissler-Index 189
Wenckebach Periodik 268
WPW-Syndrom 73, 243
- Tachykardien 244

Xylocain 10

zerebrovaskuläre Komplikationen bei Hochdruck 306
Zigarettenkonsum 379
Zyanose 91
-, periphere 25
-, zentrale 26

411

| MIX |
| Papier aus verantwortungsvollen Quellen |
| Paper from responsible sources |
| FSC® C105338 |

If you have any concerns about our products,
you can contact us on
ProductSafety@springernature.com

In case Publisher is established outside the EU,
the EU authorized representative is:
**Springer Nature Customer Service Center GmbH
Europaplatz 3, 69115 Heidelberg, Germany**

Printed by Libri Plureos GmbH
in Hamburg, Germany